疑难急症救治与病案分析

yinan jizheng jiuzhi yu bingan fenxi

主　编　熊光仲

副主编　彭再梅　柴湘平　张宏亮　朱爱群

编　者　（按姓氏拼音排序）

蔡羽中　陈　蝶　范志英　贺志飚　李长罗

刘智玲　龙林湘　彭　淑　彭依群　卿国忠

汤周琦　万　方　向旭东　熊　舸　熊　力

颜世超　杨贵芳　姚　硕　袁　锋　袁　婷

张东山　张兆德　张志文　朱付平

U0301196

湖南科学技术出版社

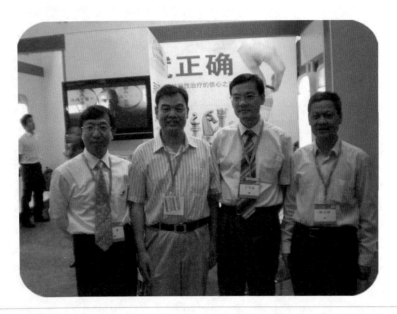

北京协和急诊医学国际高峰论坛合影，左起：王仲、王时光、于学忠、熊光仲（2009年4月）

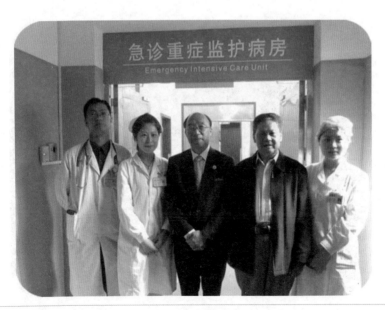

中国医学救援协会副会长兼秘书长李宗浩教授（左3）来中南大学湘雅二医院讲学并视察（2012年4月）

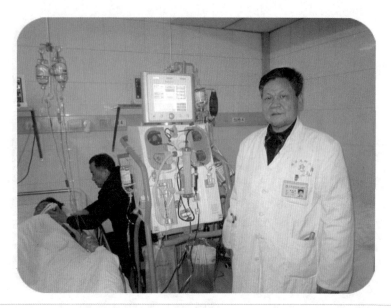

　　熊光仲教授在成功抢救一例颈椎骨折、高血压、冠心病、糖尿病肾病患者导致MODF后的沉思（2010年12月）

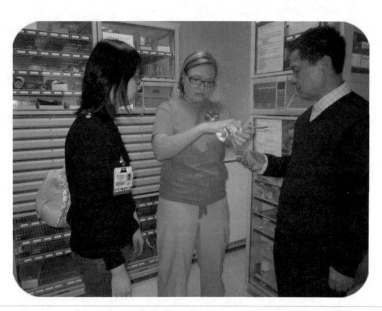

　　熊光仲（右）与美国佛罗里达大学医院急诊医学部Dr Jenny. Adela(中)医师交流（2011年3月）

李序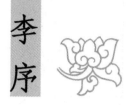

　　急危重症患者的抢救治疗是临床医师一项重要的医疗工作，尤其疑难急危重症的救治，更是急诊急救医师十分艰难而复杂的临床工作。因此，不断积累临床经验，博采众长，紧密结合现代医疗知识和技术，才是及时、有效救治疑难急危重症患者的有力基础和保障。

　　由熊光仲教授主编的《疑难急症救治与病案分析》一书，是在总结过去急诊科疑难急诊病例救治的基础上，结合文献讨论分析，从而提炼出有价值的经验与体会，为今后疑难急危重症患者的救治提供了有益的参考与借鉴。相信本书的出版，对临床医师，特别是青年急诊急救医师，拓宽视野，减少误诊误治很有帮助。

　　特此，欣然为序。

　　　　中国灾害防御协会救援医学会会长
　　　　中国医学救援协会常务副会长兼秘书长
　　　　中国医师协会急救复苏专业委员会主任委员
　　　　《中国急救复苏与灾害医学》杂志社总编辑
　　　　中国首席急救专家、教授、主任医师

　　　　　　　　　　　　　　　2016 年 5 月 10 日，于北京

于序

　　面对众多繁复多变的急诊，尤其是疑难急危重症患者，是对临床医师，特别是急诊医师的挑战与考验。在此种情况下，医师要在短时间内做出正确的判断与诊治，并非易事。

　　由熊光仲教授主编的《疑难急症救治与病案分析》一书很切合临床医师，特别是急诊医师的临床实际工作需要。本书从临床实际需要出发，以急诊科疑难病症为主线，采用"以症切题"，从大量急诊科疑难病例中，结合丰富的救治经验，引申"症同病异、病同症异、辨证施治"的急诊临床救治特点与哲理。为开阔视野，拓宽临床思维，起到了抛砖引玉的作用。

　　因此，我相信这是一本很好的临床参考书，并能在实际诊疗工作中，特别是在急诊临床诊疗中发挥极其有益的作用。

　　本书的出版，不仅丰富了我国临床医学，尤其是为急诊医学领域的知识库添砖加瓦，更是对急诊医学的发展与贡献。

　　特此乐而作序。

中国医师协会急诊医师分会会长
中华医学会急诊医学分会主任委员
中国协和医院急诊科主任、教授

2016 年 7 月 17 日，于北京

真知灼见经验宝贵

临危敢当精诚大医

题《疑难急症救治与病案分析》

乙未岁末 刘家望

湖南省医学会、湖南省医师协会会长刘家望题

前言

　　急症急诊救治是临床医学不可缺少的常见重要工作和研究领域。古往今来，急症急诊救治备受历代医家重视。通过大量古典中医急救医学著作可以看出我国急救医学积累了丰富的经验，《葛洪肘后备急方》、《急救仙方》、《急救良方》、《急救应验良方》等急救名著是极其宝贵的，这些急救名著名方，有些现在还在应用，如生脉饮、救心丸等仍在临床应用，简便易行的掐人中、包扎、刮痧疗法等急救方法一直在我国民间广为流传。近代以来，我国急诊急救事业不断发展，尤其是 20 世纪 80 年代以来，有了长足的进步，在"非典"、汶川地震等医疗救护中都发挥了极其重要的作用。

　　由此可见，急症处理不仅反映一个医院的救治水平和整体实力，更彰显医院的社会形象和责任担当。一般来说，在没有特殊情况下，对常见的发热、疼痛、创伤等急症处理不难，但对于"疑难急危重病"的处理并非易事，尤其是医学科学发展滞后疾病本身发展时更显力不从心。

　　随着社会的发展、疾病谱的变化以及就医模式的改变等，急症急诊救治已成为当今医学领域的热门研究和社会热点话题，"疑难急危重病"的诊断、救治和研究更是如此。

　　之所以说"疑难"，是因为急诊患者症多、复杂，常常是"症同病异"，或"病同症异"，或症状、体征不典型，或多种症状体征混杂等，一时难以辨别清楚，此时救治的困难也就不言而喻了。如"发热"，可以是许多疾病的首发症状，轻者可为感冒、泌尿系感染、胃肠炎等，重者可能为结核病、肺炎、成人 Still 病、格林巴利，甚至为淋巴瘤、白血病、艾滋病或"非典"（SARS）、禽流感等疾病。众所周知，急症，尤其是"疑难危重急症"要在短时间内（几分钟或几小时）明确诊断是极其困难的，也是不现实的。当诊断不明，救治也就难以对症，疗效亦差。

　　此外，由于急症常常是多个病症混杂，不像教科书那样简单明了，故一时难以确诊。尤其目前有的专科性质强，收入专科诊治的困难和尴尬亦有发生。这既是对急诊医学的挑战，又是急诊医学发展的机遇。因此"疑难危重急症"的救治研究应运而生，各种 EICU、急诊疑难病房等机构相继诞生。

　　所谓"急危重"是指起病突然、来势凶险，或病情直转而下，患者很快就进入昏迷、休克、器官衰竭或多器官功能障碍综合征等濒死状态，如心脏猝死、气管梗塞（喉头水肿）、心肌梗死、肺动脉栓塞、主动脉夹层破裂、心包填塞、脑疝、持续癫痫、重症胰腺炎、严重创伤、中毒、过敏等致死性疾病，有的甚至来不及抢救就已经死亡，有的心搏呼吸骤停即使心肺复苏抢救过来了，但最后可因脑复苏难以成功而成植物人或最终死亡。这些极其严重凶险的疾病给临床工作亦带来了极其严重的困难和挑战。所以"疑难危重急症"的救治是一项世界性难题，亟待努力研究，加以提高。

　　如笔者曾接诊一例以头痛、腹痛、腹泻并发高血压（170/104 mmHg）为首发症状的肠梗阻、肠穿孔、肠坏死中年男性患者。外院初诊为：急性肠炎，原发性高血压？予以对症治疗效果不佳而转来我院就诊。入院后予以对症处理及观察，观察期忽然听到高调肠鸣音，且腹膜炎体征明显，即考虑急性肠梗阻、肠穿孔、弥漫性腹膜炎，拟急诊手术。术前突发心搏呼吸骤停，立即行心肺复苏，复苏成功后即行急诊剖腹探查术，术中发现小肠绞窄梗阻、多处肠坏死、穿孔。因术中血压下降、心律失常，在积极抗休克和纠正心律失常的情况下果断行肠切除（切除肠管约 1m 长）、清理腹腔、置管引流，肠管外置，结束手术。术后并发肠瘘、腹壁广泛糜烂、感染、手术切口裂开、严重低蛋白血症、水电解质紊乱、酸碱失衡、肺部感染及心肝肾功能损害等。经多方抢救及中西医结合治疗 1 年多才痊愈康复出院。如此序贯的连锁反应，类似这样严重、复杂的疑难急危重病症临床并不少见。这或许是疑难急危重病症的规律之一，应加以重视和注意总结研究。

　　又如一位突发腹痛伴腰部疼痛一天的 46 岁男性患者，反复询问无外伤史，几年前行过一次肛门痔疮手术。B 超发现右腹膜后血肿，因血红蛋白进行性下降至 64 g/L，予以输血、止血等治疗不见好转，即行介入治疗，术中发现右腰 3 动脉破裂出血立即予以封堵，临床观察效果欠满意，于是在 12 小时内先后 2 次介入治疗，但血肿仍有扩大趋势，CT 复查示血肿量大约 1500 mL，经反复多次输血，血红蛋白仍在 70 g/L 左右。再查凝血时间延迟，APTT 77 秒，最后经检查确诊为血友病（甲）。成人后才发现血友病临床十分少见，可能系轻型，成年后才发病，临床应多加注意。

再如"胸痛"，可能是冠心病心绞痛、心肌梗死、急性冠脉综合征，也可能是胸膜炎、肺炎、胆道疾病、扩张型心脏病、食管裂孔疝，甚至是主动脉夹层、肺栓塞、肿瘤等疾病的首发症状。如有一位患者以"胸痛、气促、右上肢肿胀"急诊入院。初步检查诊断考虑为：肺部感染，右上肢血管栓塞。经过对症治疗 1 周后效果不佳，再行 PT-CT 检查竟然是肺癌并转移。因此，即使相同的疾病，各人表现也不一样。故有学者将"胸痛"有关的病症就罗列出 30 多个临床常见疾病。这些非序贯性疾病临床也并非少见，亦应予以高度重视。

为了减少临床急症误诊误治，不断提高临床抢救治疗水平，探讨"疑难危重急症"的救治规律，及时总结经验与交流，研究其症状体征混杂、病情危重多变背后的疾病本质及其关联性提供临床资料，我们特组织长期从事急诊工作的医师，利用我们有限的资料，在极其繁忙的工作情况下，克服困难，挤出时间，加班加点，历时 3 年多整理了我院急诊科资料完整的疑难急诊病例，予以汇编成册——《疑难急症救治与病案分析》。该书的出版望能起抛砖引玉的作用，为今后不断探索、总结、提高疑难急症的救治水平而努力。

本书采用"以症切题"，即以症状为其主标题，副标题则为最后主要诊断，次要诊断附于"结果"后，分析讨论穿插在病例中的编排方法进行编写。书中介绍了急诊科不同系统、不同病种的疑难急危重病例 60 余例。从发热查因到淋巴瘤、成人 Still 病、艾滋病等，从水电解质紊乱、酸碱失衡到多发创伤、内分泌疾病，从疼痛原因不明到各种急腹症、心脑血管病、过敏、中毒等各种疑难急危重病症，基本涵盖急诊科的常见病种，其中有的病症为少见或罕见病例，也一并结合文献予以讨论分析，并从中提炼出有价值的经验体会和罕见病例的历史记录与同道交流共享。为拓宽临床思路，明辨轻重缓急，不断提高急诊救治能力提供借鉴。

关于溶栓、透析、机械通气等抢救治疗已在病案讨论中阐述过，故未单独编写。书中亦简要介绍了心肺复苏新进展、亚低温、MARS、PCI 介入治疗及 PiCCO 监护仪的应用等新知识、新技术，可供临床医师，特别是青年医师自学、参考。

因书稿篇幅有限，故书中以结合病例资料加以分析讨论为主，有些诊断、鉴别诊断等未按教科书条目叙述。如重症肺炎，不再罗列诸如主要标准：需要有创机械通气、感染性休克需要血管收缩剂治疗以及次要标准等，而是将这些标准适时地穿插在病例分析讨论中，也是该书的特点之一，其优点是病例讨论分析自然，便于理解，看似欠条理，但有助于思考、整理。随着讨论的深入会更加加深该病的印象，从而达到掌握该病的目的。初次尝试，不妥之处请予见谅。

　　由于工作繁忙，时间欠裕，水平有限，作者风格各异，过去的诊疗与现在相比亦有差异，故书中难免存有不少缺点和错误，特别是有些图片等因年代较久远而欠清晰，诸如等等不足，敬请各位同道谅解、批评斧正，并致以衷心感谢。

　　本书在编写、出版过程中，得到了湖南科学技术出版社、中南大学湘雅二医院、湖南省人民医院、南华大学附属第一医院、长沙市中心医院、长沙市第八医院等兄弟单位的专家、教授的大力支持，在此表示衷心感谢。同时要特别感谢临床药学专家赵绪元教授对药物部分的精心编审，感谢蔡羽中、姚硕、杨贵芳、彭文等研究生为文稿的校核整理所付出的辛勤劳动。

熊光仲

2016 年 4 月 28 日，于长沙

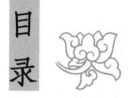

目 录

第一部分　疑难急症的抢救治疗

第二部分　疑难急症病案分析

第一部分

疑难急症
的抢救治疗

一、疑难急症的救治现状

　　随着急诊学科的发展与进步，急诊科已由过去那种单纯接诊、转运模式向专业化救治模式转变。为了不断提高急诊救治水平，减少误诊误治，疑难急症的专业化救治也提上了议事日程。目前我国北京、上海、广州及长沙等地医院的急诊科相继开展了较规范的疑难急症救治工作，并取得了较好成绩。李宗浩、于学忠等教授先后开展并主办了"疑难急诊病例"研讨会，中南大学湘雅二医院急诊科于 2006 年开始注重疑难急诊疾病的诊治工作，2012 年 3 月开设了疑难急诊病房。急诊科是医院临床第一线窗口，而有些疑难急诊病例一时又难以收入院。加之急诊医师能首先见到其他专科不能见到的急诊病例，特别是一些少见或罕见的病例，急诊科具有得天独厚的优势。这为丰富和发展急诊医学，尤其是疑难急诊疾病的诊治提供了有利条件和基础。

　　然而，由于急诊患者就医，都具有急、危、重、杂等特点，救命、解痛、保护组织器官功能是急诊科的首要工作。故急诊科医师忙于急诊处理，病情稳定后，绝大多数患者被分流或转入其他专科治疗。这就使得急诊医师无法继续处理，从而难以获得完整的病历资料和整体救治体会。加之急诊科医师成天忙碌"打前战"，久而久之难免产生"厌战"情绪，诊治水平也难以提高，甚至逃离急诊科也只是迟早的事。因此，这对稳定急诊科医师队伍、巩固和发展急诊科是极大的打击和伤害。这也是我国目前急诊科发展不平衡，个别急诊科发展不起来的重要原因。在这种情况下要想提高急诊科救治水平是很困难的，也就更谈不上疑难急症的救治了。

二、疑难急症的救治困惑

　　急诊医学是一门新兴的学科，也是一门实践性、科学性、社会性很强的学科。我国急诊医学自 20 世纪 80 年代开始在各大医院相继成立急诊科以来，才正式迈上学科建设的征途。回顾走过这不平凡的 30 多年，既取得了救治数以亿计的急危重症患者经验，获得了抗击"非典"、抗洪、抗震救灾等重要实践的体会，也取得了科研、教学及培养了大批急诊人才的成绩。但在实际工作中也遇到了许多困难，特别是疑难急症救治，我们常困惑不已。

1. 众所周知,急诊科患者来源广、多、杂,且具有急、危、重等特点。其症状或轻或重,或多或少,或相互重叠,其体征明显或不明显,甚至隐蔽;或患者基础疾病多,或病史不详或不明,甚至是三无(无姓名、无地址、无陪人)患者。这给急诊救治带来了极大的困难和不便,误诊误治亦难免发生。在此情况下,急诊科医师要根据有限的临床资料,在短时间内做出全面、正确、合理、迅速、有效的救治和处理,其难度可想而知。

2. 急诊患者症状多复杂,常常是"症同病异,或病同症异"。正如本书总结的"发热",可以是众多疾病的首发症状,轻者可能为感冒、胃肠炎,重者可能为脓毒血症、重症肺炎、Still病,甚至为淋巴瘤、白血病、艾滋病或"非典"(SARS)、禽流感等。又如"胸痛",可能是冠心病心绞痛、心肌梗死,也可能是胸膜炎、胆道疾病、扩张型心肌病甚至主动脉夹层、肺栓塞、胸部肿瘤等疾病的首发症状。这就需要急诊医师具有丰富而全面的医学知识及临床经验,并且根据不同疾病的不同表现,从所了解到的蛛丝马迹中仔细进行鉴别。

3. 有些疾病诊断虽然明确,但治疗非常困难,如重症感染,严重创伤,严重心脑血管疾病(主动脉夹层等),严重中毒,严重水、电解质紊乱及酸碱失衡,哮喘持续发作,MODS,ARDS,难治性休克等。这些数不胜数的疑难急症,不论是诊断上的困难还是治疗上的困惑,都是急诊科目前亟待解决的难题与挑战。

鉴于以上原因,许多医师遇到多种症状且复杂的患者时不知所措,且在现有体制下基本上是各科以各科为主;专科突出明显。更为严重的是年轻医师过早地分科,过早地进入专科培训,致使当今年轻医师知识面狭窄。这既不适应大急诊的诊治工作,更不适应疑难急症的救治,故是当今急诊诊治中的体制环境与人才的一大困惑。

因此,疑难急症救治应运而生,既是对急诊科的挑战与某些政策破解,也是人才培养、减少误诊误治、提高急诊救治水平的需要,更是急诊科发展的方向和机遇之一。

那么,怎样提高急诊科救治水平?怎样救治"疑难急症患者"呢?我们认为至少要有以下基础和条件。

三、急诊专业队伍人员的基本素质和水平

（一）职责与要求

救死扶伤是医务人员的职责，也是医疗工作的基本要求。治病施术，随时随地都要体现出"医德"高尚的素质。24 小时开放的急诊，更是无时无刻不体现出高尚"医德"的诉求。因此，医者仁心是医务人员的基本素质要求。

医务人员仅有慈悲同情心还不够，还要有过硬的医学本领，急诊医务人员应具有扎实的医学基础知识与基本技能，面对疑难急症病例做到临危不惧、沉着冷静，具有极强的判断力，同时急诊急救人员自身应该具有健康的身体素质和本领。只有这样，急诊专业人员才能胜任急、危、重症和错综复杂多变的各种疑难急诊患者的救治。

（二）反复多次仔细询问病史

"疑难急诊"不像一般普通简单明了的急诊，要在短时间内的急诊接诊（首诊）中，一次就完全了解全面的病史是很困难的，也是不现实的。

由于受患者自身、医务人员及医院等条件、环境、时间的限制，故有时难以详细询问清楚病史，常需要以后多次反复询问补充，才能获得完整病史。一个对诊断有帮助的病史，有时胜过昂贵高价的医学检查或治疗。如一年轻女患者，以发热查因急诊，初诊考虑肺部感染，对症处理效果不佳；后经过多次询问才了解到有性病史，并经 HIV 抗体（＋）等检查最后确诊为艾滋病。当再问患者为何隐瞒病史时，该患者哭诉怕家人知道后挨骂遭抛弃。再者，面对众多人说也不好意思，故一直想隐瞒，但后经医师个别交谈后才予以告知。这说明询问病史要有技巧，掌握好方式方法和患者心理，否则将难以获得真实有价值的病史。再比如一例破伤风患者，急诊时其临床表现很像破伤风，但由于当时缺乏外伤史，一时难以确诊，以抽搐查因留院观察。留观期经多次询问才获知患者 2 个月前右手有过一次轻微刺伤，外伤后也未行任何处理。获此病史后再结合临床表现即诊断为破伤风，并经抗破伤风治愈。由此可见，临床因病史不清或不详而导致误诊者时有发生，故多次、反复详细询问病史对疾病诊断意义重大，不可小视。

（三）疑难急诊的检查与评估

认真细致的体格检查，对疾病的诊断具有重要的意义，也是一项非常重要的临床工作。症状体征明显的疾病诊断不难，但对于一些疑难疾病，症状体征不明显，检查时稍有疏忽则有可能造成遗漏而导致误诊误治。如发热患者，可能是背部感染（冬天未解开背部衣服检查）。又如腹部外伤急诊患者，如不行腹腔穿刺或影像学检查，则很难发现腹内脏器损伤。再比如一例外伤患者，若不行全身检查，可能难以发现肋骨、骨盆骨折或尾骨骨折等。故外伤患者体查常常应遵循从上至下、由外至内、先非损伤区后损伤区的原则进行检查。

其次，病情（伤情）的评估也是临床上一项非常重要而细致的工作，不了解"敌情"，打不赢胜仗。目前临床上有很多病情（伤情）评估方法，如：APACHE、SAPS、TS、TI、AIS、ISS、TRISS（创伤严重程度计分）及CRAMS（循环、呼吸、腹部、运动、语言）评估法等。其中，以下几种方法比较常用（表1-3-1）。

表1-3-1　　　　　　　　　　简易创伤评分法

项目	分　值		
	+2	+1	-1
体重	>20kg	10～20kg	<10kg
呼吸	正常	部分阻塞可用口腔导气管或面罩给氧维持	需气管内插管等维持
收缩压	>90 mmHg	50～90 mmHg	<50 mmHg
意识	清醒	模糊或失去意识	昏迷或去大脑强直
开放性创伤	无	轻度	较重或穿透伤
骨折	无	闭合性	开放性或多发性

注：按以上项目顺序评分后，就能决定生命支持的方案和其他抢救措施。6～12分有抢救意义，<6分属危重病例，<2分几乎无存活

表 1-3-2　　　　　　　　　　Glasgow 昏迷评分（GCS）

	项　　目	评分
睁 眼	正常睁眼	4
	呼唤睁眼	3
	刺痛睁眼	2
	无反应	1
运 动	肢体正常运动	6
	刺痛（压眶）有定位动作	5
	无目的运动	4
	刺痛有屈曲动作	3
	刺痛有伸直动作	2
	刺痛无反应	1
语 言	正常语言	5
	能对答，但定向错误	4
	胡言乱语，不能对答	3
	仅能发音，无语言	2
	不能发音	1

注：总分 15 分，最低分 3 分，小于 8 分为昏迷

表 1-3-3　　　　　危重患者临床评估参考指数表（SPLSI）

神志	GCS 参考	6分	血压 （mmHg）	4分	脉搏 （次/min）	5分	呼吸 （次/min） 或 SpO_2（%）	5分	瞳孔 （光反射）	5分
清醒	15	6	90～140/ 60～90	4	60～100	5	16～22 91%～ 100%	5	大小正常 反射正常	5
躁动 谵妄	13～14	5	＞141/91 或 71～90/ 31～50	3	101～140	4	23～30 或 13～15 86%～ 90%	4	双瞳缩小 有反射	4
昏睡	9～12	4	41～70/ 21～30	2	141～160 或 51～59	3	31～39 或 10～12 80%～ 85%	3	双瞳缩小 无反射	3

续表

神志	GCS 参考	6分	血压 (mmHg)	4分	脉搏 (次/min)	5分	呼吸 (次/min) 或 SpO$_2$ (%)	5分	瞳孔 (光反射)	5分
浅昏迷	6～8	3	≤0～40/ 0～20	1	161～170 或 50～41	2	>40、≤9 41%～ 79%	2	双瞳 不 等大 反射异常	2
中昏迷	4～5	2	>171、≤40	1			≤40%	1	双瞳扩大	1
深昏迷	3	1			测不到脉搏		呼吸停止		无反射	

注：此评分根据神志、血压、脉搏、呼吸、瞳孔5项指标进行评估，总分25分，分配如下。神志：参考GCS昏迷评分进行评估，分6个档次，每个档次1分，共计6分；血压：分4个档次，每个档次1分，共计4分；脉搏、呼吸（或SpO$_2$）、瞳孔：每项5个档次，每个档次1分，3项共计15分。结论：此评估方法（动态）具有较高的准确性，以下分值供临床参考。评分≥17分时，抢救意义大，生存希望较高。评分13～16分时，积极抢救有生存希望。评分<13分时，死亡率极高，几乎无生存希望

四、急诊救治的基本要求与救治流程

（一）基本条件

1. 场地　独立场地500～2000m^2。

2. 人员　急诊科专业医务人员队伍，高级职称1～2名，中级职称5～8名，初级职称8～10名，护士、护工等40名以上。

3. 设备　除基本供电、水、气、氧、空调、消毒灭菌、转运车（带氧气）、电话通信、医用办公设备、监护室（EICU）、抢救室、手术室、药物配制室、谈话记录室等外，还需有基本专业医用设备：各种监护仪、输液泵、输液器、各种气管插管包、喉镜、心电图仪、除颤器、呼吸机、床旁X线机、超声仪、抽吸（负压）器、各种穿刺包、气管切开包、导尿包、引流包（袋）、心肺复苏仪（萨勃）、抢救（药物等）车、小（小器件）推车、纤维支气管镜、胃镜、透析机、PiCCO监测仪、血气分析加离子分析仪等。

4. 医院依托　CT（或PET-CT）、MRI、DSA、检验科、B超、药房、血库、高压氧及各专科、专家会诊中心、病历资料室等。其中影像学、检验科、药房、血库是非常重要的辅助科室，不但要有精良的设备仪器，还要有适应的

专业人员和充足的药物、血源等，能保障 24 小时开放的急诊患者救治。特别是一些少用的药物、血液制品等需要有储备，如亚甲蓝（美蓝）、各种蛇药、Lugol's Solution(复方碘溶液)、白蛋白、丙种球蛋白、血小板、血浆等成分输血制品、药品、仪器常备不懈。

（二）救治制度与绿色通道

1. 疑难急危重患者的抢救工作应由主治医师或副主任医师和护士长组织，重大抢救应由科主任或院领导组织，所有参加抢救的人员要听从指挥，严肃认真，分工协作，依法行医。

2. 抢救工作中遇有诊断、治疗、技术操作等方面的困难时，应及时请示上级医师或医院领导，会诊，迅速予以解决。一切抢救工作必须做好记录，要求准确、清晰、完整，并准确记录执行时间。

3. 医护人员要密切合作，口头医嘱护士复述一遍，确认无误后方可执行。一段抢救工作完成后，再予以补充登记口头医嘱处方等。

4. 严格执行查对、交接班等制度，各种急救药物的安瓿、输液、输血空瓶、标签等要集中放置，以便查对。

5. 抢救物品使用后及时归还原处，及时清理补充。如系仪器设备，必须检查其仪器设备是否完好，如有损坏，需及时修理或更换。平时亦应维护检修，并保持整齐、清洁、完好放置。

6. 新入院或病情突变的急危重患者，应及时报告医务科，节假日或夜间报告医院总值班，并填写病危通知单一式二份，一份交给患者家属，另外一份存档。

7. 急危重患者抢救应在相对封闭的条件下进行，患者家属及亲友不得进入抢救室，应在抢救室外休息等候，以便联系。

8. 急危重病抢救室是救治患者的重地，应保持相对无菌、通风整洁、安静。凡是进入抢救室者，均应该更换工作服、拖鞋，戴口罩、帽子。

9. 救治结果，应及时报告医务科或医院总值班。死亡者必须行心电图检查确定，脑死亡者必须由 2～3 名医师（其中 1 名专科医师）确定，并准确记录死亡时间和病历，填写好尸体登记牌后及时移放至医院太平间。

10. 救治完毕后，房间予以及时打扫清洁、消毒，如为传染病，则须消毒隔离。

11. 自 2003 年"非典"开始，中南大学湘雅二医院急诊科详细制定了各种急诊工作预案、规章制度、工作流程等，并先后开通了多条急诊绿色通道（图 1 - 4 - 1），为疑难急诊救治起到了重要作用。

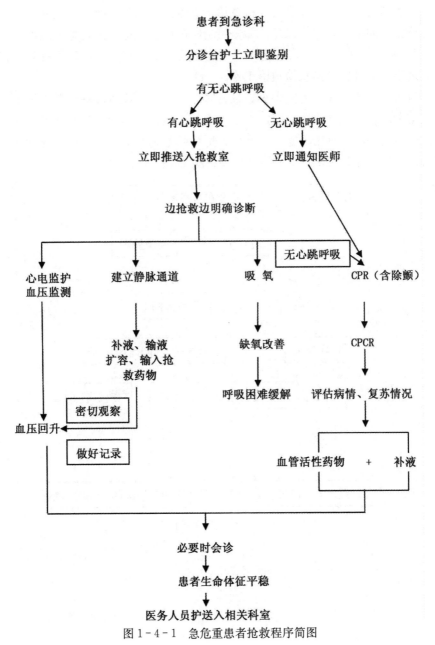

图 1 - 4 - 1 急危重患者抢救程序简图

（三）急危重病抢救与绿色通道流程图

上述基础设施和条件是急诊科及诊治疑难急诊的基本要求，此外还要有疑难急诊救治的制度和纪律保障。如坚持追踪随访、登记、出院患者嘱咐"不适随诊"（随诊）等制度，只有这样，才能做到科学、有序、及时、有效、持续开展疑难急危重患者的急诊救治工作。

当然，上述条件、规模大小、设备多少、高级或普通设备仪器等配置，均应根据本医院情况（院情）而定，量力而行。但其基本设施和条件不可少，基本制度不可无，在有用、能用、够用、适用的原则基础上再根据需求发展，切勿盲目攀比。（图1-4-2、图1-4-3、图1-4-4）

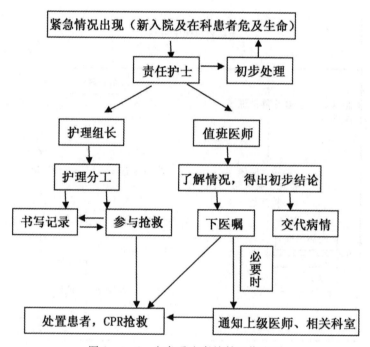

图1-4-2　急危重患者抢救工作流程

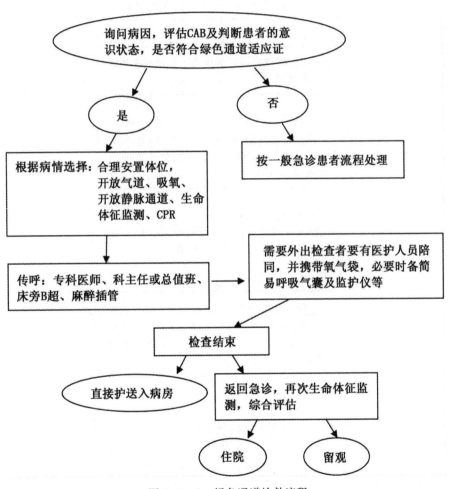

图1-4-3 绿色通道抢救流程

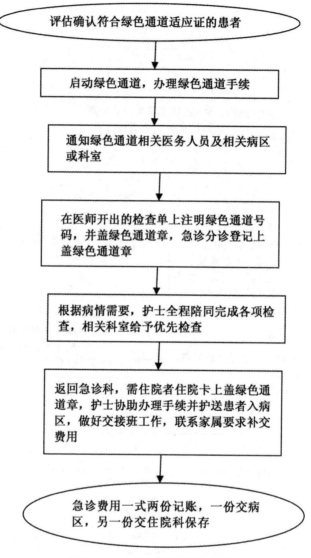

图 1-4-4　绿色通道处理流程

（彭再梅　朱爱群　熊光仲）

五、急诊疑难疾病诊断思路

对临床医学而言，首先要重视疾病的诊断，只有正确的诊断才有正确的治疗。而疑难疾病的诊断是临床一大难题，急诊疑难疾病诊断更重要，这主要与急诊的时间性强和错综复杂的临床表现等有关。

一般来说，疾病的诊断步骤主要包括收集信息、分析综合、提出假设（拟诊）、进一步获取证据、鉴别与诊断。医师要对收集到的资料整理、分析、归纳、综合，力求去伪存真，分清主次，由表及里，由此及彼。在重视阳性检查的同时，亦不能忽视阴性结果。不孤立地看待每一项异常表现，不放过任何细微的异常，只有这样才能得到最终的正确诊断。总体认为，正确的诊断应当能解释疾病全貌。急诊疑难疾病诊断由于其严重性、复杂性、时间性、条件性等诸多原因给正确诊断带来了严重困难，甚至有时患者死亡了，其疾病的正确诊断还未能获得，这在临床上并不少见。因此，重视和研究急诊疑难疾病的诊断，掌握其基本规律和方法就显得尤其重要了。

急诊疑难病的诊断是常遇到的问题，其解决要靠强烈的责任心、锲而不舍的精神和周密细致的观察；要能抓住病情要害、重要线索，联系已有的知识和经验，推测体内的病理和病理生理变化，进一步分析可能的病因和疾病。通过随诊、随访、病理检查或尸体解剖加以验证，不断总结经验教训。随着科学技术的发展，使得可借助的手段逐渐增多，思维会更加宽广畅通，许多疑难病的诊断符合率将会得到进一步提高。因此，在此基础之上，我们将临床诊断思路总结为以下几步供参考。

第一步——临床特点框架内容总结：其中包括病史、临床表现特点、治疗情况及评价、检验及特检结果、前期治疗的评估。

第二步——提炼关键词：提炼关键词是一个去伪存真的过程，注重患者本位体验，整个病程过程中可重复出现的特点，提炼2~3个关键词。

第三步——应用"三圈法"诊断思维提出初步诊断：对每个关键词采用"三圈法"思维分析，第一圈为责任器官系统，第二圈为邻近、关联器官系统，第三圈为远隔器官系统。

第四步——寻找原因，弄清来龙去脉：分清主次或主干。分清主次与主干需重视初步诊断只是一个横断面，尤其是分析横断面的来源与去路，这就需要坚实的基础知识和一定知识面的积累及相应新知识的补充，同时要抓疑难病的主干，抓住主要矛盾，不要被枝节所困扰。

　　第五步——再次去伪取真，精准提炼：在此基础上，通过丰富的临床经验，宽广的临床思维，娴熟的新知识新技术应用，方可获得正确的临床诊断依据。

六、疑难病电子资料登记表

姓名		性别		年龄		住院号	
主诉							
简要病史							
既往史			入院诊断				
入院查体							
实验室检查							
影像学检查							
入院处理							
最后结果							
追踪回访							

七、急诊常用药

(一) 急诊一线用药

被奉为澳大利亚全科医师的"圣经"的 *Murtagh's General Practice*，在我国也产生了巨大的影响，本书对其要点予以收录，供参考。

全科医学急诊已经发展成为实用全科医学技术，无论哪种急诊情况，全科医师都要确保氧气设备的正常运转，并且保证静脉滴注设备（特别是输液管）的正常。另外，在没有特殊说明的情况下，所有药物剂量均为成人剂量。

1. 急性心源性肺水肿

——呋塞米 40～80 mg，静脉滴注（或常用量加倍）；

——三硝酸甘油酯 1 次（雾化剂）；

考虑使用（特别是胸痛的情况下）

——吗啡 5 mg，静脉滴注＋甲氧氯普胺 10～20 mg，静脉滴注；

在急诊室（如果情况不好转）

——持续呼吸道正压通气（CPAP），或双水平呼吸道正压通气（BI-PAP）。

2. 急性过敏反应

——肾上腺素 0.3～0.5 mg（1∶1000），肌内注射。如果没有得到快速改善，在需要的情况下每 5 分钟重复 1 次；

——沙丁胺醇，吸入；

——异丙嗪 10 mg，静脉滴注；

——静脉滴注液（0.9％氯化钠溶液 20 mL/kg，混合 1～2 分钟）；

——考虑使用皮质醇类药物或胰高血糖素。

3. 血管性水肿和急性荨麻疹

——异丙嗪 25 mg，肌内注射。

4. 哮喘病

——沙丁胺醇 6～12 岁，雾化吸入；

——氢化可的松 200 mg，静脉滴注；

如果严重

——肾上腺素 0.3～0.5 mg（1∶1000），肌内注射或皮下注射。

5. 哮喘（严重）

——地塞米松 0.15 mg/kg，肌内注射（或口服），或泼尼松龙 1 mg/kg，口服；

如果严重

——肾上腺素 0.1％溶剂，5 mL 喷雾。

6. 癫痫持续状态

——地西泮 5～20 mg，静脉滴注（不超过 2 mg /min），或咪达唑仑 5～10 mg，肌内注射，口服或鼻内给药；

——然后静脉滴注丙戊酸钠或苯妥英钠。

7. 阿片类止痛药引起的呼吸抑制

——盐酸纳洛酮 0.4（或 0.2）mg，静脉滴注，或 0.2 mg 肌内注射。

8. 心肌梗死

——阿司匹林 100～300 mg，肠溶；

——硝酸甘油，气雾剂或片剂（最多 3 次）；

——盐酸吗啡注射液 5～10 mg，皮下、静脉注射或静脉滴注，注意呼吸抑制；

如果仍疼痛

——转送到医院急诊科继续治疗。

9. 低血糖症

——胰高血糖素 1 mg/mL，皮下注射，或静脉滴注，然后饮用糖水；

——50％葡萄糖注射液 20 mL，静脉注射。

10. 周期性偏头痛（严重）

——甲氧氯普胺 10 mg，静脉滴注，或双氢麦角胺 1～2 mg 肌内注射（心肌梗死、血管手术后、严重高血压、尿毒症、脓毒症、孕妇和哺乳期妇女等禁用）；

——氟哌啶醇 5 mg，肌内注射或静脉滴注；

——舒马普坦 6 mg，皮下注射。

11. 丛集性头痛

——100％氧气 6L/min，15 分钟；

——甲氧氯普胺 10 mg，静脉滴注＋双氢麦角胺 0.5 mg，缓慢静脉滴注；

——舒马普坦 6 mg，皮下注射。

12. 运动失调（因服用抗精神病药引起）

——苯托品 1～2 mg，静脉滴注或肌内注射。

13. 脑膜炎奈瑟菌血症

——苄青霉素 60 mg/kg，静脉注射。

14. 急性会厌炎

——头孢曲松 1g（儿童 25 mg/kg，最多不超过 1g），每天静脉滴注，5 天。

15. 肾、输尿管结石绞痛

——吗啡 10～15 mg，肌内注射或静脉滴注（注意呼吸抑制），或甲氧氯普胺 10 mg，肌内注射；

——吲哚美辛，栓剂。

16. 胆结石绞痛

——吗啡 0.05～0.1 mg/(kg·h)，静脉滴注（调整到有效速度）；

——吗啡 10～15 mg，肌内注射＋甲氧氯普胺；

——间苯三酚，每次 40～80 mg，肌内注射，每天 1～3 支（40～120 mg）。静脉滴注：每天剂量可达 5 支（200 mg），稀释于 5％或 10％葡萄糖注射液中静脉滴注。也可以应用于肾、输尿管结石绞痛等。

17. 急性胰腺炎

——吗啡 10～15 mg，肌内注射＋甲氧氯普胺；

——吗啡 0.05～0.1 mg/(kg·h)，静脉滴注＋甲氧氯普胺。

18. 急性眩晕

——普鲁氯嗪 12.5 mg，肌内注射；

——异丙嗪 25 mg，肌内注射；6 小时后，普鲁氯嗪 5～10 mg，口服。

19. 呕吐

——普鲁氯嗪 12.5 mg，静脉滴注或静脉注射；

——甲氧氯普胺 10 mg。

20. 椎间盘突出疼痛

——20％甘露醇 125 mL，地塞米松 5～10 mg，静脉滴注。

21. 急性酒精中毒

——美他多辛 0.9g（15 mL）＋5％葡萄糖注射液 500 mL 静脉滴注。

【注意】哺乳期、支气管哮喘患者禁用。

——纳洛酮 0.4~0.8 mg＋生理盐水 10~20 mL 静脉注射，必要时重复。

严重者首次用 0.8~1.2 mg＋生理盐水 10~20 mL 静脉注射，用药 30 分钟后仍然神志未恢复可重复一次，或纳洛酮 2 mg＋生理盐水 500 mL，以 0.4 mg/h 速度静脉滴注或微量泵入，直到神志清醒为止。

——兰索拉唑 30 mg＋0.9％氯化钠注射液 100 mL，静脉滴注。推荐静脉滴注时间 30 分钟，每天 2 次。

【注意】①该药品静脉滴注使用时应配有孔径为 1.2 μm 的过滤器。②孕妇、哺乳期妇女忌用。③应用 2~3 天有效果后改口服用药，不可无限静脉给药。

（二）急诊科常用药物简介

呋塞米

【别名】呋喃苯胺酸、速尿、速尿灵。

【作用】强效利尿药。利尿作用强大、迅速，维持时间较短。主要作用于髓袢升支的髓质部和皮质部，抑制 Cl^- 主动重吸收，使髓袢升支 NaCl 重吸收减少，结果肾髓质渗透压降低，管腔内渗透压增大，使集合管及降支中水分不易弥散外出，从而产生强大的利尿作用。在远曲小管 Na^+、K^+ 交换而排钾。对碳酸酐酶几乎无作用。本品能降低肾血管阻力，增加肾血流量，并使血液从肾髓质向皮质分布，但不增加肾小球滤过率。

【适应证】①治疗各型水肿，如肾性水肿、脑水肿、肺水肿、肝硬化腹腔积液、充血性心力衰竭。用其他利尿药无效者，应用本品常可奏效。②降低颅内高压。③可治疗急、慢性肾衰竭，对于急性肾衰竭早期的少尿，本品可增加尿量，防止肾小球萎缩和坏死。对于慢性肾衰竭，即使肾小球滤过率低下，本品仍可显示利尿消肿的作用。④降压作用。高血压危象时，可作为辅助药物与其他药物合用，有较好疗效。⑤急性药物中毒时，配合大量补液，用本品利尿可加速药物排出。

【用法用量】①用于水肿，一般水肿不列为首选，多用于其他利尿药无效时。该药有效剂量个体差异大，故初用宜从小剂量开始。开始口服 20~40 mg/d，以后根据需要可增至 80~120 mg/d，当每天剂量超过 40 mg 时，可以每 4 小时 1 次分服。治疗严重水肿及顽固性水肿，可肌内注射或静脉注射，20 mg/次，隔天 1 次或每天 1 次，可增加至 120 mg/d。②用于急性肺水肿和脑水肿，静脉注射 100~200 mg，每 60~90 分钟给药 1 次。③用于高血压危象，静脉注射 100～200 mg（需与其他降压药合用）。④用于急性肾衰竭，大剂量使用有可能使少尿性肾衰竭转变为非少尿性肾衰竭，近年已广泛应用于少尿性急性肾衰竭治疗。首剂 20～40 mg 静脉注射，无效时每小时加倍量注射，直至发生利尿作用。单剂量可达 500～600 mg，24 小时累积量可达 1 g。⑤小儿口服，开始时 2 mg/kg，1 次服，疗效不满意时，每 6～8 小时增加 1～2 mg/kg，极量 6 mg/(kg·d)。肌内或静脉注射：开始时每次剂量为 1 mg/kg，酌情每 2 小时或更长时间增加 1 mg/kg，极量 6 mg/(kg·d)。

【不良反应】大量利尿导致电解质丢失，可有低钠血症、低钾血症、低钙血症，长期使用本品可发生低氯性碱中毒。大剂量快速静脉注射本品可出现暂时性听力障碍。可能出现恶心、腹泻、药疹、瘙痒、视物模糊、直立性眩晕、乏力、肌肉痉挛、口渴症状、血尿酸及血糖增高。少数患者有白细胞、血小板减少、多形性红斑，长期应用可致胃及十二指肠溃疡、急性胰腺炎、肝功能异常可出现黄疸。

【禁用慎用】低血钾未纠正者、低血容量休克未纠正者、肝性脑病患者、大剂量使用洋地黄者、对本品及磺胺药过敏者禁用。妊娠时，除非必要或利多于弊外均属禁忌。痛风，糖尿病，胃、十二指肠溃疡患者慎用。

【处方须知】①本品与链霉素、卡那霉素、庆大霉素等合用可增加耳毒性。②与头孢噻啶合用可增加肾毒性。③本品大剂量与水合氯醛同时应用，可产生心动过速、血压下降等不良反应。④本品能降低动脉对去甲肾上腺素的反应。⑤本品能增加筒箭毒碱的肌松弛及麻痹作用。⑥本品能增强降压药的降压效果。⑦与甘露醇合用可增强降颅内压疗效。⑧与丙磺舒合用，利尿作用加强。⑨长期使用苯妥英钠或苯巴比妥的患者应用本品时，利尿疗效降低。⑩与吲哚美辛合用影响后者在肠道的吸收并对抗后者的升压作用。⑪与碳酸锂配伍，可诱发后者产生中毒症状。⑫与氯贝丁酯合用，除增强本品的利尿作用外，还出现肌痛、下腰背痛、肌僵硬和全身不适等。⑬长期（7～10 天）用药后利尿作用消失，故需长期应用者，宜采用间歇疗法：给药 1～3 天，停药 2～4 天。⑭长期大量用药时应注意检查血中的电解质浓度，尤其是顽固性水肿患者容易出现低钾症状。长期用药要补充钾盐，在同时使用洋地黄或排钾的甾体激素时，更应注意补充钾盐，可用氯化钾 1 g/次，3 次/d。⑮严重肝病患者服用后，血钾过低可诱发肝性脑病，故晚期肝硬化腹腔积液患者宜慎用，必要时与保钾利尿药合用。如氨苯蝶啶 50 mg/次，3 次/d。⑯因能增加筒箭毒碱的肌松弛及麻痹作用，故手术前 1 周应停用。⑰该药与磺胺类药物有交叉过敏反应，故对磺胺过敏者对本品亦过敏。⑱大剂量静脉注射过快时，可出现听力减退或暂时性耳聋，故注射速度宜慢，不超过 4 mg/min，避免与氨基苷类抗生素合用。⑲与降压药合用时，后者剂量应减少。⑳在脱水时，可出现可逆性血尿素氮升高，如果肌酐水平不显著升高及肾功能无损害时，可继续用本品，但如肾功能受损加重应注意停药。

托拉塞米

【别名】拓赛，特苏尼。

【作用】本品为强效利尿药，作用机制与呋塞米相似，主要作用于肾髓袢升支粗段，抑制 Cl^- 的主动重吸收，使髓袢升支 NaCl 的重吸收减少，肾髓质渗透压降低，管腔内渗透压增大，干扰尿的浓缩过程，与其他髓袢利尿药不同的是，本品对近端小管部位无作用，因而不会造成 K^+ 的排出增加。

【适应证】适用于需要迅速利尿或不能口服利尿药的充血性心力衰竭、肝硬化腹腔积液、肾脏疾病所致的水肿患者。

【用法用量】充血性心力衰竭所致的水肿、肝硬化腹腔积液：一般初始剂量为 5 mg 或 10 mg，每天 1 次，缓慢静脉注射，也可以用 5‰葡萄糖溶液或生理盐水稀释后进行静脉输注；如疗效不满意可增加剂量至 20 mg，每天 1 次，每天最大剂量 40 mg，疗程不超过 1 周。肾脏疾病所致的水肿，初始剂量 20 mg，每天 1 次，以后根据需要可逐渐增加剂量至最大剂量每天 100 mg，疗程不超过 1 周。

【不良反应】常见不良反应有头痛、眩晕、疲乏、食欲减退、肌肉痉挛、恶心呕吐、高血糖、高尿酸血症、便秘和腹泻；长期大量使用可能发生水、电解质紊乱。

【禁用慎用】肾衰竭无尿患者，肝性脑病前期或肝性脑病患者，对本品或磺酰脲类过敏患者，低血压、低血容量、低钾或低钠血症患者，严重排尿困难（如前列腺肥大）患者禁用。不推荐妊娠期和哺乳期妇女使用本品。

【处方须知】①使用本品者应定期检查电解质（特别是血钾）、血糖、尿酸、肌酐、血脂等。②本品引起的低钾可加重强心苷类的不良反应。本品可加强盐、糖皮质类固醇和轻泻剂的钾消耗作用。非甾体类消炎药和丙磺舒可降低本品的利尿和降压作用。本品可加强抗高血压药物、箭毒样肌肉松弛药和茶碱类药物的作用。本品可降低抗糖尿病药物的作用。在高剂量使用时可能会加重氨基苷类抗生素、顺铂类制剂、水杨酸盐类和头孢类的耳毒性与肾毒性。③本品必须缓慢静脉注射，不应与其他药物混合后静脉注射，但可根据需要用生理盐水或5%葡萄糖溶液稀释。

缩宫素

【别名】催产素。

【作用】本品为垂体后叶素成分之一，对子宫有收缩作用，不同剂量其作用强弱不同。小剂量能增强妊娠末期子宫的节律性收缩，加大剂量后，张力明显增加，而松弛不完全，大剂量能引起子宫强直性收缩。注射后吸收良好，$t_{1/2}$为5～10分钟，有1/3药物以原形自尿中排出。其特点是起效快，一般只要2～3分钟，维持时间短（10～30分钟），对宫体作用强，对心血管影响小。

【适应证】主要用于催产和引产，还用于产后出血和子宫复旧。

【用法用量】①催产与引产：静脉滴注，2.5～5 U/次，用5%～10%葡萄糖注射液500 mL稀释，开始以8～10滴/min速度滴入，并根据宫缩、血压和胎心情况随时调整，一般为10～30滴/min，最快不超过40滴/min。②防止产后出血：肌内注射，5～10 U/次，或将5～10 U加入5%葡萄糖注射液中静脉滴注。③产后出血者可用20 U静脉注射或宫体注射。剖宫产术中胎儿娩出后立即宫壁注射催产素20 U或10 U加麦角新碱0.2 mg。

【禁用慎用】凡有心脏病、胎位不正、明显头盆不称、产道异常、瘢痕子宫、三胎以上产妇、有剖宫产史者、骨盆过窄者禁用。

【处方须知】不宜与麻黄碱或甲氧胺联用，因可致血压升高而引起头痛等。

垂体后叶素

【别名】催生针、垂体素、Hypophysine。

【作用】本品含有缩宫素及加压素（抗利尿素），小剂量缩宫素能增强子宫的节律性收缩，而大剂量则能引起子宫强直性收缩，使子宫肌层内血管受压迫而止血。所含加压素有抗利尿和升压作用。本品易被消化酶破坏，故口服无效。注射后2～3分钟起效。

【适应证】主要用于产后出血，子宫复旧不良，食管、胃底静脉曲张破裂出血及肺出血，还可用于尿崩症等。

【用法用量】①产后出血的止血：当胎儿和胎盘均已娩出后肌内注射10 U。②肺出血：以本品10～20 U加入5%葡萄糖注射液或生理盐水500 mL中静脉滴注，对大量肺咯血可用本品10 U缓慢静脉推注。极量：20 U/次。

③临产阵缩弛缓不正常者：偶亦用于催生，但须慎用。以 5% 葡萄糖注射液 500 mL 稀释后缓慢滴注。

【不良反应】可出现面色苍白、出汗、心悸、胸闷、腹痛及过敏反应等。若出现上述症状应立即停药。

【禁用慎用】妊娠高血压综合征、原发性高血压、冠心病、心力衰竭、肺源性心脏病（简称肺心病）患者禁用。胎位不正、骨盆狭窄、产道梗阻、有剖宫产史者忌用本品引产。

生长抑素

【别名】思他宁、Stilamin。

【作用】本品是人工合成的环状十四氨基酸肽，其与天然生长抑素作用方面相同，本品广泛存在胃肠黏膜和胰腺中，能明显地减少胃肠活动以及肝、肠的血流量，抑制胃酸分泌，主要用于消化道出血治疗。

【适应证】用于严重急性食管静脉曲张出血，严重急性胃或十二指肠溃疡出血，或并发性急性糜烂性胃炎或出血性胃炎，胰、胆和肠瘘的辅助治疗，胰、胆手术后并发症的预防和治疗，糖尿病酮症酸中毒的辅助治疗。

【用法用量】①对严重急性上消化道出血包括食管静脉曲张出血的治疗：先缓慢静脉注射 250 μg，再立即进行 250 μg/h 的静脉滴注，直至出血停止。②对胰瘘、胆瘘、肠瘘的辅助治疗：静脉滴注 250 μg/h，直到瘘管闭合（2～20 天），当瘘管闭合后，还应连续给药 1～3 天，然后逐渐停药，以防反跳作用。③对胰腺外科手术后并发症的预防和治疗：静脉滴注 250 μg/h，手术后持续点滴输液 5 天。④对糖尿病酮症酸中毒的辅助治疗：静脉滴注以 100～500 μg/h 的速度给药，作为胰岛素治疗（10 U 冲击＋静脉滴注 1～4.8 U/h）的辅助措施，在 4 小时内可使血糖恢复正常，也可以在 3 小时内缓解酮症酸中毒。

【不良反应】有短暂的恶心、眩晕、脸红、腹痛、腹泻和血糖轻微变化等。当注射本品的速度高于 50 μg/min 时，患者会发生恶心和呕吐现象。

【禁用慎用】对本品过敏的患者、妊娠期或产后期（产褥期）以及哺乳妇女禁用。

【处方须知】①在连续给药过程中，应不间断地注入，换药间断不能超过 1 分钟。如间断的时间长，需重新给予 250 μg 的冲击剂量，再继续以 250 μg/h 的注入率给药。有可能时，通过输液泵给予本品，以确保顺利而稳定地输入。

②由于本品延长环己烯巴比妥导致的睡眠的时间，而且加剧戊烯四唑的作用，故不宜与此类药物或产生同样作用的药物合用。③本品抑制胰岛素及胰高血糖素的分泌，在治疗初期会导致短暂的血糖水平下降。若胰岛素依赖型糖尿病患者使用，应每隔 3～4 小时测 1 次血糖浓度。④不适用于动脉出血，治疗急性胰腺炎时应尽早在症状出现前给予治疗。

多索茶碱

【别名】达复啉、凯宝川宁。

【作用】本品的支气管平滑肌松弛作用是氨茶碱的 10～15 倍，具有氨茶碱所没有的镇咳作用，不影响心脏功能。本品是非腺苷阻滞药，无类似茶碱所致的中枢和胃肠道等肺外系统的不良反应。作用时间长，无依赖性。

【适应证】用于治疗支气管哮喘、喘息型慢性支气管炎及其他支气管痉挛引起的呼吸困难。

【用法用量】口服：0.2～0.4 g/次，2 次/d。

【不良反应】主要为恶心、呕吐、上腹部疼痛、头痛、失眠、心动过速、早搏、呼吸急促、高血糖、蛋白尿等。过量服用时还会出现心律不齐、阵发性痉挛危象。

【禁用慎用】急性心肌梗死患者及对本品成分或黄嘌呤衍生物过敏者、哺乳妇女禁用。心脏病、高血压、严重血氧供应不足、甲状腺功能亢进症（简称甲亢）、慢性肺源性心脏病、心脏供血不足、肝病、胃溃疡、肾功能障碍或合并感染的患者及孕妇慎用。

【处方须知】与麻黄碱或其他肾上腺素类药物同服时须慎重。

冻干重组人脑利钠肽

【别名】新活素。

【作用】人脑利钠肽是 B 型利钠肽，为人体分泌的一种内源性多肽，在病因诱导下发生心力衰竭后人体应激大量产生的一种补充代偿的机制。本品为一种通过重组 DNA 技术用大肠埃希菌生产的无菌冻干制剂，与心室肌产生的内源性人脑利钠肽有相同的氨基酸序列。

【适应证】本品适用于患有休息或轻微活动时呼吸困难的急性失代偿心力衰竭患者的静脉治疗。按 NYHA 分级大于Ⅱ级。

【用法用量】采用按负荷剂量静脉推注本品，随后按维持剂量进行静脉滴注。推荐的常用剂量：首先以 1.5 μg/kg 静脉冲击后，以 0.0075 μg/(kg·

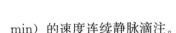

min）的速度连续静脉滴注。

药液的配制应严格参照本品说明书。

【不良反应】重组人脑利钠肽给药最常见的不良反应为低血压，其他不良反应多表现为头痛、恶心、室性心动过速（简称室速）、血肌酐升高等。

【禁用慎用】禁用于对重组人脑利钠肽中的任何一种成分过敏的患者和有心源性休克或收缩压＜90 mmHg 的患者。应避免在被怀疑有或已知有低心脏充盈压的患者中使用重组人脑利钠肽。

【处方须知】重组人脑利钠肽在物理和化学性质上与肝素、胰岛素、布美他尼、依那普利拉、依他尼酸（ethacrynate sodium）、肼苯哒嗪和呋塞米这类注射剂相排斥，不能允许采用重组人脑利钠肽与这些药物在同一条静脉导管中同时输注。防腐剂偏亚硫酸氢钠与重组人脑利钠肽相排斥，因此，含有偏亚硫酸氢钠的注射药物不能与重组人脑利钠肽在相同的输液管中同时使用。在重组人脑利钠肽与这些与之相排斥的药物使用的期间，必须对导管进行冲洗。重组人脑利钠肽能与肝素结合，能够与被肝素包被过的导管内层结合，从而有时就可能降低重组人脑利钠肽进入患者体内的量。因此，禁止采用肝素包被过的导管输注重组人脑利钠肽。但分别采用单独的导管同时输注肝素是允许的。

链激酶 Streptokinase

【别名】溶栓酶、法链激、链球菌激酶、SK。

【作用】是从 β-溶血性链球菌制成的分子量为 47000 的蛋白质，也可通过基因工程合成。链激酶通过激活纤维蛋白溶酶原转变为纤维蛋白溶酶。纤维蛋白溶酶通过使不溶性纤维蛋白转换成可溶性纤维蛋白降解产物而使血栓溶解。此激酶复合体的血浆半衰期为 15～20 分钟。

【适应证】用于急性心肌梗死、深静脉血栓、急性大面积肺栓塞、血液透析旁路中的血凝块。

【用法用量】①静脉溶栓：目前多主张大剂量短程冲击疗法，将本品 150 万 U 溶于 10 mL 生理盐水中（轻轻旋转至溶解，避免振摇而产生气泡），再加入 100 mL 5％～10％葡萄糖注射液中，于 60 分钟内静脉滴入。②冠脉溶栓：先以硝酸甘油 0.1～0.2 mg 直接冠脉内注射，以排除冠脉痉挛引起的闭塞。SK 首剂 25000 U，以后 4000～6000 U/min 持续输入共 60 分钟，链激酶总量 24 万～40 万 U，平均输注时间 60～90 分钟，持续进行至获得满意疗效或其剂量达到最大容许范围。③血液透析旁路中的血凝块：100000 U 的链激酶，溶于 100 mL 的等渗盐水，10000～25000 U（10～25 mL）注射于旁路中的血凝部分。用钳镊封于静脉侧。一个无菌注射器附着于动脉侧形成一个空气垫，以对抗动脉的搏动。如果需要，这种治疗可予 30～45 分钟重复。

【不良反应】①早期反应：发热、寒战、头痛、胃肠道症状、骨骼痛。偶见心动过速、心动过缓，引起过敏反应是本品的最大缺点。②出血及出血倾向。

【禁用慎用】孕妇不推荐使用。

【处方须知】①在前次链激酶注射或链球菌感染后 5 天至 6 个月内应用可能没有作用。②不可肌内注射。③在急性心肌梗死的治疗中，可经常性地观察到血压下降，这可能由于滴注速度过快引起，此时可降低滴速或暂时中止治疗。④如果出现明显出血，必须立即停止治疗，可输新鲜血浆或全血。⑤心肌梗死患者应口服小剂量阿司匹林作为辅助治疗。⑥在使用抗凝药或影响血小板的药物时，出血危险性增加。⑦溶解时不可剧烈振荡，以免使活力下降。溶液在 5℃ 左右可保存 12 小时，室温下即时应用，放置稍久，即可使活力下降。⑧因是一种酶制剂，许多化学品如蛋白质沉淀剂、生物碱、消毒灭菌剂都会使其活力降低，故不宜配伍使用。⑨置于 25℃ 以下，避光干燥处。⑩为防止过敏反应，在给本品前半小时，可先肌内注射异丙嗪 25 mg、静脉注射地塞米松 2.5～5 mg 或氢化可的松 25～50 mg。

尿激酶

【别名】天普洛欣、雅激酶、Uronase、UK。

【作用】激活体内纤溶酶原变为纤溶酶，后者将纤维蛋白水解成小分子片段，导致血管内血栓的消溶。

【适应证】用于急性心肌梗死、急性脑梗死、周围动静脉栓塞、肺栓塞、视黄膜中央动静脉栓塞、肾静脉栓塞。

【用法用量】①急性心肌梗死：150 万 IU 溶于生理盐水或 5% 葡萄糖 50～100 mL 中静脉滴注。冠状动脉输注：20 万～100 万 IU 溶于生理盐水，或 5% 葡萄糖注射液 20～60 mL 中冠脉内输注。②急性脑血栓、肺血栓及外周动静脉血栓：4 万～6 万 IU/d 溶于 20～40 mL 生理盐水中，静脉注射。或加入到 250 mL 右旋糖酐或葡萄糖注射液中静脉滴注，1～2 次/d。③治疗中央视网膜血管栓塞：250 IU 球结膜下注射，1 次/d，30 天为 1 个疗程。④治疗眼外伤性玻璃体出血：1 万 IU/mL 尿激酶溶液 0.5 mL，用 4 号针头（先剪开球结膜并作斜切面、不切透巩膜）注入血块内或其附片，眼压低者直接注入，眼压正常者先抽出等量玻璃体。⑤治疗眼前房出血：切开角巩膜缘 5 mm 长，先用生理盐水洗，如不能洗出血凝块时，用 1000 IU/mL 尿激酶 3 mL 缓慢冲洗前房，洗后停 1 分钟，再用生理盐水洗，必要时重复 2～3 次。

【不良反应】出血倾向。消化道反应：恶心、呕吐、食欲不振等出现时应停药。肝脏转氨酶升高。罕见过敏、休克。

【禁用慎用】对止血处理有困难的患者，如颅内出血、咯血等；伴有严重的意识障碍患者禁用。以下情况慎用：①手术和其他外科损伤、糖尿病出血性视黄膜病、胃肠道出血、血尿、人工流产后和月经期等。②潜在出血患者包括胃肠道溃疡、胃肠道憩室炎、结肠炎、亚急性细菌性心内膜炎、严重高血压和活动期肺结核等患者。③接受抗凝治疗的患者。④严重的肝肾疾病患者。⑤不能治疗的凝血障碍、凝血因子缺乏和血小板缺乏症等患者。⑥妊娠 18 周内的孕妇。⑦有对尿激酶过敏史者。

【处方须知】尿激酶与肝素同时给药，尿激酶的活性受抑制。解决方法：①每隔 2～3 小时交替使用尿激酶和肝素。②如两者须同时应用时，如与肝素钠合用，调节注射液 pH＞5.0。与肝素钙合用，调节注射液 pH 5.0～7.0。已配制的注射液应立即使用。在室温下不超过 8 小时；冰箱内（2℃～5℃）不超过 48 小时。

东菱精纯抗栓酶

【别名】DF‐521。

【作用】本品是从蛇毒分离、精制的一种巴曲酶（Batroxobin），主要为丝氨酸蛋白酶。它可分解纤维蛋白原，抑制血栓形成；诱发组织型纤维蛋白溶解酶原激活剂（t-PA）的释放，促使纤维蛋白溶解，增加血液流动性，防止血栓形成，降低血管阻力，加快血液流动，改善循环。

【适应证】用于缺血性脑血管疾病、突发性耳聋、慢性动脉闭塞症。

【用法用量】成人剂量，首次为 10 BU（巴曲酶单位），以后维持量为 5 BU，隔天 1 次。药液使用前用 100～250 mL 的生理盐水稀释。静脉滴注 1 小时以上。通常疗程为 1 周，必要时可增至 3～6 周。

【不良反应】注射部位出血、创面出血、头痛、头晕等。

【禁用慎用】有出血史或出血倾向者，正在使用抗凝药和抗血小板药者，严重的肝、肾功能不全者，对本品过敏者禁用。

【处方须知】①用药前及用药期间宜检查纤维蛋白及血小板聚集情况。②给药前血纤维蛋白浓度达 400/mL 以上时，首次使用量应为 20 BU，以后的维持量减少为 5 BU。

阿替普酶

【别名】人体重组组织型纤溶酶原激活剂、栓体舒、rt-PA。

【作用】组织型纤溶酶原激活剂为存在于血管内皮血液和组织中的天然选择性溶酶原激活剂，与血栓表面的纤维蛋白选择性地结合形成的复合物，对纤维溶酶原有很高的亲和力，使纤溶酶原转为纤溶酶而溶解血栓，而基因工程生产的 rt-PA 则不影响血循环中的纤溶系统，无全身纤溶作用，其 $t_{1/2}$ 仅 3～5 分钟，血管再通的效果较 SK 与 UK 均好。

【适应证】血栓性疾病。

【用法用量】用药前先给予肝素 5000 U 静脉滴注，同时按下法应用本品：①国际习用加速给药法：15 mg 静脉注射，0.75 mg/kg（不超过 50 mg），30 分钟内静脉滴注，随后 0.5 mg/kg（不超过 35 mg）60 分钟内静脉滴注，总量不超过 100 mg。②国内试用小剂量法：8 mg 静脉注射，42 mg 于 90 分钟内静脉滴注，总量为 50 mg。rt-PA 滴毕后应用肝素，700～1000 U/h，静脉滴注 48 小时，监测 APTT，维持在 60～80 秒，以后皮下注射肝素 7500 U，1 次/12 h，持续 3～5 天。

【不良反应】较少，可见注射部位出血，但不影响继续用药，如发现出血迹象，应停药。

【禁用慎用】出血性疾病、近期内有严重内出血、脑出血和 2 个月内曾进行过颅脑手术者，10 天内发生严重创伤或做过大手术者，严重未能控制的原发性高血压、细菌性心内膜炎和急性胰腺炎者禁用。

【处方须知】①曾口服抗凝药者，本品的出血危险性增加。②不能与其他药物配伍滴注，也不能与其他药物共用一个静脉滴注针管。③避光 30℃保存。配制的药液在冰箱可放置 24 小时，室温可放置 8 小时。

氟替卡松沙美特罗

【别名】舒利迭。

【作用】本药含有沙美特罗与丙酸氟替卡松，两者有不同的作用方式。沙美特罗起控制症状的作用，而丙酸氟替卡松改善肺功能并预防病情恶化。本药能为同时使用 β 受体激动药和吸入型皮质激素治疗的患者提供更方便的方案。

【适应证】本品以联合用药形式（支气管扩张药和吸入型皮质激素），用于可逆性阻塞性呼吸道疾病的常规治疗，包括成人和儿童哮喘。还可包括：接受有效维持剂量的长效 β 受体激动药和吸入型皮质激素治疗的患者；目前使用吸入型皮质激素治疗但仍有症状的患者；接受支气管扩张药常规治疗但仍然需要使用吸入型皮质激素的患者。

【用法用量】成人和 12 岁及 12 岁以上的青少年：1 口/次（50 μg 沙美特罗和 100 μg 丙酸氟替卡松），2 次/d，或 1 口/次（50 μg 沙美特罗和 250 μg 丙酸氟替卡松），2 次/d。4 岁及 4 岁以上儿童：1 口/次（50 μg 沙美特罗和 100 μg 丙酸氟替卡松），2 次/d。尚无 4 岁以下儿童使用本药的资料。特殊患者群体：老年人或肝、肾受损的患者无须调整剂量。

【不良反应】偶可引起暂时性的震颤，声嘶或发音困难、咽部刺激、头痛、口咽部假丝酵母菌病及心悸。

【禁用慎用】对本品中任何成分有过敏史者禁用。妊娠和哺乳期间、活动期或静止期肺结核患者、甲亢患者慎用。

【处方须知】①不适用于哮喘急性症状的缓解。不可突然中断治疗。长期接受治疗的儿童应定期检查身高。②可逆性阻塞性呼吸道疾病的患者，除非迫不得已，应避免使用选择性及非选择性 β 受体阻滞药。

地芬尼多

【别名】二苯哌丁醇、眩晕停。

【作用】能改善椎底动脉供血不全、调节前庭神经系统、抑制呕吐中枢，有抗眩晕及镇吐作用。

【适应证】用于多种疾病引起的眩晕与呕吐（如椎底动脉供血不足、梅尼埃病、自主神经功能紊乱、高血压、低血压、颈性眩晕、外伤或药物中毒）、手术麻醉后的呕吐；对运动病有预防和治疗作用。

【用法用量】口服：25～50 mg/次，3 次/d。

【不良反应】①主要有口干和轻度胃肠不适。②有报道可有幻听、幻视、定向力障碍、精神错乱、嗜睡、不安、忧郁等。③偶见一过性低血压、头痛和皮疹。

【禁用慎用】①肾功能不全者禁用。②有轻度抗 M 胆碱作用，故用于青光眼、胃肠道或泌尿道梗阻性疾病以及心动过速时需审慎。

【处方须知】先服用地芬尼多，可降低阿朴吗啡治疗中毒时的催吐作用。

昂丹司琼

【别名】枢复宁、奥丹西龙、Zofran。

【作用】为一种高选择性的 $5-HT_3$ 受体拮抗药，能阻断小肠嗜铬细胞释放的 $5-HT_3$ 介导的呕吐反射。

【适应证】用于治疗由化疗和放疗引起的恶心呕吐，也用于预防和治疗手术后引起的恶心呕吐。

【用法用量】治疗由化疗和放疗引起的恶心呕吐。①成人：给药途径和剂量应视患者情况因人而异。中度呕吐：在治疗前缓慢静脉注射 8 mg；或在治疗前 1～2 小时口服 8 mg，之后间隔 12 小时口服 8 mg。严重呕吐：治疗前缓慢静脉注射本品 8 mg，之后间隔 2～4 小时再缓慢静脉注射 8 mg，共 2 次；也可将本品加入 50～100 mL 生理盐水中于化疗前缓慢静脉滴注；也可将本品与 20 mg 地塞米松磷酸钠合用静脉滴注，以增强本品的疗效。对于上述疗法，为避免治疗后 24 小时出现恶心、呕吐，均应让患者继续服药，8 mg/次，2 次/d，连服 5 天。②儿童：化疗前按体表面积计算剂量，静脉注射 $5\ mg/m^2$，12 小时后再口服 4 mg，化疗开始后口服 4 mg/次，2 次/d，连服 5 天。预防或治疗手术后呕吐：于麻醉诱导同时静脉滴注 4 mg，或于麻醉前 1 小时口服 8 mg，之后每 8 小时口服 8 mg，共 2 次。已出现术后恶心呕吐时，可缓慢静脉滴注 4 mg 进行治疗。

【不良反应】①可致头痛、头部和上腹部发热感、静坐不能、腹泻、皮疹、急性张力障碍性反应、便秘等。②部分患者可有短暂性氨基转移酶升高。③罕见不良反应有支气管痉挛、心动过速、胸痛、低钾血症、心电图改变和癫痫大发作。④曾有即时过敏反应的报道。

【禁用慎用】对本品过敏者禁用。孕妇不宜使用本品，哺乳妇女服用本品时应停止哺乳。

【处方须知】①肾衰竭患者不需调整剂量、用药次数和用药途径。②中度或严重肝衰竭患者每天用药剂量不应超过 8 mg。③静脉滴注时，在 0.9％氯化钠注射剂、5％葡萄糖注射液、复方氯化钠注射剂和 10％甘露醇注射剂中是稳定的（在室温或冰箱中可保持稳定 1 周），但应尽量于临用前配制。

依地酸钙钠

【别名】解铅乐、依地钙、乙二胺四乙酸二钠钙。

【作用】本品为金属络合剂，能与多种二价及三价重金属离子络合形成可溶性复合物并排出体外。

【适应证】用于铅、镉、锰、铬、镍、钴及铜中毒的治疗。

【用法用量】肌内注射或皮下注射：0.2～0.5 g/次，2 次/d，每次加 2% 普鲁卡因 2 mL。静脉滴注：0.5～1 g/次，2 次/d，用生理盐水或 5%～10% 葡萄糖注射液稀释成 0.25%～0.5% 浓度，总剂量不宜超过 30 g，连用 3 天，休息 4 天为 1 个疗程，一般可连续 3～5 个疗程。

【不良反应】①可有恶心、呕吐、腹痛、头晕、乏力、关节酸痛等，个别患者于注入 4～8 小时后可出现全身反应，如疲乏、口渴、发热及寒战，继有严重肌痛、头痛、食欲不振等。②大剂量可有肾小管水肿等损害。

【禁用慎用】血友病、血液凝固性降低、低血钙及有肝肾疾病者禁用。

【处方须知】①口服不吸收；静脉注射后迅速自尿中排出，1 小时内约排出 50%，24 小时排出 95% 以上，仅少量通过血脑屏障。②静脉注射速度过快，可引起血栓性静脉炎。③大剂量用药时应注意检查管型尿、蛋白尿、红细胞、白细胞等，若出现应立即停药。④应给低钙饮食。⑤对铅脑病的疗效不高，与二巯基丙醇合用可提高疗效和减轻神经症状，要避免给予过多水分，可采用肌内给药。

二巯丙醇

【别名】二巯基丙醇、巴尔、BAL。

【作用】重金属或路易士剂与体内含巯基的酶及蛋白质结合，尤其是与细胞中酶系统的巯基结合，使细胞代谢受到抑制。如丙酮酸氧化酶受抑制时，糖代谢只能进行到丙酮酸，导致一系列中毒症状。本品具有 2 个活性巯基，对一些金属的亲和性比蛋白质巯基更大，而且所形成的络合物也较稳定。它与砷、汞、金及铅形成的络合物毒性低，经尿和胆汁排出而解毒。但与铁、镉、硒所形成的络合物对肾脏的毒性增加，因而不用于这些金属中毒的治疗。对于人体所必需的微量元素亲和力很低，故对锌等中毒无效，但也不会造成微量元素缺乏。

本品用于防止重金属对巯基酶的结合比复活受抑制的酶活性效果要好，所以应及早给药。而且在血浆中要有足够的浓度，以便形成 2∶1（二巯丙醇∶金属）的络合物，这种络合物既稳定，又能迅速排出，可获得最佳治疗效果。但本品的毒性限制了使用剂量。

本品抑制琥珀酸氧化酶系统，其机制是和线粒体颗粒呼吸链上的铁-硫基发生特异性的相互作用；对中枢神经系统有与剂量相关的刺激作用；并有收缩小动脉的作用。

【适应证】①全身性金属中毒：砷、金和无机汞急性中毒；铅中毒（与依地酸钙钠合用）；锑、铋、铊中毒，对减轻损害有某些作用。②砷、镉等重金属引起的皮炎或皮肤损伤。③路易士剂中毒。④其他：肝豆状核变性，排铜效果良好。

【用法用量】尽早给药。①砷中毒，最好在中毒 18 小时内注射，避免或减轻砷对神经的损害。剂量则取决于中毒的原因和程度。一般 2.5～4 mg/kg，深部肌内注射。第 1～2 天 1 次/(4～6) h，第 3 天 1 次/(6～12) h，之后 1 次/d，持续 7～14 天或症状消失为止。由于本品毒性较大，患者耐受性差，使用总量最好控制在：第 1 天 400～800 mg，第 2 天 200～400 mg，之后 100～200 mg/d。②对于汞蒸气吸入中毒者，症状轻的可用青霉胺；重症者用本品，第 1 天 3～5 mg/kg，1 次/6h，第 2 天 1 次/12h，之后 1 次/d，一般连续 3 天。③局部用药：眼路易士剂染毒，用水冲洗后立即用 3% 本品眼膏。④铬性或砷化物皮炎可用 5%～10% 本品油膏涂擦。

【不良反应】约 50% 的患者出现不良反应，如血压升高（30～40 mmHg）、心率加快。剂量过大时可损伤毛细血管，血压下降。其他不良反应有恶心、呕吐、口鼻眼烧灼感、头痛、肌肉酸痛、手麻、视物模糊等。儿童约 30% 发热。

【禁用慎用】铁、硒、镉及有机汞吸收中毒者，严重肝功能不良者，发生高血压并发症危险者禁用。

【处方须知】①为防止或减轻不良反应，可在给药前 0.5 小时口服苯海拉明 25～50 mg。②巯丙醇-金属螯合物在高 pH 值时更稳定，因此应避免酸性尿，以利排出。

硫代硫酸钠

【别名】次亚硫酸钠、大苏打、海波。

【作用】为氰化物的解毒药，它能和体内游离的或与高铁血红蛋白结合的氰离子相结合，使变为无毒的硫氰酸盐排出体外而解毒，此外还有抗过敏作用。

【适应证】用于皮肤瘙痒病、慢性荨麻疹、药疹和氰化物及砷剂的中毒。

【用法用量】①氰化物中毒：先用亚硝酸钠或亚甲蓝注射完后，以 2.5～5.0 g/min 的速度缓慢静脉注射 50% 的本品溶液 50 mL。必要时 1 小时后重复半量或全量。②抗过敏：静脉注射，5％溶液 10～20 mL/次，1 次/d，10～14 天为 1 个疗程。③口服中毒者：还须用 5％溶液洗胃，洗后留本品溶液适量于胃内。

【不良反应】有恶心、呕吐、头晕、乏力等反应。

【处方须知】①静脉注射速度不宜过快，以免引起血压下降。②勿与氧化剂如硝酸盐等配伍。

亚硝酸钠

【作用】本品可使血红蛋白氧化成高铁血红蛋白，后者与细胞色素酶中的高铁离子竞争性地与氰离子结合，从而解除了氰离子的毒性。由于氰化高铁血红蛋白的氰离子还能解离释放，使症状重现，故需给予硫代硫酸钠，使氰化物转变为无毒的硫氰酸盐。

【适应证】为氰化物中毒的有效解毒药，解毒作用比亚甲蓝强。

【用法用量】静脉注射：成人，3％溶液 10～15 mL/次，注射速度宜慢，2～3 mL/min。有机氰化物中毒时，用量可酌减。

【不良反应】可有头痛、血压下降等。

【处方须知】①因本品能扩张血管平滑肌，故静脉注射时不能过快，以防血压下降。②由于氰离子与细胞色素氧化酶的亲和力小于高铁血红蛋白的亲和力，故本品用量不可过小，应使患者全身呈青紫，才能有效地解毒。

碘解磷定

【别名】派姆、解磷定。

【作用】本品为胆碱酯酶复活剂，对有机磷农药抑制的胆碱酯酶有复活作用，对 1605、1059、乙硫磷、特普等急性中毒有良好的解毒作用，但对敌百虫、敌敌畏、乐果、甲氟磷等中毒及慢性有机磷中毒疗效较差。

【适应证】用于解救有机磷中毒。

【用法用量】①轻度中毒：静脉注射或静脉滴注，0.4 g/次，用生理盐水或葡萄糖注射液溶解。②严重中毒：1.6 g/次，用法同前，以后根据临床症状和胆碱酯酶水平重复用药。

【不良反应】可出现恶心、呕吐、心率加快、ST 段下降、QT 间期延长等。

【禁用慎用】心功能不全者慎用。

【处方须知】①本品不能直接对抗体内蓄积的乙酰胆碱，故应与阿托品联合应用。②注射速度不宜过快，否则会出现眩晕、视物模糊、复视、动作不协调；剂量也不可过大，过大会抑制呼吸、诱发癫痫。③本品对甲酸酯类农药抑制的胆碱酯酶和已老化的磷酰化胆碱酯酶几乎无复活作用。④禁与碱性药物配伍，因在碱性溶液中易分解为有毒的氰化物。

盐酸戊乙奎醚

【别名】长托宁。

【作用】本品系新型选择性胆碱药，能通过血脑屏障进入脑内。它能阻断乙酰胆碱对脑内毒蕈碱受体（M 受体）和烟碱受体（N 受体）的激动作用；因此，能较好地拮抗有机磷毒物（农药）中毒引起的中枢中毒症状，如惊厥、中枢呼吸循环衰竭和烦躁不安等。同时，在外周也有较强的阻断乙酰胆碱对 M 受体的激动作用；因而，能较好地拮抗有机磷毒物（农药）中毒引起的毒蕈碱样中毒症状，如支气管平滑肌痉挛和分泌物增多、出汗、流涎、缩瞳和胃肠道平滑肌痉挛或收缩等，它还能增加呼吸频率和呼吸流量。与阿托品相比，盐酸戊乙奎醚具有全面的中枢与外周抗毒蕈碱型（M）和烟碱型（N）胆碱受体作用，且其血液峰值浓度是前者的 2 倍。

【适应证】用于有机磷中毒急救治疗和中毒后期或胆碱酯酶老化后维持阿托品化。

【用法用量】肌内注射，根据中毒程度选用首次用量。轻度中毒：1～2 mg，必要时伍用氯解磷定 500～750 mg。中度中毒：2～4 mg，同时伍用氯解磷定 750～1500 mg。重度中毒：4～6 mg，同时伍用氯解磷定 1500～2500 mg。首次用药 45 分钟后，如仅有恶心、呕吐、出汗、流涎等毒蕈碱样症状时只应用盐酸戊乙奎醚 1～2 mg；仅有肌颤、肌无力等烟碱样症状或 CHE 活力低于 50％时只应用氯解磷定 1000 mg，无氯解磷定时可用解磷定代替。如上述症状均有时重复应用盐酸戊乙奎醚和氯解磷定的首次半量 1～2 次。中毒后期或 CHE 老化后可用盐酸戊乙奎醚 1～2 mg 维持阿托品化，每次间隔 8～12 小时。

【不良反应】用量适当时常常伴有口干、面红和皮肤干燥等。如用量过大，可出现头晕、尿潴留、谵妄和体温升高等。

【禁用慎用】青光眼患者禁用。儿童对本类药物较敏感，应慎用；伴有高热的患儿更应慎用。

【处方须知】①当本品与其他抗胆碱药（阿托品、东莨菪碱和山莨菪碱等）

有协同作用，应酌情减量。②用本品治疗有机磷毒物（农药）中毒时，不能以心率加快来判断是否阿托品化，而应以口干和出汗消失或皮肤干燥等症状判断阿托品化。

阿托品

【作用】本品为阻断 M 胆碱受体的抗胆碱药，能解除平滑肌痉挛，改善微循环，抑制腺体分泌，抑制迷走神经，使心跳加快，改善窦房及房室传导等，散大瞳孔，临床可用于有机磷酸酯类农药中毒。因过量的有机磷酸酯类农药能与胆碱酯酶牢固结合，造成体内乙酰胆碱大量堆积，从而引起过度的 M 胆碱样作用；本品能阻断 M 胆碱受体，故能迅速减轻或消除恶心、呕吐、呼吸困难、流涎、大小便失禁、腹痛、腹泻、出汗、心率减慢等，还能兴奋呼吸中枢，使昏迷患者苏醒。

【适应证】主要用于治疗有机磷农药中毒。还可用于治疗氨基甲酸酯类农药、拟除虫菊酯杀虫剂、毒蕈、毛果芸香碱、毒扁豆碱、新斯的明、神经毒剂等中毒，以及锑剂中毒、洋地黄或吗啡引起的心律失常。化学性眼灼伤时扩瞳以治疗虹膜睫状体炎。还可用于内脏绞痛、麻醉前用药以及硫喷妥钠等麻醉药中毒所致喉痉挛，乙醚中毒所致呼吸道分泌物增多，对抗麻醉药中毒所致心率减慢或心搏停止。

【用法用量】本品作用个体差异很大，剂量需视年龄、病情等具体情况而定。①治疗有机磷农药中毒：轻度中毒，1～3 mg 静脉注射，1 次/15～30 min。阿托品化后逐渐改为 0.5～1 mg 肌内注射，1 次/(2～6) h，1 个疗程 3～5 天。中度中毒，5～10 mg 静脉注射，1 次/(15～30) min。阿托品化后逐渐改为 1～4 mg 静脉注射或肌内注射，1 次/(1～6) h，1 个疗程 5～7 天。重度中毒，10～20 mg 静脉注射，1 次/(10～15) min，阿托品化后逐渐减量，延长间隔时间，1 个疗程 7～10 天。②治疗锑剂引起的阿-斯综合征：严重心律失常时，立即静脉注射 1～2 mg（用 5%～25% 葡萄糖注射液 10～20 mL 稀释），同时肌内注射或皮下注射 1 mg，隔 15～30 分钟再静脉注射 1 mg。如患者无发作，可依病情每 3～4 小时皮下注射或肌内注射 1 mg。48 小时如不再发作，可逐渐减量至停药。③抗休克：成人 1～2 mg，小儿 0.03～0.05 mg/kg，皮下或静脉注射，必要时每隔 10～30 分钟 1 次，视病情减量至停药。④慢性心律失常：剂量同上，但次数不宜过多。⑤胃肠道痉挛：口服，成人 0.3～0.5 mg/次，3～4 次/d。极量 1 mg/次，3 mg/d。小儿 0.01 mg/(kg·次)。

均饭前服。皮下注射：成人 0.3～0.5 mg/次，极量 1 mg/次，小儿 0.01 mg/(kg·次)。一般 1 天不超过 4 次。⑥麻醉药中毒：静脉注射。成人，0.5～1 mg；小儿，0.03～0.05 mg/kg。

【不良反应】一般常见的不良反应为口干、视物模糊、便秘、皮肤潮红、心动过速等，少见眼压升高、过敏性皮疹、疱疹。不同剂量本品不良反应如下：①0.5 mg：轻微心率减慢，略有口干、乏汗。②1 mg：口干、心率加速、瞳孔轻度扩大。③2 mg：心悸、显著口干、瞳孔扩大，有时出现视近物模糊。④5 mg：上述症状加重，语言不清、烦躁不安、皮肤干燥发热、小便困难、肠蠕动减少。⑤≥10 mg：症状进一步加重，脉速而弱，中枢兴奋现象严重，呼吸快而深、谵妄、惊厥、幻觉等。严重中毒时，由中枢兴奋转为中枢抑制，出现昏迷、呼吸麻痹等。阿托品最低致死量：成人为 80～130 mg，儿童约为 10 mg。用药过量及误服颠茄果、曼陀罗果、洋金花、莨菪根茎等中毒，可用 4% 鞣酸洗胃或静脉注射毒扁豆碱 0.5～2 mg，不宜大于 1 mg/min，必要时可重复。对兴奋易激可用小量巴比妥类如硫喷妥钠 100 mg 或水合氯醛直肠注入，呼吸抑制时可用尼可刹米及人工呼吸，高热应给予冰袋或乙醇擦浴。也可皮下注射新斯的明 0.5～1 mg，15 min/次，直至瞳孔缩小，症状缓解为止。

【禁用慎用】对本品过敏者禁用。孕妇、婴幼儿、老年人对本品毒性敏感，应慎用。

【处方须知】①一旦确诊有机磷农药中毒，应立即给予本品治疗，使用越早效果越好。②用量要适当：对于中毒严重者，可短时间内连续应用本品，以达到阿托品化。所谓阿托品化，其指标是瞳孔较正常略大、轻度烦躁、颜面潮红、干燥、腺体分泌减少、肺部湿性啰音减少或消失，昏迷患者开始苏醒等。但是每个患者达到阿托品化所需要的剂量不一，这与中毒途径、中毒程度和个体差异等有关。一般中毒严重者对本品耐受量大，经消化道中毒者，要比皮肤中毒者耐受量大，单用本品时，用量宜大，与胆碱酯酶复活剂合用时，用量宜小。总之，本品使用的剂量，应在密切观察下，根据患者的病情轻重和具体情况酌情用药，既不能按一般疾病常规用药，也不能认为用量越大越好，而应掌握适当。反对盲目大量滥用本品，以免造成过量中毒。③治疗中毒初期每隔 15～30 分钟用药 1 次，当达阿托品化后，可延长给药时间，一般每隔 1～4 小时用药 1 次，并应同时酌情减少用量。④在治疗过程中应注意患者出现的一些症状，如心率加快，是有机磷农药中毒所致，还是本品过量所致。所以应严密仔细观察患者病情变化并认真分析病情。⑤停用本品不能过急，特别是慢性中毒或皮肤中毒者，因胆碱酯酶（CHE）严重老化，过早停药易致患者死亡。一般急性严重中毒者，用药常在 10 天以上，慢性中毒者用药在 20 天以上，逐渐停药过程中可由静脉注射改为肌内注射再改为口服，最后停药。

解氟灵

【别名】乙酰胺。

【作用】氟乙酰胺等有机氟杀虫农药中毒的解毒药，具有延长中毒潜伏期、减轻发病症状或制止发病的作用，是目前治疗有机氟类中毒的有效解毒药。其作用机制可能是由于本品的化学结构和氟乙酰胺等毒物的结构相似，解氟灵的乙酰基与有机氟类产生的氟乙酸竞争，夺取酰胺酶，致使有机氟类不能脱氨变成氟乙酸，从而消除氟乙酸对机体三羧酸循环的毒性作用，达到解毒的效果。

【适应证】用于有机氟中毒。

【用法用量】肌内注射：2.5～5 g/次，2～4 次/d；或 0.1～0.3 g/（kg·d），分 2～4 次肌内注射。首次剂量为全日量的一半，疗效尤佳。重危患者首次剂量可用 5～10 g，肌内注射，持续 5～7 天。所有氟乙酰胺等有机氟中毒患者，包括可疑中毒者，不管发病与否，都应及时给予本品，尤其在早期，应给予足量，危重病例 1 次可给予 5～10 g。

【不良反应】本品毒性低，较安全，仅局部注射处疼痛，配合普鲁卡因 20～40 mg 应用，可减轻疼痛。大剂量可引起血尿，应减量或停药。

【处方须知】本品与解痉药、半胱胺酸合用效果更好。

亚甲蓝

【别名】次甲蓝、美蓝。

【作用】本品为一种氧化还原剂，高浓度时直接使血红蛋白氧化为高铁血红蛋白。低浓度时在还原型辅酶Ⅰ脱氢酶（NADPH）的作用下，本品还原成为还原型亚甲蓝，能将高铁还原型蛋白还原为血红蛋白。

【适应证】使用大剂量时可用于治疗氰化物中毒；小剂量用于治疗如硝基苯、苯胺、亚硝酸等中毒引起的高铁血红蛋白血症。

【用法用量】①氰化物中毒：静脉注射，成人，10 mg/（kg·次），用 25% 葡萄糖注射液稀释，于 10～15 分钟内注完，然后注入硫代硫酸钠 12.5～25 g，使氰离子转变成低毒的硫氰酸盐排出体外。②高铁血红蛋白血症：静脉注射，1～2 mg/kg，或分次口服，50～300 mg/d。

【不良反应】注射本品 500 mg 以上可引起腹痛、恶心、心前区痛、眩晕、头痛、出汗、神志不清及变性蛋白血症等。

【处方须知】①治疗高铁血红蛋白血症时，要注意剂量切忌过大，否则会生成高铁血红蛋白而使症状加重。若与大剂量维生素 C 和葡萄糖合用效果更好。②不可作皮下、肌内或鞘内注射。③本品不宜与苛性碱、重铬酸盐、碘化物、升汞、还原剂等配伍。

纳曲酮

【作用】本品为阿片受体拮抗药，能阻断外源性阿片类物质与阿片受体的结合。对 μ、δ、γ 3 种阿片受体均有阻断作用。本品不产生耐受性和依赖性，对阿片类依赖者可催促产生戒断综合征。口服吸收后在肝脏被代谢。主要代谢产物为 6-β-纳曲醇，与纳曲酮一样，亦为阿片受体纯拮抗药。两者达峰时间均为 1 小时，平均清除半衰期分别为 3.9 小时和 12.9 小时。

【适应证】用于阿片类依赖者脱毒后预防复吸的辅助用药。

【用法用量】准备期：①开始用药前 7～10 天内未滥用过阿片类药物。②尿吗啡监测应为阴性。③开始用药前的纳洛酮激发试验，证实尿吗啡检测阴性后，肌内注射 0.4～1.2 mg 盐酸纳洛酮，观察症状及体征 1 小时，如无戒断症状即为激发试验阴性；如为阳性，则纳曲酮治疗应延缓，直到激发试验阴性后再进行。诱导期：一般 3～5 天，目的在于使服药者逐步达到适宜剂量，应住院进行，方法为第一天口服纳曲酮 2.5～5 mg，第一次服药一般反应最明显，有严重反应，表明个体对阿片类药物的依赖程度较重，应暂缓加量；第二天口服 5～15 mg；第三天口服 15～30 mg；第四天口服 30～40 mg；第五天口服 40～50 mg。维持期：每天口服 40～50 mg，每次顿服。建议服用至少半年。

【不良反应】脱毒治疗后的依赖者在接受纳曲酮治疗期间，不良反应出现率较高者有睡眠障碍、焦虑、食欲减退反应。中度出现率者有无力、易激惹、腹痛和骨肌肉痛、发冷、恶心呕吐、紧张反应。少见有腹泻、头晕、头痛、便秘和皮疹反应。随用药时间延长上述症状会逐渐减轻或消失。少数人可有转氨酶增高，应定期做肝功能检查。

【禁用慎用】对本品过敏者禁用。有急性肝炎或肝功能障碍者慎用。

【处方须知】①必须停用阿片类药物 7～10 天后才能开始应用本品治疗，以防出现严重的戒断综合征。②服用纳曲酮期间如使用阿片类药物，小剂量不产生欣快感，大剂量会出现严重中毒症状，直到昏迷或死亡。③本品不宜与阿片类镇痛药同服。④应配合社会监督网络和家庭支持体系工作，以更好发挥本品的预防复吸效果。

氟马西尼

【别名】氟马尼、易安醒、FM。

【作用】①逆转苯二氮䓬的所有药理作用。苯二氮䓬类药物（Bzs）与氨酪酸（GABA）受体结合形成一含氯离子通道的蛋白复合物，称为 GABA-Bzs 复合物，本品竞争性置换受体上的 Bzs。②逆转 Bzs 可能产生的危险的生理不良反应，如呼吸及心血管抑制。氟马西尼使患者清醒时，能增加肺通气量，同时清醒状态的患者对肺通气量的需求增加。③逆转对 Bzs 受体有亲和力的其他非Bzs 类药物的作用，也能部分拮抗丙戊酸镁的抗惊厥作用。

【适应证】①诊治苯二氮䓬类药物过量。苯二氮䓬类药物中毒的患者用本品治疗，患者用药后几分钟内清醒，给药剂量为 1.5～10 mg，但是多数患者在 1 小时内又进入镇静状态。重复给药后又清醒，提示本品作用时间短，应多次重复给药。本品用于诊断时，其使用剂量应小于 5 mg，如给予 5 mg，患者仍未清醒或清醒程度没有变化，则可认为中毒药物与 Bzs 受体无关。本品治疗苯二氮䓬类药物中毒时，安全、有效。对一些混有其他中枢抑制药中毒的患者，也有一定疗效。对某些苯二氮䓬类药物合并酒精中毒的患者也有一定疗效。②逆转 Bzs 用于快速诊断和治疗时的过度镇静作用。Bzs 广泛用于内镜检查，以产生抗焦虑，镇静作用，若 Bzs 镇静过度而使患者失去交谈能力，静脉注射本品可立即减轻镇静程度，本品还可加速恢复清醒，而不必担心使用某些长效 Bzs 后可能产生的过度镇静。国外最常用的 Bzs 为咪哒唑仑，因此研究较多的也是本品对咪哒唑仑的逆转作用。③终止由 Bzs 诱导和维持的硬膜外阻滞麻醉和全身麻醉。广泛地用于诱导和维持全身麻醉，由于个体差异，某些患者镇静时间比需要的长，本品可快速逆转 Bzs 的镇静作用，使麻醉有 1 个明显的终止点。剂量一般为 0.3～1 mg，但在周围肌肉松弛作用未消失之前不应唤醒患者，与纳洛酮逆转鸦片作用相比，本品逆转 Bzs 的主要优点是无心血管反跳。

【用法用量】①终止麻醉：成人，开始剂量 0.2 mg，15 秒左右注射完。若1 分钟内未达到要求的清醒程度可再注射 0.1 mg，必要时，可每隔 60 秒多次重复注射，直到总剂量达 1 mg，一般使用剂量 0.3～0.6 mg。②治疗 Bzs 中毒：文献报道的使用剂量差异过大，高者可达 10 mg 以上，低者小于 1 mg。

生产厂家建议剂量为：开始剂量 0.3 mg，如 1 分钟内未达到要求的清醒程度，可重复给药，直到达到要求，或直到总剂量达 2 mg。静脉滴注可控制速度在 0.1～0.4 mg/h，根据情况调节，直至患者清醒。

【不良反应】大多数患者对治疗剂量的本品耐受性良好，本品逆转 Bzs 的镇静和全身麻醉作用时，只有 1％的人有恶心、呕吐，用于 Bzs 中毒时，伴有昏迷的 Bzs 中毒者使用本品不良反应为 20％，长期使用 Bzs 镇静的中毒者不良反应为 27％，同时服用 1 种或多种其他药物的 Bzs 中毒者不良反应为 39％，最常见的不良反应为激动、不安、流泪、焦虑、发冷，一般认为不是 Bzs 停药反应，对 1700 例用过本品者的详细分析表明，只有 14 例可能是 Bzs 停药症状。

【禁用慎用】对本品过敏或正使用 Bzs 治疗癫痫的患者，神经肌肉阻滞作用未消失之前的患者禁用。长期使用 Bzs 有可能使患者产生急性停药症状，应慎用。

【处方须知】①本品可用 0.9％氯化钠注射液、5％葡萄糖注射液稀释，并在 24 小时内使用，输液应缓慢进行，不加入其他药物。②不可在周围肌肉松弛消退前注射本品。

药用炭

【别名】活性炭。

【作用】本品具有强大的吸附能力，口服能吸附胃肠道中未吸收的各种成分。

【适应证】主要用于食物、农药及药物中毒时吸附排毒。

【用法用量】口服：首剂 1 g/kg，然后 1 次/(2～4) h，0.5 g/(kg·次)。中、重度中毒者应合并泻盐服用，重度中毒患者应在服用前先洗胃排毒。

【不良反应】大量长期应用会引起便秘。

【禁用慎用】感染性腹泻患者禁用。

【处方须知】①给药应及时足量，并要求多次给药。活性炭对重金属、锂盐、乙醇无吸附作用，因此不能用于此类药物中毒。本品易吸潮及空气中的异味，应密封保存，以防吸附力降低。②不宜与维生素、抗生素、磺胺类、生物碱、乳酶生、激素、蛋白酶、胰酶等合用，以免降低疗效。③避免受潮而失效。

硫酸钠

【作用】本类药物口服后不易被肠壁吸收而又含易溶于水的盐类离子，服后在肠内形成高渗盐溶液，因此能吸收大量水分并阻止肠道吸收水分，使肠内容积增大，对肠黏膜产生刺激，引起肠管蠕动增强而排便，毒物随粪便排出。

【适应证】用于治疗便秘，更适用于药物、农药及食物中毒时洗肠排毒，特别适用于中枢抑制药物中毒时的导泻，也可用于钡盐中毒。局部外敷可消肿止痛。

【用法用量】①便秘：口服，15～20 g/次，稀释成3％～5％水溶液，于清晨空腹时服用。②中毒导泻：1次口服50％溶液50 mL，同时大量饮水加快导泻速度。

【禁用慎用】心血管和肾病患者、孕妇禁用。

【处方须知】本品易风化，故应密闭储存，置凉暗处。

谷胱甘肽

【别名】泰特、阿拓莫兰、古拉定。

【作用】谷胱甘肽是甘油醛磷酸脱氢酶的辅基，又是乙二醛及磷酸丙糖脱氢酶的辅酶，参与体内三羧酸循环及糖代谢，使人体获得高能量。它能激活各种酶，如体内的巯基酶等，从而促进碳水化合物、脂肪及蛋白质代谢，也能影响细胞的代谢过程。对红细胞膜有保护作用，故可防止溶血，从而减少高铁血红蛋白。能抑制脂肪肝的形成，也能改善中毒性肝炎和感染性肝炎的症状。能纠正乙酰胆碱、胆碱酯酶的不平衡，从而消除由于这种不平衡所引起的过敏症状。可防止新的黑色素形成并减少其氧化。谷胱甘肽的巯基能与体内的自由基结合，可以转化成容易代谢的酸类物质，从而加速自由基的排泄。本品还可抑制晶体蛋白质巯基的不稳定，因而可以抑制进行性白内障及控制角膜及视网膜疾病的发展等。

【适应证】①解毒：对丙烯腈、氟化物、一氧化碳、重金属及有机溶剂等的中毒均有解毒作用。②对某些损伤的保护作用：可减轻化疗的不良反应，从而提高化疗剂量。可减轻放射线产生的自由基所造成的组织损伤，尤其是消化道损伤引起的腹泻。③对肝脏的保护作用：对病毒性、药物毒性、乙醇毒性及其他化学物质毒性引起的肝损伤都有保护作用。④抗过敏。⑤改善某些疾病的症状：对低氧血症引起的不适、恶心、呕吐、瘙痒等症状以及由于肝脏疾病引起的其他症状，均有改善作用。

【用法用量】①静脉滴注：将本品溶于250～500 mL 5％葡萄糖注射液或

生理盐水后使用，滴注时间 1～2 小时。②肌内注射：本品 300 mg 用所附溶媒 3 mL，600 mg 用所附溶媒 4 mL 溶解后肌内注射。③轻症，300 mg/次，1～2 次/d。重症，600 mg/次，1～2 次/d。疗程：10～30 天或遵医嘱。

【不良反应】很少有不良反应。罕见突发性皮疹。

【禁用慎用】对本品过敏者禁用。

【处方须知】本品注射时不得与维生素 B_{12}、维生素 K_3、泛酸钙、乳清酸、抗组胺制剂、磺胺制剂及四环素制剂混合使用。

甲吡唑

【别名】Antizol。

【作用】本品为乙醇脱氢酶抑制药，能够抑制乙醇脱氢酶的活性，从而有效地抑制乙二醇代谢物的产生，最终达到治疗目的。

【适应证】用于治疗乙二醇、甲醇中毒和乙醇过敏。

【用法用量】静脉注射：用生理盐水稀释。①中毒早期肾功能良好者，初始剂量 800 mg 或 1200 mg，然后每 12 小时递减用量，直到血中乙二醇浓度低于 0.1 g/L。②中毒晚期出现无尿性肾衰竭的患者，应进行血液透析。血液透析对本品有明显的清除作用，故需要加大剂量。一般首次负荷剂量为 10～20 mg/kg，透析期间的维持剂量为 1～1.5 mg/(kg·h)。③肾衰竭患者不必调整剂量。

【不良反应】主要为转氨酶升高，也可见眩晕、头疼、高三酰甘油血症、嗜酸性粒细胞增多、皮疹、恶心（口服时）等。

【禁用慎用】对本品过敏者禁用。

【处方须知】本品能抑制乙醇脱氢酶，而乙醇也可抑制本品代谢，因此合用时两者作用都加强。

精制抗蝮蛇毒血清

【别名】精制蝮蛇抗毒素。

【作用】本品原以蝮蛇作抗原，对马进行免疫，使马血中产生抗体后制成的血清，它能中和蝮蛇蛇毒，具有消除症状快，明显降低死亡率的特点。

【适应证】用于治疗蝮蛇咬伤，也可治疗竹叶青咬伤。

【用法用量】静脉注射：6000～12000 IU/次，皮试阴性后，将本品溶于生理盐水或 5％葡萄糖注射液 20～40 mL 中缓慢注射（＜4 mL/min），也可皮下或肌内注射。

【不良反应】可引起血清过敏反应，如发热、麻疹样皮疹、荨麻疹、皮疹、胸闷、气短、苍白、恶心、呕吐、腹痛、抽搐等。

【禁用慎用】对本品过敏者禁用。

【处方须知】①注射中密切注意过敏反应，如出现异常即停止注射，并滴注氢化可的松或地塞米松。②在用本品前肌内注射苯海拉明 20 mg，或将地塞米松 5 mg 加入 25％～50％葡萄糖注射液 20 mL 中，由静脉注射 15 分钟后再注射本品，一般可防止过敏反应。③皮试方法：取本品 0.1 mL 加生理盐水 1.9 mL 稀释，在前臂掌侧皮内注射 0.1 mL，观察 15 分钟。④注射前可将安瓿放在 37℃水浴中加温数分钟。

同类制品尚有：

（1）抗五步蛇毒血清：注射剂（2000 IU/20 mL）主要用于治疗五步蛇咬伤，对烙铁头及竹叶青咬伤也有效，每毫升可中和毒素 100 mg。静脉注射：皮试阴性者用 4000～2000 IU/次，以生理盐水稀释 1 倍，缓慢静脉注射。

（2）抗眼镜蛇毒血清：注射剂（2500 IU/10 mL）主要用于眼镜蛇咬伤，皮试阴性者用 2500 IU/次，以生理盐水稀释 1 倍进行静脉注射。

（3）抗银环蛇毒血清：注射剂（8000 IU/10 mL）主要用于银环蛇咬伤，皮试阴性者用 8000 IU/10 mL，以生理盐水稀释 1 倍进行静脉注射。

八、疑难急症用药知识

疑难急症常用药物可分如下几类：抗休克药、镇静药、原发性高血压急诊用药、心肌梗死用药、抗心律失常药、抗生素、解热镇痛药、止血药、解毒药、脱水利尿药、能量营养药等各种药物，其中后 5 种药物比较熟悉，相对来说也不十分复杂，限于篇幅，在此不予赘述。现将前面几种予以简述如下。

（一）常用抗休克药

休克是一种严重的综合病症，临床表现常为：面色苍白，血压下降，脉搏细速，四肢发冷或表情淡漠。按病因可分为：①心源性休克。②低血容量性休克。③分配失调性休克，包括感染中毒性休克、过敏性休克、神经源性休克等。根据不同病情，在治疗或补充血容量的基础上，使用血管收缩药，如肾上腺素、恢压敏及应用抗休克药物，暂时提高血压，改善心、脑等重要器官的血液供应，速以抢救患者的生命。

随着对休克发病机制的认识在不断发展，最初认为血管扩张、血压下降是休克的基本表现，故在补液的基础上，常用血管收缩药。继而认为休克的关键不在血压而在血流，其基本环节是生命重要器官的营养血流急剧减少，故休克治疗的重要问题不是升高血压，而是改善微循环。随着医学发展有人提出难治性休克与弥散性血管内凝血（DIC）有关。临床应用肝素及抗纤溶系统药物治疗晚期难治性休克，也取得一定效果。最近，又有人提出细胞代谢障碍的观点。基于这一新观点，临床除用 ATP 以纠正休克时的细胞能量代谢障碍外，还用大剂量糖皮质激素以稳定溶酶体膜。

近些年来，临床用 GIK（葡萄糖-胰岛素-氯化钾）疗法，补充能源；用人工亚冬眠疗法，使患者较易度过缺氧与缺少能源的休克状态；用大剂量维生素 C 静脉注射，改善心肌代谢；后者对克山病引起的心源性休克有较好的效果。近年，TRH（促甲状腺素 1～2 mg/kg）等新型抗休克药不断创新面市，但传统的抗休克药仍不失为经典。由于对其药理、功效、不良反应等了解有限，致使有时应用时犹感犹豫茫然，为了更好地掌握这些药物的正确使用方法，现将常用抗休克药简述如下。

肾上腺素

【药理】可兴奋 α、β 两种受体。兴奋心脏 β_1 受体，使心肌收缩力增强，心率加快，心肌耗氧量增加；兴奋 α 受体，可收缩皮肤、黏膜血管及内脏小血管，使血压升高；兴奋 β_2 受体可松弛支气管平滑肌，解除支气管痉挛。

【应用】用于过敏性休克、心搏骤停、支气管哮喘、黏膜或齿龈的局部止血等。

【用法】

（1）抢救过敏性休克：肌内注射 0.5～1 mg/次，或以 0.9% 生理盐水稀释到 10 mL 缓慢静脉注射。如疗效不好，可改用 2～4 mg 溶于 5% 葡萄糖注射液 250～500 mL 中静脉滴注。

（2）抢救心搏骤停：1 mg 静脉注射，可加大剂量递增（1～5 mg），每 3～5 分钟重复 1 次。

（3）与局部麻醉药合用：加少许几滴，1:（200000～500000）于局部麻醉药内（<300 μg）用于局部止血。

【注意】

（1）不良反应有心悸、头痛、血压升高。

（2）用量过大或皮下注射时误入血管后，可引起血压突然上升、心律失常。

（3）严重可致心室颤动而致死。

（4）高血压、器质性心脏病、糖尿病、甲亢、洋地黄中毒、低血容量性休克、心源性休克和哮喘等慎用。

重酒石酸间羟胺注射液

【药理】主要激动 α 受体，有中度加强收缩血管、增加心肌收缩的作用，也可增强心肌收缩力。适用于各种休克及手术时低血压。

【应用】防治椎管内阻滞麻醉时发生的急性低血压；用于出血、药物过敏、手术并发症及脑外伤或脑肿瘤合并休克而发生的低血压的辅助性对症治疗；也可用于心源性休克或败血症所致的低血压。

【用法】肌内或皮下注射，2～10 mg/次（以间羟胺计，成人用量），由于最大效应不是立即显现，在重复用药前对初始量效应至少观察 10 分钟；静脉注射，初量 0.5～5 mg，继而静脉滴注，用于重症休克；静脉滴注，即将间羟胺 15～100 mg 加入 5% 葡萄糖注射液或氯化钠注射液 500 mL 中滴注，调节滴速以维持合适的血压。成人极量一次 100 mg（每分钟 0.3～0.4 mg）。

小儿用量：①肌内或皮下注射，按 0.1 mg/kg，用于严重休克。②静脉滴注 0.4 mg/kg 或按体表面积 12 mg/m^2，用氯化钠注射液稀释至每 25 mL 中含间羟胺 1 mg 的溶液，滴速以维持合适的血压水平为度。③配制后应于 24 小时内用完，滴注液中不得加入其他难溶于酸性溶液的药物。

【注意】

（1）甲亢、高血压、冠心病、充血性心力衰竭、糖尿病患者和疟疾病史者慎用。血容量不足者应先纠正后再用本品。

（2）本品有蓄积作用，如用药后血压上升不明显，须观察 10 分钟以上再决定是否增加剂量，以免贸然增加剂量致使血压上升过高。给药时应选用较粗大静脉注射，并避免药液外溢。短期内连续应用，出现快速耐受性，作用会逐渐减弱。

（3）与环丙烷、氟烷或其他卤化羟类麻醉药合用，易致心律失常。与单胺氧化酶抑制药并用，使升压作用增强，可引起严重高血压。

（4）与洋地黄或其他拟肾上腺素药并用，可致异位心律。不宜与碱性药物共同滴注，因可引起本品分解。

（5）心律失常，发生率随用量及患者的敏感性而异。升压反应过快过猛可致急性肺水肿、心律失常、心搏骤停。过量的表现为抽搐、严重高血压、严重心律失常，此时应立即停药观察，血压过高者可用酚妥拉明 5～10 mg 静脉注射。

去甲肾上腺素

【药理】为儿茶酚胺类药，是强烈的 α 受体激动药，同时也激动 β 受体。通过 α 受体的激动，可引起血管极度收缩，使血压升高，冠状动脉血流增加；通过 β 受体的激动，使心肌收缩加强，心排出量增加。

【应用】本品主要兴奋 α 受体，具有很强的血管收缩作用，升高血压，静脉滴注用于各种原因引起的休克。但出血性休克禁止应用。

【用法】可用 1～2 mg 加入生理盐水或 5％葡萄糖注射液 100 mL 内静脉滴注，并根据情况掌握滴注速度，待血压升至所需水平后，减慢滴速，以维持血压于正常范围。如效果不好，应换用其他升血压药。对危急病例可用 1～2 mg 稀释到 10～20 mL，缓慢推入静脉，同时根据血压调节其剂量，待血压回升后，再用静脉滴注维持。

【注意】抢救时长时间持续使用本品时，重要器官如心、肾等因毛细血管灌注不良而受不良影响，甚至导致不可逆性休克。因静脉滴注时间过长，浓度过高，可发生血管痉挛，引起局部皮肤苍白、疼痛，药液漏出血管外，可引起局部缺血性坏死。故滴注时严防药液外漏。滴注以前应对受压部位采取措施，减轻压迫。如一旦发现坏死，除使用血管扩张剂外，应尽快热敷并给予普鲁卡因大剂量封闭。小儿应选粗大静脉注射并须更换注射部位。如剂量过大或滴注时间过长尚可使肾脏血管剧烈收缩，引起少尿、无尿和肾实质损伤。故用药期间尿量至少保持每小时 25 mL 以上。长时间滴注如骤然停药，可见血压突然下降，故应逐渐降低滴速而后停药。

（1）本品不可与碱性药物配伍，也不得加入血浆或全血中滴注，以免失效。

（2）用药时须随时测量血压，调整给药速度，使血压保持在正常范围。

（3）高血压、动脉硬化、器质性心脏病、无尿患者及孕妇禁用本品。

异丙肾上腺素

【药理】拟肾上腺素药。兴奋心脏，改善心脏传导，增加回心血量，扩张内脏血管，扩张支气管平滑肌。

【应用】用于缓慢性心律失常、中毒性休克、支气管哮喘、完全性房室阻滞、心搏骤停。

【用法】肌内注射：1 mg/次；静脉滴注：1 mg，加入生理盐水或 5% 葡萄糖注射液 200～300 mL 中缓慢静脉滴注。

【注意】过量可致心律失常。

多巴胺

【药理】直接激动 α、β 受体，也激动多巴胺受体，对不同受体的作用与剂量有关：小剂量 [2～5 μg/(kg·min)] 低速滴注时，兴奋多巴胺受体，使肾、肠系膜、冠状动脉及脑血管扩张，增加血流量及尿量。同时激动心脏的 $β_1$ 受体，也通过释放去甲肾上腺素产生中等程度的正性肌力作用；中等剂量 [5～10 μg/(kg·min)] 时，可明显激动 $β_1$ 受体而兴奋心脏，加强心肌收缩力。同时也激动 α 受体，使皮肤、黏膜等外周血管收缩。大剂量 [＞10 μg/(kg·min)] 时，正性肌力和血管收缩作用更明显，肾血管扩张作用消失。在中、小剂量的抗休克治疗中正性肌力和肾血管扩张作用占优势。故不主张使用大剂量抗休克。

【应用】用于各种类型休克，特别对伴有肾功能不全、心排出量降低、周围血管阻力增高而已补足血容量的患者更有意义。

【用法】常用量：静脉滴注，20 mg/次，加入 5% 葡萄糖注射液 250 mL 中，开始以 20 滴/min，根据需要调整滴速，最大不超过 0.5 mg/min。

【注意】

（1）不良反应有恶心、呕吐、头痛、中枢神经系统兴奋等。

（2）大剂量或过量时可使呼吸加速、快速型心律失常，故不主张使用大剂量抗休克。

（3）高血压、心肌梗死、甲亢、糖尿病患者禁用。

（4）使用以前应补充血容量及纠正酸中毒，忌与碱性药物配伍。

（5）输注时不能外溢。

多巴酚丁胺（不常规推荐）

【药理】选择性心脏 $β_1$ 受体激动药。能增强心肌收缩力，增加心排出量，对心率影响较小。

【应用】用于急性心肌梗死、肺梗死引起的心源性休克及术后低血容量综合征、慢性充血性心力衰竭。与硝普钠合用有协同作用。其抢救作用较多巴胺持久稳定。

【用法】成人常用量：将多巴酚丁胺20 mg加入5％葡萄糖或0.9％氯化钠注射液中稀释后，以滴速每分钟2.5～10 μg/kg给予，偶用每分钟＞15 μg/kg，但需注意过大剂量仍然有可能加速心率并产生心律失常。

【注意】

(1) 梗阻型肥厚性心肌病患者禁用。

(2) 本品不能与β肾上腺素受体阻滞药联合使用。

(3) 对心房颤动伴有心室率增快患者，需先用洋地黄，再用本品治疗。

(4) 滴速超过10 μg/(kg·min)时，可能出现血管扩张，血压下降。

(5) 本品在使用期间要持续观察心率、血压、心电图，根据病情调节合适剂量。

(6) 本品不得与碳酸氢钠等碱性药物混合使用。

(7) 下列情况应慎用：①心房颤动（简称房颤），多巴酚丁胺能加快房室传导，心室率加速，如须用本品，应先给予洋地黄类药。②高血压可能加重。③严重的机械梗阻，如重度主动脉瓣狭窄，多巴酚丁胺可能无效。④低血容量时应用本品可加重，故用前须先加以纠正。⑤室性心律失常可能加重。⑥心肌梗死后，使用大量本品可能使心肌耗氧量增加而加重缺血。⑦用药期间应定时或连续监测心电图、血压、心排血量，必要或可能时监测肺楔嵌压。⑧可有心悸、恶心、头痛、胸痛、气短等。如出现收缩压增加，心率增快（多数在原来基础上每分钟增加5～10次，少数可增加30次以上）者，应立即减量或暂停用药（与剂量有关）。

氢化可的松

【药理】氢化可的松是人工合成也是天然存在的糖皮质激素，抗感染作用为可的松的1.25倍，也具有免疫抑制、抗毒、抗休克及一定的盐皮质激素活性等，并有留水、留钠及排钾作用，血浆半衰期为8～12小时。

【应用】临床主要用于抗感染、抗毒、抗休克。

【用法】应用于抗休克，静脉滴注，20～50 mg/次，加入5％葡萄糖注射液250 mL中，开始以30～40滴/min，根据需要调整剂量、滴速，最大剂量不超过200 mg/d。

【注意】

(1) 静脉迅速给予大剂量可能发生水电解质代谢紊乱、高血压及全身性的过敏反应，包括面部、鼻黏膜、眼睑肿胀、荨麻疹、气短、胸闷、喘鸣。

（2）长程用药可引起以下不良反应：医源性库欣综合征面容和体态、体重增加、下肢水肿、紫纹、易出血倾向、创口愈合不良、痤疮、月经紊乱、肱骨头或股骨头缺血性坏死、骨质疏松或骨折（包括脊椎压缩性骨折、长骨病理性骨折）、肌无力、肌萎缩、低血钾综合征、胃肠道刺激（恶心、呕吐）、胰腺炎、消化性溃疡或肠穿孔，儿童生长受到抑制、青光眼、白内障、良性颅内压升高综合征、糖耐量减退和糖尿病加重。

（3）患者可出现精神症状：欣快感、激动、不安、谵妄、定向力障碍，也可表现为抑制。精神症状尤易发生于患慢性消耗性疾病的人及以往有过精神不正常者。在每天泼尼松用量达 40 mg 或更多，用药数天至两周即可出现。并发感染为糖皮质激素的主要不良反应。如以真菌、结核分枝杆菌、葡萄球菌、变形杆菌、铜绿假单胞菌和各种疱疹病毒感染为主；多发生在中程或长程疗法时，但亦可在短期用大剂量后出现。

（4）下丘脑-垂体-肾上腺轴受到抑制，为激素治疗的重要并发症，其发生与制剂、剂量、疗程等因素有关。每天用泼尼松 20 mg 以上，历时 3 周以上，以及出现医源性库欣综合征时，应考虑肾上腺功能已受到抑制等不良反应。

（5）孕妇或有严重高血压、糖尿病、精神病、癫痫病、溃疡病、结核病、创伤、骨折、病毒、真菌感染及肾上腺皮质功能亢进者禁止使用。

地塞米松

【药理】抗感染、抗过敏和抗毒作用较泼尼松更强，水钠潴留不良反应更小，可肌内注射或静脉滴注。常被用作抑制或防止药物过敏反应。主要作为危重疾病的急救用药和各类炎症的治疗。

【应用】常被用作抑制或防止药物过敏反应。主要作为危重疾病的急救用药和各类炎症的治疗，如抗感染、抗毒、抗休克。

【用法】应用于抗休克，静脉滴注，10～20 mg/次，加入 5% 葡萄糖注射液 250 mL 中，开始以 30～40 滴/min，根据需要调整剂量、滴速，最大剂量不超过 40 mg/d。

【注意】

（1）较大量服用，易引起糖尿病及库欣综合征。

（2）长期服用，较易引起精神症状及精神病，有忆病史及精神病史者最好不用。

（3）溃疡病、血栓性静脉炎、活动性肺结核、肠吻合术后患者忌用或慎用。

（4）孕妇及哺乳期妇女用药：妊娠期妇女使用可增加胎盘功能不全、新生儿体重减少或死胎的发生率，动物试验有致畸作用，应权衡利弊使用。乳母接受大剂量给药，则不应哺乳，防止药物经乳汁排泄，造成婴儿生长抑制、肾上腺功能抑制等不良反应。

（5）儿童用药：小儿如使用肾上腺皮质激素，须十分慎重，用激素可抑制患儿的生长和发育，如确有必要长期使用时，应使用短效或中效制剂，避免使用长效地塞米松制剂。并观察颅内压的变化。

（6）老年患者用药：易产生高血压，老年患者尤其是更年期后的女性使用易发生骨质疏松。

（7）相对禁忌如下：①现有的胃肠道溃疡。②库欣综合征。③严重的心功能不全。④重度高血压。⑤糖尿病失控。⑥全身结核病。⑦重症系统性病毒，细菌和真菌感染。⑧存在广泛的角型青光眼。⑨骨质疏松症。

羟乙基淀粉 40 氯化钠注射液

【药理】有抑制血管内红细胞聚集作用，提高血浆渗透压，使组织液回流增多，迅速增加血容量，稀释血液，并增加细胞膜负电荷，使已聚集的细胞解聚，降低全身血黏度，改善微循环。

【应用】临床用于补充血容量，治疗低血容量性休克，如小儿休克，失血性、烧伤性及手术中休克及血栓闭塞性疾患。

【用法】静脉滴注，1 天 500～1000 mL。

【注意】

（1）1 次用量不能过大，以免发生自发性出血。

（2）大量输入可致钾排泄增多，应适当补钾。

（3）有出血倾向和心力衰竭者慎用。

（4）偶可发生输液反应。少数患者出现荨麻疹、瘙痒。

参附注射液

【药理】主要含人参皂苷、水溶性生物碱。益气温阳、固脱、回阳救逆。

【应用】①各型休克：心源性休克、感染性休克、失血性休克、创伤性休克、过敏性休克、神经性休克。②心脏疾病：充血性心力衰竭、心律失常、病态窦房结综合征、房室阻滞、心肌炎、心肌梗死、冠心病、肺心病。③血液疾病：再生障碍性贫血、高凝倾向、放化疗所致白细胞减少、血小板减少、手术前后稳定血压、血液透析后低血压。④其他：支气管哮喘、多器官功能失常综合征（MODS）、糖尿病及其并发症、各类免疫功能受损或低下、各种虚寒慢性疾病辅助治疗、肾上腺皮质功能减退症、关节炎、风湿性关节炎、类风湿关节炎、肩周炎、冻疮。

【用法】肌内注射：1 次 2～4 mL，每天 1～2 次。静脉滴注：1 次 20～100 mL，用 5％～10％葡萄糖注射液 250～500 mL 稀释后使用。静脉推注：1 次 5～20 mL，用 5％～10％葡萄糖注射液 20 mL 稀释后使用。

【注意】

（1）本品不与其他药物在同一容器内混合使用。

（2）本品孕妇及过敏体质者慎用。

（3）本品不宜与中药半夏、瓜蒌、贝母、白蔹、白及、五灵脂、藜芦等同时使用。

（4）治疗期间，心绞痛持续发作，宜加服硝酸酯类药物。

（5）本品含有皂苷，摇动时产生泡沫是正常现象，不影响疗效。

（6）本品是中药制剂，保存不当时可能影响产品质量。使用前必须对光检查，如发现药液出现浑浊、沉淀、变色、漏气或瓶身细微破裂者，均不能使用。

（7）本品稀释后出现浑浊或沉淀不得使用。

（8）如出现不良反应，处理遵医嘱。

（9）据文献报道临床偶有头痛、心动过速、过敏反应，或皮疹、头晕、呃逆、震颤、呼吸困难、恶心、视觉异常、肝功能异常、尿潴留等，对本品有过敏或严重不良反应病史者禁用。

（二）复苏的常用药物

药物治疗目的：激发心脏复跳并增强心肌收缩力，防治心律失常，调整急性酸碱失衡，提高心室颤动（简称室颤）阈值，为电击除颤创造条件。

用药途径：①静脉注射为首选，中心静脉最好。②气管内给药，肾上腺素、利多卡因、阿托品均可，但去甲肾上腺素、碳酸氢钠禁用。方法是将药液用注射用水稀释到 10 mL，利用一细导管经气管导管深入到支气管内注药，注药后立即行正压通气。③只有当静脉和气管内用药途径尚未建立时，才可采用心内注射。

肾上腺素

肾上腺素适用于心搏骤停的复苏，主要因为其具有 α 肾上腺素能受体激动药的特性，在心肺复苏（CPR）时可增加心肌和脑的血供。但该药的 β 肾上腺素能样作用是否有利于复苏尚有争议，因为该作用能增加心肌作功和减少心内膜下的血液供应。

目前使用的"标准"剂量（1.0 mg）静脉推注与 1 mg 肾上腺素心内注射可能会产生相同的作用。肾上腺素的量效曲线经计算表明，其发挥最佳效应范围为 0.045～0.20 mg/kg，且从这些研究中可得出较大剂量的肾上腺素能够改善血液动力学，提高复苏成功率（尤其对心脏停搏时间较长患者）的结果。临床试验结果表明，大剂量组（0.07～0.20 mg/kg）的自主循环恢复率增加，但出院患者的存活率无明显改善。依据这一结论，1992 年《心肺复苏指南》仍建议，首次静脉推注肾上腺素的剂量为 1 mg，而两次应用肾上腺素的时间间隔为 3～5 分钟，而不是 5 分钟。如果应用 1 mg 肾上腺素无效，可以静脉注射较大剂量肾上腺素，其方式可以逐渐增加剂量（1 mg，3 mg，5 mg）；直接使用中等剂量（每次 5 mg，而不是原来的 1 mg）；也可根据体重增加剂量（0.1 mg/kg）。2000 年国际复苏委员会推荐肾上腺素用法仍然一致。2010 年 10 月发布的由国际复苏联合会和美国心脏协会联合制定的《心肺复苏与心血管急救指南》较之 2005 年版有许多新的观点和亮点，其中药物治疗的推荐也有不少变化。复苏后若建立自主循环，可给予持续静脉滴注肾上腺素但其血流动力学效应具有剂量依赖性，且儿茶酚胺存在个体差异，故应根据临床效应调节滴定速度。须注意肾上腺素可引起复苏后高血压和快速心律失常，使用后需严密监护；注意肾上腺素不能加入碱性液内；酸中毒及低氧血症可使其作用减弱。

亦应注意，心搏骤停儿科患者在标准剂量肾上腺素治疗失败后试图增加其剂量（如 0.1 mg/kg）以提高抢救成功率是不明智的，甚至可能给患者带来不利影响。

总之，鉴于大剂量肾上腺素的危害尚无定论，故目前不推荐常规大剂量静脉应用肾上腺素，如果 1 mg 肾上腺素治疗无效时可以考虑再应用。常用方法如下：

（1）应用于非心搏骤停患者：肾上腺素 1 mg 加入 500 mL 生理盐水或 5% 葡萄糖液中持续静脉滴注，对于成人其给药速度应从 1 μg/min 开始，逐渐调节至所希望的血液动力学效果（10 μg/min）。

（2）应用于心搏骤停患者抢救时，可能需要连续静脉滴注肾上腺素，其给药剂量应该与标准静脉推注的剂量［1 mg/（3～5min）］相类似。可以将 1 mg 肾上腺素加入 250 mL 生理盐水中，给药速度应从 1 μg/min 开始加至 3～4 μg/min。为减少发生液体渗漏的危险并保证好的生物利用度，持续静脉滴注肾上腺素时，应该建立大静脉通道。

去甲肾上腺素

去甲肾上腺素是一种血管收缩药和正性肌力药。药物作用后，心排出量可以增高，也可以降低，其结果取决于血管阻力大小、左心室功能状况和各种反射的强弱。例如颈动脉压力感受器的反射。去甲肾上腺素经常会造成肾血管和肠系膜血管收缩。严重低血压（SBP＜70 mmHg）和周围血管低阻力是其应用的适应证。其应用的相对适应证是低血容量。该药可造成心肌需氧量增加，故对缺血性心脏病患者应慎用。

去甲肾上腺素的起始剂量为 0.5～1.0 μg/min，逐渐调节至有效剂量。顽固性休克者其用量为 8～30 μg/min。如果发生药物渗漏，可尽快给予 5～10 mg 酚妥拉明加生理盐水 10～15 mL，以免发生组织坏死。

异丙肾上腺素

异丙肾上腺素是 β 受体激动药，具有正性肌力作用和加速时相效应，可增加心肌氧耗，心排出量和心脏作功，对缺血性心脏病、心力衰竭和左心室功能受损患者会加重缺血和心律失常。建议在抑制尖端扭转型室速前给予异丙肾上腺素可作为临时性措施，此外，对已影响血流动力学的心动过缓，而用阿托品和多巴酚丁胺无效，又尚未行经皮或经静脉起搏处置时，予异丙肾上腺素可作为临时性治疗措施。上述情况中，异丙肾上腺素均非作为首选药物。用药方法：静脉滴注速度为 2～10 μg/min，并根据心率和心律的反应进行调节。将 1 mg 异丙肾上腺素加入 500 mL 液体中，浓度为 2 μg/ mL。治疗心动过缓时必须非常小心，只能小剂量应用；大剂量时会导致心肌耗氧量增加，扩大梗死面积并导致恶性室性心律失常。

异丙肾上腺素不适用于心搏骤停或低血压患者。

阿托品

阿托品作用于逆转胆碱能性心动过缓，血管阻力降低和血压下降。可治疗窦性心动过缓，对发生在交界区的房室阻滞或室性心脏停搏可能有效，但怀疑为结下部位阻滞时（Mobitz Ⅱ型），不用阿托品。

使用方法：治疗心脏停搏和缓慢性无脉的电活动，即给予 1 mg 静脉注射，若疑为持续性心脏停搏，应在 3～5 分钟静脉注射一次 0.5～1.0 mg，至总量 0.04 mg/kg。总剂量 3 mg（约 0.04 mg/kg）可完全阻滞人迷走神经。如剂量为 0.5 mg 时，阿托品有拟副交感神经作用，并可进一步降低血压。阿托品气管内给药也可被很好吸收。

血管加压素

血管加压素实际上是一种抗利尿激素，当给药剂量远远大于其发挥抗利尿激素效应时，它将作为一种非肾上腺素能样的周围血管收缩药发挥作用。血管加压素是通过直接刺激平滑肌 V_1 受体而发挥作用。在正常循环模型中，血管加压素的半衰期为 10～20 分钟，这较 CPR 时肾上腺的半衰期要长。

复苏成功者的内源性血管加压素水平明显高于未能建立自主循环者。说明外源性血管加压素可能对心搏骤停患者有益。短暂室颤后行 CPR 时，血管加压素可增加冠脉灌注压，重要器官的血流量，室颤增幅频率和大脑氧的输送，类似结果也在心搏骤停和电-机械分离较长时间后出现，而且血管加压素在自主循环恢复后不会造成心动过缓。

CPR 时血管加压素与 V_1 受体作用后，可引起周围皮肤、骨骼肌、小肠和脂肪血管的强烈收缩，而对冠脉血管和肾血管床的收缩作用相对较轻，对脑血管亦有扩张作用，因该药没有 β-肾上腺激素能样作用，故 CPR 时不会引起骨骼肌血管舒张，也不会导致心肌耗氧量增加。联合用血管加压素和肾上腺素与单独用血管加压素相比，两者对左心室血流量的影响相似，前者可显著降低脑血流量。CPR 时血管加压素可降低人血清儿茶酚胺水平。但目前尚不能肯定该药可降低心肌耗氧量。

重复给予血管加压素对维持冠脉灌注压高于临界水平的效果较肾上腺素好。而这一压力水平的维持与自主循环的恢复密切相关。在复苏后期，血管加压素不增加心肌耗氧量。

临床上有些初步研究表明，血管加压素可能会使院外室颤者恢复自主循环可能性增加，而且对标准基本生命支持（ACLS）反应差的心搏骤停患者，血管加压素有时可升高血压和恢复自主心律。

碳酸氢钠

碳酸氢钠多年来被认为是心肺复苏的必用药物之一，但近年此观念逐渐受到怀疑，一是因为心搏、呼吸停止时最早出现并十分严重的是呼吸性酸中毒，由于及时开放呼吸道进行人工呼吸使 CO_2 潴留机会大为减少；临床实践证明应用碳酸氢钠可导致高钠、低钾、高渗并加重细胞内酸中毒等，因此应用此药需慎重。有人认为复苏的最初 4 分钟内不宜使用，其后应用该药的指征是：pH值 <7.1、严重肺动脉高压、高钾血症。

本品早期不主张应用，只有当各种复苏措施已采用，如有效的人工呼吸和心脏按压等无效时，才考虑应用。首次以 1 mmol/kg 静脉滴注，以后视动脉血气分析调整追加量。

应用碳酸氢盐以 1 mmol/kg（5%NaHCO$_3$ 每毫升含碳酸氢钠 0.6 mmol，则 5%NaHCO$_3$ 100 mL 含碳酸氢钠 60 mmol）作为起始量。如有可能应根据血气分析或实验室检查结果得到的碳酸氢盐浓度和计算碱剩余来调整碳酸氢盐用量。为减少发生医源性碱中毒的危险，应避免完全纠正碱剩余。

胺碘酮

静脉使用胺碘酮的作用复杂，可作用于钠、钾和钙通道，以及对 α 受体和 β 受体有阻滞作用，可用于房性和室性心律失常。临床应用：①对快速性房性心律失常伴严重左室功能不全患者，在使用洋地黄无效时，胺碘酮对控制心室率可能有效。②对心脏停搏患者，如持续性室性心动过速（VT）或心室颤动（VF），在电除颤和使用肾上腺素后，建议使用胺碘酮。③可控制血流动力学稳定的 VT、多形性 VT 和不明起源的多种复杂心动过速。④可作为顽固性PSVT，房性心动过速电转复的辅助措施，以及房颤的药物转复方法。⑤可控制预激房性心律失常伴旁路传导的快速心室率。对严重心功能不全患者静脉注射胺碘酮比其他抗房性或室性心律失常的药物更适宜。如患者有心功能不全、射血分数小于 40% 或有充血性心力衰竭征象时，胺碘酮应作为首选的抗心律失常药物。在相同条件下，胺碘酮的作用更强，且对比于其他药物致心律失常的可能性更小。给药方法为先静脉注射 150 mg/10 min，后按 1 mg/min 持续静脉滴注 6 小时，再减量至 0.5 mg/min，对再发或持续性心律失常，必要时可重复给药 150 mg，一般建议，每天最大剂量不超过 2 g。有研究表明，胺碘酮相对大剂量，如 125 mg/h，持续 24 小时（全天用量可达 3 g）时，对房颤有效。

心搏骤停患者如为 VF 或无脉性 VT，初始剂量为 300 mg，溶于 20～30 mL 盐水或葡萄糖液内快速推注。对有反复或顽固性 VF 或 VT，应增加剂量再快速静脉注射 150 mg，随后按 1 mg/min 的速度静脉滴注 6 小时，再减量至 0.5 mg/min，每天最大剂量不超过 2 g。

胺碘酮主要不良反应是低血压和心动过缓，预防的方法为减慢给药速度，若出现临床症状，可通过补液，给予加压素、chronotropic 剂或临时起搏。

利多卡因

利多卡因是治疗室性心律失常的常用药物，对 AMI 患者可能更为有效。

利多卡因在心搏骤停时可用于：①电除颤和给予肾上腺素后，仍表现为 VF 或无脉性 VT。②控制已引起血流动力学改变的 PVCs。③血流动力学稳定的 VT。

给药方法：心搏骤停患者，初始剂量为静脉注射 1.0～1.5 mg/kg，快速达到并维持有效浓度。顽固性 VT/VF，可酌情再给予 1 次 0.5～0.75 mg/kg 的冲击量，3～5 分钟给药完毕。总剂量不超过 3 mg/kg（或＞200 mg/h）。VF 或无脉性 VT 时，除颤或肾上腺素无效，可给予大剂量的利多卡因（1.5 mg/kg），只有在心搏骤停时才采取冲击疗法，但对心律转复成功后是否应给予维持用药尚有争议。有较确切资料支持在循环恢复后预防性给予抗心律失常药，持续用药维持心律的稳定是合理的，静脉滴注速度最初应为 1～4 mg/min。若再次出现心律失常应小剂量冲击性给药（0.5 mg/kg），并加快静脉滴注速度（最快为 4 mg/min）。24～48 小时后，利多卡因在肝脏中的代谢会受到抑制，半衰期延长，因此，24 小时后应减量或测血药浓度。

利多卡因作为治疗室性心律失常常用药物，但治疗血流动力学稳定的持续性室速疗效并不好，合并心力衰竭的室性心律失常者也非首选，2010 年版指南并不推荐使用。心肌梗死后预防性用药不仅会提高除颤阈值、降低除颤的成功率，而且增加死亡率、诱发阿-斯综合征的可能性比较大。

利多卡因对急性心肌缺血或 AMI 引起的室性心律失常有效，但预防性用药常能导致高的病死率，并已禁止预防性用药。

溴苄胺

溴苄胺可用于对电除颤和肾上腺素治疗无效的 VT 和 VF。溴苄胺的心血管作用复杂，注射初期可引起儿茶酚胺释放，后产生节后肾上腺素能阻断作用，常常出现低血压。1999 年后因不再生产，由此引发了对该药的总结，提出理论上可继续使用溴苄胺治疗 VF 或 VT，并提出了一些适应证，包括低温致心搏骤停。相继，在 ACLS 治疗流程和指南中均取消推荐该药，主要原因是其不良反应大，来源受限，而且已有同样有效又更为安全的药物。

镁剂

严重缺镁也可导致心律失常、心功能不全或心脏猝死。低镁时可能发生顽固性 VF，并阻碍 K$^+$ 进入细胞，紧急情况下，可将 1～2g 硫酸镁用 100 mL 液体稀释后快速给药，1～2 分钟注射完毕。但必须注意快速给药有可能导致严重低血压和心脏停搏。

心搏骤停者一般不给予镁剂，除非怀疑患者心律失常是由缺镁所致或发生尖端扭转型室速。此时给药方法：负荷量为 1～2g（8～16 mEq），加入 50～100 mL 液体中，5～60 分钟给药完毕，然后，静脉滴注 0.5～1.0 g（4～8 mEq)/h，根据临床症状调整剂量和滴速。但不建议 AMI 患者常规预防性补镁。

多巴胺

多巴胺是儿茶酚胺类药物，临床常用。它是去甲肾上腺素的化学前体，既有 α 受体又有 β 受体激动作用。在生理状态下，通过 α 受体和 β 受体作用于心脏。

复苏过程中，由心动过缓和恢复自主循环后造成的低血压状态，常常选用多巴胺治疗。多巴胺与其他药物合用（包括多巴酚丁胺）仍是治疗复苏后休克的一种常用治疗方案。

多巴胺给药剂量为 5～20 μg/(kg·min)，超过 10 μg/(kg·min) 可导致体循环和内脏血管的收缩，更大剂量可引起内脏灌注不足。因此不推荐大剂量应用。常用方法：①多巴胺用药剂量 2～4 μg/(kg·min) 时，主要发挥多巴胺样激动药作用，有轻度的正性肌力作用和肾血管扩张作用。②用药剂量 5～10 μg/(kg·min) 时，主要起 β$_1$、β$_2$ 受体激动作用，另外在这个剂量范围内 5-羟色胺和多巴胺介导的血管收缩作用处于主要地位。③用药剂量 10～20 μg/(kg·min) 时，α 受体激动效应处于主要地位，可以造成体循环和内脏血管收缩。

纳洛酮

美国急救医学会、中华医学会急诊医学分会都将纳洛酮列入心肺复苏方案中，在心肺复苏过程中，一旦静脉通道建立，立即尽早静脉注射纳洛酮 2.0 mg，以后每 30 分钟静脉注射 2.0 mg。也有人曾建议对心搏骤停患者复苏时，至少使用 2 mg/kg 静脉注射，然后以每小时 2 mg/kg 静脉滴注，此种方案剂量过大，临床实施困难。文献报道纳洛酮 1.2～2.0 mg，20 分钟 1 次，直到成功，用于 22 例心肺复苏，结果 3 例于 15 分钟，8 例于 30 分钟，11 例于 45 分钟恢复心跳，复苏全部成功。22 例中 17 例在 1～2 周痊愈出院，5 例因严重心律失常或多器官功能衰竭在 1～2 周死亡。

陈天锋观察 42 例心搏呼吸停止时间分别为 4.1 分钟和 3.0 分钟，21 例在常规复苏的基础上，给予纳洛酮 2 mg，静脉注射，30 分钟 1 次，自主呼吸恢复 11 例，心搏复跳 16 例，复苏成功 9 例，明显好于对照组。认为纳洛酮通过多个环节，多个器官逆转了 β-内啡肽（β-EP）导致的毒性作用，具有重要临床价值。

另外，纳洛酮对新生儿缺氧性脑损伤，肺性脑病的昏迷、酒精中毒患者等，在常规治疗的基础上 2 mg 加入 10% 葡萄糖注射液 250 mL 静脉滴注，清醒率和存活率均高于对照组。

钙剂

钙离子在心肌收缩和冲动传导中有重要的作用。但回顾性和前瞻性研究均表明，心搏骤停患者应用钙剂治疗是无效的。另外有理论根据表明，补钙过多导致的高血钙可能对机体有害。只有高钾血症、低钙血症或钙通道阻滞药中毒时，钙剂治疗才有效，其他情况均不用钙剂治疗。如需补钙，可按 2～4 mg/kg 的剂量给予 10% 氯化钙溶液。如仍需补钙，可在间隔 10 分钟后重复给葡萄糖酸钙 5～8 mL。

腺苷

腺苷具有短暂的负性肌力、传导和速率作用，可用于转发性室上性心动过速，在安全性和潜在疗效新证据的基础上，2010 年版指南推荐可用于稳定、单一宽 QRS 波形，且固定、单形态心动过速的诊断和治疗。

用法用量：首剂 6 mg，2 秒内快速静脉注射，如心动过速未终止，则可在 1～2 分钟后给予第 2 剂和第 3 剂各 12 mg，需注意的是，本品快速静脉注射不良反应十分常见。

血栓溶解剂

在 CPR 治疗中，虽然溶栓疗法并不是一个标准的治疗方法，而且以前由于溶栓疗法导致严重出血并发症，使得医师多年来对这一疗法视为禁忌。但 2010 年版指南推荐溶栓疗法作为急性冠脉综合征的治疗药物，原因是心搏骤停也可能是由心肌梗死或肺梗死所致，这时溶栓疗法就显得十分必要。如果患者有胸痛，在止痛的同时可给予阿司匹林（160～325 mg）和氯吡格雷（75～600 mg）。ST段抬高的心肌梗死和计划行经皮冠脉介入（PCI）的患者还可给予普拉格雷（60 mg）。抗血栓药物肝素（60 IU/kg，最大剂量4000 IU），依诺肝素、比伐卢定或磺达都可以使用，取决于患者是否ST段抬高或非ST段抬高的急性冠脉综合征的诊断以及医师的治疗策略。

液体复苏的基本药物包括：晶体液（等渗盐水、乳酸林格液）；胶体液（包括白蛋白和血浆、羟乙基淀粉代血浆等）；全血或压积红细胞。液体复苏早期一般不使用葡萄糖溶液。

急症液体复苏常用指征如下。

创伤性休克：控制出血是救治创伤性休克的基本措施，但在出血未控制前选择什么样的液体复苏方式存在争议。传统的液体复苏主张快速、足量，即在30分钟内输注1000～2000 mL平衡液，但效果欠佳，其主要原因如下：①过度补液造成血压升高，加重出血。②血液稀释不易形成新的凝血块，并使已形成的凝血块脱落，引发再出血。③诱发肺水肿，不利于氧气弥散。④血液过度稀释，血红蛋白含量降低，不利于氧的携带和运输。目前，限制性液体复苏已成为创伤性体克的研究热点，并逐渐被临床医师所接受。

限制性液体复苏指在创伤性休克出血未控制前，通过限制输注液体的速度和总量，将血压维持在相对较低的水平，力争达到一个复苏平衡点，即通过适当的液体复苏保障组织器官的灌注，又不至因液体过多扰乱机体的正常代偿机制和内环境稳定。控制目标包括：①平均动脉压控制在40～60 mmHg。②收缩压控制在90 mmHg左右，但脑外伤患者应将收缩压控制在100～110 mmHg以上，以防止脑缺血再灌注损伤。而当创伤出血得到有效止血后，则应当充分进行液体复苏。

脓毒症休克：需早期（6小时）进行液体复苏，复苏目标包括：①中心静脉压8～12 cm H_2O。②平均动脉压≥65 mmHg。③尿量≥0.5 mL/(kg·h)。④中心静脉氧饱和度≥70％，或混合静脉氧饱和度≥65％。

脓毒症休克液体复苏的治疗原则：①充分补液（心室充盈压未升高前）。严重脓毒症发生时液体治疗可选择1000 mL晶体液或300～500 mL胶体液，30分钟内输注完毕，而对脓毒症导致的低灌注则需更快、更大量的补液。②升压药。多巴胺是首选药物，而肾上腺素、去甲肾上腺素或升压素不应作为首选。但多巴胺不能升高血压时，可选择肾上腺素。③类固醇激素。当充分补

液和应用升压药后血压仍不稳定者，可考虑静脉给予氢化可的松，剂量应
≤300 mg/d。当患者不再需要血管升压药时，应停用。

重症急性胰腺炎：因大量细胞坏死和多种活性胰酶释放，导致细胞膜损
害，毛细血管通透性增加，血浆不断渗漏至胰周口腹腔和腹膜后间隙，多种介
质在腹腔内积聚引起腹膜炎、低血容量、低血压甚至休克。早期充分进行液体
复苏是重要的治疗措施。第 1 天补液量一般为 3000～4000 mL，甚至更多。液
体复苏达标参数：①心率＜120 次/min。②尿量≥1 mL/(kg・h)。③血细胞
比容≤0.35。④平均动脉压 65～85 mmHg。

此类患者在液体复苏时需注意：①晶体液以平衡液为宜，同时注意维持
水、电解质平衡，尤其是低血钙、低血钾的发生。②适当补充胶体液，可选择
白蛋白输注，每天 10 g。③早期可补充血浆 400～600 mL。④早期补液不可过
分强调热量的供应，以免造成高渗性脱水。

（三）高血压急症的药物

高血压急症的药物治疗：高血压急症必须选用静脉途径给药，静脉滴注给
药的优点是可根据血压的监测结果便于调整给药的剂量，因静脉用降压药作用
时间短，如果情况允许，及早开始口服降压药治疗；亚急症选用口服或舌下含
服给药。

硝普钠

血管扩张药，能同时直接扩张动脉和静脉，降低前、后负荷。硝普钠中的
亚硝基是它的扩血管基团，可分解为 NO 引起血管扩张，由于 NO 不稳定，停
止滴注 1～2 分钟血压即回升。常用剂量：0.25～10 $\mu g/(kg \cdot min)$ 静脉滴注，
可根据血压水平调节滴速，其作用特点：①起效很快，作用时间短。②降压作
用强。③降压反应率高达 95%～100%，可用于各种高血压急症。不良反应轻
微，有恶心、呕吐、肌肉颤动。硝普钠在体内红细胞中代谢产生氰化物，长期
或大量使用应注意可能发生硫氰酸中毒，尤其是肾功能不全者。

硝酸甘油

扩张静脉和选择性扩张冠状动脉与大动脉。主要用于高血压合并急性冠脉
综合征或急性心力衰竭时高血压急症，JNc Vll 未推荐其用于其他高血压急症。
静脉滴注可使血压较快下降，剂量为 5～10 $\mu g/min$ 开始，然后每 5～10 分钟
增加 5～10 $\mu g/min$ 至 20～50 $\mu g/min$。停药后数分钟作用即消失。不良反应
有心动过速，面潮红，头痛和呕吐等。

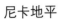

尼卡地平

为二氢吡啶类钙通道阻滞药，通过抑制血管平滑肌收缩扩张外周血管、冠脉、肾小动脉及脑动脉，降压的同时改善脑血流量。主要用于高血压危象或急性脑血管病。开始以 0.05 μg/（kg·min）静脉滴注，逐步增加到 6 μg/（kg·min）静脉滴注。起效快，5～15 分钟，作用持续 4～6 小时。不良反应会引起反射性心率加快，面部潮红等。

拉贝洛尔（柳胺苄心定）

选择性拮抗 α₁ 及非选择性拮抗 β 受体，通过抑制心肌及血管平滑肌的收缩反应发挥降压作用，降低外周血管阻力，但不降低外周血流，故可保证心、脑灌注。起效较迅速（5～10 分钟），持续时间较长（8～12 小时），降压作用温和。开始时 25～50 mg 缓慢静脉注射，以后每隔 15 分钟重复静脉注射，总量＜300 mg，也可 1～4 mg/min 静脉滴注。

本品适用于各型高血压，包括急进型高血压和高血压危象，妊娠期高血压可作为首选药。与利尿药合用有协同作用。对伴有心绞痛、早搏等高血压有效。

用药须知：①脑出血、房室传导阻滞及心动过缓者禁用。②哮喘、肝功能减退者慎用。③儿童、孕妇及哮喘者忌用静脉注射。④主要有直立性低血压、头昏、乏力、肌痉挛、胃肠不适、精神抑郁、头皮刺痛等不良反应。⑤大剂量时可见心动过缓或诱发早搏。

地尔硫䓬

为二氢吡啶类钙通道阻滞药，降压同时具有改善冠脉血流量和控制快速性室上性心律失常作用。开始以 5～15 μg/（kg·min）静脉滴注，此后可根据血压水平调节滴速。主要用于高血压危象或急性冠脉综合征。不良反应有头痛，面部潮红等。

静脉注射：室上性心动过速，3 分钟内缓慢静脉注射 10 mg；手术中异常高血压，1 分钟内缓慢静脉注射 10 mg，也可静脉滴注，据病情调整剂量。

静脉滴注：每分钟 5～15 μg/kg，血压降至目标值后，边监测血压边调节点滴速度。

本品主要治疗心绞痛，特别是冠脉痉挛所致的心肌缺血。降压，尤适合于老年高血压患者。对室上性心律失常如房室结折返性室上性心动过速的疗效较佳。

乌拉地尔

α_1 受体阻滞药，用于高血压危象剂量为 $10\sim50$ mg 静脉注射（通常用 25 mg），如血压无明显降低，可重复注射，然后予 $50\sim100$ mg 于 100 mL 液体中静脉滴注维持，速度为 $0.4\sim2$ mg/min，根据血压调节滴速。

酚妥拉明

α 受体阻滞药。即刻起效，$1\sim2$ 分钟作用消失。用量：$2\sim8$ μg/(kg·min)，特适用于嗜铬细胞瘤或儿茶酚胺危象。

艾司洛尔

心脏选择性超短效 β 受体阻滞药。作用快，60 秒起效，作用持续 $10\sim20$ 分钟。用法：先以 $250\sim500$ μg/(kg·min) 静脉注射，后以 $50\sim100$ μg/(kg·min) 静脉滴注。适用于术中术后高血压。

表 1-8-1　　　　　　　　高血压急症静脉注射用降压药

药名	剂量	起效时间	持续时间	不良反应
硝普钠	$0.25\sim10$ μg/(kg·min) IV	立即	$1\sim2$ 分钟	恶心、呕吐、肌颤、出汗
硝酸甘油	$5\sim100$ μg/min IV	$2\sim5$ 分钟	$5\sim10$ 分钟	头痛、呕吐
酚妥拉明	2.5$\sim$5 mg IV $0.5\sim1$ mg/min IV	$1\sim2$ 分钟	$10\sim30$ 分钟	心动过速、头痛、潮红
尼卡地平	$0.5\sim10$ μg/(kg·min) IV	$5\sim10$ 分钟	$1\sim4$ 小时	心动过速、头痛、潮红
艾司洛尔	$250\sim500\mu$g/kg IV 此后 $50\sim500$ μg/kg IV	$1\sim2$ 分钟	$10\sim20$ 分钟	低血压、恶心
乌拉地尔	$10\sim50$ mg IV $6\sim24$ mg/h	5 分钟	$2\sim8$ 小时	头晕、恶心、疲倦
地尔硫䓬	10 mg IV，$5\sim15$ μg/(kg·min) IV	5 分钟	30 分钟	低血压，心动过缓
二氮嗪	$200\sim400$ mg/(kg·min) IV，累计不超过 600 mg	1 分钟	$1\sim2$ 小时	血糖过高、水钠潴留

续表

药名	剂量	起效 时间	持续 时间	不良反应
拉贝洛尔	20～100 mg IV，24 小时不超过 300 mg	5～10 分钟	3～6 小时	恶心、呕吐、头麻、支气管痉挛、传导阻滞等
依那普利那	1.25～5 mg IV，每 6 小时 1 次	15～30 分钟	6～12 小时	高肾素状态血压陡降
肼苯哒嗪	10～20 mg IV	10～20 分钟	1～4 小时	心动过速、潮红、头痛
	10～40 mg IV	20～30 分钟	4～6 小时	呕吐、心绞痛加重
非诺多泮	0.03～1.6g/(kg·min) IV	<5 分钟	30 分钟	心动过速、头痛、恶心

表 1-8-2　　　　　　　高血压急症静脉用药的选择

	药物选择
急性肺水肿	硝普钠或乌拉地尔，与硝酸甘油和一种袢利尿药合用
急性心肌缺血	硝酸甘油或与拉贝洛尔/艾司洛尔合用，如血压控制不满意，可加用尼卡地平
脑卒中	拉贝洛尔或尼卡地平
急性主动脉夹层	拉贝洛尔或硝普钠加艾司洛尔
子痫	硫酸镁、拉贝洛尔、肼苯哒嗪、尼卡地平
急性肾衰竭/微血管性贫血	拉贝洛尔或尼卡地平
儿茶酚胺危象	酚妥拉明、尼卡地平、维拉帕米
围术期高血压	艾司洛尔、乌拉地尔、拉贝洛尔、硝普钠、硝酸甘油

（四）恶性心律失常的急诊药物

1. 恶性心律失常的急诊药物治疗概述　2011 年，在中国心脏大会的心内科医师继续教育及规范化课程上，阜外心血管病医院朱俊教授为与会者解析了恶性心律失常的急诊药物治疗。朱教授指出，心律失常的所谓"恶性"，是因其造成血流动力学的不稳定而危及生命。要注意某些可能发展为恶性心律失常的情况，大部分恶性心律失常合并于器质性心脏病，诱因如内环境紊乱、多脏器功能衰竭、医源性诱因。主要为快速性室性心律失常。

2. 心律失常处理的原则　急诊心律失常处理的要素为：①快，识别要快，处理要快。②准，判断要准，措施要准。③稳，要有节奏，顾及安全。④足，凡有把握，力度要足。

处理心律失常要考虑的问题为：①有无血流动力学障碍。②是哪一种心律失常。③是否伴有器质性心脏病。④是否存在心肌缺血或心功能不全。⑤是否存在诱发因素。处理心律失常不能只着眼于心律失常本身，有无血流动力学障碍是急性处理的重要原则。有血流动力学障碍者，允许的判断时间短，因此在某些情况下不需过分苛求完美的诊断流程，治疗措施实施要快。对这种快速性心律失常多采用电复律。无或轻度血流动力学障碍者有充分时间进行较为详细的诊断，可采用多种方法，处理余地较大，可选措施较多。对于危及生命的心律失常，多考虑对患者的主要效益，即维持生命，多采用较为积极的措施。对于相对稳定的心律失常，则多考虑风险和用药的安全性。急诊心律失常处理中常存在治疗矛盾，如平时心动过缓却发生了快速房颤，心律失常时血压低却需要用胺碘酮，需要用抗心律失常药但又存在心力衰竭等。对此的处理原则是，首先顾及主要矛盾方面，即当前对患者危害较大的方面。

3. 血流动力学稳定的宽 QRS 心动过速

（1）诊断步骤：①病史，能否提供既往发作情况，是否与此次相同，以往的诊断考虑。②12 导联心电图和（或）食管心电图寻找室房分离的证据。③不要求作出十分精确的诊断，如果有困难，则以"宽 QRS 心动过速"诊断即可。

（2）常见诊断误区：①就图论图，忽略病史和体检。②室上性心动过速（SVT）伴差异性传导诊断过多，医师在对宽 QRS 心动过速诊断时 VT 的诊断率仅为 32%，实际上 VT 在所有宽 QRS 心动过速中占 80% 以上，心肌梗死在前，后出现宽 QRS 心动过速者 100% 为 VT。③根据血流动力学情况做出臆测诊断，血流动力学不稳定者 VT 多见，但也见于少数 SVT，另外经过药物处理的室速血流动力学可以变为稳定。

（3）急诊 VT 分类：根据心电图图形最常见是分为单形性 VT 和多形性 VT。单形性 VT 多为折返激动，少数为触发机制或自律性 VT。多形性 VT 则根据发作的特点会完全不同。

（4）处理步骤：若明确考虑为 SVT 伴差异性传导，按 SVT 处理，可用维拉帕米、腺苷。有症状的单形宽 QRS 心动过速，可以考虑同步电复律，也可用抗心律失常药，建议首选胺碘酮，也可使用普鲁卡因胺或索他洛尔。多形性 VT 一般血流动力学不稳定，可蜕变为室颤，血流动力学不稳定者应按室颤处理。血流动力学稳定者应鉴别有无 QT 延长，伴 QT 延长者为尖端扭转型 VT，不伴有 QT 延长者为多形性 VT，二者的鉴别十分重要，将直接影响急诊处理。QT 延长有先天性和获得性两大原因。尖端扭转型 VT 的处理首先是停用一切可能延长 QT 的药物、其他措施包括补镁补钾、用起搏等提高心动过缓患者的心率。不要使用抗心律失常药。不伴 QT 延长的多形性 VT 一般血流动力学不稳定，可蜕变为室颤。大多有诱因，如缺血、缺氧、急性心力衰竭等。治疗主要是病因治疗，缺血者可使用 β₂ 受体阻滞药、利多卡因，其他情况可用胺碘酮、利多卡因等。注意观察患者的病情变化，当血流动力学不稳定时及时考虑电转复。

室颤或无脉搏室性心动过速依照 2010 年 AHA 心肺复苏（CPR）指南进行心搏骤停的抢救。在心搏骤停的抢救中指南的定位原则是，基础 CPR 和早除颤是第一位重要的，用药是第二位重要的。在心搏骤停的治疗中，没有很强的证据支持药物的使用。在 CPR 和除颤后，抢救者可以开始建立静脉通道，考虑药物治疗。抗心律失常药首选胺碘酮，利多卡因也可使用（未确定类），若为尖端扭转型 VT，考虑使用镁剂。

4. 急诊处理程序和原则

（1）患者的评估：患者血流动力学是否稳定，有无严重的症状和体征，这些症状和体征是否由心律失常所致。

1）若患者血流动力学情况不稳定：①不稳定的证据。快速心率是症状和体征的原因，一般心率超过 150 次/min。②不要过分强调心律失常的诊断，应立即准备电转复。

2）若患者情况稳定：一般有以下 4 种情况。①房颤/心房扑动（房扑）。②窄 QRS 心动过速。③稳定的宽 QRS 心动过速。④VT（单形性或多形性）。

（2）鉴别诊断：应根据病史，常规心电图，食管心电图进行鉴别诊断。

（3）急诊处理程序和原则：

1）评价：患者临床是否稳定，心功能是否受损，有无 WPW，持续是否 >48 小时。

2）治疗：按房颤/房扑的处理程序治疗，包括立即治疗不稳定患者，控制室率，转复，抗凝。

5.恶性心律失常的急诊药物治疗

（1）第Ⅰ类抗心律失常药：即钠通道阻滞药，分Ⅰ$_A$、Ⅰ$_B$及Ⅰ$_C$等3个亚类。

1）Ⅰ$_A$类：心肌细胞膜的抑制药，有强力抗心律失常作用，兼有延长动作电位时程和QT间期作用。

奎尼丁：可阻碍心肌细胞膜Na$^+$内流和K$^+$外流，因此对心肌除极和复极都有显著的抑制作用，可降低自律性，尤其是异位节律点的自律性，对心房的作用较心室为强；延长动作电位时程和有效不应期，影响心室复极作用，使QT间期延长；还有心内抗迷走神经的作用使心率加快。用于纠正心房纤维性颤动、房扑，或经电击复律后用以维持正常窦性心律，或用以治疗房性早搏、室性早搏及SVT。严重心肌病变、窦房结病变、高度房室阻滞、心力衰竭、低血压、洋地黄中毒、高钾血症、QT间期延长时及孕妇禁用。常见不良反应为恶心、吐泻等，其次为窦房结受抑制、房室或室内传导阻滞、心力衰竭及低血压，少数病例可引起扭转型VT或室颤而发生晕厥或猝死。

2）Ⅰ$_B$类：为钠通道阻滞药，兼有促进钾外流作用。有膜稳定作用，但不延长心肌细胞动作电位时程。

利多卡因：主要作用于普尔基涅纤维和心室肌，降低自律性，对心房和窦房结的作用甚轻。抑制心室的应激性，提高其致颤阈。延长或相对延长心室肌及传导系统的有效不应期且使其长短一致化，有利于消除折返，因此适用于各种原因的快速性心律失常，包括急性心肌梗死、心脏手术或洋地黄中毒等所致的室性早搏、VT和室颤。禁忌证为严重房室阻滞及严重肝功能障碍。大剂量静脉注射时可出现毒性反应，表现嗜睡、兴奋、感觉异常、定向障碍、抽搐、呼吸抑制、心率减慢、血压下降及出现传导障碍等。因本药能迅速控制室性心律失常，对心肌抑制作用甚轻，故目前认为是防治急性心肌梗死并发室性心律失常的首选药物。

美西律（慢心律）：对心肌的抑制更小，口服吸收完全。适用于急性及慢性室性心律失常，或在利多卡因静脉注射后用以口服维持其疗效。本药安全范围小，不良反应有震颤、复视、感觉异常、共济失调等，或有胃肠反应如恶心、呕吐。应用禁忌证为心动过缓、室内传导阻滞及病态窦房结综合征。

阿普林定（茚丙胺）：为有局部麻醉作用的广谱抗心律失常药，作用与利多卡因相仿，但延长房室、室内及房室旁道的传导，主要用于室性心律失常的防治及预激综合征并发室上性心动过速。因中毒量和治疗量接近，不良反应较常见，因此，只在其他药物无效时选用。

3）Ⅰc类：为钠通道阻滞药，但不影响动作电位时程和 QT 间期。

普罗帕酮（心律平）：为Ⅰc类药物，有很强的膜稳定作用及微弱的 β 受体阻滞效应。适用于治疗各种室性、室上性及旁道并发的快速性心律失常，包括房颤。不良反应为胃肠道反应、头晕无力、直立性低血压及房室阻滞。

（2）第Ⅱ类抗心律失常药：即 β 肾上腺素能受体阻滞药（简称 β 受体阻滞药），发展很快，有 10 多种，以普萘洛尔为代表。

本类药物作用的机制主要有两个药理特性，即 β 受体阻滞作用及直接细胞膜抑制作用，其抗心律失常作用为两个相互独立的特性共同作用的结果。低血浆浓度时为减慢舒张期自发除极，降低窦性心律；抑制房室结，减慢房室传导，使房颤或房扑的心室率下降。高浓度时，抑制房室传导，抑制部分除极心肌的慢反应电活动，消除折返激动，降低儿茶酚胺诱导的室性心律失常。另外，普萘洛尔尚有抑制心肌收缩力、降低心肌耗氧量及收缩支气管平滑肌、增加呼吸道阻力的作用。其他 β 受体阻滞药还有内源性拟交感神经作用。

本类药物适用于交感神经兴奋引起的心律失常，特别是窦性心动过速、室上性心律失常及室性心律失常。禁忌证为：心力衰竭、支气管哮喘及慢性阻塞性肺病、心动过缓、病态窦房结综合征、高度房室阻滞。重度糖尿病、肝肾功能不全患者及产妇分娩前均不宜应用。

毒性反应多与 β 受体被阻断有关，重者引起心力衰竭。常见不良反应为窦性心动过缓、支气管痉挛、完全性房室阻滞及心力衰竭。1 型糖尿病及胃肠切除术后服普萘洛尔可发生低血糖；孕妇服用该药物经胎盘入胎儿循环可抑制胎心，故忌用。

β 受体阻滞药用于防治室性早搏及室上性快速性心律失常，除由嗜铬细胞瘤、甲状腺功能亢进症、交感神经张力增高等引起的心律失常外，一般不作为终止快速性心律失常的首选药物。继发于心脏起搏点受抑制的心律失常不宜选用。

（3）第Ⅲ类抗心律失常药：即复极抑制药。有延长动作电位时程的作用。

伊布利特：是新的第Ⅲ类抗心律失常药物，延长心房和心室有效不应期，对正常心脏组织的传导几乎没有作用。伊布利特对新近发生的房颤转复有效。研究表明，伊布利特转复房颤的疗效优于普鲁卡因胺。

胺碘酮：为 α、β 受体非竞争性阻滞药。胺碘酮的电生理作用广泛，可使心房、心室肌纤维、房室结、希氏束、普尔基涅纤维及房室旁道的动作电位包括有效不应期明显延长，并有很强的阻滞折返激动作用，因此，适用于各种室上性、室性心律失常及预激综合征并发的快速心律失常，禁忌证为房室、室内阻滞和对碘过敏者。长期用药应注意 QT 间期延长及低钾血症。长期服用角膜有棕黄色沉淀物，但不影响视力，停药后消失，间歇服药或用甲基纤维素或钠碘肝素溶液滴眼可防止发生。本药每一分子含 2 个碘原子，每天 400 mg 相当于原素碘 188.8 mg，因而长期服药易诱发甲状腺功能亢进或减退。发生窦性心动过缓时用阿托品不能纠正。出现 QT 间期明显延长者应停药以免发生尖端扭转型 VT 与晕厥。大量长期服用还可引起肺纤维化的严重不良反应。

（4）第Ⅳ类抗心律失常药：即钙拮抗药。有抑制血管平滑肌、扩张血管的作用。当前临床应用广泛而具有代表性的钙离子通道阻滞药为对心血管特异性作用较强的 3 种药物，包括维拉帕米、硝苯吡啶和地尔硫䓬及其衍生物。其中维拉帕米、地尔硫䓬等兼有明显的抗心律失常作用，而被列为第Ⅳ类抗心律失常药物。

1）维拉帕米：为罂粟碱的衍生物。作用机制为选择性地阻断细胞膜除极时的 Ca^{2+} 传递，使细胞内缺钙，抑制心肌收缩，阻滞窦房结和房室结等慢反应细胞的 Ca^{2+} 内流，即降低窦房结 0 相除极幅度和速度，降低 4 相坡度，从而降低自律性，延缓房室传导，消除折返。另外，还有扩张冠状动脉及周围血管的效应。主要适用于室上性心律失常包括预激综合征并发阵发性室上性心动过速（旁道逆传型）、房颤伴快速心室率及窦性心动过速。禁忌证为心力衰竭、病态窦房结综合征、高度房室阻滞、洋地黄中毒和低血压。使用时应注意：静脉注射有引起窦性停搏、休克和心脏阻滞的危险，必须慢注并做好抢救准备。

约 10％患者用药后有头晕、头痛、口干、恶心等。静脉注射常见一过性血压降低，偶见房室阻滞。

本药对阵发性室上性心动过速静脉注射疗效显著。

2）地尔硫䓬：为强力的 Ca^{2+} 通道阻滞药和冠状血管扩张药。电生理作用与维拉帕米相似，高浓度时降低普尔基涅纤维 0 相上升速度，缩短动作电位时间；抑制窦房结及房室结的功能，并显著抑制房室传导。主要适用于 SVT、房颤伴快速心室率以及冠心病心绞痛。禁忌证及不良反应与维拉帕米相似。与β 受体阻滞药合用可致房室阻滞。另外，本药亦可致畸胎或死胎，孕妇慎用。

强心苷类药物亦有的被列入抗心律失常药物，除增强心肌收缩力和迷走神经张力外，其电生理效应为减低心房肌细胞的静息电位、减慢 0 相上升速率，延长房室结有效不应期减慢传导，缩短旁道不应期增快传导，低浓度时降低心室及普尔基涅纤维钾离子通透性延长复极，高浓度时增加钾离子通透性加快复极。适用于各种室上性心律失常，尤其是心功能不全并发的 SVT 及房颤。但禁用于预激旁道并发的房颤。应用时应注意毒性反应。

其他药物如三磷腺苷（ATP）、硫酸镁及中药苦参等也有良好的抗心律失常作用。

常用药物注意事项：

利多卡因——降低室性心动过速可导致心肌梗死，现在少用。

胺碘酮——长期应用可引起易诱发甲状腺功能亢进或减退和肺纤维化的严重不良反应。

美西律——心动过缓、室内传导阻滞及病态窦房结综合征为禁忌证。

维拉帕米——静脉注射可引起窦性停搏、休克和心脏阻滞的危险，必须慢注，并做好抢救准备。

普罗帕酮——常见为胃肠道反应、头晕无力、直立性低血压及房室阻滞。

若为尖端扭转型 VT，考虑使用镁剂、补充钾，并可试用起搏等方法提高心动过缓患者的心率。不要使用抗心律失常药。

（五）疑难急危重症抗生素治疗选择

新近关于 MDR（多重耐药）、XDR（广泛耐药）、PDR（全耐药）的定义，是由欧美等国的专家共同提出的关于术语国际标准化的建议，虽尚未形成政策或法律条文。但它是一个标准的开始，很有意义。2010 年 8 月 11 日《柳叶刀》刊登的一篇论文警告说，研究者已经发现一种"超级病菌——NDM - 1"（又称新德里金属-β-内酰胺酶- 1，简称 NDM-1），它可以让致病细菌变得无比强大，能抵御几乎所有抗生素。

目前发现，这种"超级病菌"能在人身上造成脓疮和毒疱，甚至逐渐让人的肌肉组织坏死。更可怕的是，抗生素药物对它不起作用，患者会因为感染而引起可怕的炎症，出现高热、痉挛、昏迷直到最后死亡。这种病菌的可怕之处并不在于它对人的杀伤力，而是它对普通杀菌药物——抗生素的抵抗能力极强，对这种病菌，人们几乎无药可用。2010 年，英国媒体爆出：南亚发现新型超级病菌 NDM-1，抗药性极强，可全球蔓延。2010 年 10 月 26 日，中国疾病预防控制中心就通报了三起感染超级耐药致病细菌病例。

"超级病菌"的产生，与抗生素被滥用有关。每年全世界有50％的抗生素被滥用，而我国这一比例甚至接近80％。正是由于药物的滥用，使病菌迅速适应了抗生素的环境，因而各种"超级病菌"相继诞生。因此，合理、正确使用抗生素是何等重要！

1. 常见急、危重感染的抗菌药物选择 抗生素的使用应该严格按照"中华医学会、中华医院管理学会药事管理专业委员会、中国药学会医院药学专业委员会"卫医发〔2004〕285号关于施行《抗菌药物临床应用指导原则》，以及遵守原卫生部《抗菌药物临床应用管理办法》执行。

在急诊医学中，急诊及抢救危重患者过程中始终面临着感染问题，选择抗生素（包括使用药物的种类、剂量、联合用药等）更有其重要性。

由于急危重症的复杂性或伴有多脏器的损害，所以选用抗生素既要迅速做出决策，又要达到高效，避免不必要的毒副反应和延缓耐药性的产生。而采用联合用药，以提高急诊患者感染性疾病的治愈率和危重症患者的抢救成功率。急诊科未明确病因的感染性疾病的经验用药中抗菌药物治疗最理想的依据是鉴定侵入微生物并对其进行药敏试验，而在急诊科对接诊患者怀疑有感染但病原菌和感染灶尚未明确时，常需要先治疗再诊断。在某些患者如怀疑脑膜炎、G⁻菌败血症或肠管穿透性损伤的早期经验性治疗，是急诊抢救的重要组成部分。

（1）急性细菌性上呼吸道感染：急性上呼吸道感染是最常见的社区获得性感染，大多由鼻病毒、冠状病毒、流感病毒、副流感病毒、腺病毒等病毒所致，病程有自限性，不需使用抗菌药物，予以对症治疗即可。但少数患者可为细菌性感染或在病毒感染基础上继发细菌性感染，此时可予以抗菌治疗。

1）急性细菌性咽炎及扁桃体炎：患者扁桃体有渗出物、颈淋巴结肿大、发热伴周围血常规白细胞及中性粒细胞升高有助于细菌性感染的临床诊断。如患者已出现猩红热样皮疹，或有扁桃体周围脓肿，则可诊断为细菌性感染。

急性细菌性咽炎及扁桃体炎的病原菌主要为A群β溶血性链球菌，少数为C群或G群β溶血性链球菌。

治疗原则：①针对β溶血性链球菌感染选用抗菌药物。②给药前先留取咽拭培养，有条件者可做快速抗原检测试验（RADT）作为辅助病原诊断。③由于溶血性链球菌感染后可发生非化脓性并发症——风湿热和肾小球肾炎，因此抗菌治疗以清除病灶中细菌为目的，疗程需 10 天。

抗菌药物应用：①青霉素为首选，可选用青霉素 G，也可肌内注射普鲁卡因青霉素或口服青霉素 V，或口服阿莫西林，疗程均为 10 天。某些患者的依从性较差，预计难以完成 10 天疗程者，可予苄星青霉素单剂肌内注射。②青霉素过敏患者可口服红霉素等大环内酯类，疗程 10 天。③其他可选药有口服第一代或第二代头孢菌素，疗程 10 天，但不能用于有青霉素过敏性休克史的患者。此外，磺胺类药不易清除咽部细菌，A 组溶血性链球菌对四环素类耐药者多见，这两类药物均不宜选用。

2）急性细菌性中耳炎：病毒性上呼吸道感染可合并轻度中耳炎表现，不需用抗生素，但如表现为急起的耳部疼痛、听力下降、发热、鼓膜进行性充血和膨隆，或已有鼓膜穿孔伴流液时，则需考虑急性细菌性中耳炎的临床诊断，可予以抗菌治疗。急性细菌性中耳炎的病原菌以肺炎链球菌、流感嗜血杆菌和卡他布兰汉菌最为常见，三者约占病原菌的 80％；少数为 A 群溶血性链球菌、金黄色葡萄球菌（简称金葡菌）等。

治疗原则：①抗菌治疗应覆盖肺炎链球菌、流感嗜血杆菌和卡他布兰汉菌。②疗程 7～10 天，以减少复发。③有渗液时需采取标本或采患者血做细菌培养及药敏试验。④针对药敏试验或经验性选择有效药物，足量、及时、短疗程应用。

抗菌药物应用：①初治宜口服阿莫西林。如当地流感嗜血杆菌、卡他布兰汉菌产 β 内酰胺酶菌株多见时，也可选用阿莫西林/克拉维酸口服。②其他可选药物有复方磺胺甲唑和第一代、第二代头孢类抗生素口服。③青霉素过敏患者除有青霉素过敏性休克史者外，确有用药指征时可慎用头孢菌素类。

3）急性细菌性鼻窦炎：急性细菌性鼻窦炎常继发于病毒性上呼吸道感染，以累及上颌窦者为多见。病原菌以肺炎链球菌和流感嗜血杆菌最为常见，两者占病原菌的 50％以上；卡他布兰汉菌在成人和儿童中各约占病原菌的 10％和 20％；尚有少数为厌氧菌、金葡菌、化脓性链球菌及其他革兰阴性杆菌。

其他治疗原则：①初始治疗宜选用能覆盖肺炎链球菌、流感嗜血杆菌和卡他布兰汉菌的抗菌药物。在获知细菌培养及药敏试验结果后，必要时再加以调整。②局部用血管收缩药，以利于鼻窦内脓液引流。③疗程 10～14 天，以减少复发。

（2）急性细菌性下呼吸道感染：

1）急性气管-支气管炎：本病以病毒感染多见，多数病例为自限性。

治疗原则：①以对症治疗为主，不宜常规使用抗菌药物。②极少数病例可由肺炎支原体、百日咳鲍特菌或肺炎衣原体引起，此时可给予抗菌药物治疗。

抗菌药物应用：①可能由肺炎支原体或百日咳鲍特菌引起者，可采用红霉素等大环内酯类。②肺炎衣原体感染可用四环素或多西环素，或红霉素等大环内酯类。

2）慢性支气管炎急性发作：慢性支气管炎急性发作可由环境污染、存在变应原或吸烟等许多因素引起。

治疗原则：①伴痰量增加、脓性痰和气急加重等提示可能存在细菌感染的患者，可应用抗菌药物。②应选用能覆盖流感嗜血杆菌、肺炎链球菌、卡他布兰汉菌、肺炎支原体、肺炎衣原体及肺炎克雷伯菌等革兰阴性杆菌的抗菌药物。③对疗效不佳的患者可根据痰液培养和药敏试验结果调整用药。④轻症患者给予口服药，病情较重者可用注射剂。

抗菌药物应用：见表 1-8-3。

表 1-8-3　　　　慢性支气管炎急性发作的抗菌药物选择

病原	宜选药物	可选药物	备注
流感嗜血杆菌	氨苄西林，阿莫西林，氨苄西林/舒巴坦，阿莫西林/克拉维酸	复方磺胺甲噁唑，第一、第二代口服头孢菌素，氟喹诺酮类	10%～40%菌株产酶
肺炎链球菌			
青霉素敏感	青霉素	阿莫西林，氨苄西林	
青霉素耐药	第三代头孢菌素	氟喹诺酮类	青霉耐药率（中介及耐药）为10%～40%
卡他布兰汉菌	复方磺胺甲噁唑，第一、第二代口服头孢菌素	氟喹诺酮类，阿莫西林/克拉维酸，氨苄西林/舒巴坦	约90%菌株产酶
肺炎支原体	大环内酯类	多西环素，氟喹诺酮类	
肺炎衣原体	大环内酯类	多西环素，氟喹诺酮类	
肺炎克雷伯菌等	第二代或第三代头孢菌素	氟喹诺酮类	

3）支气管扩张合并感染：支气管扩张合并急性细菌感染时，常见病原菌为流感嗜血杆菌、肺炎链球菌、厌氧菌等；在病程长、重症、合并有全身基础疾病的支气管扩张症患者中，肺炎克雷伯菌等肠杆菌科细菌和铜绿假单胞菌较多见。

治疗原则：支气管扩张症患者合并急性细菌感染时可予抗菌治疗，并保持呼吸道引流通畅。

抗菌药物应用：见表1-8-4。

表1-8-4　　　　　　支气管扩张合并感染的抗菌药物选择

病原	宜选药物	可选药物
流感嗜血杆菌	氨苄西林，阿莫西林/克拉维酸，氨苄西林/舒巴坦	第一代或第二代头孢菌素
肺炎链球菌		
青霉素敏感	青霉素	阿莫西林，氨苄西林
青霉素耐药	第三代头孢菌素	氟喹诺酮类
厌氧菌	阿莫西林/克拉维酸，氨苄西林/舒巴坦	克林霉素，甲硝唑
肺炎克雷伯菌等肠杆菌科细菌	第三代头孢菌素	氟喹诺酮类，第四代头孢菌素
铜绿假单胞菌	氟喹诺酮类	哌拉西林±氨基糖苷类，抗铜绿假单胞菌头孢菌素±氨基糖苷类

注：表中"±"是指两种及两种以上药物可联合应用，或可不联合应用（以下表格同）

4）社区获得性肺炎：

治疗原则：①尽早开始抗菌药物经验治疗。应选用能覆盖肺炎链球菌、流感嗜血杆菌的药物，需要时加用对肺炎支原体、肺炎衣原体、军团菌属等细胞内病原体有效的药物；有肺部基础疾病患者的病原菌亦可为需氧革兰阴性杆菌、金葡菌等。②住院治疗患者入院后应立即采取痰标本，做涂片革兰染色检查及培养；体温高、全身症状严重者应同时送血培养。③轻症患者可口服用药；重症患者选用静脉给药，待临床表现显著改善并能口服时改用口服药。

抗菌药物经验治疗：见表1-8-5。

表1-8-5   社区获得性肺炎的抗菌药物经验治疗

相伴情况	病原	宜选药物	可选药物
不需住院，无基础疾病，青年	肺炎链球菌，肺炎支原体，嗜肺军团菌属，流感嗜血杆菌	青霉素；氨苄（阿莫）西林或联合大环内酯类	第一代头孢菌素或联合大环内酯类
不需住院，有基础疾病，老年	肺炎链球菌，肺炎支原体，嗜肺军团菌属，流感嗜血杆菌，革兰阴性杆菌，金葡菌	第一代或第二代头孢菌素或联合大环内酯类	氨苄西林/舒巴坦或阿莫西林/克拉维酸或联合大环内酯类；氟喹诺酮类或联合大环内酯类
需住院	肺炎链球菌，肺炎支原体，嗜肺军团菌属，流感嗜血杆菌，革兰阴性杆菌，金葡菌	第二代或第三代头孢菌素或联合大环内酯类，氨苄西林/舒巴坦或阿莫西林/克拉维酸或联合大环内酯类	氟喹诺酮类或联合大环内酯类
重症患者	肺炎链球菌，肺炎支原体，嗜肺军团菌属，流感嗜血杆菌，革兰阴性杆菌，金葡菌	第三代头孢菌素或联合大环内酯类，氟喹诺酮类或联合大环内酯类	具有抗铜绿假单胞菌作用的广谱青霉素/β内酰胺酶抑制药或头孢菌素类或联合大环内酯类

　　明确病原体后，对经验治疗效果不满意者，可按药敏试验结果调整用药（表1-8-6）。

表1-8-6   社区获得性肺炎的病原治疗

病原	宜选药物	可选药物	备注
肺炎链球菌	青霉素，氨苄（阿莫）西林	第一代或第二代头孢菌素	
流感嗜血杆菌	氨苄西林，阿莫西林，氨苄西林/舒巴坦，阿莫西林/克拉维酸	第一代或第二代头孢菌素，氟喹诺酮类	10%～40%的菌株产β内酰胺酶
肺炎支原体	红霉素等大环内酯类	氟喹诺酮类，多西环素	
肺炎衣原体	红霉素等大环内酯类	氟喹诺酮类，多西环素	
军团菌属	红霉素等大环内酯类	氟喹诺酮类	

续表

病原	宜选药物	可选药物	备注
革兰阴性杆菌	第二代或第三代头孢菌素	氟喹诺酮类，β内酰胺类/β内酰胺酶抑制药	
金葡菌	苯唑西林，氟唑西林	第一代或第二代头孢菌素，克林霉素	

5）医院获得性肺炎：常见的病原菌为肠杆菌科细菌、金葡菌，亦可为肺炎链球菌、流感嗜血杆菌、厌氧菌等。重症患者及机械通气、昏迷、激素应用等危险因素患者的病原菌可为铜绿假单胞菌、不动杆菌属及甲氧西林耐药金葡菌等。

治疗原则：①应重视病原检查，给予抗菌治疗前先取痰标本进行涂片革兰染色检查及培养，体温高、全身症状严重者同时送血培养。有阳性结果时做药敏试验。②尽早开始经验治疗。首先采用针对常见病原菌的抗菌药物。明确病原后，根据药敏试验结果调整用药。③疗程根据不同病原菌、病情严重程度、基础疾病等因素而定。宜采用注射剂，病情显著好转或稳定后并能口服时改用口服药。

抗菌药物应用：见表1-8-7。

表1-8-7　　　　　　　医院获得性肺炎的抗菌药物选择

病原	宜选药物	可选药物	备注
金葡菌			
甲氧西林敏感	苯唑西林，氯唑西林	第一代或第二代头孢菌素，林可霉素，克林霉素	有青霉素类过敏性休克史者不宜用头孢菌素类
甲氧西林耐药	万古霉素或甲万古霉素	磷霉素，利福平，复方磺胺甲噁唑与万古霉素或去甲万古霉素联合，不宜单用	
肠杆菌科细菌	第二代或第三代头孢菌素单用或联合氨基糖苷类	氟喹诺酮类，β内酰胺酶抑制药复方，碳青霉烯类	

续表

病原	宜选药物	可选药物	备注
铜绿假单胞菌	哌拉西林，头孢他啶、头孢哌酮、环丙沙星等氨基糖苷类	具有抗铜绿假单胞菌作用的 β 内酰胺酶抑制药复方或碳青霉烯类＋氨基糖苷类	通常需联合用药
不动杆菌属	氨苄西林/舒巴坦，头孢哌酮/舒巴坦	碳青霉烯类，氟喹诺酮类	重症患者可联合氨基糖苷类
真菌	氟康唑，两性霉素 B	氟胞嘧啶（联合用药）	
厌氧菌	克林霉素，氨苄西林/舒巴坦，阿莫西林/克拉维酸	甲硝唑	

（3）尿路感染（膀胱炎、肾盂肾炎）：根据感染部位及有无合并症，可将尿路感染分为单纯性上尿路感染（肾盂肾炎）、单纯性下尿路感染（膀胱炎、尿道炎）；依照其病程又可分为急性和反复发作性。

急性单纯性上、下尿路感染多见于门、急诊患者，病原菌 80％以上为大肠埃希菌；而复杂性尿路感染的病原菌除仍以大肠埃希菌为多见（30％～50％）外，也可为肠球菌属、变形杆菌属、铜绿假单胞菌等；医院获得性尿路感染的病原菌尚可为葡萄球菌属、假丝酵母菌属等。

治疗原则：①给予抗菌药物前留取清洁中段尿，做细菌培养及药敏试验。初治时按常见病原菌给药；获知药敏试验结果后，必要时调整用药。②急性单纯性下尿路感染初发患者，治疗宜用毒性小、口服方便、价格较低的抗菌药物，疗程通常为 3～5 天。③急性肾盂肾炎伴发热等全身症状明显的患者宜注射给药，疗程至少 14 天，一般 2～4 周；热退后可改为口服给药。反复发作性肾盂肾炎患者疗程需更长，常需 4～6 周。④对抗菌药物治疗无效的患者应进行全面尿路系统检查，若发现尿路解剖畸形或功能异常者，应予以矫正或相应处理。

抗菌药物应用：见表 1-8-8。

表 1 - 8 - 8 　　　　尿路感染（膀胱炎、肾盂肾炎）的抗菌药物选择

疾病	病原	宜选药物	可选药物
膀胱炎	大肠埃希菌	呋喃妥因，磷霉素	头孢氨苄，头孢拉定，复方磺胺甲噁唑，氟喹诺酮类
	腐生葡萄球菌	头孢氨苄，头孢拉定	呋喃妥因，磷霉素
	肠球菌属	阿莫西林	呋喃妥因
肾盂肾炎	大肠埃希菌等肠杆菌科细菌	氨苄西林/舒巴坦，阿莫西林/克拉维酸	氟喹诺酮类，第二代或第三代头孢菌素
	克雷伯菌属	第二代或第三代头孢菌素	氟喹诺酮类
	腐生葡萄球菌	头孢唑林，头孢拉定	头孢呋辛
	肠球菌属	氨苄西林	万古霉素或去甲万古霉素
	铜绿假单胞菌	环丙沙星、哌拉西林或联合氨基糖苷类	头孢他啶或头孢哌酮＋氨基糖苷类
	假丝酵母菌属	氟康唑	两性霉素 B

注：大肠埃希菌对本类药物耐药株在 50％以上，必须根据细菌药敏试验结果选用

（4）急性感染性腹泻：

治疗原则：①病毒及细菌毒素（如食物中毒等）引起的腹泻一般不需用抗菌药物。②首先留取粪便做常规检查与细菌培养，结合临床情况给予抗菌药物治疗。明确病原菌后进行药敏试验，临床疗效不满意者可根据药敏试验结果调整用药。③腹泻次数和粪便量较多者，应及时补充液体及电解质。④轻症病例可口服用药；病情严重者应静脉给药，病情好转后并能口服时改为口服。

抗菌药物应用：见表 1 - 8 - 9。

表 1 - 8 - 9 　　　　急性感染性腹泻的抗菌药物选择

疾病	病原	宜选药物	可选药物	备注
病毒性腹泻	轮状病毒，诺瓦克样病毒，肠型腺病毒等			对症治疗

续表1

疾病	病原	宜选药物	可选药物	备注
细菌性痢疾	志贺菌属	氟喹诺酮类	复方磺胺甲噁唑，阿莫西林，呋喃唑酮，磷霉素，第一代或第二代头孢菌素	疗程5～7天
霍乱	霍乱弧菌	氟喹诺酮类	复方磺胺甲噁唑，多西环素，氨苄西林	纠正失水及电解质紊乱为首要治疗措施
沙门菌属胃肠炎	沙门菌属	氟喹诺酮类	复方磺胺甲噁唑，氨苄西林，磷霉素	轻症对症治疗
大肠埃希菌肠炎	大肠埃希菌（产肠毒素性、肠致病性、肠侵袭性、肠出血性、肠黏附性）	重症用氟喹诺酮类、磷霉素		轻症对症治疗
葡萄球菌食物中毒	金葡菌（产肠毒素）			对症治疗
旅游者腹泻	产肠毒素大肠埃希菌、志贺菌属、沙门菌属、弯曲杆菌等	重症用氟喹诺酮类		轻症对症治疗
副溶血弧菌食物中毒	副溶血弧菌	多西环素	复方磺胺甲噁唑，氟喹诺酮类	轻症对症治疗
空肠弯曲菌肠炎	空肠弯曲菌	氟喹诺酮类	红霉素等大环内酯类	轻症对症治疗，重症及发病4天内患者用抗菌药物
抗生素相关性肠炎及假膜性肠炎	艰难梭菌（重症）	甲硝唑	甲硝唑无效时用万古霉素或去甲万古霉素	轻症患者停用抗生素即可，万古霉素及去甲万古霉素均需口服给药

续表 2

疾病	病原	宜选药物	可选药物	备注
阿米巴肠病	溶组织阿米巴	甲硝唑	双碘喹啉，巴龙霉素	
隐孢子虫肠炎	隐孢子虫	巴龙霉素	螺旋霉素	
蓝氏贾第鞭毛虫肠炎	贾第鞭毛虫	甲硝唑	阿苯达唑，替硝唑	

（5）细菌性脑膜炎及脑脓肿：不同年龄段细菌性脑膜炎患者的病原菌不同，见表 1-8-10。

表 1-8-10　　　　不同年龄段细菌性脑膜炎患者的主要病原菌

患者情况	病原菌
年龄＜1 个月	B 组链球菌、大肠埃希菌、单核细胞增多性李斯特菌
年龄＞1 个月且＜3 岁	流感嗜血杆菌、脑膜炎奈瑟菌、肺炎链球菌
年龄＞50 岁、免疫功能损害	肺炎链球菌、单核细胞增多性李斯特菌、革兰阴性杆菌
医院获得性脑膜炎	金葡菌、克雷伯菌属、肠杆菌属、不动杆菌属、铜绿假单胞菌

治疗原则：①给予抗菌药物前必须进行脑脊液的涂片革兰染色检查、脑脊液培养以及血培养；有皮肤瘀斑者取局部瘀斑做涂片检查细菌。培养获阳性结果后做药敏试验。②尽早开始抗菌药物的经验治疗。在获知细菌培养和药敏试验结果后，根据经验治疗疗效和药敏试验结果调整用药。③选用易透过血脑屏障的抗菌药物。宜选用杀菌剂，用最大治疗剂量静脉给药。④细菌性脑膜炎的疗程因病原菌不同而异。流行性脑脊髓膜炎的疗程一般为 5～7 天，肺炎链球菌脑膜炎在体温恢复正常后继续用药 10～14 天。革兰阴性杆菌脑膜炎疗程至少 4 周；继发于心内膜炎的链球菌属和肠球菌属脑膜炎疗程需 4～6 周。⑤部分脑脓肿患者经积极抗菌治疗后，尚需手术引流。

抗菌药物应用：见表 1-8-11。

表 1-8-11	细菌性脑膜炎的抗菌药物选择	
病原	宜选药物	可选药物
脑膜炎奈瑟菌	青霉素或氨苄西林	氯霉素
肺炎链球菌		头孢噻肟
青霉素敏感	青霉素，氨苄西林	头孢曲松
青霉素中度耐药	头孢曲松，头孢噻肟	万古霉素或去甲万古霉素
青霉素高度耐药	万古霉素或去甲万古霉素	
B组链球菌	氨苄西林	头孢噻肟或头孢曲松
葡萄球菌属		
甲氧西林敏感	苯唑西林	万古霉素或去甲万古霉素（用于青霉素过敏患者）
甲氧西林耐药	万古霉素或去甲万古霉素＋磷霉素，氨苄西林＋庆大霉素	万古霉素或去甲万古霉素＋利福平，复方磺胺甲噁唑
流感嗜血杆菌		
非产酶株	氨苄西林	
产酶株	头孢噻肟或头孢曲松	氯霉素
克雷伯菌属	头孢噻肟或头孢曲松	美罗培南
大肠埃希菌	头孢噻肟或头孢曲松	美罗培南
铜绿假单胞菌	头孢他啶＋氨基糖苷类	美罗培南＋氨基糖苷类

（6）败血症：败血症病情危急，一旦临床诊断确立，即应按患者原发病灶、免疫功能状况、发病场所及其他流行病学资料综合考虑其可能的病原，选用适宜的抗菌药物治疗。

治疗原则：①及早进行病原学检查，在给予抗菌药物治疗前应留取血液及其他相关标本送培养，并尽早开始抗菌药物的经验治疗。获病原菌后进行药敏试验，按药敏试验结果调整用药。②抗菌药物可单用，亦可联合用药，但在铜绿假单胞菌、肠球菌等败血症时需联合用药。疗程一般需用药至体温恢复正常后 7～10 天，有迁徙病灶者需更长，直至病灶消失。必要时尚需配合外科引流或扩创等措施。③治疗初始阶段需静脉给药，以保证疗效；病情稳定后可改为口服或肌内注射。

病原菌：见表 1-8-12。

表 1-8-12　　　　　　　败血症的主要病原菌及其伴随情况

病原	感染源及可能的入侵途径、诱因	发病场所	备注
金葡菌等凝固酶阴性葡萄球菌	静脉留置导管，体内人工装置	医院	多为甲氧西林耐药株
金葡菌	外科伤口，蜂窝织炎，疖，烧伤创面感染	医院或社区	医院内获得者多为甲氧西林耐药株
肠球菌属	尿路感染，留置导尿管，腹膜透析伴腹膜炎，泌尿生殖手术或操作后	医院或社区	
肺炎链球菌	社区获得性肺炎	社区	
大肠埃希菌	尿路感染，腹腔，胆道感染，生殖系统感染	社区多于医院	
肺炎克雷伯菌等克雷伯菌属	下呼吸道感染，腹腔，胆道感染	医院多于社区	医院感染者耐药程度高
肠杆菌属、柠檬酸菌属、沙雷菌属等肠杆菌科细菌	下呼吸道感染，人工呼吸装置，泌尿生殖系统，腹腔，胆道感染	医院多于社区	医院感染者耐药程度高
不动杆菌属、铜绿假单胞菌	医院获得性肺炎，人工呼吸装置，复杂性尿路感染，留置导尿管，烧伤创面感染	医院	
脆弱拟杆菌	腹腔，盆腔感染	社区或医院	
假丝酵母菌属	免疫缺陷（如中性粒细胞减少症）广谱抗菌药物，免疫抑制药应用，静脉留置导管，严重烧伤创面感染	医院	

抗菌药物：在病原尚未明确前，可参考败血症的主要病原菌及其伴随情况

的因素和患者发病时情况及场所，估计其最可能的病原菌，按表1-8-13中的治疗方案予以经验治疗；在明确病原后，如果原治疗用药疗效不满意，应根据细菌药敏试验结果调整用药。

抗菌药物应用：见表1-8-13。

表 1-8-13   败血症的抗菌药物选择

病原	宜选药物	可选药物	备注
金葡菌、表葡菌等凝固酶阴性葡萄球菌			
甲氧西林或苯唑西林敏感	苯唑西林或氯唑西林	头孢唑林等第一代头孢菌素，头孢呋辛等第二代头孢菌素，克林霉素，磷霉素钠	有青霉素类抗生素过敏性休克史者不宜选用头孢菌素类
甲氧西林或苯唑西林耐药	万古霉素或去甲万古霉素联合磷霉素钠或利福平	复方磺胺甲噁唑，异帕米星，阿米卡星	氨基糖苷类不宜单用，需联合用药
肠球菌属	氨苄西林或青霉素G＋氨基糖苷类	万古霉素或去甲万古霉素	
肺炎链球菌	青霉素G	阿莫西林，头孢噻吩头孢唑林，头孢呋辛，红霉素，克林霉素	肺炎链球菌系青霉素敏感株，该菌对红霉素或克林霉素耐药者多见，需注意药敏试验结果。有青霉素类抗生素过敏性休克史者不宜选用头孢菌素类
大肠埃希菌	氨苄西林/舒巴坦或阿莫西林/克拉维酸	头孢噻肟，头孢曲松等第三代头孢菌素，氟喹诺酮类，氨基糖苷类	菌株之间对药物敏感性差异大，需据药敏试验结果选药，并需注意对氟喹诺酮类耐药者多见

续表

病原	宜选药物	可选药物	备注
肺炎克雷伯菌等克雷伯菌属	第三代头孢菌素	氟喹诺酮类，氨基糖苷类，β内酰胺类/β内酰胺酶抑制药合剂	同上
肠杆菌属、柠檬酸菌属，沙雷菌属	头孢吡肟或氟喹诺酮类	氨基糖苷类，碳青霉烯类，β内酰胺类/β内酰胺酶抑制药合剂	同上
不动杆菌属	氨苄西林/舒巴坦	氨基糖苷类，头孢哌酮/舒巴坦，碳青霉烯类，氟喹诺酮类	同上
铜绿假单胞菌	头孢他啶/头孢哌酮、头孢吡肟、哌拉西林等抗假单胞菌β内酰胺类＋氨基糖苷类	头孢哌酮/舒巴坦，哌拉西林/三唑巴坦，环丙沙星等氟喹诺酮类＋氨基糖苷类，碳青霉烯类＋氨基糖苷类	同上，一般均需联合用药
脆弱拟杆菌	甲硝唑	氯霉素，克林霉素，碳青霉烯类	
假丝酵母菌属	两性霉素B	氟康唑，氟胞嘧啶	氟胞嘧啶宜联合用药

　　(7) 腹腔感染：本组疾病包括急性胆囊炎及胆道感染，细菌性肝脓肿，急性腹膜炎，以及急性胰腺炎继发细菌感染等。通常为肠杆菌科细菌、肠球菌属和拟杆菌属等厌氧菌的混合感染。

　　治疗原则：①在给予抗菌药物治疗之前应尽可能留取相关标本送培养，获病原菌后进行药敏试验，作为调整用药的依据。②尽早开始抗菌药物的经验治疗。经验治疗需选用能覆盖肠道革兰阴性杆菌、肠球菌属等需氧菌和脆弱拟杆菌等厌氧菌的药物。③急性胰腺炎本身为化学性炎症，无应用抗菌药物的指征；继发细菌感染时需用抗菌药物。④必须保持病灶部位引流通畅。有手术指征者应进行外科处理，并于手术过程中采集病变部位标本做细菌培养及药敏试验。⑤初始治疗时需静脉给药；病情好转后可改为口服或肌内注射。

　　抗菌药物应用：在明确病原菌后，根据经验治疗效果和细菌药敏试验结果调整用药，见表1-8-14。

表 1-8-14   腹腔感染的抗菌药物选择

病原	宜选药物	可选药物	备注
大肠埃希菌、变形杆菌属	哌拉西林，氨苄西林/舒巴坦，阿莫西林/克拉维酸	第二代或第三代头孢菌素，氟喹诺酮类，氨基糖苷类	菌株之间对抗菌药物敏感性差异大，需根据药敏试验结果选药；大肠埃希菌对氟喹诺酮类耐药者多见
克雷伯菌属	第三代头孢菌素	氟喹诺酮类，氨基糖苷类，β内酰胺类/β内酰胺酶抑制药合剂	
肠杆菌属	头孢吡肟或氟喹诺酮类	氨基糖苷类，碳青霉烯类，β内酰胺类/β内酰胺酶抑制药合剂	
肠杆菌属	氨苄西林或青霉素＋氨基糖苷类	万古霉素或去甲万古霉素	
拟杆菌属等厌氧菌	甲硝唑	氯霉素，克林霉素，头霉素类，β内酰胺类/β内酰胺酶抑制药合剂，碳青霉烯类	

（8）皮肤及软组织感染：皮肤及软组织感染包括毛囊炎、疖、痈、淋巴管炎、急性蜂窝织炎、烧伤创面感染、手术后切口感染及压疮感染等。毛囊炎、疖、痈及创面感染的最常见病原菌为金葡菌；淋巴管炎及急性蜂窝织炎主要由化脓性链球菌引起；压疮感染常为需氧菌与厌氧菌的混合感染。皮肤、软组织感染病灶广泛并伴发热等全身症状，或有合并症者，属复杂性皮肤、软组织感染；不伴以上情况者为单纯性皮肤、软组织感染。

治疗原则：①皮肤、软组织感染中病灶小而表浅、数量少者如脓疱病，只需局部用药。病灶广泛，并伴发热等全身症状时宜同时全身应用抗菌药物。轻症感染患者可口服给药，严重感染患者可静脉给药。②局部用药以消毒防腐剂（如聚维酮碘）为主，少数情况下亦可用某些主要供局部应用的抗菌药物，如莫匹罗星等。③轻症患者可针对常见病原菌进行经验治疗。全身感染征象显著的患者，应做创面脓液培养，并同时做血培养，获知病原菌后进行药敏试验，必要时据以调整用药。④有脓肿形成时须及时切开引流。

抗菌药物应用：见表1-8-15。

表1-8-15　　　　　皮肤及软组织感染的抗菌药物选择

感染	主要病原菌	宜选药物	可选药物
疖，痈	金葡菌（甲氧西林敏感株）	苯唑西林或氯唑西林	第一代头孢菌素，克林霉素，红霉素，复方磺胺甲噁唑
淋巴管炎，急性蜂窝织炎	化脓性链球菌	青霉素，阿莫西林	第一代头孢菌素，红霉素，克林霉素
创面，手术后切口感染，压疮感染	金葡菌（甲氧西林敏感株）	万古霉素或去甲万古霉素	磷霉素，复方磺胺甲噁唑
	大肠埃希菌，肺炎克雷伯菌等肠杆菌科细菌	氨苄西林/舒巴坦，阿莫西林/克拉维酸	氟喹诺酮类，第二代或第三代头孢菌素
	消化链球菌等革兰阳性厌氧菌	青霉素，克林霉素，阿莫西林	甲硝唑
	脆弱拟杆菌	甲硝唑	克林霉素，氨苄西林/舒巴坦，阿莫西林/克拉维酸

（9）破伤风：本病病原菌为破伤风梭菌。新生儿破伤风应按乙类传染病报告。

治疗原则：①患者应住院治疗，环境要安静，避免刺激。②皮肤损害的清创应在使用抗生素、镇静药后1小时内进行。③及早应用抗毒素及抗菌药物。

遇有较深伤口或污秽创伤时应预防注射破伤风抗毒素。

治疗药物：①抗毒素。人抗破伤风抗毒素用前不需要做皮肤试验。马抗破伤风抗血清应用前做皮肤试验，阴性者可用，阳性者应采用脱敏疗法。②抗菌药物。宜选药物为青霉素或多西环素（静脉给药）；可选药物为甲硝唑。

（10）卒中相关性肺炎（stroke associated pneumonia，SAP）：发病群体为卒中患者；卒中后脑损伤所致免疫功能降低是该病的基础；意识和（或）吞咽障碍所致误吸是其重要的机制；多种细菌混合感染多见，厌氧菌占一定比例；而且疾病过程中病原体多变，易出现多耐药菌；病情迁延，预后差。治疗方面除积极地对原发病对症支持治疗外，抗感染方面可总结为经验性和靶向治疗。

1）SAP 的经验性治疗：SAP 的初始抗感染治疗是经验性治疗，即以该病的病原谱及其流行病学分布规律、当地或本院病原菌耐药状况为依据或者根据相关文献，结合患者的临床病情选择用药。不合理的抗生素选择会明显增加患者的病死率，特别是重症肺炎患者。

有研究证实通常应用氨苄西林/舒巴坦，肺炎就可以获得充分治疗，如果初始治疗无效，可选择碳青霉烯类抗生素或者头孢类抗生素联合克林霉素治疗。根据 2010 年中国专家共识，广谱青霉素/β 内酰胺酶抑制药的复合制剂是经验性治疗 SAP 的常用药物；重症患者首选碳青霉烯类抗生素，再根据病原学检查结果采取降阶梯治疗策略。也可酌情应用莫西沙星（注意评估中枢神经系统不良反应）、抗假单胞菌头孢菌素，或者联合用药，包括头孢曲松联合甲硝唑、抗假单胞菌头孢菌素联合氨基糖苷类抗生素等。

经验性抗生素治疗要在患者肺炎发生的 6 小时之内或者尽快给予用药，否则会增加患者的病死率、住院时间和再住院率。

2）SAP 的靶向治疗：SAP 在经验性治疗的基础上，应积极寻求靶向治疗的机会。通常 SAP 病原菌检查标本的获取主要有：经呼吸道、血液、胸腔积液 3 条途径。

如果经验治疗无效，病原体检查结果是耐药菌或者是预先未估计到的病原体，则必须要调整抗菌药物；如果预期的病原体检查是阴性，或者分离的病原体对某种抗生素是敏感的，而这种抗生素比经验治疗时所用的药物抗菌谱要窄，此时选择降阶梯疗法，即转为靶向治疗。

一般初始治疗应用静脉制剂，一旦体温正常、临床症状改善、血流动力学稳定，患者胃肠道功能正常，能够吸收及耐受口服药物，即转为口服制剂，疗程平均 7～10 天。不动杆菌的耐药率普遍很高，可以应用舒巴坦制剂（如头孢哌酮/舒巴坦 2～3 g/12 h）或者碳青霉烯类抗生素（如美罗培南 1 g/8 h）治疗；铜绿假单胞菌感染时建议应用抗假单胞菌的青霉素（哌拉西林/他唑巴坦 4.5 g/8 h）、头孢类（头孢他啶 2 g/8 h）或者碳青霉烯类抗生素治疗；耐甲氧西林的葡萄球菌感染时可应用万古霉素 [15 mg/（kg·12h）] 或者利奈唑胺（600 mg/12h）；而且疗程 14～21 天才可靠。

总之，在 SAP 的治疗中，应将经验性治疗列为临床常用方法。

（11）急症患者抗菌药物的一般应用归纳：见表 1-8-16。

（12）中药与抗生素联合的经验性治疗：在临床实践中有一部分感染患者经上述抗生素治疗后仍无好转的迹象，甚至病情加重，此时加用中药可以取得一定疗效。

表 1-8-16　　　　　　　　急症患者抗菌药物的一般应用归纳

临床感染类型	诊断方法选择	经验治疗
皮肤或软组织感染（金葡菌是可能的病原体）	革兰染色、培养、药敏试验	对甲氧苯青霉素敏感的金葡菌：乙氧萘青霉素或苯唑西林 1～2g/(4～6) h，先锋霉素 V 1～2g/8h[①]；如果怀疑 MRSA 感染：用万古霉素 15 mg/(kg·12h)[①]，替考拉宁[③] 6 mg/(kg·12h) 连用 3 次，然后 6 mg/(kg·d)[①]；利奈唑胺 600 mg/12h；达托霉素 4 mg/(kg·d)[①]
因口腔污染所致感染以及皮肤或软组织和骨骼感染（包括化脓性关节炎、滑囊炎、腱鞘炎、骨髓炎）	革兰染色、培养、药敏实验；通过影像学明确有否深部感染；不论血培养是否阳性，骨髓活体组织检查对于诊断骨髓炎有重要意义。厌氧菌培养需要特殊要求	氨苄西林/舒巴坦 1.5～3.0 g/12h，病情严重者加庆大霉素 1.5～2.0 mg/(kg·8h)[①]；氧哌嗪青霉素/三唑巴坦 3.375g/(4～6) h 或 4.5g/(6～8) h；替卡西林/克拉维酸钾 3.1g/6h[①]；头孢吡肟（1.0～2.0 g)/12h[①]。对于骨髓炎、严重感染和可能的 MRSA 感染者，加万古霉素和替考拉宁[③]
急性感染性心内膜炎	根据改良的标准诊断。多次在抗生素治疗之前进行血培养是最好的方法	万古霉素 15 mg/(kg·12h)[①]，或替考拉宁 12 mg/(kg·12h)，连用 3 次，然后 12 mg/(kg·d) 加庆大霉素 1 mg/(kg·8h)[①]，或考虑萘夫西林或苯唑西林 2g/4h，加庆大霉素 1 mg/(kg·8h)[①]

续表

临床感染类型	诊断方法选择	经验治疗
肺部感染：社区获得性肺炎和吸入性肺炎、肺结核、机会性感染包括 HIV/AIDS 及 HIV 感染的高危因素	X线摄片、痰和血培养、痰涂片革兰染色，支气管镜检查肺孢子菌；对某些感染，进行 PPD 试验或检测肺炎链球菌和军团菌等	社区获得性肺炎：头孢三嗪（1～2g)/24h，阿奇霉素 500 mg/d；吸入性肺炎：克林霉素（600～900)mg/8h；卡氏肺孢菌肺炎：TMF-SMX（15～20)mg/(kg·d)①分 3～4 次服用；肺结核：参见结核治疗指南
败血症或不明原因神经系统症状，伴有或不伴有皮肤和软组织感染	革兰染色、培养、药敏试验	肉毒杆菌中毒：三价抗毒血清（A、B、F 型）1 安瓿；青霉素 G 300 万 U6h①，静脉注射；破伤风或有发生破伤风趋势的伤口：人破伤风免疫球蛋白和破伤风类毒素；甲硝唑 500 mg 口服或静脉滴注，8h/次；其他梭菌属（可能为多种微生物）：氨苄西林/舒巴坦（1～3)g/6h①。加万古霉素 15 mg/kg①，每 12 小时静脉滴注 1 次④（或替考拉宁③）
性传播性感染	根据当地卫生部门的指南进行检查和诊断。快速血浆反应素和性病研究所可能出现假阳性。荧光（梅毒）密螺旋体抗体吸收可确诊	遵照疾病预防控制中心治疗指南或公共卫生机构制定的治疗指南

注：应该根据培养结果和药敏结果调整治疗。①肌酐清除率下降的患者要调整剂量。②如果细菌对乙琥红霉素耐药，不用克林霉素。③该药在美国未批准使用。④也可以使用高压氧治疗

1）痰热清注射液：由黄芩、熊胆粉、山羊角、金银花和连翘组成，其主要成分有黄芩苷、熊去氧胆酸、山羊角水解物、绿原酸、异绿原酸、连翘粉等。

痰热清注射液具有很好的抗菌（对伤寒杆菌、铜绿假单胞菌、百日咳杆菌、葡萄球菌、链球菌、肺炎链球菌等有抑制作用，对多种致病真菌亦有抑制

作用）、抗病毒（流感病毒等）、解热、抗惊厥作用。

使用方法：痰热清注射液 20 mL，加入 5％葡萄糖注射液或生理盐水 250 mL 内静脉滴注，每天 1 次，同时联用抗生素。

2）鱼腥草注射液：是鱼腥草经提取制成的一种针剂，其主要成分为甲基正壬酮、癸酰乙醛、月桂醛等挥发油。

现代药理学研究显示，该药对溶血性链球菌、金葡菌、流感嗜血杆菌、卡他布兰汉菌、肺炎链球菌有明显抑制作用；对大肠埃希菌、伤寒杆菌也有抑制作用。鱼腥草注射液具有抗病毒、抗菌、抗感染、镇咳、增强免疫力及抗过敏等多种功效。

使用方法：鱼腥草注射液 20 mL，加入 5％葡萄糖注射液或生理盐水 250 mL内静脉滴注，每天 1 次，同时联用抗生素。

3）其他：对于部分体温不降的患者，可以试用羚羊角粉或安宫牛黄丸等。

2. 抗菌药物在特殊病理、生理状况患者中应用的基本原则

（1）肾功能减退患者抗菌药物的应用（表 1-8-17）：

1）基本原则：许多抗菌药物在人体内主要经肾排出，而某些抗菌药物具有肾毒性，肾功能减退的感染患者应用抗菌药物的原则如下。①尽量避免使用肾毒性抗菌药物，确有应用指征时，必须调整给药方案。②根据感染的严重程度、病原菌种类及药敏试验结果等选用无肾毒性或肾毒性低的抗菌药物。③根据患者肾功能减退程度以及抗菌药物在人体内排出途径调整给药剂量及方法。

2）抗菌药物的选用及给药方案调整：根据抗菌药物体内过程特点及其肾毒性，肾功能减退时抗菌药物的选用有以下几种情况。①主要由肝胆系统排泄或由肝脏代谢，或经肾脏和肝胆系统同时排出的抗菌药物用于肾功能减退者，维持原治疗量或剂量略减。②主要经肾排泄，药物本身并无肾毒性，或仅有轻度肾毒性的抗菌药物，肾功能减退者可应用，但剂量需适当调整。③肾毒性抗菌药物避免用于肾功能减退者，如确有指征使用该类药物时，需进行血药浓度监测，据以调整给药方案，达到个体化给药；也可按照肾功能减退程度（以内生肌酐清除率为准）减量给药，疗程中需严密监测患者肾功能。

表 1-8-17　　　　　　　　　肾功能减退患者抗菌药物的应用

抗菌药物					肾功能减退时的应用
红霉素、阿奇霉素等	氨苄西林		氨苄西林/舒巴坦	氯霉素	可应用，按原治疗量或略减量
大环内酯类	阿莫西林	头孢哌酮	阿莫西林/克拉维酸	两性霉素 B	
利福平	哌拉西林	头孢曲松	替卡西林/克拉维酸	异烟肼	
克林霉素	美洛西林	头孢噻肟	哌拉西林/三唑巴坦	甲硝唑	
多西环素	苯唑西林	头孢哌酮/舒巴坦		伊曲康唑口服液	
青霉素	头孢氨苄	头孢唑肟	氧氟沙星		可应用，治疗量需减少
羧苄西林	头孢拉定	头孢吡肟	左氧氟沙星	磺胺甲唑	
阿洛西林	头孢呋辛	氨曲南	加替沙星	甲氧苄啶	
头孢唑林	头孢西丁	亚胺培南/西司他丁	环丙沙星	氟康唑	
头孢噻吩	头孢他啶	美罗培南		吡嗪酰胺	
庆大霉素	万古霉素				避免使用，确有指征应用者调整给药方案
妥布霉素	去甲万古霉素				
奈替米星	替考拉宁				
阿米卡星	氟胞嘧啶				
卡那霉素	伊曲康唑静脉注射剂				
链霉素					
四环素	呋喃妥因	特比萘芬			不宜选用
土霉素	萘啶酸				

注：需进行血药浓度监测，或按内生肌酐清除率（也可自血肌酐值计算获得）调整给药剂量或给药时间

（2）肝功能减退患者抗菌药物的应用：肝功能减退时抗菌药物的选用及剂量调整需要考虑肝功能减退对该类药物体内过程的影响程度以及肝功能减退时该类药物及其代谢物发生毒性反应的可能性。由于药物在肝脏代谢过程复杂，

不少药物的体内代谢过程尚未完全阐明，根据现有资料，肝功能减退时抗菌药物的应用有以下几种情况。

1）主要由肝脏清除的药物，肝功能减退时清除明显减少，但并无明显毒性反应发生，肝病时仍可正常应用，但需谨慎，必要时减量给药，治疗过程中需严密监测肝功能。红霉素等大环内酯类（不包括酯化物）、林可霉素、克林霉素属此类。

2）药物主要经肝脏或有相当量经肝脏清除或代谢，肝功能减退时清除减少，并可导致毒性反应的发生，肝功能减退患者应避免使用此类药物，氯霉素、利福平、红霉素酯化物等属此类。

3）药物经肝、肾两途径清除，肝功能减退者药物清除减少，血药浓度升高，同时有肾功能减退的患者血药浓度升高尤为明显，但药物本身的毒性不大。严重肝病患者，尤其肝、肾功能同时减退的患者在使用此类药物时需减量应用。经肾、肝两途径排出的青霉素类、头孢菌素类均属此种情况。

4）药物主要由肾排泄，肝功能减退者不需调整剂量。氨基糖苷类抗生素属此类。

抗菌药物应用：见表 1 - 8 - 18。

表 1 - 8 - 18　　　　　　　　肝功能减退患者抗菌药物的应用

抗菌药物				肾功能减退时的应用
青霉素	庆大霉素	万古霉素	氧氟沙星	按原治疗量应用
头孢唑林	妥布霉素	去甲万古霉素	左氧氟沙星	
头孢他啶	阿米卡星	多黏菌素	环丙沙星	
			诺氟沙星	
哌拉西林	头孢噻吩	红霉素	甲硝唑	严重肝病时减量慎用
阿洛西林	头孢噻肟	克林霉素	氟罗沙星	
美洛西林	头孢曲松		氟胞嘧啶	
羧苄西林	头孢哌酮		伊曲康唑	
林可霉素	培氟沙星	异烟肼		肝病时减量慎用
线霉酯化物	两性霉素 B	磺胺药		肝病时避免应用

续表

抗菌药物		肾功能减退时的应用
四环素类	酮康唑	
氯霉素	咪康唑	
利福平	特比萘芬	

注：活动性肝病时避免应用

（3）老年患者抗菌药物的应用：由于老年人组织器官呈生理性退行性变，免疫功能也渐减退，一旦罹患感染，在应用抗菌药物时需注意以下事项。

1）老年人肾功能呈生理性减退，按一般常用量接受主要经肾排出的抗菌药物时，由于药物自肾排出减少，导致在体内蓄积，血药浓度增高，容易有药物不良反应的发生。因此老年患者，尤其是高龄患者接受主要自肾排出的抗菌药物时，应按轻度肾功能减退情况减量给药，可用正常治疗量的 $2/3 \sim 1/2$。青霉素类、头孢菌素类和其他 β 内酰胺类的大多数品种即属此类情况。

2）老年患者宜选用毒性低并具杀菌作用的抗菌药物，青霉素类、头孢菌素类等 β 内酰胺类为常用药物，毒性大的氨基糖苷类、万古霉素、去甲万古霉素等药物应尽可能避免应用，有明确应用指征时在严密观察下慎用，同时应进行血药浓度监测，据此调整剂量，使给药方案个体化，以达到用药安全、有效的目的。

（4）新生儿患者抗菌药物的应用：新生儿期一些重要器官尚未完全发育成熟，在此期间其生长发育随日龄增加而迅速变化，因此新生儿感染使用抗菌药物时需注意以下事项。

1）新生儿期肝、肾均未发育成熟，肝酶的分泌不足或缺乏，肾清除功能较差，因此新生儿感染时应避免应用毒性大的抗菌药物，包括主要经肾排泄的氨基糖苷类、万古霉素、去甲万古霉素等，以及主要经肝代谢的氯霉素。确有应用指征时，必须进行血药浓度监测，据此调整给药方案，个体化给药，以确保治疗安全有效。不能进行血药浓度监测者，不可选用上述药物。

2）新生儿期避免应用或禁用可能发生严重不良反应的抗菌药物（表1-8-19）。可影响新生儿生长发育的四环素类、喹诺酮类禁用，可导致脑性核黄疸及溶血性贫血的磺胺类药和呋喃类药避免应用。

3）新生儿期由于肾功能尚不完善，主要经肾排出的青霉素类、头孢菌素类等β内酰胺类药物需减量应用，以防止药物在体内蓄积导致严重中枢神经系统毒性反应的发生。

4）新生儿的体重和组织器官日益成熟，抗菌药物在新生儿的药代动力学亦随日龄增长而变化，因此使用抗菌药物时应按日龄调整给药方案。

表 1 - 8 - 19　　　新生儿应用抗菌药物后可能发生的不良反应

抗菌药物	不良反应	发生机制
氯霉素	灰婴综合征	肝酶不足，氯霉素与其结合减少，肾排泄功能差，使血游离氯霉素浓度升高
磺胺药	脑性核黄疸	碘胺药替代胆红素与蛋白的结合位置
喹诺酮类	软骨损害（动物）	不明
四环素类	齿及骨骼发育不良，牙齿黄染	药物与钙络合沉积在牙齿和骨骼中
氨基糖苷类	肾、耳毒性	肾清除能力差，药物浓度个体差异大，致血药浓度升高
万古霉素	肾、耳毒性	同氨基糖苷类
磺胺药及呋喃类	溶血性贫血	新生儿红细胞中缺乏葡萄糖-6-磷酸脱氢酶

（5）小儿患者抗菌药物的应用：小儿患者在应用抗菌药物时应注意以下几点。

1）氨基糖苷类抗生素：该类药物有明显肾、耳毒性，小儿患者应尽量避免应用。临床有明确应用指征且又无其他毒性低的抗菌药物可供选用时，方可选用该类药物，并在治疗过程中严密观察不良反应。有条件者应进行血药浓度监测，根据其结果个体化给药。

2）万古霉素和去甲万古霉素：该类药也有一定肾、耳毒性，小儿患者仅在有明确指征时方可选用。在治疗过程中应严密观察不良反应，并应进行血药浓度监测，个体化给药。

3）四环素类抗生素：可导致牙齿黄染及牙釉质发育不良。不可用于 8 岁以下小儿。

4）喹诺酮类抗菌药：由于对骨骼发育可能产生不良影响，该类药物避免用于 18 岁以下未成年人。

（6）妊娠期和哺乳期患者抗菌药物的应用：妊娠期患者抗菌药物的应用可

参考表 1-8-20，妊娠期抗菌药物的应用需考虑药物对母体和胎儿两方面的影响。

1）对胎儿有致畸或明显毒性作用者，如四环素类、喹诺酮类等，妊娠期避免应用。

2）对母体和胎儿均有毒性作用者，如氨基糖苷类、万古霉素、去甲万古霉素等，妊娠期避免应用；确有应用指征时，须在血药浓度监测下使用，以保证用药安全有效。

3）药毒性低，对胎儿及母体均无明显影响，也无致畸作用者，妊娠期感染时可选用。青霉素类、头孢菌素类等 β 内酰胺类和磷霉素等均属此类。美国食品药品管理局（FDA）按照药物在妊娠期应用时的危险性分为 A、B、C、D 及 X 类，可供药物选用时参考。

哺乳期患者抗菌药物的应用：哺乳期患者接受抗菌药物后，药物可自乳汁分泌，通常母乳中药物含量不高，不超过哺乳期患者每天用药量的 1%；少数药物乳汁中分泌量较高，如氟喹诺酮类、四环素类、大环内酯类、氯霉素、磺胺甲噁唑、甲氧苄啶、甲硝唑等。青霉素类、头孢菌素类等 β 内酰胺类和氨基糖苷类等在乳汁中含量低。然而无论乳汁中药物浓度如何，均存在对乳儿潜在的影响，并可能出现不良反应，如氨基糖苷类抗生素可导致乳儿听力减退，氯霉素可致乳儿骨髓抑制，磺胺甲噁唑等可致核黄疸、溶血性贫血，四环素类可致乳齿黄染，青霉素类可致过敏反应等。因此治疗哺乳期患者时应避免选用氨基糖苷类、喹诺酮类、四环素类、氯霉素、磺胺药等。哺乳期患者应用任何抗菌药物时，均宜暂停哺乳。

表 1-8-20　　　抗微生物药在妊娠期应用时的危险性分类

FDA 分类		抗微生物药		
A. 在孕妇中研究证实无危险性				
B. 动物中研究无危险性，但人类研究资料不充分，或对动物有毒性，但人类研究无危险性	青霉素类	红霉素	两性霉素 B	甲硝唑
	头孢菌素类	阿奇霉素	特比萘芬	呋喃妥因
	青霉素类＋β内酰胺酶抑制药	克林霉素	利福布汀	
	氨曲南	磷霉素	乙胺丁醇	
	美罗培南			

续表

FDA 分类	抗微生物药			
C. 动物研究显示毒性，人体研究资料不充分，或对动物有毒性，但人类研究无危险性	厄他培南 亚胺培南/西司他丁 氯霉素 克拉霉素 万古霉素	氟康唑 伊曲康唑 酮康唑 氟胞嘧啶	磺胺药/甲氧苄啶 氟喹诺酮类 利奈唑胺	乙胺嘧啶 利福平 异烟肼 吡嗪酰胺
D. 已证实对人类有危险性，但仍可能受益多	氨基糖苷类	四环素类		
X. 对人类致畸，危险性大于受益	奎宁	乙硫异烟胺 利巴韦林		

注：①妊娠期感染时用药可参考表中分类，以及用药后患者的受益程度及可能的风险，充分权衡后决定。A类妊娠期患者可安全使用；B类有明确指征时慎用；C类在确有应用指征时，充分权衡利弊决定是否选用；D类避免应用，但确有应用指征，且患者受益大于可能的风险时在严密观察下慎用；X类禁用。②妊娠期患者接受氨基糖苷类、万古霉素、去甲万古霉素、氯霉素、磺胺药、氟胞嘧啶时必须进行血药浓度监测，据以调整给药方案

〔附1〕耐药阴性菌的抗生素治疗

耐药病菌的阳性菌，其抗生素治疗一般都比较熟悉，限于篇幅在此不赘述。

耐药病菌的阴性菌，鉴于其病菌的顽固性、隐蔽性和选用药物的困难性及疗效等问题，现结合我们的临床体会，分述如下。

目前革兰阴性菌的分离率，根据 CHINET 2007—2012 年的研究报告可达 71.90%。临床所见革兰阴性菌主要包括"非发酵菌"和"肠杆菌"两大类，其分布及耐药情况见图 1-8-1、图 1-8-2。

临床经验性治疗策略（2005－ATS，近年已有不推荐趋势）、抗菌药物临床应用指南（2012，第 2 版）简介如下。

1. 基本概念和原则

医院内获得性肺炎（HAP）：指发生于入院 48 小时后的肺炎，且入院时不处于潜伏期。

呼吸机相关性肺炎（VAP）：指插管呼吸机辅助呼吸 48～96 小时后的肺炎。

医源性肺炎（HCAP）：指任何患者，发病前 90 天内曾经在急诊室住院 2 天以上，或在其他医疗机构长期护理后所致的肺炎。另外，也可能在发病前 30 天接受过静脉注射抗生素、化疗、透析、伤口处理等后所致的肺炎。

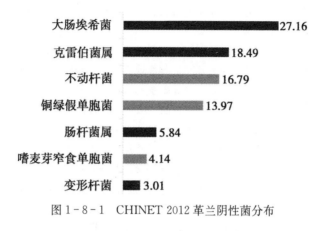

图 1-8-1 CHINET 2012 革兰阴性菌分布

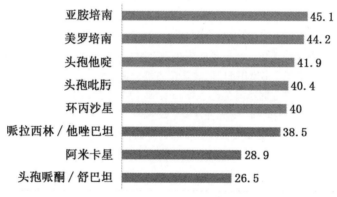

图 1-8-2 非发酵菌耐药现状

鉴于 HAP、VAP、HCAP 患者现在定植和感染 MDR（多重耐药菌）的危险性在增加，加之判断上述病症的准确发病率比较困难，以及下呼吸道感染与支气管炎重叠，尤其是行机械通气的患者，故其 VAP 发生率是非机械通气患者的 6～20 倍。与早发性疾病相比，晚发性 HAP、VAP 更可能感染 MDR，其死亡率也更高。尤其是新近接受过抗生素治疗或在其他医疗机构的早发性 HAP，其 MDR 定植和感染的危险性更大。再由于不同群体、不同医院、不同的医疗区域、不同时期 MDR 的发生率也不同。加之 MDR 多可从病情严重、有基础疾病、有发生 HCAP 危险因素及晚发性 HAP、VAP 的患者中分离出来的流行病性特点，故在临床经验性治疗耐药阴性菌时，专家认为以下几项是其基本原则：①避免不治或不充足的治疗 HAP、VAP、HCAP 是不可取的。②不同的医院、不同的医疗区域、不同时期的病菌不同，故选择药物也不同。③要通过正确的诊断，制定适合下呼吸道标本培养结果的治疗方案，缩短抗生素疗程至最小有效期。④针对修正危险因子来使用预防策略，以便更加有效地防治耐药阴性菌。

2. 发病机制　众多研究表明，吸入口咽部的病菌和气管插管气囊周围含病菌的分泌物被吸入，是病菌进入下呼吸道的原发途径。加之许多宿主和治疗相关的定植口咽因素，如患者基础病严重、有外伤、手术、抗生素暴露及其他药物和侵入性呼吸器械设备使用等病史，均是 HAP、VAP 的重要发病原因和机制。因此，有效的感染控制措施非常重要，如医务人员的培训教育、采用乙醇消毒洗手、隔离 MDR 感染患者，防止交叉感染及使用合适抗生素治疗等都是有效预防措施。特别是行呼吸机辅助的患者，其气管插管气囊压力应保持在 20 cmH$_2$O 以上，以防止气囊周围病菌渗漏入下呼吸道。同时要避免呼吸机管道内污染的冷凝水进入气管插管内或湿化器或雾化器内。故及时更换接头、雾化器或加热湿化器，以减少呼吸道内的细菌定植亦很重要。尽量缩短气管插管和机械通气的时间，患者保持半坐卧位，尤其喂食物时，积极排痰，尽早拔管等措施都能起到预防或减少 VAP 发生的作用。

预防或减少 HAP、HCAP 发生的其他措施还有：①口服抗生素（阿莫西林），应用 SDD 技术，不推荐常规使用。②避免肌肉松弛药的使用。③减少或中断每天镇静药的使用，防止抑制咳嗽排痰。④慎用 H$_2$ 阻滞药预防消化道出血，可酌情用硫糖铝（但注意出血）。⑤使用胰岛素，使血糖控制在 80～110 mg/dL 预防血液性感染。⑥尽量不输血或减少输血。⑦减少入住 ICU 的时间。⑧加强洗手、戴手套、口罩、帽子及无菌操作等隔离措施。

3. 诊断　详细询问病史和检查，所有患者应该行血常规、胸片（床旁胸片准确性有限，应行立位照片）、血气分析加离子分析、电解质、肝肾功能等检查。疑似 HAP、VAP 患者应尽早行血培养，阳性结果表示有肺炎或肺外感染存在。出现胸腔积液时应该行诊断性胸腔穿刺及胸腔积液检查，对疑似 HAP、VAP 患者，应行支气管纤维镜检查，并采集下呼吸道分泌物标本及气管内吸引物 BAC 和 PSB、BAL 等标本检查。

诊断标准：①新出现的肺部浸润灶、发热、白细胞升高、脓痰、气管内吸引物非定量分析分离出病原菌。②支气管纤维镜防污染毛刷（10^3～10^6）/(CFU·mL)。③气管内吸引物定量培养［≥10^3/(CFU·mL)］。④支气管肺泡灌洗液［≥10^4/(CFU·mL)］。符合上述任一条即可诊断。

如不能立即行支气管纤维镜检查采集标本，非支气管纤维镜检查采集标本的方法获得的分泌物标本，并进行定量培养也可以。与临床防治策略相比，经支气管纤维镜检查细菌学诊断能降低 14 天病死率，如延迟初始合适的抗生素治疗，则可增加 VAP 患者的病死率。因此，建议积极行支气管纤维镜检查采集标本行细菌定量培养检查，对诊断和治疗都具有重要意义。

4. 治疗　HAP、VAP 经验性治疗策略见图 1-8-3。

鲍曼不动杆菌感染：①正在接受抗菌药物治疗的患者如果一度好转，复又加重，在时

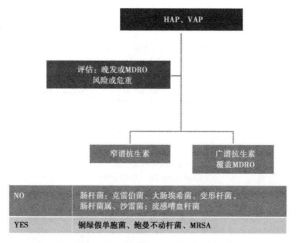

图 1-8-3　HAP、VAP 治疗策略

注：MRSA 是一种耐药性细菌，系耐甲氧西林金葡菌（Methicillin-Resistant Staphy-
lococcus Aureus，MRSA）的缩写。1961 年，MRSA 在英国被首次发现，它的致病
机制与普通金葡菌没什么两样，但危险的是，它对多数抗生素不起反应，体弱的人
感染后会造成致命性炎症而死亡。但多数可以用利奈唑胺或万古霉素杀灭。

间上与鲍曼不动杆菌的出现相符合。②从标本采集、标本质量、细菌浓度（定量或半定量
培养）、涂片所见等，有评价阳性培养结果的临床意义。③2 次以上痰培养显示纯鲍曼不动
杆菌生长或鲍曼不动杆菌优势生长。符合上述几条，或长时间使用第三代头孢菌素、长时
间机械通气、存在慢性肺部疾病和使用免疫抑制药、合并低蛋白血症、高 APACHEⅡ评分
或高 CIPS 评分、容易合并真菌感染，即可考虑为不动杆菌感染，否则为定植。

　　另外，定植则表现为呼吸道抽吸物白细胞计数和中性粒细胞比例与健康人相似，而感
染者则明显升高。且鲍曼不动杆菌引起的呼吸机相关性下呼吸道感染多数为混合感染，混
合感染的细菌之间可能存在着共生关系。其临床共识与处理方案如下（图 1-8-4）。

　　1）中国鲍曼不动杆菌感染诊治与防控专家共识：XDRAB 感染常采用联合治疗，包括
①以舒巴坦或含舒巴坦的复合制剂为基础的联合：米诺环素（或多西环素）、多黏菌素 E、
氨基糖苷类抗生素、碳青霉烯类抗生素等。②以替加环素为基础的联合：含舒巴坦的复合制
剂（或舒巴坦）、碳青霉烯类抗生素、多黏菌素 E、喹诺酮类抗菌药物、氨基糖苷类抗生素。

　　2）铜绿假单胞菌下呼吸道感染诊治专家共识：①非 MDR-PA 的较轻症下呼吸道感染，
没有基础疾病，可给予充分剂量单药治疗。②氟喹诺酮类和氨基糖苷类可在 β 内酰胺类过
敏或其他原因不能使用时采用。③非 MDR-PA 但有基础疾病或存在 PA 感染危险因素的下
呼吸道感染患者，避免使用近期暴露的抗生素，采用联合治疗。

　　3）铜绿假单胞菌治疗原则：①抗假单胞菌 β 内酰胺作为核心（足剂量）。②避免 1 个

月内用过耐药的 β 内酰胺。③与氨基糖苷或喹诺酮联合治疗。

　　4）联合治疗：①适用于严重脓毒症、中性粒细胞缺乏、混合感染患者，无法应用和不能耐受 SMZ-TMP 的患者，XDR、PDR 菌株感染的患者。②联合治疗可减少或延缓耐药发展。

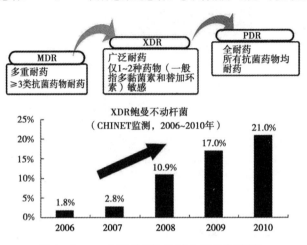

图 1-8-4　广泛耐药鲍曼不动杆菌急剧增加

〔**附 2**〕**超广谱 β 内酰胺酶**

　　超广谱 β 内酰胺酶（Extended Spectrum Beta-Lactamases，ESBLs）：大肠埃希菌、肺炎克雷伯菌、鲍曼不动杆菌等通常最易产生，其次，阴沟肠杆菌、黏质沙雷菌、弗劳地枸橼酸菌、铜绿假单胞菌也可生产。其特点是可以水解灭活青霉素类抗生素、头孢菌素（主要为第三代大肠埃希菌头孢菌素，如头孢他啶、头孢哌酮等，马斯平等除外）和单环 β 内酰胺类抗生素（氨曲南、卡芦莫南等），通常不水解霉素类（头孢西丁、头孢美唑等）和碳青霉烯类（亚胺培南、美罗培南等）。其活性可以被克拉维酸、舒巴坦、他唑巴坦等 β 内酰胺酶抑制药所抑制。我国的产 ESBLs 菌株主要是分解头孢噻肟的 CTX-M 型。

　　1. **耐药特点**　如果临床出现产 ESBLs 菌株，则对青霉素类、第三代头孢菌素（头孢噻肟、头孢他啶、头孢哌酮、头孢曲松等）、单环 β 内酰胺类抗生素（氨曲南）耐药，ESBLs 在实验室有一种专门的检测方法，如果患者的药敏报告单已注明为产 ESBLs 菌株，则表明已经实验室确证。如果患者药敏报告单未注明为产 ESBLs 菌株，第三代头孢菌素和单环酰胺类抗生素中有一种 $MIC \geqslant 2\ \mu g/mL$，或符合 $CAZ \leqslant 22\ mm$、$ATM \leqslant 27\ mm$、$CTX \leqslant 27\ mm$、$CRO \leqslant 25\ mm$ 其中一个，则提示菌株可能产 ESBLs，这种情况下，即使实验室报告为敏感的第三代头孢菌素和单环 β 内酰胺类抗生素，在临床也不推荐使用（图 1-8-5、图 1-8-6）。

　　2. **病情严重程度的判断**　根据《2012 年国际严重脓毒症和脓毒症休克诊疗指南》判断：

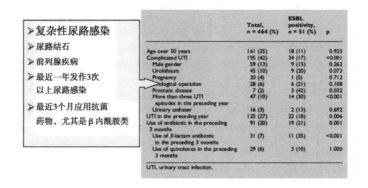

Table 2. Multivariate Analysis of Risk Factors for Community-Acquired Infection Due to ESBL-Producing *Escherichia coli*[a]		
Model	OR (95% CI)	P Value
General model		
Age >60 y	1.9 (1.07-3.5)	.02
Female sex	2.5 (1.2-5.2)	.008
Diabetes mellitus	2.8 (1.1-6.1)	.01
Recurrent urinary tract infections	5.2 (2.3-11.5)	<.001
Health care-associated infection	2.0 (1.0-4.1)	.04
Previous antimicrobial use	2.9 (1.6-5.3)	<.001
Model with specific antimicrobials[b]		
Aminopenicillins	2.8 (1.2-6.1)	.01
Cephalosporins	3.2 (1.0-9.5)	.03
Fluoroquinolones	1.9 (1.0-4.1)	.04
Model with specific types of health care contact[b]		
Invasive urinary tract procedure	3.6 (1.7-6.1)	<.001

> 年龄60以上
> 女性
> 糖尿病
> 反复的尿路感染
> 卫生保健相关感染
> 之前抗菌药物的应用（氨基青霉素、头孢菌素、氟喹诺酮类）
> 侵袭性泌尿道操作

图 1-8-5　社区获得性产 ESBLs 大肠埃希菌感染的危险因素

> 复杂性尿路感染
> 尿路结石
> 前列腺疾病
> 最近一年发作3次以上尿路感染
> 最近3个月应用抗菌药物，尤其是β内酰胺类

	Total, n = 464 (%)	ESBL positivity, n = 51 (%)	p
Age over 50 years	161 (35)	18 (11)	0.925
Complicated UTI	195 (42)	34 (17)	<0.001
Male gender	59 (13)	9 (15)	0.262
Urolithiasis	45 (10)	9 (20)	0.073
Pregnancy	20 (4)	1 (5)	0.712
Urological operation	28 (6)	6 (21)	0.108
Prostatic disease	7 (2)	3 (42)	0.032
More than three UTI episodes in the preceding year	47 (10)	14 (30)	<0.001
Urinary catheter	16 (3)	2 (13)	0.692
UTI in the preceding year	125 (27)	22 (18)	0.006
Use of antibiotic in the preceding 3 months	91 (20)	19 (21)	0.001
Use of β-lactam antibiotic in the preceding 3 months	31 (7)	11 (35)	<0.001
Use of quinolones in the preceding 3 months	29 (6)	3 (10)	1.000

UTI, urinary tract infection.

图 1-8-6　社区获得性产 ESBLs 大肠埃希菌尿路感染的危险因素

（1）严重脓毒症。

（2）由感染引起的下列任一情况：低血压、乳酸升高、充分液体复苏下尿量少于 0.5 mL/(kg·h) 超过 2 小时、肌酐超过 176.8 μmol/L、ALL、胆红素大于 34.2 μmol/L、血小板降低、INR 超过 1.5。

3. ESBLs 的经验性治疗

（1）尿路感染、肝脓肿、胆道感染、腹膜炎、医院获得性肺炎等局部感染，如果没有继发重症脓毒症和脓毒性休克的患者可选用高剂量的 β 内酰胺类/β 内酰胺酶抑制药合剂，疗效不佳时改用碳青霉烯类抗生素。

（2）重症感染患者（重症脓毒症和脓毒性休克患者）首选碳青霉烯类抗生素。

4. 产 ESBLs 菌株感染患者的个体化治疗

(1) 选用哌拉西林/他唑巴坦：一旦确定为产 ESBLs 菌株，应立即停止使用第三代头孢菌素和单环 β 内酰胺类抗生素的治疗。对付产 ESBLs 菌株，最有效的抗生素为碳青霉烯类，亚胺培南、美罗培南等较为常用。其次，头霉素类中的头孢西丁、头孢美唑等对其也有效。因为 ESBLs 活性可以被克拉维酸、舒巴坦、他唑巴坦等 β 内酰胺酶抑制药所抑制，所以，也可以选择 β 内酰胺类抗生素和 β 内酰胺酶抑制药的混合制剂，如替卡西林/克拉维酸、头孢哌酮/舒巴坦、哌拉西林/他唑巴坦等，但如果细菌同时产 ESBLs 和 AmpC 酶，这种方法就没用了，因为 AmpC 酶可以水解以上抗菌药物，且其活性不被克拉维酸、舒巴坦等 β 内酰胺酶抑制药所抑制。

　　(2) 选择碳青霉烯或酶复合制剂：危重患者首选碳青霉烯，严重脓毒症、脓毒性休克通过 PK/PD 原理，合理使用酶复合制剂提高疗效。总之，抗菌药物的使用，应遵循抗生素用药原则，尽力采用患者标本或血液做培养和药敏试验，针对药敏或经验性选择有效抗生素，足量、及时、短疗程（5～10 天）治疗。值得注意的是，初始应避免选用高级抗生素或多种抗生素应用，能口服时尽量口服，尽量减少注射用药。尤其是要禁止滥用抗生素，以防发生耐药或药物毒副作用，造成无法挽回的伤害和损失（如假膜性肠炎等）。

　　〔附 3〕光动力抗菌疗法

　　光动力疗法（Photodynamic therapy，PDT），是利用光敏剂在适合波长的光照射下，从而产生单线态氧和自由基等细胞毒素作用于靶细胞的一种治疗方法。近年来，已成为世界肿瘤防治学中最活跃的新研究领域。随着 PDT 开展，一种光动力抗菌疗法（Photodynamic antimicroabial chemotherapy，PACT）亦正在积极的研究中。如 PACT 治疗细菌生物膜（bacterial biofilm，菌膜）感染、真菌及体内抗感染的实验研究都取得了较大进展，尤其在治疗耐药菌引起的感染性疾病、慢性溃疡、肺结核及皮肤病的研究中，表现出毒性小、杀菌范围广和具有极少诱导耐药性特点。随着 PDT/PACT 研究不断深入和改进，相信在不久的将来，PACT 将成为治疗难治性感染性疾病的新方法而用于临床。

（张东山　　熊光仲）

九、急性呼吸窘迫综合征——柏林定义

　　急性呼吸窘迫综合征（ARDS），曾经称为休克肺、弥漫性肺泡损伤、创伤性湿肺、成人呼吸窘迫综合征等。自 1967 年 Ashbaugh 首先提出 ARDS 的定义以来，有了许多进展，其中有 1994 年美欧联席会议"AECC 定义"、2007 年我国《急性肺损伤/急性呼吸窘迫综合征诊断与治疗指南（2006）》。ARDS 临床特征为呼吸频率高和窘迫，进行性低氧血症，病情危重者可出现意识障碍，甚至死亡等。体格检查：呼吸急促，鼻翼扇动，三凹征；听诊双肺早期可无啰音，偶闻及哮鸣音，后期可闻及细湿啰音，卧位时背部明显。叩诊可及浊音，合并肺不张叩诊可及实音，合并气胸则出现皮下气肿、叩诊鼓音等。X线呈现弥漫性肺泡浸润。值得注意的是本症与婴儿呼吸窘迫综合征颇为相似，应予以区别，其病因、病理和发病机制不尽相同（略）。

以往临床诊断多以原发病后出现呼吸困难，呼吸频率＞30～35 次/min，及临床体查，胸部 X 线检查呈现斑片状或大片状浸润阴影，毛玻璃样改变。加之血气分析：$PaO_2 < 60$ mmHg，$PaO_2/FiO_2 < 300$，$PaO_2/FiO_2 < 200$。肺动脉楔压≤18 mmHg 或临床上无充血性心力衰竭的证据即可诊断 ARDS。治疗主要以抗感染、激素、呼吸机辅助等方法处理，死亡率 95% 以上。

2012 年"柏林定义"后，国际多采用"柏林定义"对 ARDS 做出诊断及严重程度分层。ARDS 的柏林定义主要如下：

1. 起病时间 已知临床病因后 1 周之内或新发/原有呼吸症状加重。

2. 胸部影像 胸片或 CT 扫描，可见双侧阴影且不能完全用胸腔积液解释、肺叶/肺萎陷、结节。

3. 肺水肿 肺水肿原因不能通过心力衰竭或水负荷增多来解释的呼吸衰竭，如果没有危险因素，就需要客观评估排除静水压水肿。

4. 缺氧程度 分为如下几种。①轻度：200 mmHg＜PaO_2/FiO_2≤300 mmHg，PEEP 或 CPAP≥5 cmH_2O，轻度 ARDS 组中可能采用无创通气。②中度：100 mmHg＜PaO_2/FiO_2≤200 mmHg，PEEP≥5 cm H_2O。③重度：PaO_2/FiO_2≤100 mmHg，PEEP≥5 cm H_2O，如果所在地区纬度高于 1000 m，应引入校正因子计算：[PaO_2/FiO_2（气压/760）]。

注：FiO_2 为吸入氧浓度；PaO_2 为动脉氧分压；PEEP 为呼吸末正压；CPAP 为持续气道正压。

根据 ARDS 柏林定义，诊断一般不难。但应与急性左心衰、肺水肿、急性肺栓塞、重症肺炎、慢性阻塞性肺疾病感染、特发性肺间质纤维化感染等鉴别。

治疗包括如下。

1. 监护及药物 胸腔积液清除与液体管理、肺泡表面活性物质补充疗法、β受体激动药应用、他汀类药物应用、糖皮质激素应用、抗凝药应用、抗氧化药与酶抑制药的应用、血液净化治疗、电解质紊乱及酸碱失衡的纠正、抗感染、营养支持等。

2. 呼吸机辅助通气是急性呼吸窘迫综合征患者的主要治疗手段。按照其通气方式的不同，可以分为无创通气与有创通气，无创通气依赖面罩进行通气，有创通气则依赖气管插管或气管切开导管进行通气，临床选择何种方式需依赖具体病情而确定。目前机械通气策略主要包括以下内容。

（1）肺保护通气策略：主张小潮气量通气（LTVV）、压力限制性通气。允许性高碳酸血症、反比通气、PEEP 应用等。一般选用高 PEEP，如 12 cmH_2O 左右或以上，有助于防止肺泡塌陷。

（2）肺开放策略：包括肺复张，最佳 PEEP 应用以及机械通气模式的选择等，应依据临床病情及血气分析等检查确定。

（3）机械通气辅助治疗：气道内用药（一氧化氮、前列腺素）、俯卧位通气、体外模肺氧合技术等。

急性呼吸窘迫综合征的机械通气辅助治疗手段很多，如持续气道正压通气（CPAP）、气道双水平正压通气（BIPAP）、压力调节容积控制通气（PRVCV）、容积支持通气（VSV）、高频正压通气（HFPPV）、高频射流通气（HFJV）、高频振荡通气（HFOV）等，但国内外一致公认小潮气量，呼气末正压通气（PEEP）是有效合理方法，有利于防止呼气肺泡萎陷，提高肺泡氧分压（PaO_2），改善氧合，增高肺顺应性，但不宜过高，否则会产生气压伤。

此外，急性呼吸窘迫综合征患者诊疗过程中，常出现呼吸机相关性肺炎、呼吸机相关肺损伤、深静脉血栓形成、机械通气困难脱机、肺间质纤维化等应予以重视。

ARDS 至今尚未确定可靠治疗。故目前死亡率仍然高达 50％以上，其有效治疗方法仍需继续探索。

预防主要是控制感染、气压伤、氧中毒、MODS 等发生。

（袁　锋　熊光仲）

十、心脏性猝死

随着心血管病发病率增加及人口老年化加剧，心脏性猝死（sudden cardiac death，SCD）发病率亦逐年上升。美国每年出现的猝死者达 30 万人以上，其中青壮年占 20%～40%，SCD 约占 63%，大约 75% 的死者生前没有心脏病史。据不完全统计，我国发病率 1/1000 左右。北京市男女年平均发病率为 10.5/10 万，女性为 3.6/10 万。

由于各种心脏原因所致的 1 小时内突然死亡的一种非外伤性自然死亡称为心脏性猝死，简称心脏猝死，可发生于原有或无心脏病的患者中，且发生前常无任何危及生命的前期表现，特征为出乎意料地迅速死亡，90% 以上的 SCD 是心律失常所致。某些非心电意外的情况如心脏破裂、肺栓塞、气道梗塞等亦可于 1 小时内迅速死亡，但其发生机制与防治原则不同于心律失常性猝死。

（一）SCD 的危险发病因素

1. 冠状动脉疾病　冠状动脉疾病是成人 SCD 最为重要的病因，其危险因素有心肌梗死、心肌缺血、肥厚型和扩张型心肌病、左心室肥大、心脏瓣膜病、心肌炎、非粥样硬化性冠状动脉异常、浸润性病变、传导异常（QT 间期延长综合征、左束支阻滞）和严重室性心律失常等。左室功能受损、室速的冠心病亚组是 SCD 的首要高危人群。尤其是患心肌梗死者中，有 75% 可发生心脏性猝死。

2. 高血压　高血压动脉粥样硬化是冠心病的危险因素，也是 SCD 危险因素。

3. 洋地黄和奎尼丁等药物中毒亦可引起 SCD。

4. 心电不稳定、血小板聚集、冠状动脉痉挛、心肌缺血及缺血后再灌注等使原有稳定的心脏结构异常发生不稳定情况。

5. 某些因素如自主神经系统不稳定、电解质失调及用致室性心律失常的药物等。

6. 吸烟、酗酒、肥胖、糖尿病和过度劳累、情绪压抑、不良生活方式等与 SCD 有关，都可触发心脏性猝死。

值得注意的是有上述因素，特别是患有心脑血管疾病的人晨练、晚运或突然剧烈运动、情绪激动时要注意防止心脏性猝死。

（二）SCD 的临床分期

有研究表明，SCD 的临床过程可分为 4 个时期：前驱期、发病期、心搏骤停期及生物学死亡期。

由于 SCD 发病突然，时间短，多数患者前驱期未能识别，常常是在发病期或心搏骤停期就医，故大多数患者在家里或在送医院途中死亡。有的即使送到医院因来不及抢救或抢救不奏效而死亡。故临床工作中很难明确区分这些分期。所以对于心脏性猝死我们需要注意以下几点：

1. 重视发生心搏骤停前有数天或数周，甚至数月的前驱症状非常重要。如发生心绞痛、气急或心悸的加重，易于疲劳等症状时要及时就医。

2. 当发生心绞痛或急性心肌梗死引起的胸痛、急性呼吸困难、心悸、持续心动过速或头晕目眩等时，要认真检查，及时查心电图。若发现心率增快和室性早搏或恶化升级为室颤者，要高度考虑 SCD，并且在此发病期心搏骤停即可瞬间发生。另有部分患者可以循环衰竭发病，在心搏骤停前已处于不活动状态，甚至已昏迷，其发病期长。在临终心血管改变前常已有非心脏性疾病。心电图异常以心室停搏较室颤多见，尤其是室颤不能忽视。

3. 心搏骤停期的特征为意识完全丧失，并依次出现如下症状：①心音消失。②脉搏扪不到、血压测不出。③意识突然丧失或伴有短阵抽搐。抽搐常为全身性，多发生于心脏停搏后 10 秒内，有时伴眼球偏斜。④呼吸断续，或呈叹息样，以后即停止，多发生在心脏停搏后 20～30 秒内。⑤昏迷，多发生于心脏停搏 30 秒后。⑥瞳孔散大，多在心脏停搏后 30～60 秒出现。但此期尚未致生物学死亡。如不立即抢救，一般在数分钟内进入死亡期。罕有自发逆转者。

4. 所谓生物学死亡期，是从心搏骤停向生物学死亡的演进过程，主要取决于心搏骤停心电活动的类型和心脏复苏的及时性。室颤或心室停搏，如在 4～6 分钟内未予心肺复苏，则预后很差。如在 8 分钟内未予心肺复苏，除非在低温等特殊情况下，否则也几无存活。

（三）SCD 识别与诊断

根据患者有或无心绞痛或急性心肌梗死引起的胸痛、急性呼吸困难、心悸、持续心动过速或头晕目眩等病史。如突然出现心率增快和室性早搏的恶化升级至室颤者，或患者以循环衰竭发病，在心搏骤停前已处于不活动状态，甚至已昏迷，其发病期长。在临终心血管改变前常已有非心脏性疾病。心电图异常以心室停搏较室颤多见。值得注意的是室颤切不能忽视，应该积极处理。此外，心电-机械分离——心电图虽有缓慢而宽大的 QRS 波，但不能产生有效的心脏机械收缩。一般认为，心室停搏和电机械分离复苏成功率较低。另外存在由于缺氧所致的代谢性酸中毒、血 pH 值下降、血糖、淀粉酶增高等表现。若上述症状发生在 1 小时内即可诊断心脏性猝死。

SCD 应与睡眠猝死（J 波综合征是睡眠猝死的元凶，J 波与猝死有着内在的联系，详细询问病史和家族史是诊断的关键）、不能解释的晕厥、急性心力衰竭、急性心肌梗死、肺心病等相鉴别。

SCD 与心搏骤停的区别：SCD 是指急性症状发作后 1 小时内发生的以意识骤然丧失为特征的、由心脏原因引起的自然死亡。无论是否知道患者有无心脏病，死亡的时间和形式未能预料。心脏性猝死发生后演进发展至心搏骤停的概率极高，如得不到及时有效抢救，几乎是 100％演进至心搏骤停，或至突然死亡。而心搏骤停（CA）是指心脏射血功能的突然终止。导致心搏骤停的病理生理机制最常见为室性快速性心律失常（室颤和室速），其次为缓慢性心律失常或心室停搏，较少见的为无脉性电活动（pulseless electrical activity，PEA）。心搏骤停发生后，由于脑血流的突然中断，10 秒左右患者即可出现意识丧失，经及时救治可获存活，否则将发生生物学死亡，罕见自发逆转者。心搏骤停常是心脏性猝死的直接原因。

（四）SCD 治疗

SCD 明确后，应予以积极抢救，包括立即纠正心律失常、循环衰竭等（参见心律失常、循环衰竭章节），其中电击治疗为室颤和室性心动过速首选的有效方法。前者以非同步电击除颤、后者以同步电击复律。初始电能量约 200 J，一次电击无效可增大能量再次电击，但不宜超过 360 J。室颤能否转为窦性心律，取决于室颤出现至电击除颤的时间间隔，切忌延误除颤时间。电击次数可多于 3 次，中南大学湘雅二医院急诊科、广东中山一医院等医院均有电击 17 次获得成功病例的报道。

抢救中一旦发现并诊断心搏骤停，应立即进行心肺复苏（cardio pulmonary resuscitation，CPR），包括基本生命支持、高级生命支持和复苏后处理。CPR 的目的是在给予明确的治疗前，维持中枢神经系统、心脏及其他重要脏器的生命力（参见心肺复苏章节）。

值得注意的是，复苏后支持治疗对由血流动力学不稳定、多器官功能衰竭引起的早期死亡以及由脑损伤引起的晚期死亡有重要意义。因此，改善复苏后患者预后的复苏后支持治疗是高级生命支持的重要组成部分。患者在恢复自主循环和初步稳定后，仍有很高的病死率。在此阶段，应加强循环、呼吸和神经系统支持；积极寻找并治疗导致心搏骤停的可逆性原因；监测体温，积极治疗体温调节障碍和代谢紊乱，如亚低温（体温降至 33℃或 32℃～34℃，持续

12～24 小时）可改善预后，纠正电解质紊乱，维持 PaCO$_2$ 正常水平，积极防治感染、脑水肿及低碳酸血症等。

开展有创血压监测可准确测量动脉压，对制定最合理的药物联合治疗方案，使组织灌注达到最佳状态有帮助。根据需要，应对输液量和血管活性物质（如去甲肾上腺素、多巴胺、米力农等）精确定量，以维持血压、心输出量和组织灌注。

使患者恢复正常的脑功能和其他器官功能是心肺脑复苏的基本目标。在恢复自主循环阶段，脑组织在经过最初短暂的充血后，由于微循环障碍，脑血流量下降（无复流现象）。对无知觉患者应维持正常的或轻微增高的平均动脉压，以保证理想的脑灌注。因为高温和躁动会增加需氧量，所以必须考虑低温疗法以治疗高热。一旦发现抽搐，必须立即采用抗惊厥药加以控制。

（姚　硕　熊光仲）

十一、心肺复苏与生命支持治疗

为了不断提高心肺复苏（cardio pulmonary resuscitation，CPR）的水平，国际复苏联合会（ILCOR）和美国心脏学会（AHA）分别于 2000、2005、2010、2015 年制订及修订《心肺复苏和心血管急救国际指南》，并成为全世界抢救心搏骤停患者的行动指南。CPR 作为一项基本的急救技术，经过 50 多年的实践，不断尝试、改进、完善、创新，无论是科研还是临床都有了长足的进步。

近年根据临床实践强调了胸外心脏按压，以保证心脑等供血，因而将过去复苏的 ABC 程序变更为 CAB，这是《2010 心肺复苏指南》（以下简称《指南》）中最关键的一项变化，《2015 心肺复苏指南》与《指南》相比更改内容不多，除了对胸外心脏按压流程中的频率和深度做了一定限定和某些药物调整外，其他基本没有变化。另外，1992 年美国心脏学会又提出"早期发现，早期心肺复苏（CPR），早期电除颤，早期高级生命支持"生存链概念。《指南》再次加以强调解读，着重强调了高质量胸外心脏按压的重要性；新增了心搏骤停后综合治疗，并将此生存链归纳为 5 个相互依存的环。由此可见，复苏的首要问题是争取时间及早复苏。对心搏骤停的患者来说，早一分钟复苏与晚一分钟复苏都有着明显的本质性差别。因此，医务人员应该掌握心肺脑复苏的基本知识和技能，熟练掌握气管内插管、人工通气、心脏起搏、除颤及复苏药物的应用等。《指南》同时强调危重症的处理通常由急救医疗团队、快速反应团队以及重症监护团队对重症或可能成为重症的患者进行救治，因此在《指南》中同时新增了"培训、实施和团队"。重症监护团队的主要基础是单个的护士或一组护理人员及其外延展开的救治。荟萃分析表明，快速反应团队（急救医疗团队）可使院外心跳呼吸骤停的发生率下降，但对院内死亡率没有影响。

院内复苏的设备要求：所有的临床区域均应能立即获得复苏设备及药物，以利于对心跳呼吸骤停的患者进行快速复苏。理想情况下，在全院范围内，CPR 所用的设备以及药品均应标准化地摆放。

下面结合《指南》简述有关复苏的基本问题。

心搏骤停的类型按心电图表现来分型主要有：室颤、心搏停止及心电-机械分离 3 型。以上 3 种类型只有在开胸后直视或心电图上才能区分，临床表现都一样，初期急救处理也基本相同。

心搏骤停的诊断要点：①意识突然丧失。②大动脉（颈、股动脉）搏动及心音消失。③呼吸断续或停止。④皮肤黏膜苍白或发绀。⑤手术野血色变紫、渗血或出血停止。⑥瞳孔散大。①～②为主要诊断标准，③～⑥为协助诊断标准。要求在 30 秒内确定诊断，切不可反复听心音测血压，或等待心电图测定后再做出诊断，以免延误抢救时机。

心肺复苏主要包括基础生命支持与高级生命支持及复苏后治疗 3 个阶段，《指南》主要强调早期复苏。现将初期复苏（基础生命支持）与后期复苏（高级生命支持）简述如下。

（一）初期复苏（基础生命支持，Basic life support，BLS）

当呼吸、心跳突然停止，应立即开始就地复苏抢救。无论何种原因所致的心搏骤停，现场抢救的基础生命支持措施相同，包括：①立即识别心搏骤停并启动急救系统。②尽早心肺复苏，C（Circulation）——胸外心脏按压。③A（Airway）——徒手开放气道。④B（Breathing）——人工呼吸（口对口呼吸）。⑤D（Defibrillation）——体外电击除颤。

1. 识别与呼救 当救助者已经确认环境安全，就应该检查患者的反应，同时判断其是否有呼吸或是否呼吸异常。如果患者没有呼吸，或仅有喘息，医护人员应考虑发生心搏骤停的可能，应该立刻呼救（拨打 120），或者取得

AED，然后返回患者处进行 CPR，使用 AED 除颤。

2. 建立人工循环　即胸外心脏按压术，是维持人工循环的第一手法，通过有节律地按压心脏以维持人工血液循环。

（1）胸外心脏按压的实施方法：患者仰卧于硬板床或地上，两下肢抬高 15°，术者在患者一侧，选择胸骨下半部为按压点。将一手掌跟部置于按压点，另一手掌的跟部覆于前者之上，两臂伸直。术者凭自身重力，垂直向下按压，使胸骨下陷 5cm，随即放开，使胸骨自行复位，如此反复操作。小儿仅用一手加压即可，新生儿用拇指按压法，按压应与人工呼吸同时进行，单人复苏时胸外心脏按压 100 次/min，按压与通气之比为 30∶2，双人复苏时按压与通气之比与单人相同。《指南》进一步强调胸外心脏按压的重要性，建议尽量减少中断胸外按压，即强调持续性胸外心脏按压。

（2）禁忌证：①心脏压塞。②心脏创伤。③张力性气胸。④多发性肋骨骨折。

（3）并发症：①肋骨骨折。②内脏损伤（心、肺、肝、脾等）。③胃内容物反流、误吸等。

3. 电击除颤　《指南》强调在给予高质量心肺复苏的同时进行早期除颤是提高心搏骤停存活率的关键。目击者发现心搏骤停马上开始胸外心脏按压一个周期后进行电击除颤，并且强调需要缩短从最后一次按压到给予电击之间的时间，以及给予电击到电击后立即恢复按压之间的时间，也就是说电击一次后马上继续胸外心脏按压，不需要连续电击。

4. 开放气道　保持气道通畅是人工通气的先决条件。最常见的气道梗阻原因：舌后坠、异物阻塞、误吸、黏膜水肿等。处理：托下颌、头后仰、去除气道内异物或分泌物。

5. 人工通气

（1）口对口人工呼吸：是公认的最简便有效的现场急救人工通气方法，如无禁忌证，应尽力实施。

1）实施方法：以头后仰保持呼吸道通畅。术者一手将患者的下颌向上、后方托起，另一手以拇指和示指将患者的鼻孔捏闭，然后吸一口气，对准患者口部用力吹入，见到患者胸廓抬起，口部有气流呼出，才属有效。开始时先迅速连续吹气 3~4 次，然后以每 5 秒钟吹气 1 次的频率进行。小孩则为每分钟 20 次。

2）注意事项：吹气时要配合进行胸外心脏按压，每次深吸气时须尽量多吸气，吹出时必须用力吹入患者口部。复苏有效的标志：①按压时可触及大动脉搏动（颈、股动脉），或可测到血压。②瞳孔缩小，并有对光反应，甚至出现自主呼吸。③发绀消失，口唇、皮肤转为红润等，瞳孔的变化只能作为复苏效果的参考，切不可以根据瞳孔变化来决定是否继续复苏。

（2）气囊或呼吸机通气等人工通气方法：见后面内容。

《指南》的主要变化如下：

1. 变更传统复苏的 ABC 为 CAB　为了保障心脑供血，因而强调胸外心脏按压，故《指南》将上述 ABC 程序变更为 CAB。这是因为患者发生心搏骤停后很少接受周围人群的 CPR 治疗。大多数原因是周围人群不愿意进行早期口对口的人工呼吸。把复苏初始的治疗策略从气道转到胸外心脏按压，虽然仅仅是胸外心脏按压，却可以使更多的心搏骤停患者接受周围人群的救助。

2. 推荐徒手 CPR　在基础生命支持中，由于浪费时间，并且用处不大，因此取消了传统的"看—听—触"的步骤。推荐徒手 CPR 可以免去救助者对"口对口"人工呼吸的恐惧，避免了胸外心脏按压的延误。

3. 重视呼气末二氧化碳监测　呼气末二氧化碳（end-tidal CO_2，$ETCO_2$）监测非常有价值，当患者没有自主循环时，$ETCO_2$ 常 $\leqslant 10$ mmHg。然而，当自主循环恢复，$ETCO_2$ 常突然升高，至少增加到 $35\sim 40$ mmHg。通过监测 $ETCO_2$，中断胸外心脏按压进行脉搏检查就没有必要了。《指南》推荐，在成人中利用定量的二氧化碳图的波形，确认气管插管的位置，并且监测位置变化。已不推荐在气道管理中常规使用环状软骨压力。

4. 不推荐经皮起搏　与传统标准 CPR 相比，一些新的设备并不能改善患者的生存或神经系统的结果。

在等待使用除颤器之前，室颤或室速的患者应该持续胸外心脏按压。

以往，对于心搏骤停超过 $4\sim 5$ 分钟的患者，在除颤前应该进行 $1.5\sim 3$ 分钟的胸外心脏按压，最近的资料显示这样做并不能改善预后。由于作用不大，因此不再推荐对心脏停搏的患者进行经皮起搏。

（二）后期复苏（高级生命支持，advanced life support，ALS）

高级生命支持是指通过运用辅助设备和特殊技术以维持更有效的血液循环和通气，尽最大努力恢复患者的自主心跳与呼吸。主要包括建立人工气道、呼吸支持、建立给药通道及应用复苏药物、电除颤和心脏起搏 5 个方面。

1. 人工气道的建立　为保证心搏呼吸骤停患者的心、脑及其他重要脏器的氧供，条件具备时，对适合进行气管内插管的要及时进行。主要包括咽部置管、阻塞食管通气管、喉罩、球囊（气囊）面罩（简易呼吸器）、环甲膜切开或穿刺术、气管内插管等。

口/鼻咽管或舌钳仅仅作为初级气道管理使用；紧急环甲膜穿刺或切开仅仅作为临时应急用；喉罩、球囊和氧气面罩在呼吸道畅通的前提下，仅在第一个 ABCD 阶段暂时使用；气管内插管术称为"金标准"，是高级生命支持开始的标志和象征。

2. 呼吸支持　呼吸心搏骤停患者仅依靠口对口或口对鼻的人工通气是不能持久及保证机体供氧的需求的，只能解决患者紧急供氧问题，避免长时间缺氧造成心、脑等重要器官不可逆损伤，一旦条件具备，应该立即建立人工气道并使用呼吸机进行机械通气，呼吸支持是确保机体对氧需求的重要手段。

3. 持续人工循环　整个心肺复苏过程中，应该持续胸外心脏按压（仅电击除颤时例外），频率至少为 100 次/min，中断时间最好不大于 5 秒钟；如有条件，可立即实施开胸心脏按压或人工心肺机建立紧急体外循环；气管内插管成功后，胸外心脏按压与人工通气不再按 30∶2 的比例交替，各吹其调，直至患者恢复正常的窦性心律。

4. 复苏药物的使用

（1）目的：激发心脏复跳并增强心肌收缩力，防治心律失常，纠正急性酸碱失衡，提高室颤阈值，为电击除颤创造条件。

（2）主要用药途径：静脉注射为首选，中心静脉最好。《指南》不再建议气管内给药、心内注射，建议可通过骨髓腔途径给药。

（3）常用药物：

1）肾上腺素：无论心电图呈一条直线、室性逸搏，还是室颤都应选用；哪怕是室颤，只要有除颤仪，该药可变细小室颤为粗大室颤，大大提高电击除颤的成功率，属首选用药（尤其青霉素过敏患者）。

肾上腺素适用于心搏骤停的复苏，主要因为其具有 α 肾上腺素能受体激动剂的特性，在心肺复苏（CPR）时可增加心肌和脑的血供。但该药的 β 肾上腺素能样作用是否有利于复苏尚有争议，因为该作用能增加心肌作功和减少心内膜下的血液供应。

目前使用的标准剂量 1 mg 静脉推注与 1 mg 肾上腺素心内注射可能会产

生相同的作用。首次静脉注射肾上腺素的剂量为 1 mg，而两次应用肾上腺素的时间间隔为 3～5 分钟。如果应用 1 mg 肾上腺素无效，可以重复使用，不需要加大剂量。

2）胺碘酮：胺碘酮作为临床常用（或首选）的抗心律失常药物。适用于利多卡因无效的 VT 和急诊控制房颤、房扑的心室率。胺碘酮作用于钠、钾和钙通道，以及对 α、β 受体有阻滞作用，可用于房性和室性心律失常。

临床应用：①对快速房性心律失常伴严重左室功能不全患者，在使用洋地黄无效时，胺碘酮对控制心室率可能有效。②对心脏停搏患者，如持续性 VT 或 VF，在电除颤和使用肾上腺素后，建议使用胺碘酮。③可控制血流动力学稳定的 VT、多形性 VT 和不明起源的多种复杂心动过速。④可作为顽固性阵发性室上性心动过速及房性心动过速电转复的辅助措施，以及 AF 的药物转复方法。⑤可控制预激房性心律失常伴旁路传导的快速心室率。对严重心功能不全患者静脉注射胺碘酮比其他抗房性或室性心律失常的药物更适宜。

心搏骤停患者如为 VF 或无脉性 VT，初始剂量为 300 mg，溶于 20～30 mL 生理盐水或葡萄糖注射液内快速推注。对有反复或顽固性 VF 或 VT，应增加剂量再快速静脉注射 150 mg，随后按 1 mg/min 的速度静脉滴注 6 小时，再减量至 0.5 mg/min，每天最大剂量不超过 2 g。

胺碘酮主要不良反应是低血压和心动过缓，预防的方法可减慢给药速度，若出现临床症状，可通过补液，给予加压素或临时起搏等措施。

3）碳酸氢钠：复苏时纠正急性代谢性酸中毒的主要药物。早期不主张应用，只有当各种复苏措施已采用，如有效的人工呼吸和心脏按压等无效时，才考虑应用。首次以 1 mmol/kg 静脉滴注，以后视动脉血气分析调整追加量。

应用碳酸氢盐以 1 mmol/kg 或者 5％ $NaHCO_3$ 100 mL 静脉滴注。如有可能应根据血气分析或实验室检查结果得到的碳酸氢盐浓度和计算碱剩余来调整碳酸氢盐用量。为减少发生医源性碱中毒的危险，应避免完全纠正碱剩余。

4）镁剂：严重缺镁也可导致心律失常、心功能不全或心脏猝死。低镁时可能发生顽固性 VF，并阻碍 K^+ 进入细胞，紧急情况下，可将 1～2 g 硫酸镁用 100 mL 液体稀释后快速给药，1～2 分钟注射完毕。但必须注意快速给药有可能导致严重低血压和心脏停搏。

心搏骤停者一般不给予镁剂，除非怀疑患者心律失常是由缺镁所致或发生尖端扭转性室速。此时给药方法：负荷量为 1～2g（8～16 mEq），加入

50～100 mL 液体中，5～60 分钟给药完毕，然后静脉滴注 0.5～1.0 g（4～8 mEq）/h，根据临床症状调整剂量和滴速。但不建议 AMI 患者常规预防性补镁。

5）利多卡因：利多卡因是治疗室性心律失常的常用药物，对 AMI 患者可能更为有效。利多卡因在心搏骤停时可用于：①电除颤和给予肾上腺素后，仍表现为 VF 或无脉性 VT。②控制已引起血流动力学改变的 PVCs。③血流动力学稳定的 VT。

给药方法：心搏骤停患者，初始剂量为静脉注射 1.0～1.5 mg/kg，快速达到并维持有效浓度。顽固性 VT/VF，可酌情再给予 1 次 0.5～0.75 mg/kg 的冲击量，3～5 分钟给药完毕。总剂量不超过 3 mg/kg（或＞200～300 mg/h）。VF 或无脉性 VT 时，除颤或肾上腺素无效，可给予大剂量的利多卡因（1.5 mg/kg），只有在心搏骤停时才采取冲击疗法，但对心律转复成功后是否应给予维持用药尚有争议。有较确切资料支持在循环恢复后预防性给予抗心律失常药，持续用药维持心律的稳定是合理的，静脉滴注速度最初应为 1～4 mg/min。若再次出现心律失常应小剂量冲击性给药（0.5 mg/kg），并加快静脉滴注速度（最快为 4 mg/min）。24～48 小时后，利多卡因在肝脏中的代谢会受到抑制，半衰期延长，因此，24 小时后应减量或测血药浓度。

利多卡因对急性心肌缺血或 AMI 引起的室性心律失常有效，但预防性用药常能导致高的病死率，目前已禁止预防性用药。

复苏用药注意"三不一快"：①不主张一次大剂量地使用，推荐常规的标准剂量。如肾上腺素 1 mg/次标准剂量，每隔 3～5 分钟可重复给药一次，没有累积总量的限制。②不主张联合用药：应根据临终心电图的表现，选择 1～2 种最合适的抗心律失常药物，所谓"心三联或呼三联"已经淘汰。③不主张心内注射：早已淘汰。首选大静脉（离心脏越近越好），并可考虑"弹丸式"给药；其次可选择气管内给药，但用量要翻 1 倍，加 10 mL 生理盐水稀释即可；还可考虑骨髓腔内穿刺给药。不可皮下或肌内注射（肾上腺素抢救过敏性休克例外）。④尽快建立静脉通路：并且及早注射复苏药物。一旦静脉通路开通或气管内插管成功，就应立即给予复苏药物，不管 ABCD 进行到哪一步。

6）其他药物：

去甲肾上腺素：是一种血管收缩药和正性肌力药。药物作用后，心排出量可以增高，也可以降低，其结果取决于血管阻力大小、左心室功能状况和各种反射的强弱。例如颈动脉压力感受器的反射。去甲肾上腺素经常会造成肾血管和肠系膜血管收缩。严重低血压（如收缩压小于 70 mmHg）和周围血管低阻力是其应用的适应证。其应用的相对适应证是低血容量。该药可造成心肌需氧量增加，故对缺血性心脏病患者应慎用。

去甲肾上腺素的起始剂量为 0.5～1.0 $\mu g/min$，逐渐调节至有效剂量。顽固性休克者其用量为 8～30 $\mu g/min$。如果发生药物渗漏，可尽快给予 5～10 mg 酚妥拉明加生理盐水 10～15 mL，以免发生组织坏死。

异丙肾上腺素：是 β 受体激动药，具有正性肌力作用和加速时相效应，可增加心肌氧耗，心排出量和心脏作功，对缺血性心脏病、心力衰竭和左室功能受损患者会加重缺血和心律失常。因此建议在抑制尖端扭转型室速前给予异丙肾上腺素作为临时性措施。

此外，对已影响血流动力学的心动过缓，而用阿托品和多巴酚丁胺无效，又尚未行经皮或经静脉起搏处置时，予异丙肾上腺素可作为临时性治疗措施。但上述情况中，异丙肾上腺素均非作为首选药物。用药方法：静脉滴注速度为 2～10 $\mu g/min$，并根据心率和心律的反应进行调节。将 1 mg 异丙肾上腺素加入 500 mL 液体中，浓度为 2 $\mu g/mL$。治疗心动过缓时必须非常小心，只能小剂量应用；大剂量时会导致心肌耗氧量增加，扩大梗死面积并导致恶性室性心律失常。

异丙肾上腺素不适用于心搏骤停或低血压患者。

阿托品：《指南》建议不常规使用阿托品，但其作用可逆转胆碱能性心动过缓，血管阻力降低和血压下降。可治疗窦性心动过缓，对发生在交界区的房室阻滞或室性心脏停搏可能有效，但怀疑为结下部位阻滞时（Mobitz Ⅱ 型），不用阿托品，或在心室静止或无脉电活动时，不再建议应用阿托品。同时，对抗心律失常的治疗发生了许多重要的变化。如对于有症状或者不稳定的心动过缓患者，当阿托品失败后，推荐静脉输入正性肌力药物（例如多巴胺、肾上腺素），这些治疗与临时起搏一样有效。对于心脏停搏患者，不再推荐临时起搏治疗。对于无脉电活动或心脏停搏的患者，也不再推荐常规使用阿托品。

溴苄胺：可用于对电除颤和肾上腺素治疗无效的 VT 和 VF。溴苄胺的心血管作用复杂，注射初期可引起儿茶酚胺释放，后产生节后肾上腺素能阻断作用，常常出现低血压。1999 年后因不再生产，由此引发了对该药的总结，提出理论上可继续使用溴苄胺治疗 VF 或 VT，并提出了一些适应证，包括低温致心搏骤停。相继，在 ACLS 治疗流程和《指南》中均取消推荐该药，主要原因是其不良反应大，来源受限，而且已有同样有效又更为安全的药物。

多巴胺：是儿茶酚胺类药物，临床常用。它是去甲肾上腺素的化学前体，既有 α 受体又有 β 受体激动作用。在生理状态下，通过 α 受体和 β 受体作用于心脏。

复苏过程中，由心动过缓和恢复自主循环后造成的低血压状态，常常选用多巴胺治疗。多巴胺与其他药物合用（包括多巴酚丁胺）仍是治疗复苏后休克的一种常用治疗方案。

纳洛酮：美国急救医学会，中华医学会急诊医学分会都将纳洛酮列入心肺复苏方案中，在心肺复苏过程中，一旦静脉通道建立，立即尽早静脉注射纳洛酮 2.0 mg，以后每 30 分钟静脉注射 2.0 mg。也有人曾建议对心搏骤停患者复苏时，至少使用 2 mg/kg 静脉注射，然后以每小时 2 mg/kg 静脉滴注，此种方案剂量过大，临床实施困难。

纳洛酮对新生儿缺氧性脑损伤，肺性脑病的昏迷、酒精中毒患者等，在常规治疗的基础上 2 mg 加入 10％葡萄糖注射液 250 mL 静脉滴注，清醒率和存活率均高于对照组。

钙剂：钙离子在心肌收缩和冲动传导中有重要的作用。但回顾性和前瞻性研究均表明，心搏骤停患者应用钙剂治疗是无效的。另外有理论根据表明，补钙过多导致的高钙血症可能对机体有害。只有高钾血症、低钙血症或钙通道阻滞药中毒时，钙剂治疗才有效，其他情况均不用钙剂治疗。如需补钙，可按 2～4 mg/kg 的剂量给予 10％氯化钙溶液。如仍需补钙，可在间隔 10 分钟后重复给葡萄糖酸钙 5～8 mL。

（三）特殊情况下的复苏

特殊情况下的心跳呼吸停止，需要复苏者，调整方法进行复苏。这些特殊情况包括：卒中、低温、溺水、创伤、触电、雷击、妊娠等条件下出现的心跳呼吸停止。急救人员要仔细注意在各种情况下复苏强度和技术的不同点。

1. 卒中　它是脑血管梗塞和（或）出血引起的疾病，近 75％的患者是由血栓引起的血管阻塞或在血管内发生的或由远处来的栓子栓塞（如心脏）迁移到脑引起的脑缺血。出血性卒中则是因脑血管破裂所致，包括蛛网膜下腔出血或出血进入脑实质（脑内出血）。

对任何一个突发的有局灶性神经功能损伤或意识变化者都要怀疑卒中的可能。如果出现昏迷及气道梗阻是急性卒中的最大问题，因为低氧和高碳酸血症可以加重卒中，因此，开放气道是最为关键的措施，必要时气管内插管。同时要注意不适当的通气或误吸。

2. 低温 因严重事故或意外导致低温（体温<30℃）可出现明显的脑血流减慢、需氧下降，动脉压下降，患者由于脑和血管功能抑制，表现为临床死亡，但完整的神经功能恢复是可能的。

（1）电除颤：如果患者无呼吸，首先开始通气，如果室颤（VF）被确立，急救人员要立即给予电除颤。如果 VF 在除颤后仍存在，要立即查找病因并及时处理（如电解质紊乱、酸碱失衡等），同时再除颤。之后要立即 CPR 和复温。因为中心温度<30℃，电除颤往往无效。

（2）复温：由低温引起的心脏停搏的治疗与常温下心搏骤停的治疗有所不同。低温下心脏对复苏药物、起搏、除颤反应差，药物代谢减少，且肾上腺素，利多卡因，普鲁卡因胺可以蓄积中毒。对无心跳或无意识、心率较慢的患者给予主动的中心复温是首选的治疗措施。

3. 溺水与自缢 溺水、自缢最严重的后果是缺氧，缺氧时间的长短是决定预后的关键。因此，尽快恢复通气和排出灌留水或解除颈部绳索，并要尽快地同时完成。溺水、自缢早期治疗包括：迅速倒立排出灌留水或解除喉头梗阻，立即口对口人工呼吸，使用潜水面罩，气管，口对面罩或浮力帮助，可由特殊训练的复苏者在水中完成通气。

注意胸外心脏按压：水中不要进行胸外心脏按压，除非特殊受训过。出水后，要立即明确循环情况，因为溺水者外周血管收缩，心排出量降低，很难触及脉搏。无脉搏时，立即给予胸外心脏按压，并尽早给予进一步高级生命支持。在到医院的路上 CPR 不能中断，对冷水中溺水者同时要做好保温措施。

4. 创伤 受伤后患者发展到心脏停搏的治疗与原发性心脏和（或）呼吸的骤停不同。在现场，对明显严重致死性创伤、无生命体征、瞳孔无光反射或不能除颤者，不要进行复苏抢救。

对要进行复苏的患者，有准备地快速运送到有条件地区进行确定性创伤救治。创伤和无脉搏患者要立即用简易导联的心电监测，并完成通气和呼吸评价。

对创伤后发生心脏停搏，胸外心脏按压的价值仍不清楚。

对无脉搏的创伤患者，胸外心脏按压只有在除颤和气道控制之后才可进行。

在开放的胸部伤，如果呼吸音不对称或出现任何气道阻力增加时，要察看和封闭任何开放气胸，要监测和治疗张力性气胸。

如上述原因的创伤患者发展到心脏停搏时，要立即开始确定性治疗。VF患者需要立即除颤，必要时行气管内插管或气管切开。

当多人受伤时，急救人员要优先治疗危重创伤患者，当数量超过急救系统人员力量时，无脉搏者一般被放弃，大部分急救系统允许在院前宣布死亡。

5. 电击　心脏停搏是电击伤致死的首要原因，室颤和室性停搏可由电击直接造成。

呼吸停止可继发于：①电流经过头部引起延髓呼吸中枢抑制。②触电时破伤风样膈肌和胸壁肌肉的强直抽搐。③长时间的呼吸肌瘫痪。

触电后呼吸/循环立即衰竭。在电源被移去后，复苏者立即确定触电者状态。如果无自主循环呼吸，就按《指南》开始急救。如果电击发生在一个不易迅速接近的地点，尽快把触电者放到地面，心脏停搏时要立即通气和胸外心脏按压。燃烧的衣服、鞋、皮带要去除，避免进一步的烧伤。如果有任何的头颈部损伤，及时运送至医院，进一步进行 ACLS。

6. 雷击　雷击致死的基本原因是心脏停搏，雷电的作用为瞬时强大的直流电击，当即心肌全部去极化，并引起心脏停搏，在许多情况下，心脏的自律性可恢复，同时窦性心律恢复。然而，伴随着胸部肌肉痉挛的呼吸停止和呼吸中枢抑制，可在自主循环恢复后持续存在，如果不给予辅助通气支持，低氧可以引起心脏停搏。

心脏停搏的患者，BLS 和 ACLS 要立即建立，直到心脏恢复跳动。呼吸停止的患者，仅需要通气以避免继发低氧引起的心脏停搏。

7. 孕妇　由于妊娠期妇女的心血管和呼吸生理的变化，即正常妊娠心排出量、血容量增加 50%，心率、分钟通气量、氧耗的增加，肺功能残气量、全身和肺血管阻力、胶体渗透压、胶渗压/肺毛压均下降，这些紊乱使孕妇对损伤易感，耐受力下降。当她们仰卧时，子宫可压迫内脏血管、腔静脉、腹主动脉，引起低血压和心排出量下降 25%。因此，妊娠期妇女的 CPR 是独特的。

妊娠期妇女心脏停搏的突发原因包括：肺栓塞、创伤、临产、出血导致的低血容量状态、羊水栓塞、先天性或获得性心脏病、产科治疗并发症（包括心律失常、充血性心力衰竭和心肌梗死等）。

当妊娠期妇女发生心脏停搏进行胸外心脏按压时，为了减少妊娠子宫对静脉和心排出量的影响，可以将一个垫子（如枕头）放在右腹部侧方，臀部下面，把子宫移到左侧腹部后方实施。肾上腺素、去甲肾上腺素、多巴胺在临床有指征时应及时使用。

如果胎儿有潜在的成活可能性，要考虑迅速完成产前专科手术。如果首先要 CPR，向左移动子宫恢复血容量，持续使用 ACLS 程序。不能恢复有效循环时，应在 4～5 分钟之内紧急行剖宫产术，以增大母亲和婴儿的生存机会。婴儿的娩出可以排除动脉压迫和允许静脉回流入心脏，有利于 CPR 的成功。

（四）复苏后的治疗

在《指南》中，对心搏骤停后的治疗给予了高度重视，可能是《指南》更新中最重要的一个新领域。在心搏骤停后的治疗中有许多关键的亮点。

虽然在室颤或无脉室速的心搏骤停的患者中进行了很多研究，但是在无意识的心搏骤停的生存者，无论心律如何，通常推荐诱导低体温治疗。

通常在恢复自主循环后应该尽快开始低体温治疗，目标温度为 32℃～34℃。对于心搏骤停生存者，如果心电图证实 ST 段抬高的急性心肌梗死，无论意识状态如何，推荐进行紧急心脏导管检查及经皮冠脉介入。对于怀疑急性冠脉综合征，虽然心电图上 ST 段不抬高也应该进行紧急心脏导管检查。优化血流动力学，维持重要器官灌注，避免过度通气，维持血糖正常在心搏骤停治疗中也是很关键的部分。现总结如下几点：

1. 积极提供心肺功能支持，满足组织灌注，特别是大脑的灌注。

2. 及时将院前心搏骤停患者转运至医院急诊科继续治疗。

3. 有条件者转运至设备完好的重症监护病房继续治疗，尤其是低体温治疗。

4. 及时诊断心搏骤停的原因，积极防治器官功能衰竭。

5. 完善治疗措施，例如可以给予抗心律失常药物，以免心脏再次停搏。

6. 纠正血糖、水电解质、酸碱紊乱。

7. 预防或抗感染治疗，但应避免使用非甾体类消炎药。

8. 进一步强调初期经皮冠脉介入术在 ROSC 后患者（包括昏迷）的应用。尤其是冠心病心肌梗死，建议行介入治疗。冠脉造影术（植入支架或不植入支架）已成为 ST 段抬高型心肌梗死患者的一线治疗方法。

9. 自主循环恢复（ROSC）后成人血糖值超过 10 mmol/L 应进行治疗，但要避免低血糖。

因此，有学者对目前心搏骤停的优化治疗简单总结为 4 个 C：心脏复律/除颤（Cardiovert/defibrillate），心脑复苏（Cardiocerebral resuscitation，CCR），低温（Cooling），导管（Catheterization）。

《指南》对使用阿司匹林治疗急性冠脉综合征（ACS）变得更宽泛。不管有无急诊医疗服务人员的帮助，阿司匹林都可以通过旁观者给予，除非患者对阿司匹林有明确过敏，否则应对所有疑诊急性冠脉综合征的患者尽可能早地给予阿司匹林。

《指南》并指出，抗凝治疗依诺肝素可安全、有效地替代普通肝素。除依诺肝素外，没有足够证据证实其他低分子肝素可用作 ST 段抬高型心肌梗死患者的冠脉介入治疗。

《指南》对应用抗血小板和抗凝疗法治疗 ST 段抬高型心肌梗死和非 ST 段抬高型急性冠脉综合征进行了修订。不建议在血管造影或者是经皮冠脉介入术前应用血小板 Ⅱ b/Ⅲ a 受体拮抗药。对 ST 段抬高型心肌梗死的再灌注策略更新如下：①如果直接 PCI 由一个经验丰富的团队完成，其可作为首选的再灌注策略。②如果直接 PCI 无需延迟太长时间即可获得，则医务人员可以绕过一个附近的医院。③在开始溶栓与第一次球囊扩张之间可接受的延迟变动非常大，这个时间通常在 45～180 分钟，这取决于梗死的位置、患者的年龄和症状持续的时间。④如果溶栓治疗失败则应该进行抢救性 PCI，溶栓后不建议常规行 PCI（易化 PCI）。⑤如果医院不能进行 PCI 治疗，则在溶栓成功后再转运到其他医院进行血管造影术和最终 PCI。最佳的时间为溶栓后 6～24 小时（药物侵入性方法）。⑥对于心搏骤停后 ROSC 的患者，血管造影术和 PCI（如果必需）是合理的，它们是心搏骤停后标准化治疗计划的一部分。⑦为了达到这些目标，创立医疗网络是有益的。⑧建议更为严格地应用 β 受体阻滞药，目前没有证据证实静脉应用 β 受体阻滞药的益处，除非在一些特定的情况下（如过速性心律失常）。只有在患者病情稳定后，β 受体阻滞药才能以低剂量起步。⑨《指南》对于应用预防性抗心律失常药物、ACEI/ARBs 及他汀类药物的建议没有改变。

（五）复苏后综合征与并发症

1. 复苏后综合征的发生原因　心搏骤停患者自主循环恢复（ROSC）后，经常会发生心血管和血流动力学的紊乱。常见原因有：①再灌注损伤。②缺血后代谢产物引起的酸中毒。③凝血疾病。④心理学或神经病学缺陷。

2. 心搏骤停自主循环恢复后常见病症　包括：①低血容量性休克。②心源性休克或血管舒张性休克。③全身炎性反应综合征（SIRS）相关性疾病。④呼吸、肾衰竭。⑤心律失常。⑥血糖、水电解质、酸碱紊乱。⑦感染。

3. 复苏后单器官或多器官系统衰竭处理　自主循环恢复后，患者可能相当长的一段时间内始终处于昏迷状态。此时自主呼吸可能消失，需要呼吸机辅助呼吸治疗。血流动力学也可能处于不稳定状态，伴有异常的心率、心律、体循环血压和器官灌注。低氧血症和低血压可加速脑损伤，要注意避免发生。每一个器官系统的基本状态一定要明确，并给予监测和恰当的治疗。当有足够的通气和血液再灌注后，多数心搏骤停导致的酸血症可以自然缓解，而无须用缓冲液治疗。

在转送患者去重症监护病房的过程中，必须持续给予机械通气、氧气供应和心电监护。并可以通过触诊颈动脉和股动脉的搏动、持续动脉内压力监测或肢端氧饱和度的监测对患者的循环状态作出评估，这样如果再次出现心搏骤停，可以立即进行心肺复苏治疗。

（1）呼吸系统：自主循环恢复后，患者可有不同程度的呼吸系统功能障碍（呼吸不规则或仍无自主呼吸等），故患者仍然需要机械通气和吸氧治疗。呼气末正压通气（PEEP）对肺功能不全合并左心衰的患者可能很有帮助，但需要注意此时血流动力学是否稳定。临床上可以依据一系列动脉血气结果和（或）无创监测（例如肢端氧饱和度监测）来调节吸氧浓度，PEEP 值和每分通气量。

注意通气参数：最近的研究表明，持续性低碳酸血症（低 $PaCO_2$）可能会加重脑缺血。心搏骤停后，常伴随持续时间较长的低血流灌注，需要机械通气治疗以达到正常的血碳酸浓度。常规的高通气治疗方法可能有害（如给予高通气治疗，由于低 $PaCO_2$ 产生的额外的脑血管收缩作用，将减少脑血流量，进一步加重脑缺血），应注意避免发生。总之，无论是心搏骤停，还是脑外伤后，昏迷患者都需要机械通气治疗以达到正常的血碳酸浓度，并根据血气分析结果调整呼吸机参数。

（2）心血管系统：心血管系统的评估必须包括全面的血管检查、生命体征和尿量的观察。如有可能，行 ECG 与原来的 ECG 对比；评估胸部 X 线；检查血清电解质，包括钙离子和镁离子及血清生化标记物水平；重新检查现在和以往的治疗药物。在心搏骤停或低血流状态，出现全身缺血时，复苏本身可以造成血清生化标记物水平的增高。如果患者血流动力学状态不稳定，则需要评估全身循环血容量和心室功能。因为低血容量可以损害脑功能的恢复，所以需要极力避免低血压的发生。

心源性休克，复苏后常见，是心力衰竭的极期表现。由于心脏排血功能衰竭，不能维持其最低限度的心输出量，导致血压下降，重要脏器和组织供血严重不足，引起全身性微循环功能障碍，从而出现一系列以缺血、缺氧、代谢障碍及重要脏器损害为特征的病理生理过程。

引起心源性休克的病因主要有急性心肌梗死、糖尿病、血管疾病（动脉硬化）、陈旧性心肌梗死、冠心病等。

心源性休克的急诊处理主要是止痛镇静、补充血容量、冠状动脉旁路移植术、主动脉内气囊反搏术（intraaortic balloon pump，IABP）。其作用原理是将附有可充气的气囊导管插至胸主动脉，用患者心电图的 QRS 波触发反搏，使气囊在收缩期排气，以降低主动脉的收缩压和心脏的后负荷；舒张期气囊充气使主动脉舒张压明显升高，增加冠状动脉舒张期灌注，提高心肌供氧和促进侧支循环建立，以减少心肌坏死面积和改善心功能。

如果充盈压正常时，仍持续存在低血压和低血流量灌注，需给予正性肌力药物（多巴酚丁胺）、血管收缩药（多巴胺或去甲肾上腺素）或伍用血管舒张药（硝普钠或硝酸甘油）治疗。

复苏后心律失常常见有房性或室性心律失常，如急性房颤、房扑、室颤等。胺碘酮是首选的药物治疗，而室颤首选电击除颤处理（具体见"非药物处理"）。

（3）肾脏系统：留置导尿以每小时计算尿量和精确计算出量，呋塞米可以维持尿量以免发生肾衰竭，及时监测肾脏功能，并调节用药剂量。进行性加重的肾衰竭以逐渐增高的血清尿素氮和肌酐为标志，并经常伴有高血钾，这些患者需要经常进行血液透析［主要指征：血肌酐 356＞μmol/L，血钾＞6.5 mmol/L，HCO_3^-＜15 mmol/L，体液过多，如胸腔积液、心包积液等，尿＜0.3 mL/(kg·h)，或脓毒症、休克、MODS］治疗，而且死亡率和发病率都很高。

（4）中枢神经系统：使患者恢复正常的脑功能和其他重要脏器功能是心肺复苏的基本目标。血液循环停止 10 秒钟导致大脑严重缺氧及神志不清。随着低氧血症或高碳酸血症的发展或在二者的共同作用下，大脑血流的自动调节功能将消失，此时，脑血流量由脑灌注压决定。脑灌注压等于平均动脉压与颅内压之差（CPP＝MAP－ICP）。随着自主循环的恢复，由于微血管功能不良，在开始充血期结束后，将出现脑血流的减少（无复流现象），此时脑血流减少甚至在脑灌注压正常也可以发生。任何导致颅内压升高或体循环平均动脉压降低的因素均可以减少脑灌注压，从而进一步减少脑血流。

对于意识障碍的患者应维持正常或轻度增高的平均动脉压，减轻颅内压增高，以保证最好的脑灌注压。因为高温和躁动可以增加需氧量，所以必须保持正常体温并控制躁动；可选用的药物有鲁米那、苯妥英钠、地西泮或巴比妥酸盐。头部应抬高 30°，并保持居中位置，以利于静脉回流。由于气管内吸痰可以增加颅内压，因此，实施时需仔细观察，同时为防止低氧血症发生，吸痰前要给予 100％氧气预氧合。无论如何，注意复苏后大脑氧合和灌注的细节问题，可以极大地减少继发性神经损伤的发生，并最大限度地增加整个神经系统康复的概率。

（5）胃肠道消化系统：对肠鸣音消失和行机械通气并伴有意识障碍患者，应该留置胃管，并尽早地应用胃肠营养。如果不能耐受，要及时给予组胺 H_2 受体阻滞药或硫糖铝以减少发生应激性溃疡和胃肠道出血的危险。

4. 复苏的非药物治疗

（1）电击除颤：心电图证实为室颤时，必须电击除颤。

1）胸外除颤：应首先使细颤转变为粗颤，心肌氧合尽量良好，无显著酸中毒。操作者将电极板涂上导电糊或湿盐水纱布垫，两电极板分别置于左胸壁心尖部和胸骨右缘第 2 肋间，紧贴皮肤。先充电，成年人为 200 J，小儿 2 J/kg，然后放电除颤。如重复除颤，电能可加大到 300～360 J。如应用双相波电除颤器，一次除颤 150～200 J 即可，或应用 AED 除颤，如需要亦可以重复。《指南》在治疗室颤或室速时指出，应在第 3 次电击后、胸部按压再次开始时给予肾上腺素，然后每 3～5 分钟给药 1 次。第 3 次电击后，也应给予 300 mg 的胺碘酮。

2）胸内除颤：在手术中或开胸情况下进行。两电极板分别置于心脏前后壁，电能：成年人 20～80 J；小儿 5～50 J。

（2）胸内心脏挤压：当胸外心脏按压无效或属于禁忌时应进行胸内心脏挤压。在开胸或上腹部手术中发生心搏骤停，应积极进行胸内心脏挤压。医务人员均要掌握开胸知识。操作方法：开胸切口位于左侧第 4 肋间，起于胸骨左缘 2～2.5 cm，止于左腋前线。软组织切开后将切口上、下一条肋软骨切断，术者即能将手掌伸进胸腔并将心脏托于掌心，以拇指和其他并拢的四指的指腹均匀用力挤压。禁忌指端着力，以免损伤心肌。挤压频率以 100 次/min 为宜，与人工呼吸的比例为 30：2。心搏恢复，循环稳定后止血、置水密封瓶引流、关胸。

（3）起搏治疗：起搏不应作为心肺复苏的常规治疗方法。如果患者心脏停搏前已存在完全性心脏传导阻滞，或心搏已恢复但必须以异丙肾上腺素勉强维持心率者，可考虑使用起搏器。

（六）脑复苏

成功复苏的关键是脑复苏，如脑复苏不成功，即使心肺复苏成功了也是枉然；因其结果不是脑死亡就是植物人。这是由脑耐受缺血缺氧的时间只有 4～6 分钟所决定的。超过这个时间，脑复苏则难以成功，并随缺血时间的延长，复苏成功的概率越小，超过 20 分钟几乎是零。因此，早期脑复苏是成功复苏的关键，而心肺复苏成功的关键也是越早越好。

1. 脑复苏方法

（1）低温疗法：及早降温，心脏复跳能测得血压后就应开始。

1）物理降温法：应用冰帽、冰袋，头部为降温重点，置冰帽，全身大血管经过的部位：颈侧、腋窝、腹股沟、腘窝处置冰袋，实现全身降温至 32℃±1℃。

2）亚低温治疗：应用亚低温治疗仪，将人体温度降低至 32.5℃～35℃，能降低脑温 2℃～4℃，对缺氧缺血性脑损伤具有明显的保护作用。近年应用于脑外伤、心跳呼吸骤停后的脑复苏，新生儿如出现新生儿窒息等缺氧缺血性脑病等治疗都具有良好的疗效，引起国内外学者的关注。应早期应用亚低温治疗，越早越好，快速降温，治疗时间约为 72 小时。

3）药物降温法：应用丙嗪类药、地西泮等药可以防治寒战反应。降温达足以使肌张力松弛、呼吸血压平稳为准，持续到恢复听觉或神志开始恢复或好转为止。

注意：复温应缓慢，温度恢复 1～2 天后再停辅助药。

（2）脱水：以渗透性利尿为主，快速利尿药（如呋塞米）为辅，20％甘露醇最常选用，0.5～1.0 g/kg 静脉滴注，每天 4～6 次，必要时加用呋塞米 20～40 mg。人血白蛋白，25％20mL 静脉注射或静脉滴注。脱水治疗应持续 5～7 天。

（3）药物治疗：

1）巴比妥盐：可用于脑复苏的辅助治疗，控制和预防癫痫发作，降低脑代谢和颅内压。

2）因 Ca^{2+} 离子超载而引起的一系列脑细胞损害。常用的有尼莫地平、维拉帕米等拮抗剂。

3）自由基清除剂：维生素 C、维生素 E 对缺血再灌注时自由基大量释放引起的脑细胞损伤有帮助。维生素 C 每天 3～4 g，配用 5％～10％葡萄糖或糖盐水 500 mL，静脉分次滴注，维生素 E 10 mg，肌内注射，每天 2 次。

4）其他：如兴奋性神经递质拮抗药、激素、前列腺素抑制药、促进脑细胞代谢药、纳洛酮等。

（4）高压氧治疗：用于完全性脑缺血缺氧的治疗，已取得肯定效果。但《指南》指出高氧血症对于一些不复杂的心肌梗死患者可能有害。

2. 脑复苏的监护与护理

（1）生命体征、神志、瞳孔、出入水量、中心静脉压等监测。

（2）血糖、水电解质、酸碱度、血气分析加离子分析等检测与及时处理。

（3）加强气管切开术后的护理及呼吸机、降温毯等仪器设备的维护、管理。

（4）定时翻身及适时更换衣被、床单、尿片和引流瓶、敷料等。

（彭再梅　熊光仲）

十二、多器官功能障碍综合征与多器官功能衰竭

多器官功能障碍综合征（multiple organ dysfunction syndrome，MODS）是指机体遭受严重急性损伤后，如严重创伤、感染、休克等，原无器官功能障碍的患者由于失控的全身炎症反应使机体在短时间内相继出现两个或两个以上系统和（或）器官功能障碍或衰竭，从而导致机体内环境的稳定破坏，并必须

靠临床干预才能维持的一种多器官功能障碍综合征。MODS 最终导致多器官功能衰竭（multiple organ failure，MOF）。MODS 病死率高达 60％以上，4 个以上器官受损死亡率几乎达到 100％。

（一）病因

1. 感染性疾病

（1）败血症或脓毒血症。

（2）急性梗阻性化脓性胆管炎、严重腹腔感染或合并脏器坏死、继发于创伤后的感染等。

2. 非感染性病因

（1）严重创伤：如多发性创伤、大面积烧伤、挤压综合征，各种原因导致肢体、大面积的组织或器官缺血-再灌注损伤等。

（2）外科大手术：如心血管手术、胸外科手术、颅脑手术、胰十二指肠切除手术后等。

（3）各种类型的休克：严重休克晚期，更是因为全身炎症反应综合征而后导致 MODS 的发生。

（4）各种原因引起的低氧血症：如吸入性肺炎及急性肺损伤等。

（5）心跳、呼吸骤停复苏后，复苏不完全或复苏延迟。

（6）妊娠中毒症。

（7）急性出血性坏死性胰腺炎、绞窄性肠梗阻、大量快速输血、输液等。

（8）其他：如有的患者可能存在一些潜在的易发因素，如高龄、免疫功能低下、营养不良、慢性疾病及器官储备功能低下等。

（二）发病机制

MOF 的发病机制非常复杂，多数观点认为，尽管病因多种多样，但导致 MOF 发生、发展的机制是相同的。当机体经受打击后，发生全身性自我破坏性炎性反应过程，称为全身性炎症反应综合征（systemic inflammatory response syndrome，SIRS）及代偿性抗炎反应综合征（compensatory anti-inflammatory response syndrome，CARS）。在感染或无感染的情况下均可发生 SIRS，最终导致 MOF，即发生微循环障碍、严重感染。

1. MOF 病理生理基础

（1）应激反应。

（2）氧代谢障碍。

（3）代谢紊乱。

（4）凝血机制障碍。

2. 各器官的病理生理特点

（1）肺功能障碍：肺是 MOF 发病过程中最容易和最早受到损害的器官，如 SARS 诱发 SIRS 并导致 MOF，其主要的病理生理改变为：①肺泡毛细血管膜通透性增加。②肺泡Ⅱ型细胞代谢障碍。③肺血管调节功能障碍。④肺微循环障碍。

（2）肾功能障碍：肾血流灌注不足，以及毒素和炎性介质引起的组织损伤是造成 MOF 时肾功能障碍的主要原因。

（3）胃肠道功能障碍：其病理生理基础是胃肠道黏膜屏障功能损害，由应激情况下胃肠道的微循环障碍，黏膜上皮细胞缺血，黏膜通透性增加造成。这可促使肠内细菌移位，也可以诱发 SIRS 和加剧 MOF。

（4）肝功能障碍：肝脏在代谢、解毒、免疫、凝血等方面具有重要功能，一旦遭受低血流灌注、炎性介质、细菌及内毒素等损害而发生功能障碍。主要导致代谢、免疫系统及凝血系统的功能障碍。

（5）心功能障碍：由于机体的调节功能和心脏本身具有的储备能力，心功能障碍多在 MOF 较晚期时才趋于明显。导致心室功能障碍的主要病理生理因素有：①冠状动脉血流减少。②内毒素对心肌的毒性。③心肌抑制因子。④心脏微循环障碍。

当前影响 MODS 治愈率的一个重要因素就是对它的病理生理学改变了解不足。MODS 中器官损伤和衰竭有几个特点：①受损或衰竭的器官无须直接受到损伤或直接罹病。②从原始病因作用到远隔器官发生损伤和衰竭常历时数天到数周。③并非所有呈全身感染症状的 MOF 患者血中都能找到致病微生物。④死于呈全身感染症状的 MOF 患者，尽管血细菌培养阳性，但临床上或尸检时有 30% 以上不能发现感染病灶。⑤化脓性感染的 MOF 患者虽经诊断和治疗并未提高存活率。

同时，MOF 在概念上应注意以下几个方面的问题：①原发的致病因素是急性的，继发的受损器官远离原发损害的部位。②从原发损害到发生 MOF，往往有一间隔期，可为数小时或数天。③受损器官原来的功能基本正常，一旦阻断其发病机制，功能障碍是可逆的。④在临床表现上，各器官功能障碍的严重程度不同步，有的器官已呈现完全衰竭（如无尿性肾衰竭），有的器官则可为临床不明显的"化学性"衰竭（如血转氨酶升高）。

MOF 的病死率很高，并随衰竭器官的数目增加而增高。累及 1 个器官者的病死率为 30%，累及 2 个器官者的病死率约 50%～60%，累及 3 个以上器官者的病死率可高达 72%～100%。当然，病死率还与患者的年龄、病因和基础病变等因素有关。

20 多年来对 MODS/MOF 的临床和基础研究，对它的实质和发病机制的认识逐步深入。各生命重要器官同时或相继发生损伤和衰竭，提示有共同的发病环节，现知创伤和感染过程中出现的器官缺血-再灌注损伤、全身性炎症反应失控、肠源性感染等因素在 MODS 的发生中起重要作用，而上述因素引起的细胞损害则是器官损伤和衰竭的最终原因。

（三）临床表现

1. 呼吸系统　早期可见呼吸频率（RR）加快＞20 次/min，呼吸室内空气时动脉氧分压（PaO_2）下降≤70 mmHg，动脉氧分压与吸入氧浓度之比（氧合指数，PaO_2/FiO_2）＞300。X 线胸片可正常。中期 RR＞28 次/min，PaO_2≤60 mmHg，动脉二氧化碳氧分压（$PaCO_2$）＜35 mmHg，PaO_2/FiO_2＜300。胸片可见肺泡实性改变（≤1/2 肺野）。晚期则呼吸窘迫，RR＞28 次/min，PaO_2≤50 mmHg，$PaCO_2$＞45 mmHg，PaO_2/FiO_2＜200。胸片肺泡实性改变加重（≥1/2 肺野）。

2. 循环系统　表现为心率增快（体温升高 1℃，心率加快 15～20 次/min）、心肌酶正常，发展到心动过速、心肌酶（CPK、AST、LDH）升高，甚至室性心律失常、Ⅱ～Ⅲ度房室阻滞、室颤、心脏停搏。

3. 泌尿系统　轻度肾功能障碍，无血容量不足，尿量能维持 40 mL/h，尿钠、血肌酐可正常。进而尿量＜40 mL/h，使用利尿药后尿量可增加，尿钠 20～30 mmol/L，血肌酐为 176.8μmol/L 左右。严重时无尿或少尿（＜20 mL/h，持续 6 小时以上），利尿药冲击后尿量不增加，尿钠＞40 mmol/L、血肌酐＞176.8μmol/L。非少尿肾衰竭者尿量＞600 mL/24 h，但血肌酐＞176.8μmol/L，尿比重≤1.012。

4. 肝脏　AST＞正常值 2 倍以上、血清总胆红素＞17.1μmol/L 可视为早期肝功能障碍，进而血清总胆红素可＞34.2μmol/L，重者出现肝性脑病。

5. 胃肠道　可由腹部胀气，肠鸣音减弱，发展到腹部高度胀气，肠鸣音消失。重者出现麻痹性肠梗阻，应激性溃疡出血。

6. 凝血　轻者可见血小板计数减少＜$100×10^9$/L，纤维蛋白原、凝血酶原时间（PT）及凝血酶原激活时间（TT）正常。进而纤维蛋白原可≥2.0～4.0 g/L、PT 及 TT 比正常值延长 3 秒，优球蛋白溶解试验＞2 小时。重者血小板计数＜50×10^9/L，纤维蛋白原可＜2.0 g/L，PT 及 TT 比正常值延长＞3 秒，优球蛋白溶解试验＜2 小时，有明显的全身出血表现。

7. 中枢神经系统　早期有兴奋或嗜睡表现，唤之能睁眼，能交谈，能听从指令，但有定向障碍。进而可发展为对疼痛刺激能睁眼、有屈曲或伸展反应，但不能交谈、语无伦次。重者则对语言和疼痛刺激均无反应。

8. 代谢　可表现为血糖升高或降低、血钠降低或增高以及酸中毒或碱中毒。

（四）诊断

1. SIRS 的诊断标准　具有以下两项或两项以上者：①体温＞38℃ 或＜36℃。②心率＞90 次/min。③呼吸＞20 次/min 或 PaCO$_2$＜32 mmHg。④白细胞计数＞12.0×10^9/L 或＜4.0×10^9/L。⑤幼稚杆状细胞＞0.10。

2. MOF 的早期诊断依据　包括：①诱发因素（严重创伤、休克、感染等）。②SIRS。③器官功能障碍。（表 1-10-1）

表 1-10-1　　　　　　　　　　　　MODS 的诊断标准

系统与器官	器官功能障碍	器官功能衰竭指标
肺脏	急性肺损伤	PaO$_2$/FiO$_2$≤300 mmHg
	急性呼吸窘迫综合征	PaO$_2$/FiO$_2$≤200 mmHg
心血管系统	轻度休克	收缩压（mmHg）＞80，＜100
		多巴胺［mg/(kg·min)］＜10
		心率（bpm）130～150
		心律失常——室上速
	重度休克	收缩压（mmHg）＜80
		多巴胺［mg/(kg·min)］＞10
		心率（bpm）＞150 或≤54
		心律失常——室速或室颤
肾脏	轻度损害	尿量（mL/h）＜20
	重度损害	血肌酐（mmol/L）≥177
		需血液透析治疗

续表

系统与器官	器官功能障碍	器官功能衰竭指标
肝脏	轻度损害	血清总胆红素（mmol/L）34～60
		ALT、AST＞正常的 2 倍
	重度损害	血清总胆红素（mmol/L）＞60
		肝性脑病
胃肠道	轻度损害	肠蠕动、肠胀气、肠鸣音减弱
		出血量（mL/d）＜100
	重度损害	麻痹性肠梗阻
		出血量（mL/d）＞100
凝血功能	轻度损害	血小板计数（50～80）×10^9/L
		PT 和 TT 延长＞25％
	重度损害	血小板计数＜50×10^9/L
		DIC
中枢神经系统	轻度损害	意识模糊 Glasgow 评分＞7
	重度损害	Glasgow 评分≤7 或≥3
代谢	轻度损害	血糖（mmol/L）5.6～7.5
		血钠（mmol/L）145～155
		渗透压（mOsm/L）310～330
		pH 7.1～7.35
	重度损害	血糖（mmol/L）＞7.5
		血钠（mmol/L）＞155
		渗透压（mOsm/L）＞330
		pH＜7.1

（五）治疗

1. 治疗 MOF 的主要措施

（1）消除引起 MOF 的病因和诱因，治疗原发疾病。

（2）改善和维持组织充分氧合。

（3）保护肝、肾功能。

（4）营养支持及纠正水电解质、酸碱平衡失调。

（5）合理应用抗生素。

（6）抗氧化剂、自由基清除剂的应用。

（7）特异性治疗与监护。

2. MOF 的治疗方法

（1）呼吸系统：①保持气道通畅。②吸氧。③呼吸机支持疗法。④防治肺水肿。

（2）循环系统：维持正常的循环功能，是保证组织血液灌注，恢复各器官功能的基础。包括：①维持有效循环血容量。②应用血管活性药物。③其他循环功能支持疗法。

（3）肝脏：在恢复血容量，保证肝脏血液供应的基础上，加强支持疗法。包括：①供给维生素。②补充热量。③补充新鲜血浆、白蛋白或支链氨基酸，利于保护肝脏和促进肝细胞合成蛋白。

（4）肾脏：①使用利尿药。②透析疗法。③避免应用对肾脏有损害的药物。

（5）血液系统：对于因为血小板或凝血因子大幅度下降引起的出血，可输浓缩血小板或新鲜冰冻血浆。纤维蛋白原下降$<1g/L$ 时，应补充纤维蛋白原。

（6）MARS 治疗（分子吸附循环系统）：MARS 为该系统兼具清除白蛋白结合毒素吸附的高选择性和透析膜的高生物相容性两种功效。故普通透析机或 CRRT 机可扩展为用于肝脏等支持疗法的现代系统。

（六）预防

1. 积极治疗原发病　原发病是发生 MODS 的根本原因。

2. 控制感染　原发严重感染和创伤后继发感染均可引发 MODS。

3. 改善全身状况　尽可能维持水、电解质和酸碱平衡，提高营养状态等。

4. 及早发现 SIRS 的征象，及早治疗。

5. 及早治疗任何一个首先继发的器官功能障碍，阻断病理的连锁反应，以免形成 MODS。临床经验证明，治疗单一器官功能障碍的疗效，胜过治疗 MODS。

〔附 1〕MARS 治疗简介

工作原理为体外循环的动脉血液穿过 MARS，FLUX 透析器的中空纤维，此为双面进入白蛋白的聚砜膜，透析后再由静脉返回人体的一种循环。由于另一侧为白蛋白透析液，血液中的水溶性毒素和蛋白结合毒素可通过滤膜。然后，这些富含毒素的白蛋白溶液将通过另一台透析器来清除水溶性毒素。

白蛋白结合毒素将通过两个吸附柱被清除掉，其中一个装满活性炭，另一个则装满阴离子交换树脂灌流。然后，再生白蛋白溶液即准备就绪，继续从血液中吸取毒素穿过

MARS 膜完成对白蛋白毒素的清除。净化后的白蛋白透析液又重复下一个循环。

MARS 优点：提高生存率、延长生存时间。

脑功能：降低颅内压、改善肝性脑病。

肾功能：调节水、电解质、酸碱平衡紊乱，清除尿毒素。

血流动力学：改善全身血流动力学状况。

肝功能：清除代谢产物及毒素、净化内环境、促进肝细胞再生、预防肝肾综合征及肝性脑病。

MARS 适应证：①慢性肝病失代偿包括慢性加急性肝衰竭、终末期肝硬化失代偿，合并进行性黄疸，合并肾功能障碍，合并肝性脑病。②急性肝衰竭 ALF。③肝移植术后器官功能障碍。④肝脏术后肝衰竭。⑤继发性肝衰竭或 AODS（源于低氧血症或低灌注、急性呼吸窘迫综合征、脓毒症）。⑥胆汁淤滞顽固性瘙痒。

*急性中毒或白蛋白结合类物质过量、重症肝炎应遵循治疗细则、结合其他药物等。

MARS 禁忌证：无绝对禁忌证。相对禁忌证：①DIC 前兆。②血流动力学不稳定。③急性溶血（常规治疗无效）。④严重脓毒症和脓毒性休克（抗生素治疗无效）。

〔附 2〕PiCCO 监护仪简介

脉搏指示连续心排出量（PiCCO）监护仪：PiCCO 技术是近年来开发的新技术，它采用经肺热稀释方法测量单次的心输出量，并通过分析动脉压力波形曲线下面积来获得连续的心输出量。在容量监测方面从压力监测发展为容量监测，减少了干扰容量判断的因素，同时还能监测血管外肺水情况，具有微创性、科学性、简便性等其他血流动力学监测系统所不能比拟的优点。PiCCO 是湘雅二医院急诊科于 2010 年率先在 EICU 中常规开展的治疗项目，应用于血流动力学不稳定的危重患者，如休克、脓毒血症、肺损伤、多器官功能障碍等患者。PiCCO 监测的参数包括了血流动力学监测的几个方面。①前负荷指标：中心静脉压、平均动脉压（MAP）、胸内血容量及指数（ITBI）、全心舒张末期容积及指数（GEDI）、每搏量变化（SVV）。②后负荷指标：外周血管阻力及指数（SVRI）。③心脏收缩功能指标：心输出量及指数（CI），心功能指数（CFI）、全心射血分数（GEF）、PiCCO 及指数（PCCI）、每搏量（SV）及指数（SVI）。④肺水指标：血管外肺水及指数（ELWI）、肺血管通透性指数（PVPI）。以上参数为临床医师提供了完整的血流动力学监测，为指导危重患者的液体管理和血管活性药物的使用提供了极大的帮助。与以往的血流动力学监测系统相比，PiCCO 监护仪具有以下一些优点：①导管放置过程更简便，损伤更小，只需一条中心静脉导管和一条动脉通路，无需使用右心导管，并可避免一系列致命的并发症，如心脏或瓣膜损伤、动脉破裂或出血、导管打结等。②特殊的动脉导管更经济，留置时间可达 10 天。③可以连续提供高度特异的变量，如外周血管阻力及外周血管阻力指数等，以及可量化的数据，如胸内血容量和血管外肺水，较 Swan-Ganz 导管更能完整地反映血流动力学状态，提高危重患者医疗处理的有效性，减少医疗费用。④使用更简便，各类参数结果直观、明了，方便应用于临床。实践证实，PiCCO 是一种简便、安全、准确的监护系统，它的应用有助于改善危重症患者的预后。

（彭再梅　朱爱群　熊光仲）

十三、脑死亡

（一）脑死亡概念

"脑死亡"（Brain Death）概念首先产生于 1959 年。50 多年前，法国学者 P. Mollaret 和 M. Goulon 在第 23 届国际神经学会上首次提出"昏迷过度"（Le Coma Depasse）的概念，同时报道了存在这种病理状态的 23 个病例，并开始使用"脑死亡"一词。他们的报告提示凡是被诊断为"昏迷过度"的患者，苏醒可能性几乎为零。医学界接受并认可了该提法。

此后，关于这种"昏迷过度"的研究重点是如何确定脑死亡的诊断标准和排除"脑死亡样状态"，同时提出在确诊"脑死亡"之前，必须排除深低温和药物过量的影响。从 1966 年开始，法国即确定了"脑死亡"为死亡标志。

半个多世纪以来，尽管"脑死亡"概念的提出符合一般科学概念的认识与规律，经得起历史的检验，但至今仍存在争议，争论的焦点主要集中在"全脑死亡"、"脑干死亡"与"高级脑死亡"3 个概念上。因此，世界各国进行了深入研究，并将脑死亡分为原发性脑死亡和继发性脑死亡，原发性脑死亡是由原发性脑疾病或损伤引起；继发性脑死亡是由心、肺等脑外器官的原发性疾病或损伤致脑缺血缺氧或代谢障碍所致。脑死亡的基本原因是脑组织的严重损伤、出血、炎症、肿瘤、脑水肿、脑压迫、脑疝或继发于心肺功能障碍。

研究表明，"脑死亡"是不可逆的，即不可能恢复已成共识。而关于前述 3 个概念的争论也只是范畴标准问题，现简介如下：

1. "全脑死亡"（Whole Brain Death）　是指包括大脑、小脑和脑干在内的全脑功能完全不可逆的丧失。要判定全脑死亡需要同时具备 3 个基本的条件：深度昏迷、无自主呼吸及脑干反射全部消失（脑干反射包括瞳孔对光反射，如光刺激可以引起瞳孔缩小，以及眼心反射，即压迫眼球可以引起心率减慢，等等）。目前支持脑死亡的国家普遍采用这一标准。

2."脑干死亡"（Brain Stem Death）　即指脑干功能的不可逆的丧失。由于脑干掌管呼吸和心跳，因此支持这一概念的人认为，一旦脑干功能丧失，患者的脑干反射和呼吸心跳都会完全丧失，大脑皮质的死亡只是时间的问题。而全脑死亡标准已经把脑干死亡标准包括在内，所以单独的脑干死亡标准现在已经很少使用。

3."高级脑死亡"（Higher Brain Death）　这个概念则更加关注人的社会性一面，认为人如果丧失了社会人这重身份，就丧失了人之所以为人的特性，所以提出人的知觉和认知不可逆的丧失就是死亡。但因为它在一定程度上混淆了"植物人"和脑死亡的区别，所以并没能得到大多数学者的认可。

（二）脑死亡与植物人的区别

"脑死亡"与"植物人"（persistent vegetative state）是两个不同的概念。而对普通大众来说，更是一个容易混淆的概念，因此，有必要予以澄清。

1."植物人"脑干的功能是正常的，昏迷是由于大脑皮质受到严重损害或处于突然抑制状态，因此患者可以有自主呼吸、心跳和脑干反应，甚至可存在吮吸、咀嚼和吞咽等原始反射以及自发性或反射性睁眼、自哭自笑、反射性躲避疼痛等基本反射。但这些都是没有社会意义的，他们不能和外界交流。即使植物人自己的觉醒-睡眠周期，通常也是病态的。个别患者可能苏醒，但比例相当小，而且极其少见。

2."脑死亡"的患者全脑呈现器质性的损伤，没有自主呼吸，脑干反应消失，脑电波是一条平直线。脑死亡是不可逆的。即使依靠呼吸机能维持"活着"的假象，但是不论应用什么特效药物和花多少钱都是徒劳的，因此，"脑死亡"是临床死亡的另类概念，与"心死亡"相比，脑死亡更具有科学价值和意义。因为，虽然脑死亡是不可逆的，但脑死亡后其他器官可能还能存活一段时间，故给器官移植带来了希望，因此，"脑死亡"的立法与判断标准就显得更为重要了。

（三）脑死亡标准

目前认为：脑死亡即包括脑干在内全脑功能完全、不可逆转的停止，而不管脊髓和心脏功能是否存在。或者定义为：脑死亡是脑细胞广泛、永久地丧失了全部功能，范围涉及大脑、小脑、脑桥和延髓。即发生全脑死亡后，虽心跳尚存，但脑复苏已不可能，个体死亡已经发生且不可避免。

但不同国家和学者对脑死亡的定义存在不同看法，标准也稍有差别。英国有学者认为生命取决于呼吸、循环中枢，所以脑干功能的不可逆转停止才是脑死亡；北欧各国认为是脑循环的不可逆转停止引起脑死亡，故称脑死亡为全脑梗死。

1968 年，美国哈佛医学院发布脑死亡诊断标准。

1971 年，美国提出脑干死亡就是脑死亡的概念。

1973 年，第八届国际脑电图和临床生理学会议提出定义：脑死亡是包括小脑、脑干，直至第一颈髓的全脑功能的不可逆转的丧失。

1976 年，英国皇家医学会制定了英国脑死亡标准，提出脑干死亡为脑死亡，比不可逆昏迷前进了一步。1979 年明确提出患者一旦发生了脑死亡便可宣告其已死亡。1995 年英国皇家医学会提出脑干死亡标准。

1978 年，美国的《统一脑死亡法》（*Uniform Brain Death Act*，UBDA）对脑死亡的定义：全脑功能包括脑干功能的不可逆终止。

1979 年，西班牙国会通过的《移植法》将脑死亡定义为"完全和不可逆的脑功能丧失"。

1980 年，中国学者李德祥提出脑死亡应是全脑死亡，从而克服了大脑死（不可逆昏迷）、脑干死等脑的部分死亡等同于脑死亡的缺陷，这一观点已获中国学者共识。

1995 年，英国皇家医学会提出脑干死亡标准。

1997 年，德国的《器官移植法》规定：脑干死亡就是人的死亡。

1997 年，日本《器官移植法》将脑死亡定义为：全脑包括脑干功能的不可逆停止，但与"植物状态"不同，后者脑干的全部或部分仍有功能。

1997 年，格鲁吉亚《卫生保健法》将脑死亡定义为：脊髓基本节段和脑功能的不可逆终止，包括使用特殊措施维持呼吸和血循环的情况。

世界卫生组织建立脑死亡的标准：1968 年，第 22 届世界医学大会，美国哈佛医学院脑死亡定义审查特别委员会提出"脑功能不可逆性丧失"作为新的死亡标准，并制定了世界上第一个脑死亡标准。同年，由世界卫生组织建立的国际医学科学组织委员会规定死亡标准为：①对环境失去一切反应。②完全没有反射和肌张力。③停止自主呼吸。④动脉压陡降。⑤脑电图平直。

2012 年 5 月 30 至 31 日，加拿大卫生组织联合世界卫生组织关于死亡第一阶段达成了一致意见：人类死亡是基于可测量的生物医学标准，避免使用基于解剖学术语，如"脑死亡"或"心源性猝死"，因为这些术语错误地暗示了器官的死亡。重点强调死亡第一阶段是脑功能和循环功能的停止，确定了脑功能对死亡定义的中心地位。当意识能力和所有脑干功能永久性丧失，即判定死亡发生。

《中国成人脑死亡的诊断标准》（原卫生部 2009 版）：①脑死亡是包括脑干在内的全脑功能丧失的不可逆转的状态。②先决条件包括：昏迷原因明确，排除各种原因的可逆性昏迷。③诊断标准：深昏迷，脑干反射全部消失，无自主呼吸。以上必须全部具备。④确认试验脑电图显示电静息。经颅脑多普勒超声显示颅内前循环和后循环震荡波、尖小收缩波或血流信号消失；体感诱发电位 P14，N18，N20 波形消失。此 3 项中必须有两项阳性。⑤脑死亡观察时间：首次确诊后，观察 12 小时无变化，方可确认为脑死亡。

儿童脑死亡的诊断标准：

儿童脑死亡诊断更应慎重，可参考以下几条：①昏迷和呼吸停止同时存在。②脑干反射全部消失，瞳孔散大固定，眼球固定，呼吸活动完全停止。③以上检查结果恒定无变化。

目前，脑死亡诊断标准各国不尽相同，但基本上都源于或接近美国哈佛医学院脑死亡诊断标准（附 1）。而对脑死亡的主要关注点仍在于：脑死亡患者体内有保持良好血液灌注的器官可供移植使用，而停止循环的患者死前多有持续"低血压"，体内脏器多有损害。其次，对每个脑死亡患者都耗费大量人力物力，使用支持系统去维持几天乃至几个月，直至心脏自然停搏，并无必要。这不利于社会及全体公民的福利，因为死亡是无可挽回的。在考虑撤除支持系统之前，要解决的主要问题仍然是确保"脑死亡"的诊断准确无误和其合法性。

（四）脑死亡法律与临床标准

现在世界上许多国家已经或正在进行脑死亡立法，以避免医疗资源的浪费。目前，直接以立法形式承认脑死亡的国家有芬兰、美国、德国、罗马尼亚和印度等 10 多个国家；虽未制定正式的法律条文，但临床实践中已承认脑死亡状态，并以此作为宣布死亡依据的有比利时、新西兰、韩国、泰国等几十个国家；虽然为医学界接受，但由于缺乏法律承认，因此临床并未采用脑死亡标准的则有中国等国家。

芬兰是世界上第一个以法律的形式承认脑死亡的国家。1971 年芬兰法律明确指出，当大脑维持生命的功能不可逆丧失时，即意味着患者的死亡，而不论心脏是否还在搏动。

美国虽不是第一个脑死亡立法的国家，但 1968 年哈佛医学院发布的脑死亡诊断标准是很多国家在制定死亡宣告标准时的参考范本。简单来说，哈佛医学院的诊断标准主要有以下几条：各种感觉和反应完全消失，对外界刺激毫无反应；无自主呼吸，观察 1 小时，停用人工呼吸机 3 分钟而无自主呼吸；一切反射均消失；脑电图呈平直线或等电位（静止性脑电图或直线性）。

随后，医学界不断完善脑死亡的临床判断标准。1995 年，美国神经学学会（America Academy of Neurology）制定了《成人脑死亡确认临床标准》（*Practice Parameters：Determining Brain Death in Adult*），非常详尽地明确了脑死亡所要满足的一系列临床标准，将脑死亡与其他类似脑死亡状态区分开来。

应该说，不同国家对脑死亡的立法略有不同，但对脑死亡的诊断标准都是极其科学、严谨的，医师绝不会轻易宣判脑死亡，更不会轻易放弃对患者的救治。

台湾地区于 1987 年立法的《人体器官移植条例》中，开始将"脑死"纳入死亡的判定标准。其后"行政院卫生署"并于 2004 年 8 月 9 日以"卫署医字第 0930211265 号"命令发布"脑死判定准则"，全文共 12 条，并自发布日起施行。

2013 年 3 月中国孙涛委员在"两会"上介绍，目前世界上约有 80 个国家和地区颁布了成人脑死亡的判定标准，其中 70 个国家有脑死亡的判定指南或实施法规。我国也已经有了脑死亡的医疗实践，但是还没有法定标准或者相关正式的医学界或是医学会的公开声明，死亡仍然是以传统的心跳和呼吸停止为标准。为此，他倡导并呼吁为"脑死亡立法"，目前我国《脑死亡诊断标准》法律正在制定中。

〔附 1〕**美国哈佛医学院脑死亡的诊断标准要点**
1. 各种感觉和反应完全消失，对外界刺激毫无反应。
2. 无自主呼吸，观察 1 小时，停用人工呼吸机 3 分钟而无自主呼吸。
3. 一切反射均消失。
4. 脑电图呈平直线或等电位（静止性脑电图或直线性）。
〔附 2〕**脑死亡临床诊断及方法**
1. 先决条件　①昏迷原因明确。②排除各种原因（药物等）所致的可逆性昏迷。
2. 临床判定　①深昏迷。②脑干反射全部消失。③双侧瞳孔散大固定，眼球固定。④无自主呼吸（靠呼吸机维持，自主呼吸诱发试验证实无自主呼吸）。以上 4 项必须全部具备。

3. 确认试验　①脑电图呈电静息。②经颅多普勒超声无脑血流灌注现象。③体感诱发电位 P14 以上波形消失。以上 3 项中至少有 2 项阳性。

4. 由专家委员会审定及授权专业执行医师进行诊断，由 2 位医师可以共同或分别进行两组试验。在两组试验之间要间隔多长时间是一个医学决定，并根据原始诊断进行变化。

5. 脑死亡观察时间首次判定后，观察 3 小时复查无变化，即构成脑死亡症状，观察 12 小时复查无变化，方可最后判定诊断为脑死亡。

〔附 3〕脑死亡临床判断基本标准

一般认为，脑死亡应符合以下标准：①自主呼吸停止。②不可逆性深度昏迷。无自主性的肌肉活动，但脊髓反射仍可存在。③脑干神经反射（颅反射）消失。④双侧瞳孔散大或固定，对光线强弱无反应。⑤脑电波消失，呈平直线。⑥脑血液循环完全停止。

（彭再梅　朱付平　熊光仲）

第二部分

疑难急症
病案分析

一、发热、咳嗽气促，胸腔引流出黑色液体

——侵袭性肺曲霉病合并奇异变形杆菌感染

病历简介

患者男，42 岁，因发热、咳嗽、气促 22 天，加重 3 天，左胸腔引流黑色液体半天，于 2005 年 9 月 17 日中午急诊入院。患者于 22 天前开始畏寒发热、头痛，自认为感冒而口服"感康"稍好转。但 2 天后又发热，38.6℃并伴咳嗽，痰不多，到当地乡医院就医，考虑"上感"并支气管炎，予以"青霉素"抗感染等处理。治疗 5 天无好转即到县医院就诊，经化验血及胸部 X 线等检查，诊断为"肺部感染，支原体肺炎"可能性大，予以"阿奇霉素"等治疗。开始几天效果好，但一周后又发热至 39.2℃，且咳嗽加重伴气促，予加用罗红霉素及中药（具体不详）口服治疗 4 天仍然无好转。再次 X 线检查发现两肺渗出性病变，并有胸腔积液，左胸明显，疑右侧第 5、第 6 肋骨陈旧性骨折，次日行左胸穿刺引流发现为黑色胸腔积液，当地医院考虑病情严重，黑色胸腔积液原因不明即转来我院治疗。

既往史：2 个月前胸部外伤，肋骨骨折？自诉用中药治愈，具体不详。否认肺尘埃沉着病、肺结核等疾病。

入院检查：T 38.7℃，R 30 次/min，P 102 次/min，BP 108/76 mmHg。神清合作，平卧稍气促，无发绀，无黄疸及皮疹，浅表淋巴结不大。左肺呼吸音低，可闻少许湿啰音。心音可，心率 102 次/min，未闻杂音。左胸腔引流管引流通畅，黑色胸腔积液大约 300 mL。余无异常。血常规：WBC 16.7×10^9/L，N 87.6%，HGB 103 g/L，RBC 1.06×10^{12}/L，PLT 54×10^9/L，LUC 4.3%，HCT 22.9%，MCH 36.3 Pg，MCHC 383 g/L，RDW 15.4%，LDH 426 U/L，ESR 65 mm/h，C-反应蛋白 184 g/L，OT=1∶10000（−），HIV（−），其余基本正常。肝功能：ST-TP 61 g/L，ST-GLO 36.2 g/L，ST-BUN 17.3 mmol/L，ALB 21 g/L，GLB 37.2 g/L，A/G=1∶1.4。电解质：K^+ 4.13 mmol/L，Na^+ 141 mmol/L，Cl^- 110.13 mmol/L，Ca^{2+} 2.15 mmol/L。血气分析：$PaCO_2$ 29 mmHg，PaO_2 68 mmHg，O_2SAT 78%。X

线：左肺渗出性病变，考虑肺部感染。右侧第 5、第 6 肋骨陈旧性骨折？

入院诊断：①肺部感染。②左胸腔引流术后。③败血症？④右侧第 5、第 6 肋骨陈旧性骨折？

处理：入院后予以吸氧、补液、抗感染及对症处理，抗生素选用头孢他啶 2g，及替考拉宁 200 mg 静脉滴注，每天 2 次，隔天补充白蛋白 10～20g。并行胸腔积液常规：棕黑色，细胞总数 1.8×10^9/L，W 0.85，M 0.82，C 0.18。李凡他试验：阳性（＋）。血、胸腔积液培养：均未见细菌生长。CT：双肺点片状影，胸腔积液，左侧多于右侧，左肺可见多个空洞病灶，部分空洞内可见球形高密度影，不排除曲霉感染性肺炎（图 2－1－2）。并再行血、胸腔积液培养及药敏试验，结果：见黑曲霉菌、奇异变形杆菌，药敏：头孢唑林钠，万古霉素敏感，故诊断考虑；曲霉菌合并革兰阴性菌感染性肺炎。按药敏改用抗生素"头孢唑林"2g 静脉滴注，每天 3 次，"伊曲康唑"200 mg 静脉滴注，每天 2 次，5 天后改每天 1 次。并予以"两性霉素 B"5 mg 雾化等综合治疗，每天 2 次。2 周后病情好转，体温 37.2℃～37.7℃，近正常，咳嗽明显减少，CT 复查示肺部基本正常，胸腔积液基本消退（图 2－1－3）。继续治疗 3 天后拔除胸腔引流管，病情好转稳定。

结果：患者逐渐康复，复查血常规、胸部 CT，体温正常，带药出院，定期复查。

讨论

曲霉感染性肺炎（肺曲霉病）虽属霉菌（真菌）类感染范畴，但相对来说临床少见。它是大量曲霉孢子被吸入后引起急性支气管炎，若菌丝侵袭肺组织，则引起广泛的浸润性肺炎或局限性肉芽肿，也可引起坏死、化脓，形成多发性小脓肿。患者常常高热或不规则发热、咳嗽、气促、咳绿色脓痰、慢性者见反复咳嗽、咯血等类似肺结核症状。肺部体征有或无粗湿啰音。X 线、CT 检查见肺纹理增多，肺部可见弥漫性斑片状模糊阴影、团块状阴影或空洞影。

1938 年 Deve 作过首次报道。近年来，由于抗生素广泛应用、肿瘤、艾滋病及器官移植、监护室（ICU）等增多以及新的免疫抑制药增加，曲霉感染性肺炎呈上升趋势。一般来说，肺曲霉病绝大多数为继发性感染所致，原发性很少见。临床常将肺曲霉病分为 3 类：①腐生性曲霉病（saprophytic aspergillosis，SA）或曲霉球（aspergilloma）。②变态反应支气管肺曲霉病（allergic bronchopulmonary aspergillosis，ABPA）。③侵袭性肺曲霉病（invasive pulmonary aspergillosis，IPA）。其中，侵袭性肺曲霉病病情最严重，早期诊断最困难，危害最大，死亡率最高。因此，早期正确诊断最关键。但由于肺曲霉病早期症状体征无特异性，故容易误诊误治，有文献报道大约30％的患者早期未能诊断。

由于IPA初次诊断时误诊率较高，故其诊断按确定程度分为确诊（proven）、临床诊断（probable）和拟似（possible）。确诊病例需要组织病理学依据或来自正常无菌部位的标本曲霉培养阳性。临床诊断病例需要有宿主因素、临床依据（症状、体征和影像学特征）及微生物学证据。另外，奇异变形杆菌常可黏附于真菌等细胞表面，从而容易导致混合感染。本病例即为真菌（曲霉菌）与革兰阴性杆菌（奇异变形杆菌）混合感染性肺炎。由于奇异变形杆菌黏附于真菌细胞表面，故真菌（曲霉菌）感染是主要的，但治疗应两者兼顾。

目前，应用于早期诊断的主要方法有组织活检法和组织培养法，但由于是一种有创检查，故临床难以推广，特别是急危重症患者更加难以施行。结合近年文献报道，我们认为有以下情况应考虑肺曲霉病的可能：①患者有慢性肺部疾病或外伤史，如肺结核、哮喘、支气管扩张、肺癌、肋骨骨折等病史，胸腔积液呈现黑色或烟土黄色。②患者有重症感染、使用免疫抑制药、长期使用激素、接受放化疗等免疫力低下的情况。③X线或CT胸片检查有典型"新月影、空洞"影像，尤其是上前边部或中下边部处，对曲霉病有极高诊断价值。④血、胸腔积液培养及半乳甘露聚糖曲霉菌（GM试验）等阳性有重要诊断意义。⑤纤支镜检查、血清沉淀试验、曲霉抗原皮内试验、经皮针吸活检等有助诊断。⑥血清特异性IgE和IgG抗体升高。⑦外周嗜酸性细胞不同程度增高。⑧长期不明原因咯血，一般治疗效果差，尤其咳出咖啡色颗粒状物者。⑨出现曲霉性眼病如角膜炎、眼内炎或鼻窦、皮肤损害。⑩肝功能损害，特别是转氨酶急剧升高（尤其是不可解释的升高）。

故凡符合前面4条或加后面6条中的任何1～2条即可临床确诊。本病例符合前4条即予以诊断，并按此治疗获得了满意效果。值得注意的是本疾病容易与肺结核、肺癌等疾病相混。

由于曲霉菌存在于空气、腐败植物、动物排泄物及尸体、泥土中的腐生菌，种类多，毒力大小也不同。依据其不同颜色而分为各种曲霉菌，常见的有黄曲、黑曲、红曲、烟曲、土曲、杂曲、米曲、构巢曲等，其中毒性最大的为黄曲霉菌，其半致死量为 0.36 mg/kg。黑曲霉菌感染后的胸腔积液呈黑色是其临床重要特征，以此可初步考虑"曲霉菌感染"。本病例即据此做了初步临床诊断。但系何种类型的曲霉菌感染则需要进一步检查，尤其是细菌培养不可少。

人感染后依据不同菌种、不同组织器官，部位发生病变也不同，表现各异。最严重的为肺部感染，尤其是侵袭性肺曲霉病最为严重，肋骨骨折是否容易诱发曲霉菌感染，目前尚无定论。

本病例患者有胸部外伤，怀疑肋骨骨折病史，此次肺部感染是否与其相关也很难定论。因时间相隔2个多月，潜伏期比较长，很难判断。一般来讲，感染后临床表现急性期主要为发热、咳嗽、胸痛、咯血或痰中带血等症状。容易与一般感染性肺炎混淆，慢性患者应当与肺结核、肺癌等疾病鉴别。

胸腔积液从性质上分析对诊断有一定帮助，一般将胸腔积液分为渗出性及漏出性。渗出性的病因很多，归纳起来为两大类：①炎症性病变所致，如由细菌、病毒或真菌等感染胸膜引起感染性炎症，导致胸腔积液，或由于肺栓塞、胰腺炎、结缔组织疾病等非感染性炎症引起胸腔积液。②肿瘤性，如癌肿长在胸膜上或转移侵犯胸膜引起积液，见于胸膜间皮瘤、肺癌、乳腺癌、胃癌、淋巴癌等。漏出性胸腔积液的病因：①全身性疾病，如低蛋白血症、过敏性疾病。②局部某器官的病变，如充血性心力衰竭、肝硬化、肝阿米巴病、胸导管破裂等。本病例胸腔积液李凡他试验（+），属于炎症渗出性病变。

另外，胸腔积液颜色也有助于诊断，如血性胸腔积液多提示创伤、肿瘤疾病，草绿（黄）色提示结核病或合并感染，脓性液体提示脓胸，乳汁样提示乳糜胸，黑色、烟土黄色提示肺尘埃沉着病或曲霉菌感染。清亮样液体提示漏出性胸腔积液，如低蛋白血症、心力衰竭、肝硬化等。

本病例黑色胸腔积液亦提示黑曲霉菌感染可能性大。但本病例患者开始发病按一般肺部感染处理未获效，也未怀疑曲霉菌感染。后来因胸腔穿刺出黑色胸腔积液；显然这种胸腔积液是炎症性的，排除肺尘埃沉着病、结核病等疾病后，按其胸腔积液颜色推测亦为黑曲霉菌感染。由于它是肺曲霉病中常见的一种感染；加之相关检查支持临床诊断（图2-1-1、图2-1-2），并应用抗真菌等药物治疗获得治愈。另外，由于本病例系黑曲霉菌肺部感染，即侵袭性肺曲霉病，故患者发热、咳嗽等症状及胸腔积液为黑色就不难解释了。如若不行胸腔穿刺，可能还一时难以确诊。由此可见，肺曲霉病诊断并非容易。故我们认为，如遇到怀疑病例，可按前述 10 条进行排查鉴别，以防误诊误治。当然最好能通过培养找到其细菌，并行药敏试验进行治疗。（图 2-1-3）

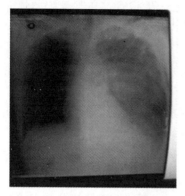

图 2-1-1　胸片示左肺渗出性片状影

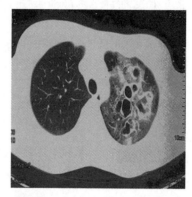

图 2-1-2　CT 示左肺片状空洞

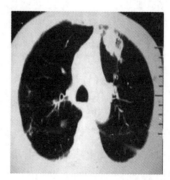

图 2-1-3　治疗中复查 CT 示左上肺病灶有吸收

体会

1. 患者发热、咳嗽、胸痛等呼吸系统感染症状，经胸腔穿刺引流出黑色胸腔积液，排除肺尘埃沉着病等疾病后临床诊断为曲霉感染性肺炎，并经抗霉菌等综合治疗获得治愈。值得注意的是奇异变形杆菌常可黏附于真菌等细胞表面，从而容易导致混合感染。本病例即为真菌（曲霉菌）与革兰阴性杆菌（奇异变形杆菌）混合感染性肺炎。由于奇异变形杆菌黏附于真菌细胞表面，故真菌（曲霉菌）感染是主要的，但治疗应两者兼顾。另外该患者 2 个月前有胸部外伤史，此次曲霉感染性肺炎是否与胸部外伤有关，有待研究。

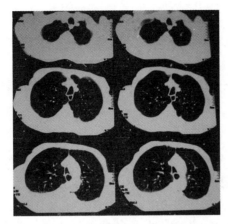

图 2-1-4　1 个月后复查 CT 示肺部基本正常

2. 随着抗生素广泛应用、肿瘤、艾滋病及器官移植、监护室（ICU）、外伤等增多以及新的免疫抑制药增加，曲霉菌感染呈上升趋势，尤其是曲霉感染性肺病近年发病率上升明显，应引起临床重视。

3. 本病例在当时由于受到一些条件限制，有关检测未能做，如半乳甘露聚糖曲霉菌（GM 试验）等检测，此是一大遗憾和不足，今后应重视完整的诊断工作。另外，血栓或出血情况应予以注意，本病例虽然未发生这方面的情况可能与作了对症处理有关。

4. 伊曲康唑、伏立康唑是当时有效的抗真菌药物，两性霉素 B 虽然也是抗真菌的有效药物，但由于其毒性大，目前已较少应用。目前卡泊芬净已应用临床，但主要适用于对伊曲康唑等其他治疗无效或不能耐受的侵袭性曲霉菌病，其价格较伊曲康唑、伏立康唑稍高。值得注意的是该类药物治疗要达 3 个月，中断治疗可致疾病复发，用药期间要检查肝肾功能及血常规，如有异常须行对症处理。另外，本病例系混合感染，在有条件的情况下药敏试验指导用药非常重要，本病例未选择万古霉素是因考虑其肾毒性，加之头孢唑林钠也是敏感药物。

5. 若内科保守治疗效果不佳，局部病灶已结痂，可转外科手术治疗。

（范志英　朱爱群　熊光仲）

二、孕妇发热 6 天，咳嗽、咳痰伴气促 4 天

——H7N9 禽流感，宫内妊娠 27 周

病历简介

患者女，29 岁，孕妇。因发热 6 天，咳嗽、咳痰伴气促 4 天于 2014 年 2 月 15 日急诊入院。患者于 6 天前无明显诱因出现发热，体温 39.5℃，无畏寒、盗汗，服用退热药后体温可下降至正常，随后又反复发热。4 天前开始咳嗽、咳痰，系黄色浓痰，并伴气促、全身痛、乏力。当地医院就医，诊断考虑：肺部感染，轻度贫血，宫内妊娠 27 周。予以头孢噻肟抗感染等支持治疗，效果不佳，病情加重，气促明显，即转我院急诊就医。患病后无腹痛、腹泻，无尿频尿急及其他异常。

既往史：身体健康，否认外伤手术史及药物过敏史，有家禽接触史，无死禽接触及血吸虫疫水接触史。

家族史：无特殊，否认遗传病史。

体查：T 38.2℃　P 112 次/min　R 32 次/min　BP 118/72 mmHg，急性病容，神志清楚，精神差，半坐位，呼吸急促，口唇轻度发绀。皮肤巩膜无黄染，双瞳孔等大等圆，对光反应灵敏，浅表淋巴结不大。双肺呼吸音粗，肺底部可闻细小湿啰音，心界不大，心率 112 次/min，心律齐，未闻明显杂音。腹下部稍隆，可及宫底，双下肢中度水肿，余无异常。

急查血常规：WBC 6.28×10^9/L，N 79%，RBC 2.89×10^{12}/L，HGB 92 g/L，PLT 122×10^9/L。肾功能：BUN 53 mmol/L，CRE 54 μmol/L，肝功能基本正常。心肌酶学：LDH 371.92 U/L，CK 256.27 U/L，BNP 1011 pg/mL。呼吸道病毒检测：正常。电解质：K^+ 3.23 mmol/L，Na^+ 130.2 mmol/L，Cl^- 107.15 mmol/L，Ca^{2+} 2.15 mmol/L，Glu 9.3 mmol/L。血气分析：pH 7.37，$PaCO_2$ 36.4 mmHg，PaO_2 46.5 mmHg，SpO_2 78%。HCO_3^- 20.6 mmol/L，BE −4.1 mmol/L。心电图（ECG）：窦性心动过速，ST-T 改变，肢导联低电压。急诊胸片：双肺渗出性病变，考虑：肺部感染，疑右侧胸腔积液（图2-1-1）。

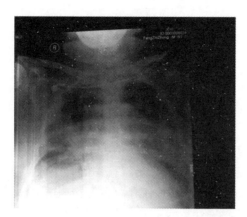

图 2 - 2 - 1　胸片示肺部感染，疑右侧胸腔积液

入院诊断：①重症肺炎，H7N9 感染待删，Ⅰ型呼吸衰竭。②宫内妊娠（妊娠 27 周、单活胎）。③胎儿宫内窘迫。

处理：入院后即刻行气管内插管上呼吸机辅助呼吸（SIMV 模式，VT 440 mL，F 16 次/min，PS 15 cmH$_2$O，PEEP 8 cmH$_2$O，O$_2$ 浓度 100%），心电监护。静脉滴注：美罗培南 1.0 g，Q8h，替考拉宁 400 mg Qd，联合抗感染，奥司他韦 75 mg Bid，抗病毒及护胃、化痰等对症治疗。继续完善各项检查：血、痰培养＋药敏，肺炎全套、真菌全套、凝血全套、PCT、G 试验、CT（图 2 - 2 - 2、图 2 - 2 - 3、图 2 - 2 - 4）及与省疾病控制中心联系 H7N9 等

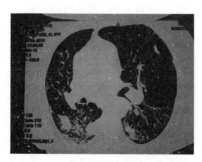

图 2 - 2 - 2　CT 示双下肺部渗出性病变

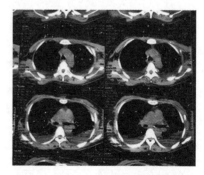

图 2 - 2 - 3　CT 示双侧胸腔积液

相关检测。结果回示：K$^+$ 2.8 mmol/L，Lac 1.6 mmol/L，PaCO$_2$ 37 mmHg，PaO$_2$ 35 mmHg，HCO$_3^-$ 24 mmol/L，SpO$_2$ 70%，WBC 13.9×10^9/L，N

94.2%，Pt 81×10⁹/L，尿 pH 6，尿（＋＋），尿蛋白 0.3 g/L，尿 RBC 1～3/HP，APTT 52.6 秒，D-二聚体 3.27μg/mL，CK 288.2 U/L，CK-MB 40.5 U/L，PCT 2.05 ng/mL，BNP 814.2 pg/mL，HDL 0.99 mmol/L，cT-ni 449.66pg/mL，CHOL 2.81 mmol/L，TG 1.73 mmol/L，AST 105.4 U/L，TP 52.8 g/L，ALB 25.7 g/L，BUN 1.80 mmol/L，Ca²⁺ 1.65 mmol/L，尿酸 113.4 μmol/L，无机磷 0.86 mmol/L，BS 10.2 mmol/L，HSV-IGM（－），HSV-IgG（＋），MP-Ab（－），CP-Ab（－），TOX-IgM（－），结核试验、风疹病毒抗体、巨细胞病毒抗体等均阴性。次日省疾病控制中心 H7N9 检测结果报告：确诊 H7N9 感染（并已报疫情），即转入隔离病房治疗。

　　鉴于患者 H7N9 感染性重症肺炎，Ⅰ型呼吸衰竭，呼吸机辅助呼吸后血氧仍然明显偏低。血压 106/78 mmHg（多巴胺、去甲肾上腺素持续泵入维持），心率 94 次/min，呼吸 23 次/min，血氧饱和度 70%，会诊讨论决定行 ECMO 体外循环改善呼吸，大约数分钟后患者血氧明显改善，血氧饱和度 91%，心率 81 次/min，呼吸 20 次/min。

　　2 个多小时后，患者突然神志不清，血压下降至 45/20 mmHg，SpO₂ 下降至 25%，心率降至约 35 次/min。立即予以胸外心脏按压，加快加大多巴胺＋去甲肾上腺素用量与速度，并将 ECMO 浓度升高至 100%。同时静脉注射肾上腺素 1 mg 后，患者心率逐渐上升至 160 次/min，有创动脉压上升至 190/105 mmHg，指尖血氧上升至 100%。之后逐渐减少多巴胺＋去甲肾上腺素用量与速度，大约 15 分钟后，患者血压下降至 130/75 mmHg，心率 120 次/min，呼吸 22 次/min，血氧饱和度上升至 100%。呼吸机继续行 SIMV 辅助模式：VT 420mL，F 16 次/min，PS 17 cmH₂O，PEEP 11 cmH₂O，O₂ 浓度 40%。血压继续用升压药物维持，为避免脱水药物致血压下降而未用该类药物减轻脑水肿，而选用神经节苷脂予以护脑治疗。2 天后，患者血压稳定，但出现了心律失常——房颤，即予以胺碘酮 75 mg，持续泵入纠正房颤。3 天后，患者出现心源性肺水肿，咳出大量泡沫痰，肺部可闻及明显湿啰音，心率 140 次/min，尿量不多。床旁胸片显示：双肺几乎呈"白肺"状改变（图 2-2-4）。血气分析：pH 7.2，PaCO₂ 51 mmHg，PaO₂ 85 mmHg，HCO₃⁻ 18.8 mmol/L，BE－8.1 mmol/L，SpO₂ 90%，Hb 8.1g/dL，Glu 20.6 mmol/L，Lac2.6 mmol/L，Na⁺ 136 mmol/L，K⁺ 4.0 mmol/L。考虑心源性肺水肿（左心衰）、代谢性酸中毒。即予以呋塞米 40 mg 及去乙酰毛花苷 0.4 mg 静脉注射，同时予以甲泼尼松龙80 mg、5％碳酸氢钠200 mL等处理。严密观察病情，次日患者病情好转，咳嗽咳痰明显减轻，心律齐，体温下降至37.8℃，即停用胺碘酮、美罗培南、替考拉宁，改用头孢他啶抗感染，鉴于患者贫血、蛋白低、水肿，予以输血及白蛋白治疗。

继续治疗4天后患者病情又反复，心力衰竭、肺水肿、电解质紊乱及肾功能受到损害，经会诊讨论决定行血滤，并改呼吸机辅助呼吸 SIMV＋PC 模式及调节 ECOM 参数和纠正水电解质紊乱等综合治疗。20多天后患者病情好转、稳定，复查胸部 CT：近基本正常（图2-2-5），其他各项化验检测指标基本正常，病情平稳后转入普通病房继续治疗。

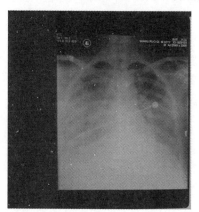

图2-2-4 胸片示双肺几乎呈"白肺"状改变

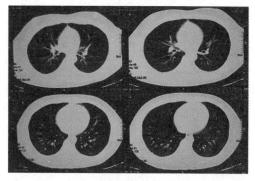

图2-2-5 CT示双肺散在条索状样变

结果： 经上述治疗近一个月后，患者基本治愈，复查血常规、生化基本正常，胸片：双肺渗出性病变基本吸收，原胸腔积液亦吸收。带药出院，定期复查。

讨论

H7N9 是正黏病毒科所属的禽流感的一种亚型，该亚型禽流感病毒是甲型流感中的一种。其颗粒外膜由两型表面糖蛋白覆盖，一型为血细胞凝集素（即 H），一型为神经氨酸酶（即 N），H 分 15 个亚型，N 分 9 个亚型。该病毒为新型重配病毒，其内部基因来自于 H9N2 禽流感病毒。2013 年 3 月底，中国上海和安徽两地首先发现 3 例人感染 H7N9 禽流感病例。并认为高危人群主要是从事禽类养殖、销售、宰杀、加工业者，以及在发病前1周内接触过禽类者。

研究发现，H7N9病毒源于家禽。"活禽市场是H7N9禽流感的源头。"关闭活禽市场，实施定点屠宰，是控制源头最为有效的措施。故只要能控制禽类，就能控制大规模的传播。活禽市场的关闭，对减少感染至关重要。临床发现，H7N9禽流感感染者的症状与H5N1禽流感大致相似，患者出现高热和呼吸困难等症状，随后的3～14天内出现呼吸衰竭。进而可出现多器官功能衰竭及并发症，其病死率达60%，如多器官功能衰竭难关能渡过，则病死率可降低。本病例在救治过程中就出现了呼吸等多器官功能衰竭及各种并发症，经积极抢救方转危为安。

由此可见，H7N9病毒的确"嗜肺"，病毒首先侵蚀肺，然后累及其他各器官，并很快出现各种并发症。其原因在研究中有了新的揭示，研究者发现，重症感染患者中普遍存在"细胞因子风暴"现象，这种现象导致了肺被病毒大量侵蚀。找到原因之后，研究者又在临床治疗中，创造性地应用人工肝肺技术，来清除炎症因子，抑制炎症反应，避免了大规模的"细胞因子风暴"，帮助患者渡过器官衰竭难关。如果两个基因同时变异将会发生更加有效的传播，而这种传染目前只是针对禽传人，至于会不会发生病毒的人传人，不能肯定也不能否认，还需要进一步研究和监测。从目前情况看，人感染H7N9禽流感疫情特点并未发生明显变化，病例依然以散发为主，人与人之间还没有明显传播的情况。

临床治疗方面，根据国内诊疗方案，对临床诊断和确诊患者应进行隔离治疗。对症治疗可吸氧，应用解热药、止咳祛痰药等，并应尽早应用抗流感病毒药物。同时可针对发热、咳嗽、高热、喘促等症状，诊疗方案还开出中医参考处方，使用药物包括金银花、连翘、黄芪、知母等。中成药可选择参麦注射液、生脉注射液。

目前，中国自主研制的H7N9禽流感病毒疫苗已研发成功，通过技术鉴定，并通过企业生产了疫苗株，为预防H7N9禽流感提供了有力武器和保障。

另外，呼吸机及血滤在本病例抢救治疗中起了重要作用。因为虽然本例患者从起病到确诊时间并不长，但患者发生呼吸衰竭比较早，而且心、肾功能损害亦比较早。一方面说明病毒侵蚀损害严重，另一方面患者系孕妇，心、肺、肾等器官负担重，更加容易导致多器官功能衰竭。如若不是及时、尽早使用呼吸机和血滤抢救措施,单凭抗感染抗病毒治疗是难以获效的。当然,强有力的抗感染抗病毒治疗和家属配合也是必不可少的基础治疗和条件。其次,对并发症的发现、预防、处理亦是不可忽视的。因此,对如此极其危重的疑难病症救治,综合整体治疗是极其重要的,缺一不可,否则抢救治疗就难以成功。

体会

1. 患者发热、咳嗽、咳痰伴气促,经询问病史发现有家禽接触史,即而想到"禽流感"是难能可贵的,并积极行禽流感病毒检查,及时确诊、隔离、严格按传染病要求处理,为以后治疗打下了良好基础。

2. 尽管患者病情发展快,多器官受到损害,并发症严重,但救治工作始终有条不紊,应对有方。尤其是及时、尽早应用呼吸机与血滤等抢救措施,有效控制了病情恶化。

3. 及时与有关医政部门、疾病控制中心及家属沟通,取得家属积极配合及各方面的支持,为抢救治疗创造了良好条件和环境,是救治成功的有力保障。

4. 强有力的专业救治队伍,认真仔细地观察病情变化,及时有效地处理各种并发症,是救治成功的关键。

（杨贵芳　熊光仲）

三、发热伴关节疼痛、皮疹 10 天

——成人 Still 病

病历简介

患者男，41 岁，咽痛 15 天，发热伴关节疼痛、皮疹 10 天急诊入院。患者于 2012 年 11 月 16 日无明显诱因出现咽痛，4 天后出现发热，体温最高达 39.6℃，伴胸骨及全身大小关节疼痛，以左手指关节及双膝关节为甚，活动受限，无晨僵，无咳嗽咳痰，无头晕头痛，无腹痛。自服布洛芬或安乃近后 3~4 小时退热，症状缓解，约 10 小时后体温复升。11 月 26 日在外院予头孢地嗪抗感染无好转。11 月 28 日起感腹胀便秘就诊于我院，予头孢他啶抗感染、开塞露、大黄苏打片通便后腹胀稍好转，已不感咽痛，少许咳嗽，痰不易咳出，体温同前。

既往史：分别于 2002、2003、2006、2008 年诊断为成人 Still 病，予激素治疗后好转，否认结核病病史。

个人史：吸烟 32 年，每天 1 包半，否认毒物、疫水接触史。

体格检查：T 38.7℃，P 115 次/min，BP 120/72 mmHg，发育正常，营养良好，步行入病房，神清语利，查体合作。全身皮肤及黏膜未见明显黄染。颈部可触及米粒大散在淋巴结，质软，无压痛。头、颈未见异常。胸廓无畸形，胸骨无压痛，双侧呼吸运动对称，左下肺语颤稍减弱，双肺叩诊稍浊，双肺呼吸音粗，右下肺呼吸音稍低，双下肺可闻及少量细湿啰音。心脏检查无异常。腹部膨隆，肌紧张，脐周可见条状红疹，肝脾肋下未触及，肝肾区无叩痛，移动性浊音阴性，肠鸣音正常。关节无红肿、压痛，但可见皮疹（图 2-3-1），双下肢无水肿。神经系统检查无异常。11 月 26 日外院血常规示：WBC 17.65×10⁹/L，N 76%，RBC 4.61×10¹²/L，HGB 145.6 g/L，PLT 214×10⁹/L；尿常规：尿胆原、尿隐血、蛋白质（＋/－）。2012 年 11 月 27 日某大医院检查：血沉 64mm/h；肝功能示：ALT 50.2 U/L，AST 41.1 U/L，DBIL 7.3 μmol/L，TBIL 16.6 μmol/L，A/G 1.4；CK、CK-MB、Mb、结核抗体 IgG、IgM、ANA 及 dsDNA 均为阴性；胸片示：左下肺盘状肺不张，左侧胸膜增厚。2012 年 11 月 29 日我院胸部、腹部平片示：①部分肠管明显积气。②考虑双下肺感染并双侧少量胸腔积液。③手指关节及双膝关节照片未见异常。

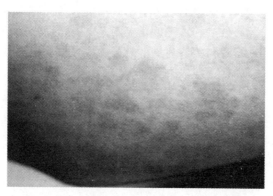

图 2-3-1　成人 Still 病肘关节处多发性红斑

入院诊断： 发热查因。①社区获得性肺炎？②肺结核？③结核反应性关节炎？类风湿关节炎？④成人 Still 病？⑤淋巴瘤待删。

入院处理： 入院后予以头孢他啶、莫西沙星等治疗 5 天，患者仍反复高热，体温最高达 39.7℃，全院大会诊明确诊断和下一步治疗，会诊讨论认为：患者反复发热，咽痛，关节疼痛，虽然无皮疹及脾大，但是结合实验室检查考虑诊断成人 Still 病可能性大，合并肺部感染，建议检测血清铁蛋白、糖基化铁蛋白比例，次日报告血清铁蛋白 386 μg/L，糖基化铁蛋白比例降低 25%，故诊断成人 Still 病并按其治疗和对症处理。即应用美罗培南等抗感染以及激素、丙种球蛋白、免疫抑制药治疗。

结果： 诊断成人 Still 病合并肺部感染。经上述治疗 3 周后患者症状体征好转，体温逐渐正常，复查血常规、肺部 CT 逐渐好转，患者要求出院，签字同意并带药回当地继续治疗。

讨论

成人 Still 病（adult onset Still disease，AOSD；adult Still disease，ASD）是一种原因不明、少见的系统性炎性疾病，主要累及骨骼、肌肉等结缔组织。严重者可导致其骨骼肌肉后遗症，故在原因不明的发热性疾病中占有其重要位置。有报道称其发生率为 0.16/10 万人，发病年龄有两个高峰，分别为 15～25 岁和 36～46 岁，女性发病率稍高于男性。

1. 临床表现　成人 Still 病患者大多数出现发热、皮疹、关节痛和关节炎，发生率从 64% 到 100%。受影响的关节主要有膝关节、腕关节和踝关节，还可累及肘关节、肩关节、近端和远端的指（趾）间关节、掌指和跖趾关节、颞下颌关节、髋关节等。腕骨与关节囊周的畸形比类风湿关节炎多，据此可在临床上区分这两种病。应注意，一般腕关节改变在发病后 6 个月出现，表现为腕掌关节或关节囊的关节腔呈进行性加重的狭窄，在 1.5 到 3 年后发展为关节强直。关节炎常呈对称性分布，多数患者可发展成多发性关节炎及关节痛，关节疼痛与发热相关，但通常维持时间不长，随着发热消退而消失。关节液显示白细胞增多明显，以中性粒细胞为主。

较少见的临床表现有胸膜炎（26.4%），心包炎（23.8%），脾大（43.9%），包括心脏压塞和心肌炎等心脏方面的并发症更少。肺部并发症主要有肺纤维化和胸腔积液，并发 ARDS 罕见。肾脏疾病亦罕见，表现为间质性肾炎、亚急性肾小球肾炎、肾淀粉样变性，最近报道有合并坍塌性肾小球疾病。血液系统并发症（血栓性血小板减少性紫癜、纯红细胞再生障碍）和神经系统并发症（颅神经麻痹、癫痫发作、无菌性脑膜炎、Miller-Fisher 综合征）也少见。

一般说来，临床病程可分为 3 种不同的类型，与预后密切相关，每一种影响 1/3 的成人 Still 病患者。

（1）自限性或单周期型：以发热、皮疹、浆膜炎、器官巨大等典型症状为特点，多数患者在首次且唯一一次发病后一年内可痊愈（中位时间 9 个月）。

（2）间断或多周期型：患者有再发倾向，伴或不伴关节症状。在发作间歇期可完全缓解。两次发作之间可相隔数年，且发作程度较初发时轻。

（3）慢性关节症状型：以关节症状为主，可致关节破坏。有调查显示 67% 的此类患者在发病后 28 个月（中位时间 13～60 个月）至少需要一次全关节置换。

慢性关节症状型的患者通常比全身型患者更易残疾，预后更差。一项回顾性研究发现，在起病时有皮疹、多关节炎、大关节受累（肩、髋关节）预示可能是慢性关节症状型。全身型预后较好，除非出现由于疾病（心包炎、心脏压塞、弥散性血管内凝血、淀粉样变、肝病、呼吸衰竭）或治疗（感染、胃肠出血等）导致罕见的严重并发症。

2. 诊断　成人 Still 病诊断是一种排他性诊断，主要基于其临床表现和症状体征，如发热、关节痛、皮疹等，并需要排除其他感染性疾病、肿瘤和其他自身免疫性疾病。除铁蛋白、糖基化铁蛋白有一定帮助外，其他实验室检查无特异性（主要表现为高免疫活性数据）。国外报道成人 Still 病血清总铁蛋白浓度升高，而糖基化铁蛋白比例持续降低，并在临床研究中已将这两项参数纳入诊断标准，使得对该病诊断的灵敏度和特异性均提高。多数研究认为，铁蛋白如果超过 1000 ng/mL，正常上限的 5 倍，则提示成人 Still 病。成人 Still 病患者铁蛋白水平在 4000~30000 ng/mL 也常见，最高甚至达 250000 ng/mL。并且，血清铁蛋白的水平与疾病活动有关，当疾病进入缓解期后铁蛋白下降至正常，但铁蛋白升高、糖基化铁蛋白比例降低的原理仍在探索中。故诊断时应多注意。

影像学检查在初发急性期诊断方面作用不大，多为正常或表现为轻度软组织肿胀，关节渗出液，或轻度关节周围去矿化。放射性核素骨扫描和磁共振成像在少数病例中应用，被证明是一种早期诊断及随访比较敏感的方法。有研究表明，41% 的患者发展成腕骨间、腕掌关节腔狭窄（其中 69% 为双侧），其中 25% 形成关节囊周的强直。其他调查也报道了远端指（趾）间、跗骨间、椎骨关节突易形成关节强直。慢性关节病的患者常并发关节破坏。

3. 治疗　主要包括非甾体消炎药、皮质激素、免疫抑制药（甲氨蝶呤、硫唑嘌呤、环孢素 A、环磷酰胺）及静脉注射丙种球蛋白等。近年来应用抗肿瘤坏死因子、IL-1、IL-6 等生物因子联合传统的免疫抑制药及丙种球蛋白治疗取得了较好效果。

应用非甾体消炎药后还需要额外加用泼尼松，46% 的患者需要持续用泼尼松。随后的一项研究证实水杨酸盐效果相对较差，故提倡用吲哚美辛和甲氧萘丙酸类药物。

类固醇的使用指南出自其在青少年 Still 病的应用中。对非甾体消炎药抵抗者（表现为持续性贫血、心包炎、浆膜炎和转氨酶升高），大剂量泼尼松治疗不可超过 6 个月。

据文献报道，静脉注射丙种球蛋白也见于治疗病情复发以及非甾体消炎药无效的成人 Still 病，用 0.4~2 g/(kg·d) 的剂量 2~5 天，13/15 的患者有效，缓解维持 2~53 个月。

IL-6 在疾病病理中被认为是一种重要的促炎症反应因子，因此它可能是一个治疗靶点，特别是随着抗 IL-6 治疗进展前景看好。有个案报道，对甲氨蝶呤、环孢霉素 A、泼尼松龙抵抗的 1 例成人 Still 病在应用抗人 IL-6 单克隆抗体后，发热、关节痛缓解，CRP 显著降低。

最近有报道，用英夫利昔单抗或甲氨蝶呤联合阿那白滞素可使该患者疾病长期缓解。

本病例咽痛 15 天，发热伴关节疼痛、皮疹 10 天急诊入院。患者关节疼痛伴胸骨及全身大小关节疼痛，以左手指关节及双膝关节为甚，活动受限，无晨僵，且与发热、皮疹相关。在当地抗感染治疗效果不佳，后来患者出现少许咳嗽，痰不易咳出，经检查发现肺部感染，按肺炎治疗效果也不佳。经会诊及检测血清铁蛋白升高，而糖基化铁蛋白比例降低，诊断考虑成人 Still 病合并肺部感染，后来按此疾病治疗获得临床疗效。由此不难看出在发热性疾病时出现关节疼痛、检查血清铁蛋白升高，而糖基化铁蛋白比例降低时应考虑诊断成人 Still 病。而肺部感染是其合并症，两者不要混淆。

体会

1. 发热、关节疼痛、皮疹关联性强，在排除患者风湿性关节炎等疾病外，应该考虑成人 Still 病，并做相关检查。血清铁蛋白升高，糖基化铁蛋白比例降低有助于诊断。

2. 诊断明确后按成人 Still 病规范治疗可获临床疗效。

3. 成人 Still 病合并其他疾病时应同时积极治疗，不可忽视。

4. 该患者未治疗追踪，是一遗憾。

（颜世超　熊光仲）

四、咳嗽、发热、偏瘫

——病毒性肺炎、继发病毒性脑炎，并发出血性脑梗死

病历简介

患者男，41岁，咳嗽、发热20余天，伴右侧肢体活动障碍5天入院。患者20天前无明显诱因出现咳嗽，咳少量白痰，后伴发热，当时体温未测，在当地诊所予以药物治疗（用药不详）无好转。15天前因感呼吸急促转至当地医院治疗（用药亦不详），无明显好转，患者仍感呼吸困难，2天后遂转入某医院治疗。查体温38.1℃，"甲型H1N1"抗体阳性，诊断为"甲流"。予气管内插管接呼吸机辅助呼吸，并予镇静。5天前行气管切开术，停用镇静药后发现右侧肢体活动障碍。遂行床旁X线检查示：双肺渗出性病变明显，考虑肺部感染（图2-4-1）。胸部CT示：双肺大量渗出病灶，气管切开术后改变，胸壁皮下气肿（图2-4-2）。头部MRI：左侧颞叶低密度影，脑炎？脑梗死（图2-4-3）？并复查"甲型H1N1"抗体阴性，诊断考虑肺部感染，脑梗死可能性大。予以头孢哌酮舒巴坦抗感染，甘露醇降颅内压等对症支持治疗后，仍无明显好转，遂收入我科住院治疗。此次起病以来，精神食欲欠佳，大小便可，体重无明显减轻。

入院体查：T 37.8℃，双肺可闻少许湿啰音，右侧肌力0级，肌张力低。左侧正常，生理反射存在，巴氏征阴性，克氏征阴性，布氏征阴性。实验室检查示血气分析：pH 7.47，PaCO$_2$ 35 mmHg，PaO$_2$ 58 mmHg，HCO$_3^-$ 25.5 mmol/L，BE 1.8 mmol/L，SpO$_2$ 92%，提示Ⅰ型呼吸衰竭。血常规：WBC 12.8×10^9/L，N 79.00%，L 10.00%，RBC 4.59×10^{12}/L，HGB 124 g/L，PLT 284×10^9/L；肝功能：ALT 63.1 U/L，AST 48.1 U/L，m-AST 18.7 U/L，ALB 31.4 g/L，GLB 39.6 g/L，A/G 0.79。肾功能，电解质，凝血功能正常。痰培养：铜绿假单胞菌感染以及鲍曼不动杆菌大量生长。

入院诊断：①右侧肢体活动障碍查因：脑梗死？病毒性脑炎？②甲型H1N1流感？③肺部感染。④气管切开术后。

处理：予头孢哌酮钠他唑巴坦钠抗感染，甘油果糖、甘露醇脱水降颅内

压，奥美拉唑护胃，还原型谷胱甘肽钠护肝，复方氨基酸营养支持，单唾液酸四己糖神经节苷脂钠、鼠神经生长因子营养神经及对症支持治疗。复查胸片：双肺感染。头部 MRI：①左顶叶、左枕叶及右颞叶异常信号，考虑病毒性脑炎合并左顶叶亚急性出血性脑梗死可能性大，请结合临床资料综合分析（图2-4-4）。②蝶窦炎。③双侧中耳乳突炎。神经内科医师会诊后考虑病毒性脑炎可能，改用阿昔洛韦抗病毒治疗。后又根据痰培养及药敏结果改"仙必他"为"舒普深"抗感染，同时加用丙种球蛋白（IVIG）予以增强免疫力。

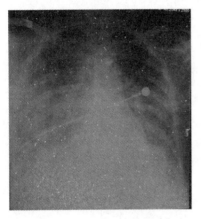

图 2-4-1　胸片示双肺渗出性病变明显，提示肺部感染

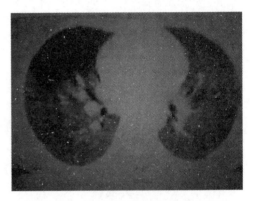

图 2-4-2　CT 示双肺大量渗出病灶，右肺明显

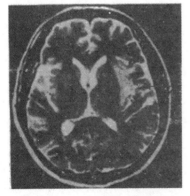

图 2-4-3　MRI 示左颞叶、岛叶、海马区异常信号

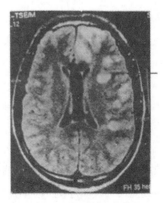

图 2-4-4　FLAIR 示左额、颞叶病灶信号清楚，边缘清晰，病变范围扩大

结果： 经上治疗近一个月后，患者病情明显好转，左侧肢体肌力逐渐恢复正常，右侧肢体肌力 3 级，复查 MRI 患者不同意。一般情况可，患者要求出院，回当地治疗。

讨论

病毒性肺炎（viral pneumonia），顾名思义是指由病毒感染所导致的肺炎。在急性呼吸道感染中，病毒感染占 90%，而引起肺炎的病毒并不多。大多数病毒感染则以上呼吸道为主，如普通感冒、咽炎、喉-气管-支气管炎、细支气管炎、婴儿疱疹性咽峡炎（herpangina）以及流行性胸痛（pleurodynia）等。病毒感染导致肺炎的常见病毒为流行性感冒病毒，其次为副流感病毒、巨细胞病毒、腺病毒、鼻病毒、冠状病毒，再其次是某些肠道病毒，如柯萨奇、埃可病毒等，以及单纯疱疹、水痘-带状疱疹、风疹、麻疹等病毒。婴幼儿还常由呼吸道合胞病毒感染产生肺炎。病毒性肺炎多发生于冬春季节，可散发流行或暴发（2003 年暴发的"非典"）。

非细菌性肺炎中，病毒感染占 25%～50%，患者多为儿童，成人相对少见。因为病毒性肺炎的发生与病毒的毒力、感染途径以及宿主的年龄、免疫功能状态等有关，故小儿发病率高于成人。

目前病毒在肺炎发生中的致病地位引起了人们越来越多的关注，尤其是 SARS 冠状病毒、禽流感病毒 A（H5N1）、流行性流感病毒 A（H1N1）。近年又出现了 H7N5、H7N9 等新型禽流感病毒，再次引起了人们对于呼吸道病毒感染导致重症肺炎的重视。分子生物学诊断方法的进步，大大提高了人们对呼吸道病毒的检测诊断水平和识别能力，为有效防治提供了坚实基础。

从本病例的发病过程看，患者开始为咳嗽、发热，然后出现偏瘫。

不难分析开始可能为上呼吸道流感病毒一般感染，然后蔓延至下呼吸道引发肺炎。随着病毒毒力增强，患者抵抗力下降，继而侵犯大脑引发脑炎。其瘫痪可能与肺炎栓子脱落及脑炎本身损害均有关。再则从治疗情况看，开始按细菌感染治疗，应用抗生素效果不佳。从而诊断考虑病毒性肺炎、脑炎，改用强力抗病毒治疗，同时加用丙种球蛋白，病情逐步好转。因此，患者最后诊断：病毒性肺炎，继发病毒性脑炎并发出血性脑梗死。

急性脑炎与急性脑梗死早期临床上比较难鉴别。脑炎可由各种病菌引起，常见的各种病毒性脑炎、细菌性脑炎急性期与急性脑梗死（典型者除外）容易混淆是因为临床症状、体征大体相似，故容易误诊。由此不但给诊治带来困难，有的甚至引发医疗纠纷（2013年1月《齐鲁晚报》报道菏泽市一例急性病毒性脑炎与急性脑梗死引发医疗纠纷案）。因此，弄清楚急性脑炎与急性脑梗死的诊断与鉴别诊断非常重要。

1. 病毒性脑炎　是指病毒侵犯脑实质，多伴有脑膜受累。许多病毒都能侵犯中枢神经系统，但从已确诊患者（Current Diagnosis 1991，P933）的资料来看，能引起病毒性脑炎的病毒并不多。大多数急性病毒性脑炎都是由单纯疱疹病毒和虫媒病毒引起，其次是柯萨奇病毒和埃可病毒。不常见的病毒：人类免疫缺陷病毒，淋巴细胞性脉络丛脑膜炎病毒，腮腺炎病毒，麻疹病毒，水痘-带状疱疹病毒，EB病毒，腺病毒，狂犬病毒，脊髓灰质炎病毒，B型疱疹病毒。30%～50%的病例临床查不到引起病毒性脑炎的主要病毒。病毒性脑炎所致中枢神经病毒性感染一般是自限性的，但可引起致残和死亡。死亡率高的是单纯疱疹病毒性脑炎，虫媒病毒脑炎，狂犬病毒脑炎，其他次之。

表现差异大：病毒性脑炎的临床表现没有特异性，与病毒的种类、毒力和患者的免疫功能不同，临床表现差异很大。对急性发病，以头痛、发热、抽搐和意识障碍为主要临床表现时要怀疑病毒性脑炎。单纯疱疹病毒性脑炎（herpes simplex virus encephalitis，HSE）发病无季节性，无性别差异。单纯疱疹病毒（herpes simplex virus，HSV）中的HSV-Ⅰ所致HSE可见于任何年龄，其年龄分布呈双相性，5～30岁和50岁以上为高峰。HSV-Ⅱ所致的HSE通常仅限于新生儿。HSV感染的潜伏期为2～12天，多为4～5天，感染初期3～7天，常见首先出现上呼吸道的卡他症状。接着体温骤升，高达39℃～41℃，持续8～10天，继而出现弥漫性脑功能障碍和局灶性神经症状和体征，此时精神症状较突出，局灶性症状以额、颞叶为主。损害运动区时可出现瘫痪，重症早期即有严重意识障碍，短期内死于脑水肿。HSE病程多呈波动性进展，并可与结核性脑膜炎，隐球菌性脑膜炎，Reye综合征合并存在。

诊断方法：病毒性脑炎的诊断主要依靠病史、体征和影像学检查。为排除系统性疾病引起的与病毒性脑炎相似的临床体征和症状，一定要进行常规的血液学和生化检查，主要目的是为了排除系统性疾病引起的相似症状。并尽可能早行影像学检查，一般来说，MRI比CT更好。病毒性脑炎中单纯疱疹病毒性脑炎（HSE）最常见。HSE是由单纯疱疹病毒（HSV）引起的中枢神经系统病毒感染性疾病，是常见的散发性致命性脑炎。主要累及大脑颞叶、额叶和边缘系统，引起脑组织出血性坏死和变态反应性脑损害，又称急性坏死性脑炎或出血性脑炎。临床实验室检查对诊断有重要意义的有如下几项：

(1) CSF 检查：病毒性脑炎的典型 CSF 改变淋巴细胞（$10\sim200/mm^3$）和蛋白轻度增高，血糖正常。$>95\%$病毒性脑炎急性期病例的 CSF 细胞数$>5/mm^3$，CSF 的改变为非特异改变，有经验的 PCR 检查对诊断病毒性脑炎有很大的帮助，发现 HSV‑1‑4 的特异性可达 95％，如在发病后 48 小时至 10 天取样，敏感性可达 95％，发病后 $24\sim48$ 小时或 $10\sim14$ 天取样假阴性可能大。检测 CSF 中 anti-HSV 抗体对诊断 HSV 脑炎有帮助，尤以特异性 IgM 抗体阳性及 HSV 抗原阳性有助于早期诊断。但发病后一周才有抗体，故对早期诊断帮助不大。

(2) CT/MRI 检查：CT/MRI 检查颞叶或额叶为中心损害病灶（$\geqslant3\sim5$ cm）对诊断有帮助，MRI 优于 CT，尽可能早行 MRI 影像学检查。

(3) 脑电图：病毒性脑炎的脑电图异常为非特异性，以慢波为主，有时可以出现特征性癫痫波，多起源一侧颞叶，$2\sim3Hz$ 的周期性癫痫放电。

(4) 脑活检：脑活检虽然有帮助，临床上取样准确并非易事，其次创伤问题也不容忽视。

HSV 诊断要点：①急性发病，发热，有或无头痛的脑受损害症状体征，尤为颞叶症候群多见。②CSF 中有 RBC 或黄变，白细胞升高，以淋巴、单核为主，蛋白质轻至中度升高。免疫学检查：单分 S/CSF 抗体比值 20，双分 CSF 抗体滴度大于 4 倍以上，具有诊断价值。③CSF 中特异性 IgM 抗体阳性及 HSV 抗原阳性有助于早期诊断。④CT/MRI 检查颞叶或额叶为中心损害病灶（$\geqslant3\sim5$ cm）对诊断有帮助，尤其 MRI 意义大。⑤脑活检或尸检分离出 HSV，细胞核内找到包涵体可确定诊断（临床应用比较少）。

值得注意的是，诊断脑炎要特别注意与其他脑部疾病相鉴别，尤其是脑梗死。

2. 脑梗死　是指脑部的动脉系统中（主要为颈内-大脑中动脉系统或椎-基底动脉系统两个脑供血系统）的动脉粥样硬化和血栓形成使动脉管腔狭窄、闭塞，导致该动脉供血区局部脑组织的坏死，临床上表现为偏瘫、偏身麻木、偏盲（俗称三偏征）、讲话不清等突然发生的局灶性神经功能缺损症状，旧称脑血栓形成。该病为最常见的脑血管病，占脑血管病的 70％，55 岁以上的老年人发病率高，男性比女性偏高。

根据栓子来源可以分为：

（1）心源性：占 60%～75%，常见病因为慢性房颤，栓子主要来源是风湿性心瓣膜病、心内膜炎赘生物及附壁血栓脱落等，以及心肌梗死、心房黏液瘤、心脏手术、心脏导管、二尖瓣脱垂和钙化，先天性房室间隔缺损（静脉反常栓子）等。

（2）非心源性：如动脉粥样硬化斑块脱落、肺静脉血栓或凝块、骨折或手术时脂肪栓和气栓、血管内治疗时血凝块或血栓脱落等；颈动脉纤维肌肉发育不良（女性多见）；肺感染、败血症、肾病综合征的高凝状态等可引起脑栓塞。

（3）来源不明：约 30% 的脑栓塞。

鉴别诊断及诊断依据：

（1）起病年龄多数超过 50 岁，有高血压、糖尿病病史，或有动脉粥样硬化体征。

（2）突然起病，急发对侧偏瘫（程度严重）、偏侧麻木（感觉丧失）、同向偏盲、失语、失用症、眩晕、复视、眼球运动麻痹、共济失调、交叉瘫、瞳孔异常、四肢瘫痪、进食吞咽困难、意识障碍等脑动脉闭塞性综合征，数天达高峰。多数患者血压不高或降低，体温不高。

值得注意的是大脑后动脉、椎-基底动脉脑梗死。前者常有同侧偏盲、对侧偏身感觉丧失、自发的丘脑性疼痛或突然发生不自主的偏身抽搐症；优势半球受累时可见失读症。后者常有眼球运动麻痹、瞳孔异常、四肢瘫痪、进食吞咽困难、意识障碍甚至死亡。

（3）颅脑 CT、MRI 检查一般可确诊，如出现阴性或符合血管分布的脑组织低密度或颅脑磁共振检查符合血管分布的缺血或水肿性病灶，亦有助于诊断。

本病例开始为病毒性肺炎，后因病情变化而出现病毒性脑炎，再又转变为脑梗死、脑出血，这一演变过程临床不多见。但这一演变过程也说明其炎性因子可随血液循环进入机体各个组织器官，进而出现各种损害。因此早期诊断、早期治疗是预防其合并症或并发症的关键。故当原发病出现不符表现时，即需想到其他疾病的可能，并行相关检查，以便及早明确相应诊断，及早处理。

体会

1. 及时会诊、MRI 检查为诊断治疗提供了有力支持，及时气管切开予以呼吸机辅助治疗赢得了后续治疗机会和条件，避免了 ARDS 等致命性并发症的发生。联用丙种球蛋白起了良好作用。

2. 病毒性肺炎、脑炎诊断佐证不够，如没有支撑性的病毒学检查及 CSF、脑电图等检测。

3. 诊治中欠仔细，如有些基础性检查欠缺或不及时，如血常规、血气分析、水电解质酸碱度、大小便等复查。更为遗憾的是患者出院时未行 MRI、CT 复查。其原因可能与患者经济有关。

4. 对这类疑难急危重患者，完善齐备的诊断治疗检查和处理，甚至某些必要的特殊处理都不为过。

5. 当原发病出现不符表现时，即需想到其他疾病的可能，并行相关检查，以便及早明确相应诊断处理。

（汤周琦　熊光仲）

五、反复发热 2 月余，加重 3 天

——布氏菌病

病历简介

患者中年男性，因反复发热 2 月余无好转，加重 3 天而来我院急诊就医。患者于 2 个多月前开始无明显诱因出现发热，多为高热，体温最高达 39℃。发热时伴剧烈呃逆，不伴畏寒、寒战，无皮疹、关节疼痛、腹泻呕吐等不适。于当地医院就诊，诊断不明确，给予退热及对症支持治疗后可退热。此病程中曾出现过几天不发热，但病情反复。2014 年 8 月开始体温最高达 40.2℃，先后于当地医院及某人民医院就诊，查 HIV、梅毒、肥达反应、伤寒、肺炎支原体、衣原体、病毒全套等均阴性，给予护胃、护肝及退热等对症支持治疗后病情无好转，近 3 天加重转来我院急诊。起病以来一般情况尚可，体重下降超过 5 千克。

既往史： 有乙肝病史 30 余年。

个人史： 长期从事贩卖及屠宰羊工作，此次发病前有瘟羊接触史，婚姻史、家族史无特殊。

入院体查： T 36.8℃，P 84 次/min，R 20 次/min，HP 113/68 mmHg，浅表淋巴结未扪及，肝脾未扪及，心肺无阳性体征。实验室检查示（外院）血常规：WBC 3.1×10^9/L，L 49.3%，N 38%，余项正常。大小便常规：正常。肝功能：ALT 72.1 U/L，AST 71.5 U/L，余正常。ESR 30mm/h；AFP、CEA 正常。甲功三项：正常。乙肝定量：HBsAg＞130IU/mL，HBV-DNA＜5.0×10^2IU/mL。丙肝、戊肝、结核抗体：阴性。病毒全套：阴性。CRP：正常。ENA：抗 SSB 阳性，余项阴性。肺部 CT：右上肺小结节影。腹部 B 超：肝稍大、脾稍大、前列腺稍大。我院急诊科检查血常规：WBC 3.1×10^9/L，PLT 120×10^9/L，余项正常；肝肾功能电解质：ALT 59.1 U/L，ALB 35.5 g/L，余正常；PCT：0.1 ng/mL；肺部 CT：右肺中叶硬结灶形成（图 2-5-1）。行骨髓穿刺术＋活检＋骨髓培养，涂片回报：骨髓增生活跃，外周血示异淋 5%。胃镜检查发现食管下段黏膜粗糙，较多白色颗粒样增生，活检一块，

未见溃疡肿块。结论：①食管病变考虑：真菌？②非萎缩性胃窦胃炎（充血/渗出型）。食管黏膜涂片发现真菌菌丝和孢子。腹部 CT：脾脏内多发低密度影（图 2-5-2）。寄生虫全套、结核抗体、T-SPOT、G 实验、HIV 等均为阴性。血培养示：革兰阴性杆菌、形态短小。立即将患者细菌平板送至长沙市疾病控制中心检测，最后由长沙市疾病控制中心确诊为"布氏菌病"。

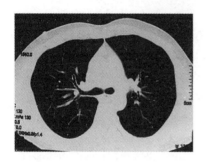

图 2-5-1 肺部 CT 示右肺中叶硬结灶形成

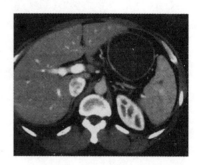

图 2-5-2 腹部 CT 示脾脏多发低密度灶

入院诊断：发热查因——肺部感染，真菌感染？非萎缩性胃窦胃炎（充血/渗出型）。

处理：入院后予以莫西沙星抗感染，真菌性食管炎给予制真菌素口服，确诊"布氏菌病"后给予多西环素 100 mg Bid×45 天＋庆大霉素 160 万 U 肌内注射×7 天疗法。2 周后患者病情好转，病情稳定后出院。患者出院时无发热，带药回家继续治疗，嘱定期复查。

结果：患者恢复良好，出院后电话回访未再发热，嘱其疗程结束后复查血常规、血培养等相关检查。

讨论

布氏菌病是由布氏菌感染引起的一种人畜共患疾病。患病的羊、牛等疫畜是布氏菌病的主要传染源，布氏菌可以通过破损的皮肤黏膜、消化道和呼吸道等途径传播（图 2-5-3）。急性期病例以发热、乏力、多汗、肌肉关节疼痛和肝大、脾大、淋巴结肿大为主要表现。潜伏期一般为 1～3 周，平均为 2 周，部分病例潜伏期更长。

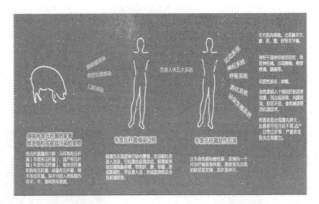

图 2-5-3　布氏杆菌感染人发作过程

（一）临床表现

1. 发热　典型病例表现为波状热，常伴有寒战、头痛等症状，可见于各期患者。部分病例可表现为低热和不规则热型，且多发生在午后或夜间。

2. 多汗　急性期病例出汗尤重，可湿透衣裤、被褥。

3. 肌肉和关节疼痛　为全身肌肉和多发性、游走性大关节疼痛。部分慢性期病例还可有脊柱（腰椎为主）受累，表现为疼痛、畸形和功能障碍等。

4. 乏力　几乎全部病例都有此表现。

5. 肝大、脾大及淋巴结肿大　多见于急性期病例。

6. 其他　男性可伴有睾丸炎，女性可见卵巢炎；少数病例可有心、肾及神经系统受累表现。

（二）临床分期

1. 急性期　具有上述临床表现，病程在 6 个月以内。

2. 慢性期　病程超过 6 个月仍未痊愈。

（三）诊断依据

1. 一般实验室检查

（1）血常规：白细胞计数多正常或偏低，淋巴细胞相对增多，有时可出现异常淋巴细胞，少数病例红细胞、血小板减少。

（2）血沉：急性期可出现血沉加快，慢性期多正常。

2. 免疫学检查

（1）平板凝集试验：虎红平板（RBPT）或平板凝集试验（PAT）结果为

阳性，用于初筛。

（2）试管凝集试验（SAT）：滴度为 1∶100（＋＋）及以上或病程一年以上滴度 1∶50（＋＋）及以上；或半年内有布氏菌疫苗接种史，滴度达 1∶100（＋＋）及以上者。

（3）补体结合试验（CFT）：滴度 1∶10（＋＋）及以上。

（4）布氏菌病抗-人免疫球蛋白试验（Coomb's）：滴度 1∶400（＋＋）及以上。

3. 病原学检查 血液、骨髓、关节液、脑脊液、尿液、淋巴组织等培养分离到布氏菌（图 2-5-4）。急性期血液、骨髓、关节液阳性率较高，慢性期阳性率较低。

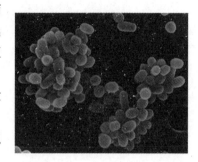

图 2-5-4 布氏杆菌，G 阴性短小杆菌

诊断应结合流行病学史、临床表现和实验室检查进行诊断。

1. 疑似病例 符合下列标准者为疑似病例：

（1）流行病学史：发病前与家畜或畜产品、布氏菌培养物等有密切接触史，或生活在布氏菌病流行区的居民等。

（2）临床表现：发热，乏力，多汗，肌肉和关节疼痛，或伴有肝、脾、淋巴结和睾丸肿大等表现。

2. 临床诊断病例 疑似病例免疫学检查第 1 项（初筛试验）阳性者。

3. 确诊病例 疑似或临床诊断病例出现免疫学检查第 2、第 3、第 4 项中的一项及以上阳性和（或）分离到布氏菌者。

4. 隐性感染病例 有流行病学史，符合确诊病例免疫学和病原学检查标准，但无临床表现。

5. 治疗与预防

（1）一般治疗：注意休息，补充营养，高热量、多维生素、易消化饮食，维持水及电解质平衡。高热者可用物理方法降温，持续不退者可用退热药等对症治疗。

（2）抗菌治疗：治疗原则为早期、联合、足量、足疗程用药，必要时延长疗程（表 2-5-1），以防止复发及慢性化。

（3）预防：对疫区的传染源进行检疫和预防宣传，治疗或捕杀病畜，加强畜产品的消毒和卫生监督，做好高危职业人群的劳动防护和菌苗接种。对流行区家畜普遍进行菌苗接种可防止本病流行。必要时可用药物预防。

表 2-5-1　　　　　布氏菌病抗菌治疗推荐方案一览表

类　　别		抗菌治疗方案	备　　注
急性期	一线药物	①多西环素 100 mg/次，2 次/d，6 周＋利福平 600～900 mg/次，1 次/d，6 周。②多西环素 100 mg/次，2 次/d，6 周＋链霉素肌内注射 15 mg/kg，1 次/d，2～3 周	可适当延长疗程
	二线药物	①多西环素 100 mg/次，2 次/d，6 周＋复方新诺明，2 片/次，1 次/d，6 周。②多西环素 100 mg/次，2 次/d，6 周＋妥布霉素肌内注射 1～1.5 mg/kg，8 小时 1 次，1～2 周。③利福平 600～900 mg/次，1 次/d，6 周＋左氧氟沙星 200 mg/次，2 次/d，6 周。④利福平 600～900 mg/次，1 次/d，6 周＋环丙沙星，750 mg/次，2 次/d，6 周	
	难治性病例	一线药物＋氟喹诺酮类或第三代头孢菌素类	
慢性期		同急性期	可治疗 2～3 个疗程
并发症	合并睾丸炎	抗菌治疗同上	短期加用小剂量糖皮质激素
	合并脑膜炎、心内膜炎、血管炎、脊椎炎等	上述治疗基础上联合第三代头孢类药物	对症治疗
特殊人群	儿童	利福平 10～20 mg/(kg·d)，1 次/d，6 周＋复方新诺明儿科悬液（6 周～5 个月）120 mg、（6 个月～5 岁）240 mg、（6～8 岁）480 mg，2 次/d，6 周	适当延长疗程，8 岁以上儿童治疗药物同成年人

续表

类　别	抗菌治疗方案	备　注
特殊人群　孕妇	①妊娠 12 周内：利福平 600～900 mg/次，1 次/d，6 周＋第三代头孢菌素类 2～3 周。②妊娠 12 周以上，利福平 600～900 mg/次，1 次/d，6 周＋复方新诺明，2 片/次，2 次/d，6 周	复方新诺明有致畸或核黄疸的危险

体会

1. 对于发热患者一定要仔细询问个人史，尤其是职业或接触史等。

2. 怀疑非典型病原菌感染抽血培养时，应左右手抽血，且血量应适当增多。

3. 近年，非典型病原体感染所致发热病例呈增加趋势，如每隔几年总结其发热疾病谱，探讨其流行病学情况，可为临床提供有益的资料。

（袁　婷　万　方）

六、发热气促

——多发性创伤并发甲状腺危象

病历简介

患者男，31 岁，因高处坠落后全身多处出血、疼痛，意识障碍 3 小时余，于 2011 年 2 月 18 日 8:30 急诊平车入院。既往史不详（民警代述）。

入院体查： T 36.8℃，P 142 次/min，R 28 次/min，BP 121/82 mmHg，氧饱和度 98%。意识模糊，呼之不应，双瞳孔等大等圆，对光反射正常，口唇无发绀，耳鼻无渗液，右下颌处可见皮肤擦伤及少许渗血，右胸前及腋下可见广泛皮肤擦伤，无渗血。颈软，胸廓对称，呼吸稍促，双肺呼吸音粗，右肺可闻及少许湿啰音。心界不大，心率 142 次/min，律齐。左下肢小腿处肿胀，畸形，活动受限，其内侧可见 6 cm 不规则伤口渗血流液，有骨擦感。实验室检查示血常规：WBC $14.24×10^9$/L，N 79%，L 7%，余基本正常；肝肾功能：基本正常；心肌酶学：LDH 641.92 U/L，CK 1114.27 U/L，CK-MB 21.53 U/L，Mb 327 ng/mL；电解质：K^+ 6.13 mmol/L，Na^+ 141 mmol/L，Cl^- 110.15 mmol/L，Ca^{2+} 2.15 mmol/L；血气分析：pH 7.37，$PaCO_2$ 35 mmHg，PaO_2 62 mmHg，实际 HCO_3^- 20.2 mmol/L，标准 HCO_3^- 21.4 mmol/L。急诊 X 线：骨盆、胸腰段照片无异常，右侧第 4、第 5 肋骨骨折，右上肺挫伤，右侧气胸，右上肺稍压缩（图 2-6-1），左侧胫腓骨下段粉碎性骨折，右足第 4、第 5 跖骨头下骨折，第 5 跖趾关节脱位（图 2-6-2）。心电图：窦性心动过速（图 2-6-3）。CT 示胸部，右上、下肺病变性质待定：肺挫裂伤并积气积血？肺结核并空洞形成？右侧第 5、第 6 肋骨骨折；头部，左侧中脑部环池内条片状高密度影，考虑出血引起可能性大；腰椎，腰 5 及骶 1 椎间盘突出，腰 4/5 椎间盘膨出。

入院诊断： ①闭合性颅脑外伤，蛛网膜下腔出血，下颌皮肤挫伤。②闭合性胸部外伤，右侧第 5、第 6 肋骨骨折。③右肺病灶性质待查：肺挫裂伤并积气积血？肺结核并空洞形成。④左侧胫腓骨下段双粉碎性骨折。⑤右足第 4、第 5 跖骨头下骨折并第 5 跖趾关节脱位。⑥腰 5 骶 1 椎间盘突出，腰 4/5 椎间盘膨出。

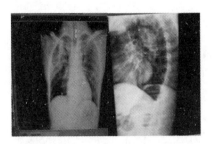

图 2-6-1 X线胸部正、侧位
片示右侧第 4、第 5 肋骨骨折，右
上肺挫伤，右侧气胸，右上肺稍
压缩

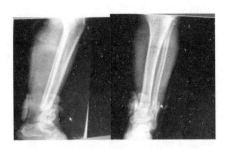

图 2-6-2 X线左下肢正、侧位
片示左侧胫腓骨下段双粉碎性骨折，
右足第 4、第 5 跖骨头下骨折，第 5
跖趾关节脱位

处理：入院后予重症监护、
止血、化痰，抑酸护胃，护脑，
营养支持等对症治疗，行胸腔闭
式引流术，并请骨科医师会诊，
予以局部清创及左侧胫腓骨复位
及石膏外固定处理。患者于 2 月
18 日 8:50 出现心率增快，烦躁
不安，心率 210 次/min，予以镇
静、止痛及抗心律失常处理，患
者心率仍维持在 160～200 次/
min。逐渐出现发热，于 19:30

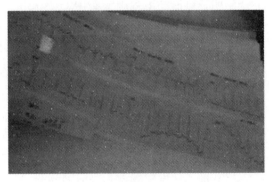

图 2-6-3 心电图示窦性心动过速

出现高热，体温 39.4℃，予以物理降温。请心内科医师会诊，予以地尔硫草
减慢心率治疗，但心率无明显下降。于 21:30 患者气促明显，痰多，不易咳
出，血氧饱和度下降，立即予经口气管内插管，呼吸机辅助呼吸，床旁纤支镜
检查及治疗，持续亚低温治疗，完善相关血生化检查，患者体温下降，但心率
仍波动在 150～180 次/min，意识模糊。于 2 月 19 日早晨查房时发现患者甲状
腺 I 度肿大，并请内分泌科会诊，考虑为甲状腺危象可能性大，予以查甲状腺
全套及改用普萘洛尔片 30 mg 胃管内注入 Tid，结果回报示：FT_3 14.46 pmol/
L，FT_4 ＞72.47 pmol/L，TSH：0.0027 MIU/L，予以丙硫氧嘧啶 0.2 g q8h，

氢化可的松 100 mg 静脉滴注 q8h，复方碘溶液 10 滴胃管内注入 q6h，待病情平稳后撤机。

结果： 经救治后生命体征明显好转，查心率 103 次/min，律齐，腹平软，左下肢石膏固定可，末梢血运好，病情平稳出院继续行康复治疗。

讨论

多数甲状腺危象发生有一定诱发因素，其中主要是应激刺激。如急性感染、精神刺激、外伤、手术、急性心肌（或其他内脏）梗死、糖尿病酮症酸中毒等，[131]I放射治疗甲亢及手术挤压甲状腺也是常见诱发因素之一。另外，如垂体功能减退症患者，遇感染、外伤、手术等应激状态，因肾上腺皮质激素、甲状腺素分泌少或缺乏，从而导致内分泌紊乱，发生低钠血症、低血糖，严重者可发生垂体危象或甲状腺危象。但甲状腺危象确切的发病机制和病理生理未完全阐明，可能与下列因素有关。

（1）大量甲状腺激素释放至循环血中：一部分甲亢患者服用大量甲状腺激素可产生危象。甲状腺手术、创伤、不适当地停用碘剂以及放射性碘治疗后，患者血中的甲状腺激素升高，引起甲状腺危象。这些均支持本病的发生是由于大量甲状腺激素骤然释放入血所致。

（2）血中游离甲状腺激素增加：感染、甲状腺以外其他部位的手术等应激，可使血中甲状腺激素结合蛋白浓度减少，与其结合的甲状腺激素解离，血中游离甲状腺激素增多。这可以解释部分甲状腺危象患者的发病。

（3）机体对甲状腺激素反应的改变：由于某些因素的影响，使甲亢患者各系统的脏器及周围组织对过多的甲状腺激素适应能力减低。由此种失代偿而引起危象者，临床上常伴有多系统的功能衰竭，血中甲状腺激素可不升高，以及在一些患者死后尸检时所见无特殊病理改变等，均支持这种看法。

（4）肾上腺素能的活力增加：于动物实验或给甲亢患者作交感神经阻断，或服用抗交感神经或 β 肾上腺素能阻滞药，均可使甲亢的症状得到改善。说明甲亢的许多表现是由于患者血中甲状腺激素增多，使儿茶酚胺的作用增强所致甲状腺危象。产热过多是由于脂肪分解加重，因甲状腺激素可直接或通过增加儿茶酚胺使脂肪分解。甲状腺危象患者采用 β 肾上腺素能阻滞药，血中增高的游离脂肪酸水平可迅速下降，甲状腺危象的临床征象同时好转。

（5）甲状腺素在肝中清除降低：手术前后和其他的非甲状腺疾病的存在、

进食热量的减少，均可引起 T_4 清除减少。有报道显示，感染时常伴发 50% 以上的 T_4 清除减少，这些都能使血中的甲状腺素含量增加。

以上列举的原因，可解释部分甲状腺危象的发生，但不能概括全部发生机制。故可认为甲状腺危象的发生并非单一的原因所致，而是由多方面因素引起的。

典型的甲状腺危象表现：

（1）高热：体温急骤升高，高热常在 39℃ 以上，大汗淋漓，皮肤潮红，继而可汗闭，皮肤苍白和脱水。高热是甲状腺危象的特征表现，是与重症甲亢的重要鉴别点。使用一般解热措施无效。

（2）心血管系统：脉差明显增大，心率显著增快，超过 160 次/min。患者易出现各种快速心律失常，如早搏，房速，阵发性及持续性房颤，其中以早搏及房颤最为多见。另外心脏增大甚至发生心力衰竭也较常见。如果患者出现血压下降，心音减弱及心率慢，说明患者心血管处于严重失代偿状态，预示已发生心源性休克。不少老年人仅有心脏异常，尤以心律失常为突出表现。

（3）消化系统：食欲极差、恶心、呕吐频繁、腹痛、腹泻明显。有些老年人以消化系统症状为突出表现。

（4）中枢神经系统：精神神经障碍、焦虑、烦躁、精神变态、嗜睡，最后陷入昏迷。

先兆危象：由于危象期死亡率很高，常死于休克、心力衰竭，为了及时抢救患者，提出临床危象前期的诊断标准：①体温在 38℃～39℃。②心率在 120～159 次/min，也可有心律不齐。③食欲不振，恶心，大便次数增多，多汗。④焦虑、烦躁不安。

并发症：主要有严重的心律失常、心力衰竭、休克等。

诊断典型甲状腺危象并不困难。有甲状腺未控制病史，甲状腺的症状和体征，特别有甲状腺肿大伴血管杂音及突眼征存在，临床易作出诊断。老人中具有典型表现者较少，往往以某一系统的症状为突出表现，70 岁以上老人更应警惕淡漠型甲状腺危象。诊断确立关键是尽早测定血清 T_3、T_4、FT_4、FT_3 及 TSH（IRMA 法）水平。当前这些检测方法已比较普及，而且无需禁碘等特殊准备，测定方法也越来越简便，在急诊条件下可以做到及早明确诊断。

鉴别诊断：

（1）高热者需与严重感染（如败血症）鉴别。甲状腺危象以持续高热伴大汗淋漓为特征，脉率增快比体温升高更明显。一般降温及抗感染治疗效果不佳，同时或多或少地存在其他甲状腺表现。

（2）冠心病、心律失常、房颤、房扑等。甲状腺危象者按一般心律失常治疗效果不佳，用 β 受体阻滞药效果较好。有其他方面甲状腺表现存在是鉴别的重要依据。

（3）以恶心、呕吐及腹泻为突出表现的甲状腺危象可酷似急性胃肠炎。甲状腺危象的腹泻以便次增多，溏便或稀便为主，腹痛不明显，大便常规无异常所见。可伴有大汗、心动过速等其他甲亢症状。

（4）有昏迷或躁动不安伴肝功能异常及黄疸的甲状腺危象，应与肝性脑病鉴别。患者昏迷情况难以用肝脏损害程度与血氨水平解释及其他甲亢症状体征存在有助于鉴别诊断。

甲状腺功能检查：血清 T_3、T_4、rT_3 升高，FT_3 和 FT_4 增高更明显些，但与无危象甲亢没有划分界限。在甲状腺危象中甲状腺激素测量结果可以不一致。在危象时，患者血中甲状腺素水平比无危象的甲亢时高，也有学者认为甲状腺危象时甲状腺激素含量并不明显升高。所以，测定血中甲状腺激素对甲状腺危象的诊断帮助不大。而当检测甲状腺激素水平显著高于正常时，对诊断和判断预后有一定意义。

血常规：无特异改变。如血白细胞总数及中性粒细胞明显升高，提示存在感染。

体会

本例患者为多处外伤患者，病史不详，入院时心率快，由于是创伤患者，可能考虑心率增快系疼痛或者失血所致，未予引起重视。入院后 11 小时出现呼吸困难、高热，难以用外伤解释，于次日体查时发现甲状腺 I 度肿大，而考虑为甲状腺危象，予以积极处理后病情趋于平稳。以上的经验教训在于：

1. 询问病史、体格检查要全面仔细，不能着重于局部而忽视全身，本例患者原有甲亢未问及是一教训。因此，急诊抢救来不及询问时，也不要忘记反复多次询问病史、体查的重要性。

2. 当病情变化不能用现在的疾病解释时要进一步查找原因。

3. 甲状腺危象可由外伤感染等因素诱发，甚至危及生命。

（李长罗）

七、胸背痛伴发热气促

——支原体重症肺炎、胸腔积液

病历简介

患者男，22 岁，左侧胸背痛伴咳嗽气促 4 天，加重伴发热 2 天急诊入院。4 天前因劳累后出现左侧胸背痛，伴呼吸急促，干咳，休息后症状缓解，当时未治疗。一天后症状加重，伴发热，且血常规白细胞升高，在外院就诊行胸片检查示左下肺野斑片状淡薄影，B 超发现左侧胸腔少量积液并胸膜增厚。考虑"胸膜炎"，予抗感染治疗（萘夫西林、左氧氟沙星）后症状无明显好转，行胸部 CT 示左侧大量胸腔积液并左肺不张，纵隔移位。经左胸部穿刺留置引流袋，引流出淡黄色胸腔积液，具体量不详。且当天晚上 9 点左右患者因血氧饱和度下降至 80% 左右，转入我院急诊抢救室，经无创呼吸机支持治疗，并予亚胺培南、莫西沙星加强抗感染、化痰等支持治疗后病情稳定。为求进一步治疗转入病房。患者病后饮食及大小便正常。

既往史：乙型病毒性肝炎病史 10 余年，否认结核病史。

入院体查：T 38.6℃，P 112 次/min，R 32 次/min，BP 103/76 mmHg，神志清楚，精神差，浅表淋巴结不大。双肺可闻及大量湿啰音，心率 112 次/min，律齐，未闻及病理性杂音。腹软无压痛，肠鸣音可。双下肢无水肿，病理征未引出。实验室检查示血常规：WBC 31.2×10^9/L，N 88.90%，L 2.60%，RBC 4.15×10^{12}/L，HGB 116 g/L，PLT 270×10^9/L；尿常规：镜检白细胞 2~5/HP；肝功能：ALT 28.6 U/L，AST 30.6 U/L，TP 57.3 g/L，ALB 27.9 g/L，GLB 29.4 g/L；心肌酶、肾功能、电解质、肌钙蛋白、凝血功能均正常；寄生虫全套示弓形虫抗体 IgM（TOX-IgM）阳性，余阴性；肝炎全套：乙肝表面抗原阳性（＋），乙肝 e 抗原阳性（＋），乙肝核心抗体 IgG 阳性（＋），支持乙肝；胸腔积液常规：颜色黄色，无凝固，比重标本少，李凡他试验阳性（＋），细胞总数 340×10^6/L，白细胞数 210×10^6/L，单核细胞 0.15，多核细胞 0.85，考虑胸腔积液为渗出液；胸腔积液生化：TP 51.6 g/L，ALB 26.6 g/L，GLB 25.0 g/L，A/G 1.06，LDH 1494.6 U/L，Cl

107.0 mmol/L，Glu 2.31 mmol/L，ADA 18.5 U/L；胸腔积液革兰染色未见细菌；抗酸染色未见抗酸杆菌；胸腔积液结核全套阴性；胸腔积液液基细胞学：未找到肿瘤细胞。

　　入院诊断：①重症肺炎。②左侧大量胸腔积液查因：细菌性？结核？③乙型病毒性肝炎。

　　处理：入院考虑重症肺炎，呼吸衰竭；即予以亚胺培南＋莫西沙星强力抗感染，并补充蛋白等加强营养支持疗法。住院期间复查胸片见左侧胸腔大量积液，右下肺渗出，符合感染（图2-7-1）。

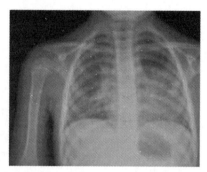

　　住院期间仍间断发热，体温最高38.8℃，继续抗感染等治疗，10天后行胸部CT示右侧包裹性胸腔积液，右肺部分肺不张、实变（图2-7-2）。双侧少量胸腔积液，示肺部感染（图2-7-3）。

图2-7-1　胸片示双肺片状阴影，左侧明显

　　治疗半月余后复查胸部CT：双侧少量胸腔积液并右下肺部分压迫性肺不张，示肺部感染（图2-7-3）。

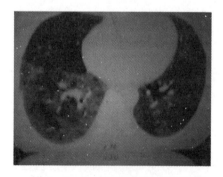

图2-7-2　CT示双肺片状密度不均匀阴影，右侧部分包裹，肺不张及胸腔积液，肺部感染

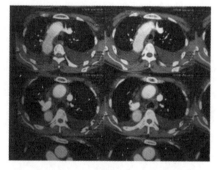

图2-7-3　胸部CT示双侧少量胸腔积液，肺部感染

　　会诊讨论拟行胸腔镜检查，同时抽吸积液，以进一步明确诊断，但患者家属不同意未果。继续行抗感染治疗，B超引导下行左胸穿刺并留置引流袋，血清IgM抗体阳性，支原体（＋），予以阿奇霉素及营养支持等治疗半月后病情

好转。呼吸困难明显改善，但仍有干咳，乏力，左侧呼吸音低，右肺可闻及少量干湿啰音。

结果： 经强力抗感染及对症支持治疗半月后热退，呼吸困难明显改善，复查胸部CT：肺部炎症大部分吸收好转，未见胸腔积液，不排除胸膜增厚（图2-7-4）。患者病情好转，家属要求出院回当地继续治疗。

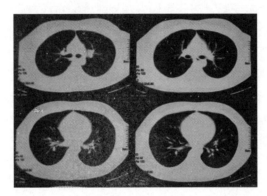

图2-7-4 CT示炎症大部分吸收好转，未见胸腔积液，不排除胸膜增厚

最后诊断：支原体重症肺炎，乙型病毒性肝炎。

讨论

支原体肺炎是由肺炎支原体引起以间质病变为主的急性肺部感染，小儿常见，成年人相对少见。由于此类肺炎在临床表现上与肺炎链球菌等常见细菌引起的肺炎有明显区别，且β-内酰胺类抗生素和磺胺类药物等治疗无效。因此临床上又将其与嗜肺军团菌、肺炎衣原体及立克次体等其他非典型病原体引起的肺炎统称为"原发性非典型肺炎"。近年来发现非典型病原体尤其是肺炎支原体已经是社区获得性肺炎的主要致病菌。

肺炎支原体感染多为临床显性感染，隐性感染少见。临床表现主要为发热、全身不适、胸痛、头痛及咳嗽。多数感染者仅累及上呼吸道，咳嗽是肺炎支原体感染的特点，常在1~2天后咳嗽严重程度增加，1~2周后病情加重，可使患者体力不支，严重的可出现呼吸衰竭。

另外，支原体肺炎感染症状逐渐加重的特点与流感和腺病毒呼吸道感染的急性发病有着明显的差别。它与流感（非典型肺炎临床表现）不同的是，支原体肺炎患者的肌肉酸痛、胃肠道症状很少见。而腺病毒肺炎患者有时伴随有腹泻，但肺炎支原体很少有腹泻，且原先的临床表现仍然存在，咳嗽更加严重，痰白色较少，偶尔痰中带血。

胸部 X 线、CT 检查是诊断支原体肺炎的重要依据。影像学特点：病变多为边缘模糊、密度较低的云雾样片状浸润影，从肺门向外周肺野放射，肺实变受累时也可呈大片实变影。部分病例表现为段性分布或双肺弥漫性网状或结节状浸润影，胸腔积液少见。和普通细菌性肺炎影像学影片相比，支原体肺炎累及上肺者或同时累及双肺者更多，部分病例累及双下肺，并且吸收较慢，一般需要 2～3 周才能吸收，有的患者甚至可能拖延更长时间才能完全吸收。

血清 IgM 抗体阳性是急性感染的重要指标，但阴性不能排除支原体感染，因为在此感染时 IgM 抗体可能缺失。IgG 抗体可用于回顾性诊断，对于支原体肺炎的早期诊断价值不大。5％～10％的患者可进一步发展成为气管炎、支气管炎或肺炎，并与患者年龄有一定的关系。

本病例患者左侧胸背痛伴咳嗽气促 4 天，加重伴发热 2 天入院。入外院行胸片检查示左下肺野可见斑片状淡薄影，B 超示左侧胸腔少量积液并胸膜增厚。考虑"胸膜炎"予抗感染治疗（萘夫西林、左氧氟沙星）后症状无明显好转，行胸部 CT 示左侧大量胸腔积液并左肺不张，纵隔移位。经左胸部穿刺并留置引流袋，引流出淡黄色胸腔积液 150mL。胸腔积液检查：考虑胸腔积液为渗出液，革兰染色未见细菌，抗酸染色未见抗酸杆菌，虽然胸腔积液结核全套阴性，ADA 不高，胸腔积液未找到抗酸杆菌，也未找到肿瘤细胞。4 天后复查 CT 双下肺片状阴影，胸腔积液明显减少，拔除胸腔引流管。血清 IgM 抗体阳性，支原体（＋），仍发热，38.5℃～39℃，身体虚弱。在排除重大肺部传染性疾病后，考虑支原体肺炎，故予以阿奇霉素、莫西沙星等治疗 2 周后复查胸片：肺部炎症大部分吸收好转，左胸膜增厚，未见胸腔积液。患者病情好转要求出院，并建议回当地治疗。

体会

1. 患者开始以感冒、肺部感染、肺炎形式出现，经抗菌治疗效果不佳，结合病史及检查，在排除重大肺部传染性疾病后，考虑非常见细菌感染所致，亦应考虑其他病因所引起的重症肺炎，如支原体、衣原体等。

2. 肺部感染、肺炎临床习惯上多考虑为细菌性所致，抗菌治疗也常常获得满意疗效。但当抗菌治疗效果不佳时，就应该考虑其他病菌所致；如比较常见的支原体、衣原体、真菌、病毒等致病菌。随之而来的相应及时检查也必不可少，只有这样才能减少或避免误诊。

3. 一般来说，支原体肺炎很少合并胸腔积液，本病例如按支原体肺炎常规考虑则很难想到是本病。故当临床诊断治疗困难时，尤其病因不明时，应扩大临床思维，同时做相应的检查。本病例血清 IgM 抗体阳性为确立诊断提供了重要依据，加之其他症状、体征最后确诊为支原体重症肺炎。

（汤周琦　熊光仲）

八、胸闷、气促、咳嗽10天，发热4天
——社区获得性重症肺炎，抗 JO-1 抗体综合征

病历简介

患者女，38岁，因胸闷、气促、咳嗽10天，发热4天于2014年5月13日入院。患者自诉10天前无明显诱因出现胸闷、气促，稍活动后明显加重，夜间不能平卧；活动耐量明显下降，偶有咳嗽，无发热、咳痰、咯血、胸痛。无双下肢水肿，无头晕、视物模糊。在当地医院就诊行血常规示中性粒细胞比值78.5%，血红蛋白83 g/L，尿常规尿蛋白（＋）。胸片示双下肺炎症（图2-8-1），诊断为"社区获得性肺炎、中度贫血"。予以美洛西林抗感染及相关对症支持治疗6天后，效果不佳出院。4天前患者出现发热，以夜间为主，体温在38℃～39℃，可自行退热，无皮疹、畏寒寒战、关节疼痛，无脱发，为求诊治来我院就诊。

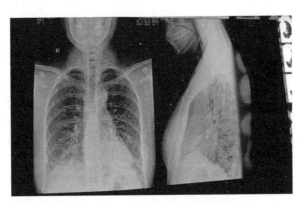

图2-8-1　胸片示双下肺炎性病变

既往史：10年前行剖宫产时发现贫血，当时输血2次，无输血反应，产后一直伴活动后胸闷、气促，未就诊；亲属中有一姨妈也有贫血病史。

入院体查：T 36.0℃，P 88次/min，R 20次/min，BP 98/62 mmHg，神清，浅表淋巴结不大，唇无发绀。双肺呼吸音粗、可闻及 Velcro 啰音。心界

无扩大，心律齐，心音可，无杂音。腹软，无压痛及反跳痛，肝脾肋下未扪及，双下肢无水肿。辅助检查：血常规示 WBC 11.97×10^9/L，N 83.24%，HGB 89 g/L，血清铁 4.7 μmol/L，铁蛋白 35.26 ng/mL，D-二聚体 4.09μg/mL，肝肾功能、BNP、肌钙蛋白、电解质正常，血气分析示 pH 7.484，$PaCO_2$ 27.7 mmHg，PaO_2 68.8 mmHg，SpO_2 94.2%，肺部 CT 示双肺多发斑片状影：感染？其他？（图 2-8-2）

入院诊断：①社区获得性肺炎。②缺铁性贫血。

处理：入院后先予以一般对症处理及经验性抗生素抗感染，次日患者病情加重，高热，体温达 39.6℃，昏睡，迅速出现呼吸衰竭。即予以气管内插管（8 天后改行气管切开）、机械通气呼吸支持，并转入 EICU 病房抢救治疗。

经检查分析考虑：肺部感染未控制，真菌感染不排除，改用敏感抗生素抗感染；同时加伏立康唑抗真菌，丙种球蛋白增强免疫及护胃、护心、营养支持等对症支持治疗。患者病情加重，反复发热，气管内分泌物多且黏稠，血气分析示低氧血症。肺部影像学未见吸收好转，并且出现左侧液气胸，立即予以胸腔闭式引流处理好转（图 2-8-3）。但患者病情仍然危重，住院后多次查血常

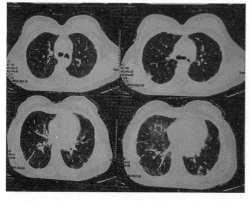

图 2-8-2　CT 示双肺多发斑片状影，感染

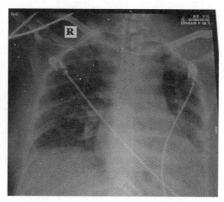

图 2-8-3　胸片示左侧液气胸

规提示白细胞及中性粒细胞比值高、中到重度贫血；尿沉渣示血尿，变异型为主。抗核抗体三滴度示 1∶320（核颗粒型）阳性，ENA 示 Ro-52（52kDa）（+++），抗 Jo-1 抗体（+++），血管炎抗体阴性，C_4 0.11 g/L，C_3 正常，血沉 83mm/h，CRP 78.20 mg/L，降钙素原 4.04 μg/L，BNP 高达 9521pg/mL，肝功能提示低蛋白血症，ALT、AST 轻度升高，肾功能正

常。LDH 444.8 U/L，肌红蛋白 445.8 μg/L，肌酸激酶、肌酸激酶同工酶正常；G 试验 264.4 pg/mL，肺炎衣原体抗体阳性，结核斑点试验、肺炎衣原体抗体、军团菌抗体、HIV 抗体均阴性。多次痰涂片发现革兰阳性球菌、革兰阴性杆菌、革兰阴性球菌，未见真菌；痰培养结果先后为鲍曼不动杆菌、铜绿假单胞菌。予以头孢哌酮/舒巴坦钠＋替考拉宁＋莫西沙星＋美罗培南与伏立康唑、咪达唑仑、维库溴铵等药物治疗，以及护胃、化痰、平喘、培补支持等治疗。经上治疗后好转不明显，血气分析提示低氧血症；心电图示窦性心动过速；床旁胸片提示双肺渗出性病灶，CT 示双侧胸腔积液（图 2-8-4）。

PET-CT 检查考虑肺部感染及肺门、纵隔、腋窝淋巴结反应性增生，脾脏稍大。会诊讨论认为：患者抗"Jo-1 抗体综合征"诊断成立，肺部感染、以间质性病变为主，缺铁性贫血与此相关待查。治疗在原来基础上改用左氧氟沙星＋哌拉西林/他唑巴坦，伏立康唑改为氟康唑，加用泼尼松龙 80 mg 静脉滴注等加强营养支持，间断予以"丙种球蛋白、血浆"等综合治疗。1 周后患者出现谵妄，考虑药物原因所致，即停用左氧氟沙星，加用阿米卡星、丙泊酚治疗。半个月后患者病情好转，不发热，呼吸平稳，神志清楚，大小便正常，即撤离呼吸机。但仍有咳嗽，即转入普通病房继续治疗。

结果：经上治 1 月余后，病情明显好转，体温逐渐降至正常，呼吸平稳，撤离呼吸机，转至普通病房继续治疗。复查 X 胸片及 CT 示：肺部炎症基本吸收，肺间质性病变明显好转（图 2-8-5）。要求出院带药回家继续治疗，嘱咐定期复查。

讨论

Jo-1 抗体综合征临床少见，目前一般认为，多发性肌炎（poiymyositis，PM）和皮肌炎（dermatomyositis，DM）是一组主要累及横纹肌，呈慢性非化脓性炎症改变伴肌无力为特征的自身免疫性结缔组织疾病。其相关的抗体中，有一类抗合成酶抗体，迄今为止，人们发现这类抗体有 5 种，它们是抗组氨酰、甘氨酰、丙氨酰、苏氨酰及异亮氨酰 tRNA 合成酶抗体。临床上分别称 Jo-1、EJ、PL-12、PL-7 和 OJ 抗体，这类抗体阳性的患者具有一组特殊的症候群，即肺间质病变（ILD）、对称性多关节炎、雷诺现象、技工手等，称为抗合成酶抗体综合征（anti-synthetase syndrome，ASS），其中 Jo-1 抗体检出率最高，故又称 Jo-1 综合征。

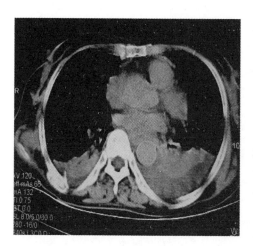

图 2 - 8 - 4 CT 示双侧胸腔积液，左侧明显

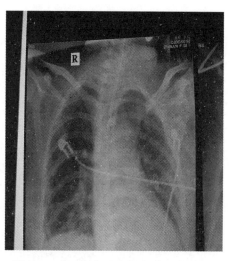

图 2 - 8 - 5 胸片示肺部炎症基本吸收，肺间质性病变明显好转

间质性肺病在抗 Jo - 1 抗体综合征中发生率高，可不伴肌炎表现，可常伴抗 Ro - 52 抗体阳性，与肺纤维化相关，并为患者主要死因。肌炎及皮肌炎患者急性期肺损伤是抗原抗体介导的免疫复合物在肺泡的沉积所致。抗 Jo - 1 抗体参与免疫复合物的形成，免疫复合物在肺内持续时间较短，继而出现慢性炎性细胞浸润，最终以肺间质纤维化为结局。

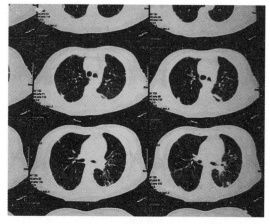

图 2 - 8 - 6 CT 示肺部炎症基本吸收，肺间质性病变明显好转

本病部分患者仅存在呼吸困难，无明显咳嗽症状及肌炎症状，易被误诊为心力衰竭或单纯考虑肺间质性疾病、肺部感染等，故需加强对此类疾病的临床认识。部分患者既无咳嗽症状，亦无呼吸困难表现，但 CT 及肺功能检查提示肺间质性病变。因此，对 PM/DM 患者不能单纯根据临床症

状判断是否有肺受累，建议对确诊 PM/DM 患者常规行高分辨率 CT 及肺功能等检查，以利早期诊断有无合并 ILD，便于早期给予治疗，提高患者生存率。同时对临床上无典型肌炎表现的、原因不明的肺间质性病变或多关节炎病变，需注意检测包括抗 Jo - 1 抗体的抗核抗体谱、肌酶谱等，明确是否存在 PM/DM，避免误诊、漏诊。治疗以糖皮质激素联合免疫抑制药为主，辅助 CTX 联合应用可提高患者 5 年生存率。

本例患者为中年女性，以胸闷、气促、发热等肺部症状起病，无明显肌痛、关节痛，肺部可闻及 Velcro 啰音。抗 Jo - 1 抗体（＋＋＋），Ro - 52（52kDa）（＋＋＋），肌红蛋白、乳酸脱氢酶、ALT/AST 不同程度升高。肺部 CT 提示双肺间质性病变并渗出性病灶。社区获得性肺炎；抗 Jo - 1 综合征诊断明确。患者 10 年前开始出现胸闷、气促症状，自己未予重视和诊疗。此次合并肺部感染，入院后病情进展快，抗生素、糖皮质激素治疗效果不佳，迅速发展为呼吸衰竭。故早期诊断及合理治疗可能对此类患者预后会有所改善。

体会

1. Jo - 1 抗体综合征临床少见，病情危重复杂，一般认为系慢性非化脓性炎症改变伴肌无力为特征的自身免疫性结缔组织疾病。临床多以肺间质病变（ILD）、对称性多关节炎、雷诺现象、技工手等形式出现。本病例为中年女性患者，以胸闷、气促、发热等肺部症状起病（无明显肌痛、关节痛），肺部可闻及 Velcro 啰音。初诊：社区获得性肺炎，后经检查抗 Jo - 1 抗体（＋＋＋），即考虑以肺间质病变为主要特征的肺部感染性疾病。在急、危、重患者中开展免疫结缔组织疾病相关抗体检查难能可贵。

2. 本病例抗 Jo - 1 综合征的确诊及予以针对性治疗，尤其是糖皮质激素联合免疫抑制药为主的治疗和在出现多种严重并发症的情况下对症处理，最后经多方抢救治疗获得成功，实为不容易，并为今后处理类似疾病提供了有益的参考价值和经验。

3. 文献报道使用 CTX（环磷酰胺），本病例采用糖皮质激素与丙种球蛋白等治疗，近期疗效尚可，其远期疗效有待观察。

（陈　蝶　熊光仲）

九、发热、腹痛 1 天

——急性淋巴细胞性白血病，2 型糖尿病

病历简介

患者女，72 岁。1 天前无明显诱因出现发热伴上腹痛，最高体温 38℃，无恶心呕吐，肛门未排气排便。遂入当地医院治疗，效果不佳，为求进一步治疗转来我院急诊科。

既往史：有"2 型糖尿病"病史。否认高血压心脏病。

入院体查：T 38℃，P 96 次/min，R 18 次/min，BP 91/57 mmHg。神志欠清，消瘦，面色苍黄，营养欠佳，急性病容，查体欠合作；双肺未闻及明显干湿啰音，心率 106 次/min，律齐，无杂音；腹平，上腹肌紧张，有压痛，无反跳痛，肠鸣音弱，双下肢不肿，病理征未引出。实验室检查示血常规：WBC 23.7×10^9/L，N 0.78，HGB 89 g/L，PLT 58×10^9/L，HCT 34.10%；肝功能：ALT 225.0 U/L，AST 333.5 U/L，ALB 31.4 g/L，GLB 31.1 g/L，TBIL 43.0 μmol/L，DBIL 28.3 μmol/L；肾功能正常；电解质：Na^+ 130.0 mmol/L，Cl^- 96.0 mmol/L，Ca^{2+} 2.68 mmol/L，Mg^{2+} 0.76 mmol/L；血胰淀粉酶 6.5 U/L；尿淀粉酶 120.7 U/L；凝血功能：AT-Ⅲ 59.8%，TT 16.8 秒，PT 14.7 秒，INR 1.22，FIB 6.11 g/L，APTT 47.2 秒，D-二聚体 4.12 μg/mL，FDP 12.4 μg/mL；血糖 5.3 mmol/L。心电图：正常。胸部平片：未见明显异常。站立位腹部平片：部分肠管积气，请结合临床及追观复查。B 超：肝稍大，肝实质光点密集、回声欠均匀声像，胆囊前壁局限性增强声像，胆囊壁毛糙，胆囊息肉样变，第一肝门区多个低回声结节，考虑淋巴结肿大可能性大，脾大，脾静脉稍宽，请结合临床，建议进一步检查。

入院诊断：①急性白血病？②肠系膜上静脉栓塞？③脓毒症（败血症）？④2 型糖尿病。

处理：入院后立即予以兰索拉唑护胃，拉氧头孢抗感染，间苯三酚解除痉挛、缓解疼痛，门冬氨酸鸟氨酸、还原性谷胱甘肽护肝，维生素 C、维生素 B₆ 营养支持及控制血糖等对症治疗。经处理后患者诉病情好转，腹痛明显较前缓

解，但肢体酸痛及上腹部仍有烧灼感，无发热，无恶心呕吐等其他伴随症状，考虑右上腹肌紧张，有压痛无反跳痛，肝叩击痛，不排除肝脏肿可能，予以加用环丙沙星抗感染治疗。治疗的第三天，患者夜间出现神志障碍，胡言乱语，躁动，发热，体温 38.4℃，至中午症状加重。行胸部＋全腹部 CT 检查回报示：①左上肺舌段渗出灶及纤维灶，考虑慢性炎症。②弥漫性肝病，脾大。③胆囊密度稍高：胆汁淤积？④肠管轻度扩张。⑤盆腔少量积液。转入抢救室治疗，予以积极补充热量，维持电解质及酸碱平衡。下午患者仍然胡言乱语，时有躁动，且神志障碍进行性加重，颈亢（±），心肺听诊无异常，腹软，上腹拒按，双下肢未肿。急诊复查乳酸 8.7 mmol/L，血氨 45.9 μmol/L，酮体 3.98 mmol/L，CO_2CP 7.2 mmol/L。再给予积极补液补碱，补充能量，改善微循环；导尿，记录 24 小时出入水量；定时复查血常规、尿常规、血酮、血乳酸。第四天凌晨患者神志不清，高热，体查：T 39.1℃，左眼睑、右下肢皮肤及皮下淤血，双肺呼吸音清，无啰音，心率约 130 次/min，律齐，无杂音，腹部膨隆，上腹部肌紧张，有压痛，无反跳痛。血常规：WBC $26.4×10^9$/L，HGB 92 g/L，PLT $24×10^9$/L；小便常规：尿酮体（＋＋），尿中红细胞（＋）；D-二聚体 4.78 μg/mL；血钙 2.88 mmol/L；血钾 3.9 mmol/L；乳酸 12.46mol/L。经家属同意后，行骨髓穿刺检查报告示淋巴细胞性白血病可能性大（图 2-9-1）。

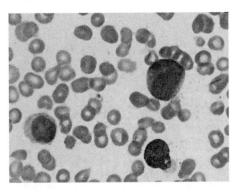

图 2-9-1　骨髓穿刺涂片示细胞体积大，胞浆中等，嗜碱，染色质呈弥漫密块状，核仁清晰

治疗在原来基础上给予泼尼松龙 40 mg 静脉滴注等对症处理。1 周后，患者仍发热，并出现呼吸急促，神志不清。体查：T 40.2℃，P 125 次/min，BP

145/63 mmHg，R 32 次/min，SpO$_2$ 97%。双肺呼吸音清，无干湿啰音，予以泼尼松龙 80 mg，维生素 K$_1$ 20 mg 静脉滴注，面罩给氧。患者于上午 9:50 左右出现呼吸减弱，频率下降，约 10 次/min，心电监护示心率 72 次/min，SpO$_2$ 70%，BP 90/52 mmHg，即予以气管内插管，呼吸机辅助呼吸。9:52 患者出现心率下降，心率 39 次/min，血压测不出，立即予以持续胸外心脏按压，同时肾上腺素 1 mg 静脉注射，阿托品 0.5 mg 静脉注射，加用多巴胺。9:55 予以阿托品 0.5 mg 静脉注射，持续胸外心脏按压。9:59 心电监护示心率 101 次/min，提示房速，予以胺碘酮 75 mg 静脉注射，并予以胺碘酮 300 mg 静脉滴注。10:01 心率降至 39 次/min，暂停胺碘酮，持续胸外心脏按压，予以肾上腺素 1 mg 静脉注射，阿托品 0.5 mg 静脉注射。10:05 予以 5% 碳酸氢钠溶液 125 mL 静脉滴注纠酸。10:09 心电监护示室颤波，予以电除颤 1 次，后持续胸外心脏按压，间断予以肾上腺素、阿托品静脉注射。10:30 患者仍无自主心跳，可见间断自主呼吸，呼吸机辅助通气，患者家属要求放弃治疗，并签字停止抢救出院。

结果：骨髓穿刺检查报告诊断考虑为急性淋巴细胞性白血病，2 型糖尿病。家属放弃治疗，予以出院。

讨论

1. 发热与上腹痛首先应怀疑胃肠、胰腺、肝、胆囊等处的炎症、梗阻、出血或结石、肿瘤及异位性阑尾炎症或穿孔。溃疡病、腹主动脉及动脉等处的动脉粥样硬化、动脉瘤或动脉夹层一般不发热。急诊应行血、大小便常规、淀粉酶、血生化、彩超、X 线检查。必要时胃镜检查、CTA、腹腔镜或剖腹探查，明确病变部位、性质及病变情况。

诊断上，根据实验室检查结果结合临床症状和其他检查诊断。如：根据肝功能中的转氨酶、直接胆红素或间接胆红素、胆固醇、血脂等来判断肝脏功能有无异常，胆囊或胆道有无梗阻及考虑是否有动脉狭窄或梗阻。测血淀粉酶或尿淀粉酶有无升高，以判断胰腺的病变，测甲胎蛋白等肿瘤标志物排除肿瘤情况。或根据体温、血常规判断是否由炎症引起。还可根据临床表现有无呕血或血尿、黑便等情况来初步判断。诊断一旦确立立刻针对病因进行治疗，在保证生命体征平稳的情况下去除原发疾病。

本病例以发热、腹痛为首发症状，并有咽红、全身酸痛，疑似上呼吸道感染、重感冒表现。结合实验室检查，初步诊断胃肠型重感冒？急性白血病不排除，是因为患者急诊时就发现有贫血，推测贫血不是近期所致，更不像急性出血所致的贫血。故在排除急性出血性疾病后考虑急性白血病不无理由，加之予以抗感染等对症治疗效果不佳，就更要想到白血病的可能。最后骨髓穿刺诊断急性淋巴细胞白血病，符合临床诊断思路。因患者病情危重，来不及化疗患者就濒临死亡，家属要求出院。

2. 白血病，根据国外统计约占肿瘤总发病率的 3%，儿童和青年最常见。相比之下，老年人白血病少见，尤其是急性淋巴细胞性白血病更加少见。

总之，白血病的发病率在世界各国中，欧洲和北美洲发病率最高，其死亡率为 (3.2～7.4)/10 万人口。亚洲和南美洲发病率较低，死亡率为 (2.8～4.5)/10 万人口。

近年老年人白血病发病率比较高。其中急性白血病以急性单核细胞白血病最为常见，慢性白血病以慢性淋巴细胞白血病最为常见。与成年人相比，老年人白血病起病相对较缓慢、隐匿，起病时以贫血为主要症状，其他症状较为少见。部分老年人则表现为低增生性白血病，血细胞减少、骨髓增生低下。特别是由于老年人体质较差，又常常合并有其他系统疾病，对强烈的化疗不能耐受，预后较差，死亡率较高。故当临床上见到发热患者不能用感染性疾病解释时，应当考虑急性白血病、淋巴瘤等造血系统恶性肿瘤疾病。近年来老年人白血病有增加趋势，老年急性淋巴细胞性白血病亦有报道。

3. 本病例以急性病发作，与文献报道似乎不大相符，并非急性单核细胞白血病，应引起注意。但本病例虽以急性病发作，而急诊检查时发现患者贫血并非急性贫血所致，推测患者贫血是一个慢性过程，符合上述老年人白血病起病相对较缓慢、隐匿，起病时以贫血为主要症状的特点。虽然最后骨髓穿刺诊断急性淋巴细胞性白血病，但实际上可能为慢性淋巴细胞白血病急性发作，此次诱发因素为感冒。而其具体发病机制尚不清楚，有待进一步研究。

4. 另外，患者"弥漫性肝病、脾大"是肝脏组织病变在 CT 影像学检查的一种表现，也可以称为肝纤维化。肝纤维化主要有两大危害：一是由于肝组织结构的破坏，使肝内血管受压扭曲，闭锁或动静脉之间出现"短路"；造成门静脉系统血管阻力增大，形成门脉高压，导致脾大、腹腔积液和胃底食管静脉曲张，有曲张静脉破裂出血的潜在威胁。二是正常肝细胞之间称为"肝窦"的血液通道因纤维组织沉积而影响肝细胞的血液供应，使受损的肝细胞不易修复甚至加重损伤，直至功能正常的肝细胞越来越少，最后导致肝衰竭。一般来说，弥漫性肝病，常是肝病中乙肝病毒长期侵害肝脏造成的，多为慢性肝炎所致。故凡是乙肝患者大多都有这种情况。关键是看 HBV – DNA 检查。如为 HBV 携带者，暂时不需要特殊治疗，否则，要进一步检查治疗。本例患者除"弥漫性肝病"外，还有脾大，似乎为门脉高压，可用肝炎解释，但患者过去无肝炎病史，难以成立。用白血病解释肝脾大似乎有一定道理。

5. 此外，患者还有糖尿病，故患者病情复杂、危重就不难理解了。最终因治疗效果差而放弃，回家后死亡。

体会

1. 患者老年女性，72 岁，1 天前无明显诱因出现发热，伴上腹痛，最高体温 38℃，似感冒。临床医师没有满足于这一诊断，而是结合病史、检查大胆推测白血病的可能。

2. 诊断过程中做了关键的骨髓穿刺检查，为最终诊断提供了可靠依据。

3. 诊治中如能积极予以支持培补可能有一定帮助，如输血等。

〔附〕急性淋巴细胞白血病（ALL）分型

急性淋巴细胞白血病（ALL），根据细胞形态学和临床预后的不同，将 ALL 分为 L1、L2、L3 3 个亚型。

L1 型：以小淋巴细胞为主，胞浆极少，高核浆比例，核形规则，染色质均匀致密，核仁不清晰。

L2 型：大多数细胞体积是小淋巴细胞的 2 倍，部分细胞大小有明显异质性，胞浆中等，嗜碱，染色质呈弥漫细致或密块状，核仁清晰，一个或多个。

L3 型：由均匀一致的大细胞组成，胞浆丰富，深嗜碱，含多数明显室泡，核圆形，染色质细而致密，核仁清晰，一个或多个。上述分型与临床预后关系密切，L1 型的预后较 L2 型好，L3 型难获缓解，预后差。

（袁　锋　熊光仲）

十、反复发热 1 月余，腹痛 7 天

——B 小细胞淋巴瘤

病历简介

患者男，23 岁，未婚。反复发热 1 月余，腹痛腹胀 7 天，加重 2 天，2010 年 6 月 9 日 11:46 急诊入院。患者于 1 个多月前开始发热，在当地治疗好转，未加注意。7 天前（6 月 2 日）自感周身乏力不适，之后出现腹痛、腹胀、腹泻。腹痛以脐周为主呈阵发性胀痛，疼痛未向其他部位放射，与体位活动无关。腹胀以进食后明显，当天晚上腹泻 3 次，大便量多，色黄、呈糊状，无脓血、黏液及里急后重，便后腹痛腹胀稍缓解。偶有恶心，呕吐物无食物和他物，6 月 4 日吐白色泡沫 1 次，患者自感肠鼓叫。近 2 天未排便排气，即用开塞露后排出少许硬便，排尿可；并又出现发热，但无寒战、咳嗽、流涕。发病来进食少，睡眠差。病后在当地医院做过腹部 X 线，腹部见少量肠气，以肠梗阻可疑处理，用头孢霉素等治疗，效果不佳且加重而转我院就诊。

既往史：患先天性心脏病，因一般可未行治疗，否认结核病、肝炎等传染病史，表面抗体阳性。父亲因患肝癌已故。家族无高血压、心脏病等遗传病史。

入院体查：T 38.2℃，P 90 次/min，R 18 次/min，BP 122/80 mmHg。神清合作、自动体位、精神差，表情痛苦，无气促发绀，脸色较苍白，皮肤无黄染，无皮疹。双上眼睑无水肿、巩膜轻度黄染，颈部淋巴结稍大。颈软、胸廓无畸形，胸骨无压痛，呼吸运动、节律无异常。双肺呼吸音正常，未闻胸膜摩擦音。心界正常；胸骨第 3～4 肋左缘可触及震颤。听诊心律齐，胸骨第 3～4 肋可闻及全收缩期吹风杂音。腹部稍膨隆，未见胃肠型、腹壁静脉无怒张及手术疤痕。腹肌软无抵抗、全腹轻压痛、无反跳痛，未触及包块，叩诊鼓音，肝脾未触及，肝区无叩击痛，墨菲征阴性。肠鸣音 6～8 次/min，未闻及金属音。肾区无叩击痛。神经（—），余无异常。急诊辅助检查示 6 月 9 日查肝功能：ALT 75 U/L，AST 46 U/L，r-GT 54 U/L，AKP 33 U/L，TP 83 g/L，ALB 37 g/L，GLB 25 g/L，A/G 1.48，TBIL 66.1 μmol/L，DBIL

8.3 μmol/L，IBIL 54.4 μmol/L；电解质：K^+ 3.5 mmol/L，Na^+ 118.9 mmol/L，Cl^- 86.5 mmol/L，Ca^{2+} 2.16 mmol/L，Mg^{2+} 0.8 mmol/L，Fe^{3+} 17 μmol/L；肾功能：UA 348 μmol/L，BUN 14.7 mmol/L，CRE 163 μmol/L；CO_2CP 28 mmol/L；空腹血糖 7.2 mmol/L；血脂：TG 2.13 mmol/L，T-CH 4.32 mmol/L，HDL 1.4 mmol/L，LDL 1.81 mmol/L，APOA 11.52 g/L，APOB 1001.03 g/L；心肌酶：LDH 328 U/L，CK 348 U/L，CK-MB 41 U/L；血淀粉酶 187 U/L，胆碱酯酶活力 79000 U/L。6月11日查血常规：WBC 11.1×10^9/L，N 75.91％，L 17.68％，MID 16.5％，EO 0.18％，BASO 0.31％，RBC 4.8×10^{12}/L，HGB 112 g/L，HCT 37％，MCH 28.7 pg，MCV 85.3fL，MCHC 337 g/L，PLT 17.2×10^9/L，MPV 9.3 fL。大小便常规正常。（图2-10-1、图2-10-2）

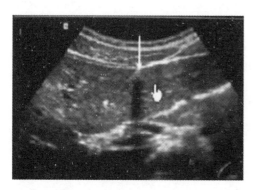

图2-10-1　B超示先天性心脏病（室间隔缺损0.8~1 cm）

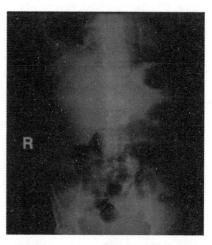

图2-10-2　腹部X线片示肠道积粪较多，未见明显液平面

入院诊断：①溶血性黄疸（轻型）。②低氯低钠血症。③胆囊炎？④先天性心脏病（室间隔缺损）。⑤肠系膜淋巴结炎？

处理：予以氟哌酸0.2 g po tid，多酶片2片 po tid，浓缩保和丸1丸 po bid，甲硝唑1 g po bid，NS 250 mL＋头孢吡肟2.0 mg ivgtt bid，地塞米松10 mg iv bid，5％GNS 500 mL＋25％硫酸镁10 mL＋10％氯化钾10 mL ivgtt qd，10％GS500 mL＋维生素C 1g ivgtt qd。以上用药3天，患者在第二天症

状明显减轻，腹胀消失，病情明显好转。但是在第二天输液完后患者的腹、腰部出现瘙痒性皮疹，身体其他部位无皮疹，而且口周出现了疱疹。考虑药疹的可能性不大而继续用药，并给患者加用西替利嗪，疱疹于 2 天后消失。但患者乏力、反复低热近 1 个多月，体温 37.8℃～38.2℃，颈部淋巴结稍大，不排除恶性淋巴瘤等肿瘤的可能，再进一步检查，结果如下。

胃镜：浅表性胃炎，余未见异常。

骨髓：①有核细胞增生极度活跃，以幼稚淋巴和原始淋巴细胞为主（POX：染色阴性）。②粒、红两系统受抑制。③巨核细胞全片找到 4 个，血小板明显减少。④血常规：白细胞分布稍高，可见幼稚淋巴细胞，未见寄生虫。

颈淋巴结活检：符合 B 小细胞淋巴瘤。

免疫组化标记：CD20 ＋，CD79a ＋，bcl-2 ＋，CD23 ＋，CD5 ＋/－，CD43 ＋，Ki-67 ＋（约 10％），CD3 －，cyclinD1 －，CD10 －。

患者确诊 B 小细胞淋巴瘤，鉴于室间隔缺损，请胸外科会诊，考虑患者目前发热，并确诊淋巴瘤，虽需手术，但暂无手术条件，建议先行内科治疗及对症处理。故即转血液科治疗。

结果：患者确诊后转入血液科住院治疗，追踪获悉，患者一月后体温正常，一般情况好转要求带药出院，定期复查。

最后诊断：①B 小细胞淋巴瘤。②先天性心脏病（室间隔缺损）。③浅表性胃炎。

讨论

B 小细胞淋巴瘤为非霍奇金淋巴瘤（non-Hodgkin lymphoma，NHL）的一种，是一组起源于淋巴结和其他淋巴组织的恶性肿瘤，为淋巴瘤的一大类型（除霍奇金淋巴瘤以外），其范围从最惰性到最侵袭性的人类恶性肿瘤。2008 年 WHO 淋巴瘤分类达数十种，其新分类将每一种淋巴瘤类型确定为独立疾病，不同类型淋巴瘤结合肿瘤累及原发部位、特殊病因学特点、形态学、免疫组化表型、细胞遗传学异常和特殊的临床特点等，不同类型淋巴瘤被认为是彼此独立的疾病，可采取不同的治疗策略。目前，某些类型的病因学、细胞遗传学和分子遗传学基础已经明确。

1. 病因　与原发和继发免疫缺陷相关。这些免疫缺陷者包括 HIV 感染患者、器官移植患者、先天免疫缺陷患者、干燥综合征患者和类风湿关节炎患者易发生 NHL。

其次，环境因素与 NHL 发病亦有关，包括感染、化学物质等。不少研究已经证明，接触农药与 NHL 发病率升高有关。经过治疗的霍奇金淋巴瘤（HL）患者可能发生 NHL，是 HL 引起的还是 HL 的治疗引起的后果仍不清楚。然而感染因素是某些地区最近几年发生 NHL 快速扩散流行的原因。

2. 临床表现　可因肿瘤侵犯任何器官和组织而有所不同。如侵犯腹膜后淋巴结或肠系膜淋巴结，引起腹痛、腹部包块、肠梗阻、腹腔脏器压迫或长期不明原因发热。

病变常首发于淋巴结外，原发于胃肠道最常见，其中胃是最常见部位，可表现为上腹痛、腹部包块、食欲减退、消化道出血等，小肠受累可有腹泻、肠梗阻等。如鼻咽部容易受累，有咽痛、鼻塞等症状，局部扁桃体可呈一侧性肿大。淋巴瘤还可侵犯肝脾，表现为肝脾大和黄疸。淋巴瘤皮肤表现较常见，表现为皮肤肿块、结节、浸润斑块、溃疡、丘疹等。

3. 诊断　病理组织学检查是确诊本病的主要依据。NHL 的病理特点为：淋巴结或受累组织的正常结构被肿瘤细胞破坏；恶性增生的淋巴细胞形态呈异形性；淋巴结包膜被侵犯。临床分期依然是 Ann Arbor 分期，但该分期与临床预后的相关性不如霍奇金淋巴瘤，而且 NHL 是系统性疾病，其发病部位常呈"跳跃式"，故目前更主张以国际预后指数（IPI）来判断患者的疾病程度。国际预后指数的优点在于整合了患者整体状况，与临床预后的相关性更强。

4. 鉴别诊断　NHL 的鉴别诊断主要与反应性增生、结核、慢性淋巴结炎、病毒感染、霍奇金淋巴瘤、结节病、转移癌等鉴别，上述各种疾病均有不同的相应临床表现，典型者易于鉴别，但实际临床工作中仍有一些病例难以诊断，仍需反复甚至多次活检来证实。

5. 治疗　淋巴瘤目前治疗常用方案有 CHOP、MOPP、ABVD 等。

非霍奇金淋巴瘤（non-Hodgkin's lymphoma，NHL）多采用 CHOP 方案化疗。CHOP 方案：

CTX（环磷酰胺）750 mg/m^2 iv，d1，8

ADM（阿霉素）50 mg/m^2 iv，d1

VCR（长春新碱）1.4 mg/2 iv，d1

PDN（泼尼松）100 mg/m^2 po d1～5

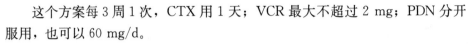

　　这个方案每3周1次，CTX用1天；VCR最大不超过2 mg；PDN分开服用，也可以60 mg/d。

　　近年来，虽然有人先后报道了一些新的联合方案，但其疗效均未超过CHOP方案。

　　中高度恶性非霍奇金淋巴瘤一线方案如下。

　　R-CHOP（目前标准方案，适用于CD20＋）：

Rituximab　利妥昔单抗（美罗华）375 mg/m² iv d0（提前一天用）

Cyclophosphamide　环磷酰胺 CTX 750 mg/m² iv d1

Vincristine　长春新碱 VCR 1.4 mg/m²（max 2 mg）iv d1

Doxorubicin　阿霉素 ADM 50 mg/m² iv d1

Prednisone　强的松 100 mg/m² po d1～5，3周重复×（6～8）

CHOEP：

Cyclophosphamide　环磷酰胺 CTX 750 mg/m² iv d1

Vincristine　长春新碱 VCR 1.4 mg/m²（max 2 mg）iv d1

Doxorubicin　阿霉素 ADM 50 mg/m² iv d1

Prednisone　强的松 100 mg/m² po d1～5

Etoposide　鬼臼乙叉苷 VP‐16 120 mg/m² iv d3～5，3周重复

具体治疗建议到专科进行。

　　目前较新的治疗方案，Hyper-CVAD，仅供参考。

　　A方案：

Cyclophosphamide　环磷酰胺 CTX 300 mg/m² bid iv d1～3

Vincristine　长春新碱 VCR 1.4 mg/m²（max 2 mg）iv d4、11

Doxorubicin　阿霉素 ADM 50 mg/m² iv d1

Dexamethasone　地塞米松 DXM 40 mg po/iv d1～4，d11～14

　　B方案：

Methetrexate　大剂量甲氨蝶呤 MTX 1 g/m² iv d1（CF解救）

Cytarabine　阿糖胞苷 Ara-c 3g/m² iv bid d2～3

　　A方案与B方案交替。用于高度恶性淋巴瘤治疗，或者二线解救治疗。

体会

　　1. 患者，青年男性，慢性起病，腹痛急性发作，且伴发热，急诊就医先

予以急诊对症处理，为进一步诊断治疗创造了条件。因诊断不明，住院期一直低热一月余，后经淋巴结活检而确诊。

2. 淋巴瘤临床表现各种各样，有的甚至呈隐蔽性，本例以腹痛、发热急诊就医，以前的乏力、低热、淋巴结肿大被忽略与隐蔽。因患者腹痛、腹泻、腹胀、周身乏力不适、低热、淋巴结肿大等类似结核中毒症状，且用抗感染等对症处理好转，此时急诊极易误诊，故需行重要的淋巴结活检等检查。

3. 患者病后腹、腰部出现瘙痒性皮疹及口周出现了疱疹，而身体其他部位无皮疹，是淋巴瘤之皮疹还是药疹难区别。后来淋巴结活检确诊本病后就不难解释了。

4. 急诊面对腹痛、发热等患者时，当不能用常见疾病解释时要考虑到是否为肿瘤。

5. 详细询问病史、仔细检查，尤其是关键性的骨髓检查、淋巴结活检、免疫组化标记检查是确诊本病例的必需手段。

（颜世超　熊光仲）

十一、发热、恶心、呕吐、腹痛、腹泻20余天

——急性重型胰腺炎并发胸腔积液，腹腔积液，肠梗阻，
嗜血细胞综合征（反应性）

病历简介

患者男，46岁，因发热、腹痛、腹泻反复发作20余天急诊入院。患者于20多天前无明显诱因出现发热，伴头痛、精神差，无畏寒、恶心、呕吐及咳嗽、咳痰、关节疼痛。次日到当地诊所就诊，测体温39.3℃。予以头孢类药物静脉滴注及口服药物治疗（具体不详）后，出汗，体温降至正常。2天后因喝酒淋雨后，再次出现发热，体温39.0℃，伴恶心、剧烈呕吐，腹痛、腹泻。自诉呕吐物开始为胃内容物，后转为胆汁样液体及水样液体；腹泻1小时1次，腹泻以水样便为主，偶有果冻样便和黑褐色便。腹痛以全腹部胀痛为主，无咳嗽、咳痰，无尿频、尿急。转当地医院检查初步诊断：①感染性腹泻，败血症？②急性胰腺炎？③多器官功能衰竭？并予以抗感染（头孢他啶＋替硝唑×10天，美罗培南×3天），奥曲肽以减少胰液分泌；营养支持等治疗后恶心、呕吐及腹痛、腹泻好转。但有里急后重感，予以石蜡油后再次腹泻，3天后腹痛再次加重，仍有腹泻，3～4次/d。反复发热，发热无明显时间规律，体温升至约38.0℃，予以退热处理可降至正常，但次日又发热。为进一步诊治遂来我院急诊科就诊。

既往史： 2014年初发现丙肝。否认结核、糖尿病、腹痛、疟疾病史，无手术、外伤史及食物、药物过敏史，预防接种史不详。

个人史： 生于广西壮族自治区兴业县，久居本地，否认血吸虫疫水接触史，吸烟10年，平均20支/d，戒烟1年。饮酒10年，平均100 g/d，未戒酒，有吸毒史。

婚育家族史： 育有一子，体健。父母健在，兄弟姐妹健在，否认家族遗传病史。

入院体查： T 37.2℃，P 113次/min，R 20次/min，BP 95/62 mmHg。发育正常，营养良好，贫血面容，全身浅表淋巴结未扪及，双下肺呼吸音低，

未闻干湿啰音及胸膜摩擦音。心前区无隆起，心尖搏动位于第 5 肋间左锁骨中线内 0.5 cm，未触及细震颤，心界无扩大，心率 113 次/min，律齐，心音可，各瓣膜区未闻及病理性杂音。腹膨隆，未见腹壁静脉曲张，全腹有压痛及反跳痛，肝、脾肋下未触及，肠鸣音减弱，腹部移动性浊音阴性，双肾叩击痛阴性。双下肢无水肿。实验室检查示血常规：WBC 3.56×10^9/L，HGB 117 g/L，PLT 60×10^9/L；大便常规：咖啡色，稀便，白细胞（＋＋＋），红细胞（＋＋）。尿常规：隐血（＋＋＋），尿蛋白（＋＋＋）。电解质：Na^+ 112.5 mmol/L，Cl^- 88.8 mmol/L。尿淀粉酶 1475 U/L；血淀粉酶两次均正常；间接 Coomb 试验、直接 Coomb 试验均阴性。ALT 99 U/L，AST 148 U/L，ALB 30.5 g/L，TBIL 52.2 μmol/L，DBIL 9.5 μmol/L。肾功能：正常。上腹部 CT：急性胰腺炎？十二指肠积液扩张，胃壁增厚水肿。

入院诊断：①感染性腹泻，急性胃肠炎？②急性胰腺炎？③病毒性肝炎（慢性丙肝）。④脓毒症？

处理：考虑有感染性腹泻，并有急性胰腺炎的可能，予以莫西沙星、美罗培南抗感染，护肝，升白细胞、输血小板，改善循环及营养支持治疗 5 天。患者腹泻稍好转，但仍反复发热、腹部胀痛，且再次解水样便，腹胀进行性加重，再予以禁食、补液，并继续抗感染等处理后复查相关检查。实验室再检查示血常规：WBC $1.93\sim3.12\times10^9$/L，HGB $83\sim97$ g/L，PLT（$23\sim55$）$\times10^9$/L；大便常规两次均正常；尿淀粉酶 $391.2\sim1353$ U/L；血淀粉酶正常；肝功能示 ALT $60.7\sim75.5$ U/L，AST $118.1\sim141.1$ U/L，ALB 35.5 g/L，TBIL 41.8 μmol/L，DBIL 16.6 μmol/L；凝血功能：PT 16.7 秒，APTT 49.6 秒；PCT：$0.37\sim0.84$ ng/mL；肝炎全套：HBsAb（＋），anti-HCV（＋），余阴性；C12：铁蛋白 350.14 ng/mL，CA125 48.33 KU/L；LDH：1353 U/L；HSV-IgG（＋）；肾功能、电解质大致正常；血培养：阴性；腹腔积液常规：RBC（＋＋），WBC（＋），黄色，微浑，有凝固，李凡他试验阳性，细胞总数 2100×10^6/L，白细胞数 800×10^6/L，单核细胞 0.65。B 超：胆囊声像，考虑胆汁沉渣？门静脉内径增宽，脾大，膀胱壁增厚；心包少量积液声像，颈部声像考虑淋巴结肿大。腹部立位平片：示多个液平面，考虑肠梗阻，双侧胸腔少量积液（图 2-11-1）。

胸腹部 CT：①双侧胸腔积液并双下肺部分不张。②胃壁增厚、水肿。③腹腔积液（图 2-11-2、图 2-11-3、图 2-11-4）。骨髓穿刺检查：骨髓

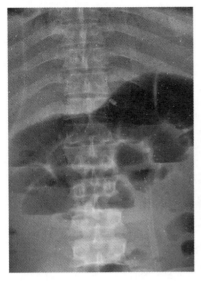

图 2-11-1　腹部立位平片示多个液平面，考虑肠梗阻

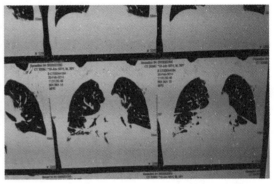

图 2-11-2　CT 示双侧胸腔积液并双下肺部分不张

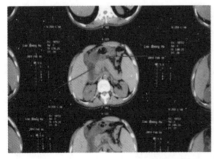

图 2-11-3　CT 片箭头示全胰腺增大、水肿，小网膜囊不清，胃壁增厚、水肿

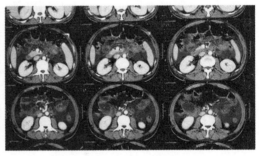

图 2-11-4　CT 示腹腔积液

增生活跃，粒系 45%，红系 33%，组织细胞增多，见嗜血现象。胃镜：非萎缩性胃炎（充血/渗出型）伴反流（图 2-11-5）。

　　据上述检查及会诊讨论诊断考虑为发热查因：嗜血细胞综合征？急性胃肠炎？重症急性胰腺炎待删。继续予以莫西沙星、美罗培南抗感染，奥曲肽抑制

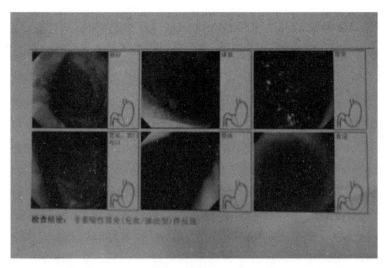

图 2-11-5 胃镜示非萎缩性胃炎（充血/渗出型）伴反流

胰液分泌及禁食、补液、营养支持等治疗，间断给予白蛋白、血浆治疗 4 天后病情稳定转消化科继续治疗。

结果：患者经住院治疗 17 天后，病情好转，复查三大常规、电解质、肝、肾功能及血、尿淀粉酶均正常。胸、腹腔积液消退，肠梗阻亦解除，治疗 3 周余后患者逐渐康复带药出院治疗慢性丙肝及胃炎。并建议看传染科复诊。

讨论

急性胰腺炎是由"胰酶"消化胰腺及其周围组织所引起的一种急性炎症性疾病，其病理改变可为水肿、充血，或出血、坏死等不同情况。临床上常将胰腺水肿型称为普通型胰腺炎，而将出血及坏死型称为重型胰腺炎，临床较少见，但病情严重，死亡率高。急性胰腺炎发病原因中酗酒、感染、胆道疾病、胃炎等是最常见病因，其临床特点如下：

（1）腹痛：90％以上腹痛常位于中上腹部，有时向腰背部呈束带状放射，弯腰或前倾坐位可减轻；常突然发作于大量饮酒或饱餐后，程度不一，轻者为钝痛，重者多呈持续性绞痛。

（2）恶心、呕吐：80％以上患者起病即呕吐，多为胃内容物，部分呕吐胆汁，类似胃肠炎，但吐后腹痛并不缓解。

（3）发热：多数急性胰腺炎患者出现中度发热，一般持续 3～5 天。

（4）腹泻：由于过量分泌胰高血糖素、胰泌素及胰多肽等刺激小肠分泌增加，或分泌血管活性物（VIP）与肠道黏膜等受体结合激活 CAMP（腺苷环化酶）导致大肠液增加而腹泻。

（5）水电解质代谢紊乱及酸碱失衡：患者有不同程度的脱水，频繁呕吐者可发生代谢性碱中毒，重症胰腺炎常伴有代谢性酸中毒、低钙血症、血糖升高、低钾血症、低镁血症。

（6）休克：重型胰腺炎患者常出现休克症状如苍白、冷汗、脉细、血压下降等表现，引起休克的原因可有多种，如由于胰液外溢，刺激腹膜引起剧烈疼痛；胰腺组织及腹腔内出血；组织坏死，蛋白质分解引起的机体中毒等；严重者可以致死。

（7）其他：或表现为咳嗽、呼吸困难、腹胀、肠梗阻、腹腔积液、消化道出血等症状，严重者可导致脓毒症或 DIC、多器官功能衰竭等并发症或死亡。少数可演变为慢性胰腺炎甚至出现假性胰腺囊肿，其相关检查特点有：①血、尿淀粉酶升高，血淀粉酶起病 24 小时内升高，以后消退，尿淀粉酶升高可持续 7 天左右。②血清脂肪酶，发病后 24 小时开始升高，可持续 5～10 天，对患者测定其值有助诊断。③血清钙正常值不低于 2.12 mmol/L（8.5 mg/dL）。在发病后 2 天血钙开始下降，以第 4～5 天后为显著，重型者可降至 1.75 mmol/L（7 mg/dL）以下，提示病情严重，预后不良。④血清正铁蛋白（MHA）测定：MHA 来自血性胰液内红细胞破坏释放的血红素。在脂肪酶和弹性蛋白酶作用下，转化为正铁血红素，被吸收入血液中与白蛋白结合，形成正铁血红蛋白。重症患者常于起病后 12 小时出现 MHA，在急性重型胰腺炎患者中为阳性，水肿型为阴性。⑤X 线、B 超检查：腹部可见局限或广泛性肠麻痹或肠梗阻、肠腔积气，小网膜囊内积液积气，胰腺周围有钙化影、水肿，X 线还可见膈肌抬高，胸腔积液，或见盘状肺不张，或肠梗阻表现，如并发出现 ARDS 时，则肺野呈"毛玻璃状"，急性重型胰腺炎患者亦常见。⑥CT 检查：均能显示胰腺肿大轮廓，渗液的多少与分布，急性重型胰腺炎患者有的可见钙化。

本病例患者开始为发热、头痛，2 天后因饮酒、淋雨而又致发热，并伴恶心、呕吐，呕吐物开始为胃内容物，后转为胆汁样及水样液体。腹痛、腹泻，腹痛以全腹部胀痛为主，腹泻 1 小时 1 次，腹泻以水样便为主，类似胃肠炎，此即可能为胰腺炎发生的诱因。随着病情发展，最后演变为急性重型胰腺炎。且并发了呼吸道、胃肠道等多种并发症，如胸腔积液、肺不张、肠梗阻。从整个病程及实验室检查和按急性胰腺炎处理获得疗效来看，患者急性重型胰腺炎的诊断是可成立的。胰腺炎与胃肠炎可能存在一定相关性，如腹泻是由于过量分泌胰高血糖素、胰泌素及胰多肽等刺激小肠分泌增加，或分泌血管活性物（VIP）与肠道黏膜等受体结合激活 CAMP（腺苷环化酶）导致大肠液增加。肺部感染、肠梗阻等是重型胰腺炎的严重并发症。至于骨髓检查见嗜血细胞现象，这是严重感染（WBC、PCT 明显增高）后导致的反应性嗜血表现；并非血液、药物、肿瘤性嗜血细胞现象，而是一种反应性嗜血征象。但一般认为，嗜血细胞综合征骨髓象中嗜血细胞比例至少要达到 2％以上方可诊断。当然这与嗜血细胞体积较大，推片时易于推至片尾和边缘相关。所以按常规体尾交界处分片法，可能比例较低，但片尾和边缘可能较多等有关。故多数认为应该纵观全片，只要片尾和边缘嗜血细胞明显增多，甚至成堆分布；即使体尾交界处比例达不到 2％，依然可以诊断。由此可见，诊断嗜血细胞综合征的骨髓检查要求是很严格的。本例患者骨髓检查未提及骨髓象中嗜血细胞比例，推测本病例仅依据骨髓检查诊断嗜血细胞综合征有一定困难；加之患者病史中未见全血细胞减少及家族史等情况亦为佐证。更重要的是患者按急性胰腺炎治疗获得了效果，这更加说明了患者嗜血细胞现象是一种感染中毒反应性嗜血征象。有文献报道 EB 病毒是最常见感染所致相关性嗜血细胞现象，故本例急性重症胰腺炎致嗜血细胞综合征不排除 EB 病毒感染的可能，有待进一步研究。

体会

1. 在诊治此类疾病时要综合考虑，全面分析，不要被一些表象所迷惑，特别是合并胸、腹腔积液，肠梗阻时。

2. 急性胰腺炎诊断待删除时，应做相关检查，如血清脂肪酶、血清钙及血清正铁蛋白（MHA）测定，尤其是后者对诊断重型胰腺炎非常有帮助。

3. 本病例遗憾的是患者因各种原因未行影像学检查。

（姚　硕　熊光仲）

十二、发热、腹痛 4 天，昏迷 1 天

——口服安乃近中毒，合并肺部感染

病史简介

患者女，73 岁，因发热、腹痛 4 天、昏迷 1 天急诊入院。患者 5 天前头痛、发热、咳嗽，在当地诊所就医考虑"感冒"，予以"感冒药"（具体不详）治疗。2 天后又出现腹痛、呕吐即到县人民医院就诊，经验血、X 线、B 超、CT 等检查，考虑诊断为：①上呼吸道感染、胃肠型感冒。②肠系膜血管栓塞？予以抗感染等治疗效果不佳，并出现昏迷，于 2012 年 10 月 9 日 16:49 转入我院急诊科就诊。

既往史：胃病（具体不详），家族史无特殊。

入院体查：T 38.6℃，BP 112/78 mmHg，R 23 次/min，神欠清，浅昏迷，双瞳孔直径 3mm，等圆，对光反射迟缓，口唇稍发绀，双肺呼吸音粗，可闻及湿啰音。心率 88 次/min，心音低，律齐，无病理性杂音，腹软，全腹无压痛、反跳痛反应，肠鸣音少，无高调肠鸣音，双下肢无水肿。实验室辅助检查示血常规：WBC 10.9×10^9/L，RBC 5.35×10^{12}/L，PLT 28×10^9/L，HGB 106 g/L，N 87.43%。动脉血气分析示 pH 7.29，PaO_2 92 mmHg，$PaCO_2$ 45 mmHg，O_2SAT 97%，HCO_3^- 27 mmol/L，HCO_3^-（std）26 mmol/L，BE 2.00 mmol/L，D-二聚体 0.79 μg/mL。复查正常。肌酶：CK 115.6 U/L，CK-MB 61.4 U/L。电解质：Na^+ 129 mmol/L　K^+ 5.2 mmol/L。肝肾功能、随机血糖正常。胸片及 CT：两下肺渗出性病变，考虑肺部感染。心电图：窦性心动过速，偶见短阵加速性房性早搏。

入院诊断：①发热腹痛昏迷查因：胃肠型感冒？肺部感染？水电解质代谢紊乱并代谢性酸中毒？②心律失常：偶发房性早搏。

入院后处理：入院后完善相关检查，给予吸氧，并予以泼尼松龙、拉氧头孢、莫西沙星、兰索拉唑等以及雾化吸入、纠正水电解质代谢紊乱及酸碱失衡等治疗。次日上午查房，再次询问病史，得知患者此次感冒服用药物为"安乃近"。因患者仍发热、昏迷，双肺呼吸音低，少量细湿啰音。继行前治疗，并

行血、尿等复查。（图 2-12-1、图 2-12-2）

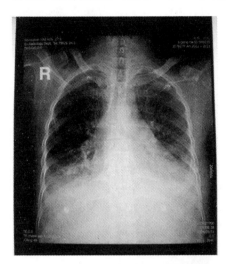

图 2-12-1 胸片示双下肺渗出性
病变

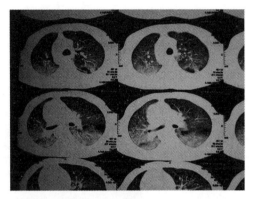

图 2-12-2 胸部 CT 示双下肺渗出性
病变

血常规：WBC 11.3×10^9/L，RBC 3.01×10^{12}/L，PLT 8×10^9/L，HGB 86 g/L，N 87.43%。动脉血气分析：pH 7.28，PaO_2 72 mmol/L，$PaCO_2$ 45 mmol/L，O_2SAT 87%，HCO_3^- 25 mmol/L，HCO_3^-（std）22 mmol/L，BE 3.30 mmol/L。D-二聚体：0.86μg/mL。电解质：Na^+ 133 mmol/L，K^+ 4.7 mmol/L。肝肾功能：ST-TP：63 U/L，ST-GLO：78.1 U/L，ST-BUN：10.1 mmol/L，ST-CREA：147.9 μmol/L，入院第二天上午 9:11 患者高热，四肢抽搐，双眼上翻，呼之不应，发绀，心电监护示心率 56 次/min，BP 105/75 mmHg，SpO_2 59%。立即抢救，加大吸氧，肾上腺素 1 mg，地塞米松 5 mg 静脉注射。气管内插管受阻，气管导管无法通过声门下，立即予球囊辅助呼吸。9:20 心电监护示心率 0 次/min，心搏呼吸骤停，立即予胸外心脏按压，SpO_2 42%，予环甲膜穿刺。9:26 心率 126 次/min，血压测不出，予升压、导尿、利多卡因静脉注射，再次在纤支镜下气管插管成功，并予以呼吸机辅助呼吸。9:30 心电监护示室颤，予以电除颤 2 次及应用胺碘酮后恢复窦性心律。9:40 血气示酸中毒明显，予碳酸氢钠 250 mL 静脉注射。9:42 患者自主呼吸恢复，仍昏迷，双瞳孔等大等圆，直径约 1 mm，对光反射迟钝，心电

监护示心率 154 次/min，SpO_2 90%，患者仍昏迷，呼之不应，体温达 39.8℃，间断抽搐，手、背部皮下淤血，尿黄，300 mL。即行咪达唑仑注射液镇静、冰敷降温及血浆、白蛋白等治疗。并请大会诊讨论。

大会诊讨论认为：根据病史及检查，患者此次感冒并发"肺部感染"诊断成立，系何种病菌感染目前尚不清楚，CT 检查排除了"脑血管意外"病变。但昏迷原因是否与肺部感染合并比较严重的水电解质代谢紊乱及酸碱失衡，导致呼吸、心、脑功能障碍有关尚不清楚。由于昏迷，患者有无腹痛现不了解。检查见患者手、背部皮下淤血，穿刺部位出血难止，表示凝血机制受到损害，提示贫血、血小板减少明显（图 2-12-3）。

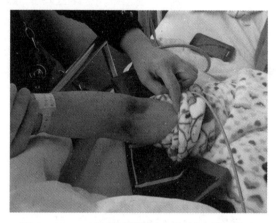

图 2-12-3　患者手部淤血，穿刺后出血难止

目前患者虽然有尿，肝肾脏功能暂时未受到严重影响，但已发展为 MODF（肺、心、脑等器官），心肺复苏虽然成功，但病情仍然严重。建议继续上述抢救治疗，加强抗感染，可应用"泰能"及血浆、白蛋白等。严密观察，预防肾衰竭。另外，不排除"安乃近"中毒之不良反应。但由于距服药物近 7 天，能否检测到尚不清楚，即使检测到目前也无法行针对性治疗，只能行对症处理。为了弄清病因，我们抽血进行了检测，结果显示血液中仍有"安乃近"残留。

结果： 患者经过近 3 天抢救效果不佳，家属签字要求停止抢救出院。

讨论

患者感冒后即在当地诊所服用"安乃近"治疗，2天后腹痛、呕吐转当地县医院就诊，经过检查考虑"胃肠型感冒，呼吸道感染？肠系膜血管栓塞？"予以抗感染对症治疗，救治中患者出现"昏迷"而转来我院急诊。经查初步考虑：①发热腹痛昏迷查因：胃肠型感冒？肺部感染？水电解质代谢紊乱并代谢性酸中毒？②心律失常：偶发房性早搏。给予吸氧，并予以抗感染、护心、雾化吸入、纠正水电解质代谢紊乱及酸碱失衡等治疗。治疗中患者突发心搏呼吸骤停，虽经心肺复苏初步成功，但由于病情严重，抢救近3天效果不佳，家属签字要求出院。结果追踪，患者出院后即死亡。死亡原因分析：患者腹痛、昏迷、凝血机制障碍等表现与"安乃近"不良反应（中毒）有关，肺部感染加重了病情，故疗效不好，预后差。

患者感冒后导致肺部感染不难理解，问题是患者感冒几天后出现皮下淤血斑，血小板减少，单用感染中毒解释有点牵强附会。究竟何种原因导致患者短时间内凝血机制障碍，血小板减少？根据病史，我们考虑为"安乃近"中毒可能性大。从追问病史中获悉患者感冒后在当地诊所就医后服用了"安乃近"，因家属不在患者身边，具体情况不清楚。但从药物检测报告分析，患者口服"安乃近"剂量不会小，因近7天后患者血液中仍然有"安乃近"残留。此说明患者口服"安乃近"比较多或时间至少在3天以上。另外，是否是"安乃近"过敏，从病史中分析不支持，因未见皮疹，早期无休克表现。故患者"安乃近"中毒可能性大，而"安乃近"过敏性小。这不难看出"安乃近"的严重不良反应导致了患者凝血机制障碍，血小板减少，出现手、背部皮下淤血斑。又患者因肺部感染，炎症一时难以控制，最终导致MODF，抢救无效死亡。

关于"安乃近"的不良反应，早在20世纪70年代，本品所致严重不良反应引起临床广泛关注，陆续报道指出"安乃近"临床应用有引发致命性粒细胞减少症或死亡危险，据此美国1977年停止该产品多种剂型的临床应用。并早在20世纪80年代已不生产该药了，因为此药可致某些人的不良反应大，会导致一种类似白血病的疾病，甚至引起死亡！

我国国家药品不良反应监测中心收集有关"安乃近"引起的可疑药品不良反应数据中就有过敏性休克、死亡及血液系统等反应、死亡病例报告。并建议"安乃近"仅限于其他解热镇痛药无效的患者短期应用，必须连续一周以上应用时，务必加强血常规监测（检查白细胞）。至于药物引起的不良反应是因人而异，这与每个人的个体差异有关，轻者仅皮肤出现一点点红的水疹之类的东西，被称为"皮疹"，重者可以危及生命，有报道称个别患者在注射"安乃近"后突然死亡，可能为过敏性休克而导致呼吸循环衰竭。所以说我们在用药过程中要注意它的不良反应，如发现异常及时停药，去医院检查治疗，减少其不必要的伤害。因此，我们主张不用该药，且我院近 10 年未采购该药物。

安乃近的主要不良反应如下：

（1）血液：可引起粒细胞缺乏症，其发生率为 1.1%，临床特点为急性发病，常导致自身免疫性溶血性贫血、血小板减少性紫癜、再生障碍性贫血等，严重者可致死亡。

（2）皮肤：可引起荨麻疹、渗出性红斑等过敏性表现，严重者可发生剥脱性皮炎、表皮松解症等；

（3）个别病例可发生过敏性休克，甚至导致死亡。

注意：孕妇及哺乳期妇女不宜应用。

体会

1. 经过仔细询问病史，获得了患者口服"安乃近"的病史，并经检查确定患者近 7 天血液中仍有"安乃近"残留，弄清了病因。并推测患者服用剂量比较大，故毒副作用严重，治疗效果差。

2. 对"安乃近"的毒副作用的严重性认识不足，导致个别患者还在应用该药物。故我们建议不生产该药物。

3. 发现"安乃近"的不良反应，要及早处理，对症治疗，减少其不必要的伤害。

（熊　舸　熊光仲）

十三、反复腹痛、发热、尿频 1 年余，近又发作 10 余天

——腹膜后阑尾炎

病历简介

患者女，22 岁，因反复腹痛、伴发热尿频 1 年余，再发 10 余天入院。患者 1 年前受凉后出现发热，体温 39.1℃，伴畏寒，无咳嗽、咳痰，腹隐痛，伴尿频，无尿急。在当地医院抗感染输液治疗 5 天转出院，以后 2~3 个月类似发作 1 次。此次于半月前再发，最高体温 40℃，伴畏寒，腹痛，无腹泻便秘，尿频，但无尿急尿痛，余无异常。当地治疗效果不佳，每天下午 5~6 点开始发热，对症治疗后可恢复。患者于 2010 年 7 月 8 日入我院急诊，考虑"胃肠型感冒"。予以"拜复乐"抗感染等治疗 3 天，仍发热、腹痛而转入住院。患者自发病后，精神食欲一般，大便正常，睡眠可，体重下降 4kg。

既往史：无特殊病史。

入院体查：T 36.2℃，P 82 次/min，R 20 次/min，BP 100/66 mmHg，双肺正常，心率 82 次/min，律齐，心音正常。腹平软，未见明显异常，肝、脾肋缘下可触及，墨菲征阴性，脐周右下深压痛，无反跳痛，未及包块，腹部移动性浊音阴性，双肾区有叩击痛，肠鸣音尚可，双下肢无水肿。实验室检查示血常规：WBC 10.9×10^9/L，RBC 4.35×10^{12}/L，PLT 228×10^9/L，HGB 166 g/L，N 86.41%。肝肾功能：CRE 37.2 μmol/L，余正常。尿常规未见异常。内毒素定量：0.033 EU/mL。电解质、心电图、肺炎全套、结核抗体、病毒全套、肝胆胰脾双肾输尿管膀胱子宫附件、心脏彩超、胸部 CT、狼疮全套、血管炎三项均无明显异常，尿培养、血培养暂未发现异常。

入院诊断：①腹痛、发热查因。②泌尿系感染，结石、结核？③慢性肾盂肾炎急性发作？

处理：入院后予以莫西沙星抗感染，仍发热，每天 18:00 开始发热，伴有畏寒，对症处理后降至正常体温。2 天后改用美罗培南，仍发热，且频次增加至 2~3 次，发热伴有持续性腹部隐痛及恶心，无呕吐，无腹泻便秘。体查后怀疑"肠道感染及阑尾炎"的可能，但腹部彩超排除。5 天后患者要求停用美

罗培南，下午仍发热，次日晨间又出现发热、畏寒，予以物理降温，停用抗生素药物观察仍然无效果。请中医科会诊处方："葛根芩连汤"加减，治疗3天无效。请全院会诊："肠系膜淋巴结炎？"不排除"阑尾炎"，建议腹腔穿刺，腹部CT检查。经家属及患者同意签字后即行腹腔穿刺，于右下腹穿刺抽出大约1 mL黄色液体，行常规化验检查发现脓球，当即决定行剖腹探查术。手术发现：阑尾位于腹膜后上方，阑尾充血水肿、粗短，大约5 cm×2 cm，尖端化脓，紧贴后腹膜。阑尾切除术后患者体温逐渐恢复正常，并康复出院。

　　结果：最后诊断为腹膜后阑尾炎。阑尾切除后，患者治愈康复出院。

讨论

　　腹膜后阑尾炎临床上不常见，其症状体征也不典型，极易造成误诊、误治和漏诊。本病例经过一年多才确诊就是其典型例子。造成误诊、漏诊的原因除不断提高临床诊治技术水平外，还与阑尾解剖异位有关。研究表明，人体阑尾是在第6周胚胎期，中肠远端侧支对系膜缘出现一个锥形盲囊，即盲肠和阑尾的原基，其盲囊的尖端渐成长为阑尾。约在第10周，脐带内的中肠返回腹腔，并开始逆时针方向旋转，到出生时共旋转270°，原在左下方的盲肠和阑尾则旋转到右髂部。人体绝大多数阑尾都是以这种方式存在于右髂区，只有少数，由于中肠不旋转或旋转不全，而形成异位阑尾。如阑尾位于壁层腹膜外，则称为腹膜后阑尾。据我们初步统计，其临床发生率不到4%。由于上述解剖原因，腹膜后阑尾位置深，当炎症发生后，此处腹膜对炎性刺激痛觉不敏感，故腹前壁的症状体征不明显，甚至无明显腹膜炎性体征，本病例就无此体征。

　　腹膜后阑尾炎，腹痛、发热为其主要表现，其次为尿频尿急或便意频发感或腹泻等表现。腹痛特点为隐痛，疼痛部位模糊不清。体温可高可低，高体温多提示化脓性病变。当腹膜吸收炎性渗液后，由于炎症刺激腹膜后组织、输尿管及直肠，故常有右侧腰部疼痛，尿路刺激症状及排便次数增加，可表现为尿频尿急。体格检查时可发现腹部或右下腹深压痛，且部位较固定。有时出现右侧腰大肌压痛，腰大肌试验阳性。

　　本病例腹痛、发热、尿频提示腹膜后炎性病变存在，此是阑尾炎还是泌尿系感染？确实临床一时难辨清。如离心尿白细胞≥5个/HP，或尿白细胞排泄率20万～40万/h为可疑感染，≥40万/h则有诊断意义。尿菌落计数

1 万～10 万/mL，女性为可疑，男性则有诊断意义，＞10 万/mL 可确诊为尿路感染。本病例尿常规及培养均正常，则排除了泌尿系感染而指向腹膜后阑尾炎可能性大。遗憾的是患者发病一年多，转诊多家医院均未确诊，由此可见这一常见病的诊治难度，并非一般阑尾炎那么容易诊断。以下检查有助诊断：①尿常规可见红细胞和（或）白细胞。②血常规白细胞增加，尤其中性粒细胞增高明显。③彩超。④腹部 CT 检查。同时须与下列疾病鉴别：胃肠炎、胆囊炎、胃肠穿孔、肠结核、肠系膜淋巴结炎、结肠炎、盆腔感染、泌尿系感染、结石等。

本病例误诊误治一年多，与腹膜后阑尾位置异常有关。因此患者症状、体征不典型是造成误诊漏诊的主要原因。由于本患者仅有的症状是腹痛、发热、尿频，检查也只有腹部深压痛，白细胞中性增高，内毒素定量为 0.033 EU/mL，其他都无异常发现。但其实验室检查还是表明有炎性感染，只是病变部位不明确，故下决心行腹腔穿刺，结果发现脓球，表明有手术探查指征。如不是行腹腔穿刺发现脓球，这次可能又会误诊、漏诊。因此，当有腹痛、发热，其他检查无异常发现时，不妨行腹腔穿刺检查来帮助诊断。因腹腔穿刺检查既简单又方便，一般是安全的，特别是急腹症诊断困难时不要忘记腹腔穿刺检查。

急诊处理：①未确诊前予以对症处理。②一旦确诊必须急诊手术，因手术治疗是腹膜后阑尾炎的主要手段。③疑诊病例，在积极抗感染治疗同时，如有相对手术指征、手术条件时，在经患者、家属同意签字后可行剖腹探查术。此亦是防止误诊误治和漏诊的方法之一。

值得注意的是，由于腹膜后阑尾缺乏浆膜，故并发炎症时易穿孔，且炎症不易局限，粘连比较严重，故手术操作困难。切口选择方面，对于能明确阑尾位置的作腹部就近切口，否则选择剖腹探查术切口，手术前尽可能行 B 超、CT 检查分析阑尾位置，有助于手术方法和切口的选择。

体会

1. 本病例腹痛、发热、尿频反复发作一年多，虽然经多家医院、多方检查治疗，始终未确诊治愈。后经腹腔穿刺检查确诊，并经手术治愈康复，实属不容易。

2. 腹腔穿刺术是急腹症诊断时不可忽视的重要检查方法，值得推荐。

3. 掌握并熟悉运用医学基础知识非常重要，外科对解剖的要求更是如此，不仅有助于诊断，更有助于手术治疗。

（熊　力　熊光仲）

十四、发热、腹泻、皮肤溃疡及坏疽
——克罗恩病

病历简介

患者女，16 岁，因发热、腹痛、腹泻 15 天，左足及外阴皮肤溃疡、流脓 5 天于 2013 年 7 月 19 日入院。患者 15 天前发热，最高体温 39.2℃，呈不规则发热，伴腹痛、腹泻，上腹及脐周持续性隐痛，腹泻为黏液脓血便，多时每天 10 余次。无里急后重、畏寒、恶心、呕吐。当地以"急性肠炎"诊治，腹痛腹泻稍有所好转，体温有所下降。5 天前穿鞋时，左足踝部被擦伤后溃烂，之后发现右下肢多处皮肤逐渐破溃肿胀、流脓。仍发热，腹泻 4～5 次/d，于 7 月 18 日就诊本院急诊科，行血常规检查示白细胞及中性粒细胞升高，急诊拟以"脓毒血症、左足踝部外伤并感染"于 7 月 19 日收住院。起病以来，不咳嗽，无盗汗、光过敏、关节痛等表现，精神食纳欠佳，小便尚可，体重无明显改变。

既往史：先天智力发育不良，自幼多病，易感冒，2009 年两次脑膜炎病史（1 次化脓性脑膜炎，1 次病毒性脑膜炎）。否认糖尿病，无精神病、传染病、外伤手术史，亦无输血、疫水疫土接触史。月经正常。无家族遗传病。

入院体查：T 38.2℃，P 90 次/min，R 23 次/min，BP 110/78 mmHg。发育正常，营养良好，先天愚型面容，神清，自动体位，回答切题，皮肤巩膜无黄染，浅表淋巴结不大，头颅五官无畸形，右鼻腔见一 4 mm×6 mm 大小肿节，咽充血，黏膜糜烂，扁桃体不大。颈软，甲状腺不大，胸廓无畸形，双肺未闻及干湿性啰音，心率 90 次/min，律齐，腹平软，剑突下轻压痛，无反跳痛，双肾无叩痛，肠鸣音约 5 次/min，双下肢不肿。左足踝部内侧 4 cm×3 cm 溃疡，溃疡深至皮下，未突破筋膜，有白色脓液，溃疡周边皮肤发黑，局部皮温升高（图 2-14-1）。类似溃疡还见于左小腿腓侧（约 2 cm×3 cm 大小）及左外阴部。辅助检查：2013 年 7 月 18 日我院急诊检查结果示 WBC 19.5×10⁹/L，N 86.3%，HGB 109 g/L，PLT 275×10⁹/L。

入院诊断：①脓毒血症：多处皮肤软组织感染，感染性腹泻。②鼻腔息肉？疖肿？

处理： 入院后予以头孢硫脒抗感染、泮托拉唑抑酸护胃及补液维持水电解质平衡等治疗，仍持续发热，呈不规则发热，最高时体温在 39℃ 以上，血常规：WBC 12.5×10⁹/L，N 80.1%，L 8.9%，M 10.1%，HGB 105 g/L，PLT 267×10⁹/L；大便常规：血样便 WBC（＋＋＋），RBC（＋＋＋），OB（＋）；尿常规、血沉、结核抗体、肝肾功能、血糖、血脂基本正常。降钙素原 1.5 ng/mL，血培养（－）。腹泻好转，仍每天稀、水样便 2～4 次，7 月 22 日行皮肤脓腔处分泌物培养示大肠埃希菌，对第二、第三代头孢均耐药，头孢甲肟、碳青霉烯高敏。但仍高热，并出现右距小腿关节处脓疱肿胀，少许破溃（图 2-14-2）；左肘关节处皮肤溃烂，呈离心性扩展，周边皮肤呈紫黑色（图 2-14-3）。于 7 月 22 日改用头孢吡肟抗感染，并于输血前分别行四项（梅毒、艾滋病、丙肝、乙肝）检查及 T 淋巴细胞计数、流式细胞仪检查、B 淋巴细胞功能、免疫全套、狼疮全套检测均正常。发热、腹泻好转，鼻腔息肉消失，口腔溃疡好转，患者于 8 月 1 日再次发热，腹泻，血常规复查：WBC 8.9×10⁹/L，N 74.1%，L 13.39%，M 10.6%，HGB 78 g/L，PLT 235×10⁹/L；再次行皮肤脓腔处分泌物培养均阴性，改"比阿培南 0.3q12h"加强抗感染，体温降至正常 2 天，8 月 3 日再次出现发热，体温达 39℃ 以上，于 8 月 5 日行肠镜检查：见盲肠、升结肠、横结肠、降结肠不规则溃疡，并有息肉呈卵石样分布。诊断考虑：①克罗恩病。②肠结核不排（图 2-12-4）。结合患者皮肤软组织改变，考虑克罗恩病并坏疽性脓皮病可能性大。于 8 月 8 日加用泼尼松龙 30 mg bid，5 天后改 40 mg 泼尼松口服，联用美沙拉嗪 1.0 tid，体温逐渐恢复正常，并且腹泻缓解，皮肤软组织溃疡、脓性坏死控制。8 月 15 日出院。

结果： 经予比阿培南（一种碳青霉烯类合成抗生素）、美沙拉嗪、激素治疗 10 余天后，患者体温逐渐恢复正常，并且腹泻缓解，皮肤软组织溃疡、脓性坏死控制好转。8 月 15 日带药出院。

出院后随访，经口服泼尼松治疗并减量，美沙拉嗪维持治疗 1 个月后，患者腹泻消失，未发热，皮肤有所愈合。3 个月后停用泼尼松，美沙拉嗪 1.0 qd 维持治疗。11 月 27 日复查大便常规：黄色软便 WBC（－）；RBC（－）；OB（＋）。复查肠镜：原回盲部、升结肠、盲肠黏膜息肉样改变消失，横结肠、降结肠不规则息肉样隆起。皮肤愈合，见瘢痕形成（图 2-14-5）。

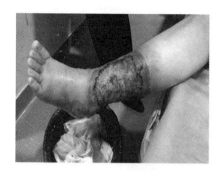

图 2 - 14 - 1　左足踝部溃疡

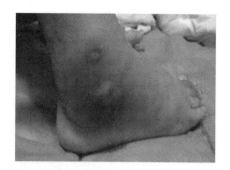

图 2 - 14 - 2　右距小腿关节处脓疱

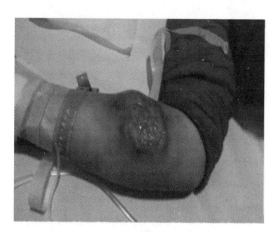

图 2 - 14 - 3　左肘关节处皮肤溃烂

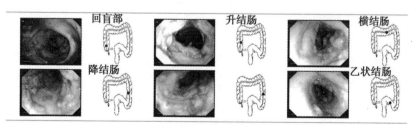

图 2 - 14 - 4　肠镜检查示结肠病变，克罗恩病？结核？

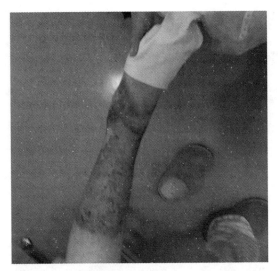

图 2-14-5　治疗 3 个月后左距小腿关节皮肤愈合情况

讨论

克罗恩病（Crohn），又称克隆病。旧称为局限性回肠炎、局限性肠炎、节段性肠炎和肉芽肿性肠炎。

现在认为该病是一种慢性、复发性、原因不明的肠道炎症性疾病，可能与感染、免疫异常和遗传等多种致病因素的综合作用有关。患者的结肠、小肠或胃部会出现炎症、充血或淋巴结肿大的迹象。好发于青壮年。消化道各部位均可有病变发生，但以远端小肠和结肠最常累及。同时，还可有胃肠道外的病变，特别是皮肤转移性脓皮病变。由于克罗恩病一般会影响回肠末端，会影响维生素 B_{12} 的吸收，所以患者一般都同时患有维生素 B_{12} 缺乏症。

发病年龄在 20～30 岁。在欧美国家发病率较高，每 10 万人中有 27～37 人罹患此病。我国发病率明显低于欧美国家。从出现症状到确诊为 2～3 年，同国外基本一致。21 世纪初的发病率国内有增高趋势。

该病病理特点：是贯穿肠壁各层的增殖性炎症病变，并侵犯肠系膜和局部淋巴结。黏膜面典型病变有以下 4 种：①溃疡。②卵石状结节。③肉芽肿。④瘘管和脓肿。

临床特点：①腹泻：是本病最常见的症状，每天 2～6 次，大便中一般无肉眼可见的黏液与脓血，多数不伴有里急后重。②发热：主要表现为间歇性发热，通常为低热，急性重症病例或伴有化脓性并发症时，多可出现高热、寒战等毒血症症状。个别可仅有高热而缺乏肠道症状。③肿块：约1/3的病例可于右下腹、脐周出现大小不一的腹块，腹块质地中等，有压痛，多因粘连而较固定。④全身表现：恶心、呕吐、纳差、便血、体重减轻、贫血、全身营养不良、发育不良、血浆白蛋白降低、水肿、电解质紊乱等。⑤肠道表现：肠梗阻（很少为完全性的），或因继发性脓肿穿破而有瘘管形成。⑥肠外表现：可表现为骨质疏松、杵状指、关节炎、虹膜睫状体炎、葡萄膜炎、结节性红斑、坏疽性脓皮病、口腔黏膜溃疡、小胆管周围炎、硬化性胆管炎、血管炎、慢性活动性肝炎或脾大等。此外还可有肾结石、血栓性静脉炎、强直性脊柱炎及白塞病等。

肠镜检查：有助于发现微小和各期病变，如黏膜充血、水肿、溃疡、肠腔狭窄、肠袋改变、假息肉形成以及卵石状的黏膜相。黏膜活检对确诊十二指肠及高位空肠的克罗恩病有重要意义，内镜检查可作活检，更有利于病理确诊。其病理学诊断世界卫生组织提出日本消化病学拟定标准：①非连续性或区域性病变。②铺路石样表现或纵形溃疡。③全壁性炎症性病变（肿块或狭窄）。④结节病样非干酪性肉芽肿。⑤裂沟或瘘管。⑥肛门部病变（难治性溃疡，非典型的肛瘘或肛门裂）。具有上述病变内的1、2、3项者为疑诊，再加上4、5、6三项中之一者为确诊，然而有第4项者，只要1、2、3三项中有两项亦为确诊。

我国专家对克罗恩病共识诊断标准包括了下列5方面内容：①临床表现。②影像学检查。③肠镜检查。④黏膜组织学检查。⑤切除标本及检查。根据共识诊断标准进行克罗恩病诊断：①具备上述临床表现者为临床疑诊，安排进一步检查。②同时具备上述第1、2、3项特征者，临床可拟诊为本病。③如再加上第4或第5项病理检查，发现非干酪样肉芽肿与其他一项典型表现或无肉芽肿而具备上述3项典型组织学改变者，可以确诊，即强调临床拟诊，病理确诊。④在排除肠结核、阿米巴痢疾、耶尔森菌感染等慢性肠道感染、肠道淋巴瘤、憩室炎、缺血性肠炎、白塞病及溃疡性结肠炎等疾病后，应考虑本诊断。但由于起病表现不一，这些条件在临床上难以满足，使该诊断标准应用受限。⑤初发病例、临床与影像或内镜及活检改变难以确诊时，应随访观察3～6个月。由于本病诊断缺乏明确标准，且治疗有特殊性，给临床医师诊断时带来一定困难。

　　本病患者为年轻女性，以发热、腹泻、皮肤坏疽性脓皮病改变为主要表现，结合肠镜溃疡、卵石状改变，使用激素、美沙拉嗪治疗有效，故诊断成立。其属于罕见急性起病、发热、皮肤坏疽性脓皮病为主的急性重症克罗恩病病例。本病例从起病到诊断、治疗获效不足 2 个月，3 个多月后愈合。说明该病只要早期诊断明确，早期合理用药，早期治愈是有可能的。

体会

　　1. 本病例以突起发热、皮肤脓性改变，急症就诊。虽有腹泻，但多次检查血常规高，分泌物培养示大肠埃希菌，降钙素原 1.5 ng/mL 故考虑脓毒血症。治疗无效时，主要考虑耐药菌，结合既往年幼多病，两次脑膜炎病史，考虑抵抗力、免疫力差，导致感染难以控制。

　　2. 从本病例我们认识到，皮肤损坏伴有全身其他器官损害时，要考虑多器官疾病累及皮肤改变性疾病，如克罗恩病、红斑狼疮、白塞病等，并与其相鉴别，实属不易。

　　3. 根据本病例的救治体会，克罗恩病只要早期明确诊断，早期合理用药，早期治愈是有可能的。但遗憾的是本病例没有追踪随访，是否有复发尚不清楚。

（刘智玲）

十五、发热、全身皮疹

——非霍奇金淋巴瘤

病历简介

患者男，35岁，因"发热18天，全身皮疹14天"入院。患者于2012年8月13日无明显诱因出现不规则发热，最高体温40℃。在当地卫生院静脉滴注"克林霉素"后体温降至正常，但仍反复发热。5天后患者因再次发热予以静脉滴注"克林霉素"治疗后感颈部皮肤瘙痒，颈部出现大片红色斑疹。当地卫生院考虑"克林霉素过敏"，改用"凯兰欣、氨曲南"及"地塞米松"静脉滴注，发热症状有所缓解，但皮疹范围逐渐扩散至躯干及四肢。为求进一步诊治于8月22日来我院急诊科就诊留院观察，予以"抗感染、抗过敏"治疗，发热症状无明显缓解，体温波动在37.0℃~40℃，全身皮疹较前减退，但患者渐感全身肌肉刺痛，双下肢尤为明显。2天后患者自动出院前往省人民医院就医并收入急诊重症病房，予以"头孢硫脒抗感染、阿昔洛韦抗病毒"等治疗，发热症状稍好转，但发热时仍感肌肉酸痛，并伴有双下肢乏力。一周后患者为进一步诊疗又再次入住我院。患者起病以来精神睡眠差，食欲减退，体重无明显变化，大小便正常。

既往史：高血压病史6年余，最高血压140/100 mmHg，一直规律服用氨氯地平，血压控制可；糖尿病病史5年余，规律服用二甲双胍，血糖控制可。

入院体查：T 37.0℃，R 20/min，P 100/min，BP 122/78 mmHg。神志清楚，精神尚可，全身浅表淋巴结未扪及，全身皮肤散在分布红色斑疹。咽部有充血，左侧扁桃体Ⅰ度肿大，无脓性分泌物。颈软无抵抗，甲状腺无肿大，气管居中。双侧呼吸对称，语颤无增强，双肺叩诊清音，双肺呼吸音清晰，未闻及干湿啰音和胸膜摩擦音。心界无扩大，心率100次/min，律齐，心音可，无杂音。腹部平，无胃肠型及蠕动波，腹软，全腹无压痛及腹肌紧张。未及腹部包块，肝脾肋缘下未触及，墨菲征阴性，肝及肾区无叩痛，腹部移动性浊音阴性，肠鸣音正常。脊柱无畸形，活动自如，关节无红肿，双下肢肌肉明显压痛，双下肢无水肿，双下肢皮肤无色素沉着。四肢肌力、肌张力正常。腹壁反射及膝跳反射正常，克、布、巴氏征阴性，肛门及外生殖器未见异常。实验室检查：血常规示 WBC 19.42×10⁹/L，N 85.70%；肝肾功能、乙肝全套、胸片、胸部 CT、病毒四项等检查未见异常。喉镜：鼻炎黏膜隆起待查，急性咽喉炎。

入院诊断：①发热查因：急性咽喉炎。②原发性高血压 2 级，中危组。③2 型糖尿病。

处理：住院后予头孢他啶、氨曲南及地塞米松等处理。并再检查血常规：WBC (17.3～20.7)×10⁹/L，N 85.70%～89.00%，HGB 128～134 g/L；尿常规、大便常规未见异常；肝功能：ALT 99.5 U/L，AST 75.1 U/L，ALB 26.7 g/L，GLB 39.4 g/L，DBIL 8.4 μmol/L；LDH 506.7 U/L；降钙素原 0.19 ng/mL；CRP 191.00 m g/L；ESR 62 mm/h；梅毒初筛加滴度阴性，梅毒特异性抗体阳性，TRUST/TPPA 测定：均阳性；人免疫缺陷病毒抗体抗原测定阴性；结核全套：结明试验阳性；G.M 实验 2.8 ng/mL；G 试验：＜10 pg/mL；乙肝全套、狼疮全套、病毒全套、C12、血管炎三项、ENA14 项均正常；尿本周蛋白：免疫球蛋白 κ 链 0.04 g/L，免疫球蛋白 λ 链＜0.05 g/L。骨髓穿刺结果：粒系比例增高，考虑感染，不考虑白血病。B 超示心脏：左房大，左心功能测值正常范围；腹部：肝大，脾大，胆囊多发胆固醇结晶声像。胸腹部 CT：纵隔内肿大淋巴结；腹部无异常。PET-CT：双咽后区、颏下、双锁骨上、腋窝、腹股沟区结节状异常放射性浓缩影，诊断考虑：淋巴瘤（未分类）。

结果：患者诊断初步明确后转肿瘤科治疗，回访最后诊断"非霍奇金淋巴瘤"，治疗效果一般，常需住院复治。

讨论

对于发热患者首先详细询问病史（包括流行病学资料，如发病地区、季节、年龄、职业、生活习惯、旅游史、手术史、输血史、外伤史、与同样病者密切接触史以及动植物、疫水等接触史，并了解生育、月经、大小便及有无疼痛、肿胀等情况，其在诊断上均有重要意义。有时甚至一点点的发现即可提供重要的诊断线索）。其次认真系统地体格检查也非常重要，如是否有皮疹、伤口、肿块、淋巴结肿大、肝脾大，并了解五官、口腔、肢体及压痛等情况。起病缓、急、慢或突发，发热期限与体温的高度和变化又认为畏寒多数提示感染。有无伴随症状，如发热同时常伴有头昏头晕、头痛、乏力、食欲减退等非特异症状比较常见。临床上各种感染性疾病具有不同的热型，在病程进展过程中不断演变。热型发生变化可区别感染性发热与非感染性发热。因此了解热型对于诊断、判断病情、评价疗效和预后均有一定的参考意义。此外，相关实验室检查也非常重要，有时甚至是关键性的重要诊断依据。然后，结合病史综合分析常可做出正确诊断。

本例患者发热后用"克林霉素"颈部出现大片红色斑疹，逐渐扩散至躯干及四肢，予以抗过敏治疗后皮疹消退。但患者发热仍然时有发生，并且不能用一般感染所解释。后经 PET-CT 检查发现：双咽后区、颏下、双锁骨上、腋窝、腹股沟区结节状异常放射性浓缩影，考虑淋巴瘤。按淋巴瘤治疗获得一定疗效。

体会

1. 本病例发热在排除感染性疾病后，检查发现肝、脾大，胸腹部 CT：纵隔内肿大淋巴结。引起了临床医师的注意，并结合发热等病史考虑"淋巴瘤"，符合临床诊断思路，值得提倡。不足之处是没有淋巴结活检，原因是本病例患者全身浅表淋巴结不肿大，这在"淋巴瘤"病例中并非少见。有文献报道非霍奇金淋巴瘤有 3‰～5‰ 的患者浅表淋巴结不肿大，其淋巴结肿大在深部，系隐匿型。因此对临床上浅表淋巴结不肿大的"淋巴瘤"患者要高度警惕，不要被蒙骗。为此，应行 CT 引导下穿刺活检或外科手术活检，以便获得病理诊断。

2. 本病例发热首要考虑是感染，然而予以抗生素治疗后逐渐出现全身皮疹，此时考虑是否是抗生素使用导致过敏，追问既往史否认药物过敏，但仍需慎重处理。即予患者停止抗生素使用，同时予以抗过敏药物治疗获效，故考虑过敏皮疹可能性大。尽管皮疹消停，但要与"淋巴瘤"皮疹相区别，因"淋巴瘤"常常合并有皮疹，但不像过敏皮疹容易消退，又因本病患者起病急，故未考虑"淋巴瘤样丘疹病"，但患者一直高热不退，渐出现乏力症状应多加注意，应进一步检查。PET-CT 有助于诊断，但是要注意假阳性。故病理学诊断仍是淋巴瘤的金标准。

（袁　锋　熊光仲）

十六、发热 1 周伴左颈部淋巴结肿大 2 天

——菊池病（Kikuchi's）

病历简介

患者女，29 岁，因"发热 1 周伴左颈部淋巴结肿大 2 天"急诊入院。患者自诉一周前因受凉后出现反复发热，最高体温约 38.5℃，以下午和晚上为主，无畏寒、寒战，伴头痛、全身及四肢酸痛、乏力，轻微咳嗽，为阵发性干咳，2 天前发现左侧颈部出现多个肿大淋巴结，自服"拜复乐"2 天，每天 1 片，发热时服泰诺林（对乙酰氨基酚）体温可恢复正常。

既往史：无特殊病史。

入院体查：T 36.8℃，P 82 次/min，R 20 次/min，BP 128/78 mmHg，左侧颈后区可扪及 2 个花生米大小、4 个黄豆大小的肿大淋巴结，质韧，有压痛，活动性可。心率 82 次/min，双肺呼吸音清晰，无啰音，腹部体格检查未见异常。

实验室检查：血常规示 WBC $3.04×10^9$/L，中性粒细胞计数 $1.55×10^9$/L；病毒全套：单纯疱疹病毒Ⅰ型抗体（HSV）IgG 阳性；肺炎全套：肺炎支原体抗体（MP-Ab）阳性；铁蛋白 47.32 ng/mL；结核 PPD 皮试阳性；结核全套：结核杆菌抗体（PPD-IgM）阳性；结核 T 斑点试验阴性；LDH 330.8 U/L；免疫全套：免疫球蛋白 IgG 12.60 g/L，补体 C3、C4 正常。大小便、凝血常规、肝肾功能、血管炎三项、ENA14 项、ANA 三滴度、C12、心电图正常。全腹 CT 示：①前纵隔脂肪间隙密度均匀增高，炎性反应？胸腺残留？②脾大、副脾。③双肾钙化灶或小结石。心脏彩超：二、三尖瓣反流，左心功能测值正常范围。患者于 2014 年 1 月 25 行颈部淋巴结活检，取 1.5 cm×1 cm×0.5 cm 大小淋巴结 1 粒送检，2014 年 1 月 27 日病理结果回报：符合组织坏死性淋巴结炎（图 2 - 16 - 1）。

诊断：组织坏死性淋巴结炎（菊池病）。

处理：住院后予以阿奇霉素、炎琥宁抗感染等治疗。

结果：患者无发热症状，肿大淋巴结较前缩小，于 2014 年 1 月 28 日出

院。1个月后回访患者，患者未再出现发热，同时患者诉颈部淋巴结肿大消失，预后良好。

讨论

菊池病，又称组织坏死性淋巴结炎或菊池-藤本病，1972年分别由M. Kikuchi和Fujimoto于日本发现。该病好发于年轻女性，以亚洲人多见，是一种病因未明的自限性疾病，可能与病毒感染如EB病毒、巨细胞病毒或单纯疱疹病毒及自身免疫反应有关，其发病机制尚不清楚，有研究表明可能与T细胞和组织细胞的激活有关，激活增殖的T淋巴细胞进入细胞凋亡的周期，造成区域的淋巴结坏死，通常起病急，其主要临床表现为颈部淋巴结肿大和发热，肿大的淋巴结0.5～4 cm大小不等，质韧，常伴有压痛，小部分患者可以出现其他部位淋巴结肿大。发热以低热为主，常伴有上呼吸道症状，一般持续一周左右症状缓解，但也有少数患者持续一个月以上。同时皮肤损害也较多见，包括红斑、丘疹、硬化、溃疡等，以面部和上半身为主。其他如乏力、关节疼痛、恶心、呕吐、咽喉痛等较少见，也无特异性，有时可出现脾大或肝大。实验室检查无特异性，如乳酸脱氢酶、转氨酶增高，血沉增快，血红蛋白、粒细胞轻度减少等。淋巴结活检是唯一确诊标准，病理分为增殖、坏死、肉芽肿3期，特点表现为镜下可见淋巴结副皮质区扩张及大小不一的凝固性坏死灶，坏死灶中有数目不等的组织细胞、树突细胞、免疫母细胞浸润，可见组织细胞吞噬核碎片现象，但无中性粒细胞、嗜酸性粒细胞浸润，浆细胞罕见。菊池病易与恶性淋巴增殖性疾病、系统性红斑狼疮混淆，在诊断菊池病前需排除其他疾病可能。该病常在1周至3年内自愈，但也有3%病例会复发，抗生素对菊池病治疗效果一般，激素治疗往往有效。

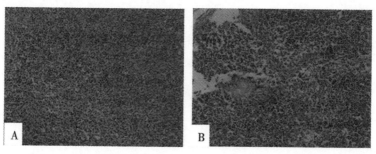

图2-16-1　A、B图示病理检查，镜下见大小不一的凝固性坏死性淋巴结炎性改变

体会

1. 本病例中，患者为年轻女性，颈部淋巴结肿大，有低热，实验室检查白细胞轻度减低，单纯疱疹病毒Ⅰ型抗体（HSV）IgG 阳性，颈部淋巴结活检病理诊断示：镜下符合组织坏死性淋巴结炎（菊池病，Kikuchi's），同时患者结缔组织检查及结核 T 斑点检查阴性，基本可排除诊断，故本例考虑菊池病。

2. 在今后临床工作中遇到发热伴淋巴结肿大、血常规不高、血沉增快，常规治疗无效时应想到本病可能，及时行淋巴结活检明确诊断，以免漏诊误诊。

（杨贵芳　柴湘平）

十七、反复发热、颜面红疹 2 年，加重 1 月

——皮病性淋巴结炎

病历简介

患者女，40 岁，因"反复发热、颜面红疹 2 年，加重 1 月"急诊入院。2年前患者无明显诱因出现发热，下午及晚上为主，最高体温 39℃，伴颜面红疹，瘙痒，无破损，伴脱发及四肢关节疼痛，游走性，无晨僵、畏寒、寒战等，上述症状反复出现，间断发作，1 月前患者再次出现上述症状，自测最高体温 38.5℃，伴全身大汗。

既往史：有"白癜风"病史 6 年，"慢性荨麻疹"病史 2 年。

入院体查：T 39℃，P 120 次/min，R 22 次/min，BP 102/63 mmHg，全身皮肤可见散在色素缺失，双侧颈部、腋窝及左侧腹股沟可扪及约花生大小淋巴结，质韧，无压痛，活动度可，无融合，双侧眼睑可见红色皮疹，心肺腹体查未见异常。实验室检查示血常规：WBC 16.82×10⁹/L，N 92.74%；血沉：82mm/h；CRP：106 m g/L；C12：铁蛋白 303.3 ng/mL，余正常；免疫球蛋白：IgE 1113 ng/mL，余正常；肝功能：LDH 371.6 U/L；肺炎支原体抗体弱阳性，肺炎衣原体抗体阳性；大小便常规、尿沉渣、肝功能、肾功能、电解质、结缔组织全套、类风湿因子、补体、血及尿本周蛋白、甲状腺功能全套、血培养、骨髓培养、肥达反应、肝炎全套、HIV、梅毒、结核 T 斑点试验阴性。肺部 CT：腋窝及纵隔多发肿大淋巴结，性质待定，淋巴瘤？PET-CT：①双侧颈部、双侧颌下、双侧锁骨上、双侧腋窝、纵隔、肝门、腹膜后、双侧髂血管旁多个糖代谢增高肿大淋巴结，肝、脾大，脾脏代谢增高。②中轴骨骨髓糖代谢增高，考虑骨髓增生活跃。③右下肺叶外基底段少许纤维化灶。骨髓检查：骨髓增生活跃，粒系占 72.5%，红系占 17%。

患者 2014 年 2 月于当地医院行右颈部淋巴结活检结果：淋巴结反应性增生，区域细胞增生活跃伴非典型性；3 月 14 日于我院取颈部淋巴结活检，检查结果回报：颈部活检 4 粒，绿豆（2 cm×1 cm×0.5 cm）大小，镜下见淋巴结结构基本存在，淋巴组织增生活跃，免疫组化：CD3 滤泡间区（＋），

CD20（滤泡＋），Ki-67（滤泡＋），CD21（示 FDC 网存在），S100（＋），CD1a（局灶＋），CD68（＋），CD30（－），符合皮病性淋巴结炎（图 2-17-1）。

入院诊断：皮病性淋巴结炎。

处理：患者入院后仍间断发热，畏寒、寒战及皮疹，即予以莫西沙星治疗7天，患者症状无缓解，改白霉素抗感染、蒙洛英退热、维持水电解质平衡等对症支持治疗。

结果：患者 3 月 16 日未再出现发热，复查血常规示 WBC 7.32×10^9/L，N 78.2%，一般症状较前明显好转后即带药出院。

讨论

皮病性淋巴结炎（dermatopathic lymphadenitis，DL）是一种局部淋巴结反应增生性疾病，于 1917 年第一次由 Wise 描述并由 Pautrier 及 Woringer 完善，又称 Pautrier-Woringer 综合征；同时由于其脂肪特点及黑色素的沉着，又名脂肪黑素增生性网状细胞增多症。DL 常见于某些全身性皮肤病，如 Hebra 红糠疹、全身性扁平苔藓、Hebra 痒疹、脂溢性皮炎、神经性皮炎患者，但也有人认为 DL 为一种自发性疾病，其没有合并皮肤病的发病率为 12.5%～34%，发病机制目前尚不明确，近年认为本病是淋巴结内 T 淋巴细胞对于经指突状网状细胞处理后皮肤抗原的增生性反应。DL 可以发生于各个年龄阶段，且女性发病率较高，临床表现为无痛性或痛性浅表淋巴结肿大，可有阵发性皮肤瘙痒等。淋巴结肿大多见于腹股沟、颈部、腋窝。淋巴结的组织病理示非特异性炎症，淋巴结结构尚存，副皮质区结节状扩大呈透明淡染区，充以大量的指突状网状细胞、Langerhans 细胞和组织细胞。当组织细胞吞有中性脂肪及类脂质时呈泡沫状，当其吞有黑色素时则出现棕色团块状颗粒，有时呈细微的粉末状，Giemsa 染色呈绿色，有些病例还可见含铁血黄素沉着，黑色素及脂肪沉着为本病特点，但并非每例都有。免疫组化染色示 S-100 蛋白、CD1a、CD68 阳性。本病虽属良性，但在蕈样肉芽肿病程中出现此变化预后较差。DL 需与淋巴瘤或蕈样霉菌病相鉴别，主要依赖于淋巴结活检及免疫组化。目前 DL 的治疗没有标准指南，主要按各特异性皮损处理，除非有局部压迫症状及怀疑恶性肿瘤，一般无需进一步处理，随着皮肤病的治愈，淋巴结肿大也随之消失。

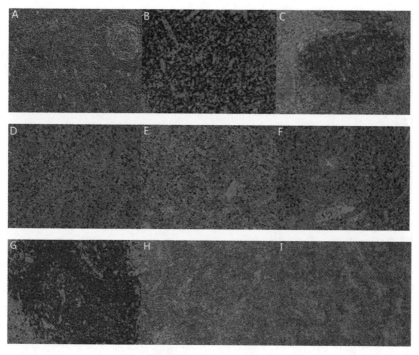

图 2-17-1　A（淋巴结结构基本存在，淋巴组织增生活跃，HE×100）；
B（CD3 滤泡间区＋）；C（CD21 示 FDC 网存在）；D（CD68＋）；E（Ki-67
滤泡＋）；F（S100＋）；G（CD20＋）；H（CD30－）；I（CD1a 局灶＋）

体会

1. 本病例中，患者既往有"白癜风"病史及"慢性荨麻疹"病史，多处
淋巴结肿大，淋巴结活检及免疫组化提示皮病性淋巴结炎，诊断明确，但白癜
风是否可引起皮病性淋巴结炎尚无相关文献报道，有待进一步研究。

2. 在以后的临床工作中遇到慢性皮肤病患者出现无症状的淋巴结肿大，
我们应想到皮病性淋巴结炎的可能性。

（杨贵芳）

十八、发热、全身酸痛

——成人 Still 病

病历简介

患者女，21岁，因发热、全身酸痛20天于2009年5月2日15:35急诊入院。患者诉于两天前开始发热伴全身酸痛，伴咽痛，无明显咳嗽，咳痰，无明显流涕现象，到当地医院查血常规示：WBC 23×10^9/L，N 88.2%，为求进一步诊治而来我院。

既往史：体健。月经史：正常。

入院体查：T 36.6℃，P 100 次/min，BP 90/60 mmHg，神清合作，咽稍红，双侧扁桃体不大，双肺呼吸音清，未闻及啰音，心率 100 次/min，律齐，腹平软，左侧腹部压痛，可疑反跳痛，肠鸣音活跃，胸骨无压痛。实验室检查示血常规：WBC 28.7×10^9/L，N 57.7%，L 25.9%，RBC 4.45×10^{12}/L，HGB 129 g/L，PLT 425×10^9/L。肝肾功能及电解质等生化检查正常。

入院诊断：发热查因。①类白血病反应？②白血病？③风湿热？④亚急性心内膜炎？⑤颅内感染？

处理：经静脉滴注头孢地嗪及口服莫西沙星抗感染、泮托拉唑抑酸及补液治疗3天后，患者仍发热，症状反复，体温波动在37.9℃～38.5℃，并诉关节痛，体查发现浅表淋巴结稍大，予以赖氨匹林等退热处理。实验室再检查示血常规：WBC 27.0×10^9/L，N 91.7%，L 2.8%，HGB 120 g/L，PLT 346 $\times10^9$/L；血清铁蛋白 810.79 ng/mL；血沉 40 mm/h；C 反应蛋白 187 m g/L；结核抗体阴性；HIV 阴性；病毒全套及风湿全套均正常。骨髓穿刺检查：骨髓增生活跃，粒系占79%，红系占12%。腰椎穿刺脑脊液检查：正常。胸片：两肺纹理增多紊乱，心膈未见异常。心脏彩超：心动过速，各房室大小正常，左室舒张、收缩功能测值在正常范围。经多科会诊考虑为成人 Still 病可能性大，予以激素甲泼尼龙注射液 40 mg 静脉滴注诊断性治疗 7 天。

结果：经激素治疗后患者症状明显缓解，体温逐渐下降，精神状态明显好转，复查血常规白细胞计数正常。

讨论

发热、全身酸痛为感染性疾病或部分非感染性疾病的临床表现，且为非特异性的症状。任何部位的感染均可导致发热，甚至非感染性疾病，如淋巴瘤也可以导致发热，发热又可引起全身疼痛。成人 Still 病必须排除感染性疾病或部分导致发热的非感染性疾病才能诊断，所以发热时首先应该考虑以下疾病，并进行鉴别。

1. 白血病 白血病是一类造血干细胞异常的克隆性恶性疾病。其克隆中的白血病细胞失去进一步分化成熟的能力而停滞在细胞发育的不同阶段。在骨髓和其他造血组织中白血病细胞大量增生积聚并浸润其他器官和组织，同时使正常造血受抑制，临床表现为贫血、出血、感染及各器官浸润症状。此病例骨髓穿刺检查不支持。

2. 颅内感染 脑炎是具有广泛炎症脑病，病因常见于病毒、细菌、霉菌、螺旋体、立克次体、寄生虫等感染引起的变态反应性疾病，如急性播散性脑脊髓炎等。通常所谓的脑炎多指病毒性脑炎和属于急性播散性脑脊髓炎的感染后脑脊髓炎，临床可表现为发热、头痛、呕吐、皮疹、意识障碍等，体查可有颈抗，但腰穿脑脊液不支持。

3. 亚急性细菌性心内膜炎（subacute bacterial endocarditis，SBE） 感染性心内膜炎为心脏内膜表面的微生物感染，伴赘生物形成。赘生物为大小不等、形状不一的血小板和纤维素团块，内含大量微生物和少量炎症细胞。临床表现为大多数病例起病缓慢，低热、乏力、疲倦，少数起病急，有寒战、高热或栓塞现象，部分患者起病前有口腔手术、呼吸道感染、流产或分娩的病史。SBE 的临床表现大致包括以下 3 个方面：

（1）发热：80%～88%病例有发热，热型多变，以不规则发热为多见，多在 37.5℃～39℃，可为间歇热或弛张热，不少病例表现为低热，可伴畏寒或多汗。近年来不少患者无发热，可能与早期使用抗生素有关，高龄患者可能与反应性差有关。

（2）其他与感染有关的症状：如乏力，食欲减退，消瘦，进行性贫血，多汗和肌肉酸痛等。

（3）杵状指（趾）：多在发病 1～2 个月以后出现，无发绀，以往约见1/3病例，且作为 IE 的重要体征之一，但近年来已大大减少。肝、脾大一般为轻至中度增大，以往至少有半数患者有脾大，1/4 病例有肝大，但近年来肝、脾大亦明显减少。

全身性感染发热最常见，常呈原因不明的持续发热 1 周以上，不规则低热，也可为间歇热或弛张热，伴有乏力、盗汗、进行性贫血、脾大，晚期可有杵状指。

心脏表现取决于原有心脏病的种类、病原体种类以及瓣膜或内膜损毁程度。由于赘生物的增长或脱落，瓣膜、腱索的破坏，杂音多变，或出现新的杂音。若无杂音时也不能除外心内膜炎存在，晚期可发生心力衰竭。当感染波及房室束或室间隔，可引起房室阻滞及束支传导阻滞，可有早搏或心房纤颤。心律失常在亚急感染性心内膜炎中较常见，多数为室性早搏，其次为房颤和 P-R 间期延长，4% 病例可发生高度房室阻滞。严重心律失常已成为本病死亡的重要原因。此病例心脏彩超检查不支持。

4. 风湿热　风湿热皮疹主要为环形红斑、皮下小结，且心脏受累多，特别是心肌炎、心内膜炎，并常遗留瓣膜病变，特征性的舞蹈等均可鉴别。

5. 淋巴瘤　皮疹为浸润性斑丘疹、结节、斑块和溃疡，进行性淋巴结肿大，皮肤、淋巴结活检可区分。

6. 败血症　常有原发感染灶，中毒症状重，病程非一过性、间歇性，皮肤瘀点，血、骨髓培养有病原菌，抗生素有效。而 AODS 无上述特征，且糖皮质激素有效。

7. 系统性红斑狼疮　蝶形红斑，盘状红斑，常合并肾炎，周围血白细胞计数降低，抗核抗体、抗 Sm 抗体、抗 dsDNA 抗体及狼疮细胞阳性有助鉴别。

成人 Still 病是一种介于风湿热与幼年型类风湿关节炎之间的变应性疾病，与幼年型类风湿关节炎的急性全身型（Still 病）极相似。也有认为可能是类风湿关节炎的一个临床阶段或是其一种临床变异型。但经长期观察，大多数患者不遗留关节强直、畸形等后遗症。病因和发病机制尚不肯定。根据从许多患者的齿槽中培养出溶血性链球菌，某些患者的发病与预防接种、花粉、尘埃或食物过敏有关，临床上多侵犯关节和浆膜组织，呈急性炎症过程，具有全身受累的表现及免疫异常，抗生素无效而肾上皮质激素有效，故认为是一种感染性变态反应。感染在急性期起一定作用，变态反应则在整个病程中起作用。皮损活组织检查显示真皮胶原纤维水肿，毛细血管周围中性粒细胞、淋巴细胞和浆细胞浸润。关节滑膜肥厚水肿、细胞增殖、血管增生、内皮细胞肿胀、淋巴细胞和浆细胞浸润，纤维蛋白沉积。浅表淋巴结大示非特异性慢性炎症。

临床表现特点：①发热。常呈弛张热，骤升骤降，1 天内可有 1～2 次高峰，可伴畏寒、寒战、乏力等全身症状，热退后活动自如。②皮疹。为一过性，高热时出现，热退后消失，常呈红斑样或橙红色斑丘疹，也可出现多形性等皮疹。③关节炎或关节痛。表现为多关节或单关节炎，发热时重，热退后减轻或缓解。④肝脾大和淋巴结肿大。淋巴结活检多为反应性增生或慢性非特异性炎症。⑤血常规。白细胞计数升高，总数一般 $>15\times10^9/L$，中性粒细胞百分比在 90% 左右。⑥其他。约 1/3 患者咽痛，浆膜炎（心包炎、胸膜炎）。⑦并发症包括暴发性肝衰竭、心脏压塞、弥散性血管内凝血（DIC）、成人呼吸窘迫综合征（ARDS）或嗜血细胞综合征（HPS）等。

结合病史及检查，本病例有符合成人 Still 病的病症特点，会诊后按成人 Still 病治疗获得了临床疗效，最后确诊为成人 Still 病。

〔附〕成人 Still 病基本治疗方法

1. 糖皮质激素　泼尼松 1 mg/（kg·d），症状改善后，逐渐减量，总疗程不宜超过 6 个月。减量过程中可加用非甾体类药物巩固疗效。疗效不佳时可采用大剂量甲基泼尼松龙冲击治疗。

2. 非甾体类消炎药　轻症病例可单独使用 NSAIDs，如萘普生 0.2g，每天 2 次；吲哚美辛 25 mg，每天 3 次；双氯芬酸 25～60 mg，每天 3 次。

3. 慢作用抗风湿药　病情长期控制不佳，糖皮质激素疗效不好，可选用下列药物。甲氨蝶呤、金诺芬、青霉胺、柳氮磺胺吡啶及雷公藤多苷等，剂量见类风湿关节炎治疗。

4. 免疫抑制药　为了增强疗效，减少糖皮质激素用量和不良反应，在病情基本控制后可并用小剂量免疫抑制药，如环磷酰胺、硫唑嘌呤、雷公藤多苷等。

5. 其他方法　对于严重的成人 Still 病的患者可试用大剂量免疫球蛋白静脉注射或环孢霉素 A 治疗。静脉注射免疫球蛋白 200～400 mg/（kg·d），连续 3～5 天，必要时 4 周重复，也可联合中医会诊治疗。

讨论

本例患者系成年女性，发热、全身痛为首发症状，没有典型的成人 Still 病的病症表现。开始考虑上呼吸道感染、白血病等，但治疗效果不佳。后来经过多项检查排除了相关常见发热性疾病，并经会诊讨论认为患者发热、关节痛、浅表淋巴结肿大，在排除白血病、淋巴瘤等相关疾病后，成人 Still 病不

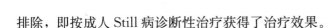

排除，即按成人 Still 病诊断性治疗获得了治疗效果。

体会

1. 发热查因为临床一大常见疑难病症，没有耐心询问病史、细心观察和相关检查是很难获得正确诊断的。

2. 当疑难病症一时不能确诊时，会诊是求解之良法，千万不要一个人埋头苦干，要集思广益，虚心请教。

3. 诊断性治疗有时也是处理疑难病症的一种常用方法，但要获得患者和家属同意理解，防止意外或不必要的医疗纠纷发生，确保医疗安全。

（袁　锋　熊光仲）

十九、发热，伴全身疼痛

——流行性出血热

病历简介

患者男，20 岁，因"发热、身痛 5 天"入院。患者于 5 天前无明显诱因出现发热，体温最高达 40℃，热型不定，伴全身酸痛。无头痛、头晕，无咳嗽、咳痰、胸闷、气促等不适。在当地予以"青霉素"抗感染及退热处理 3 天，症状无明显缓解，患者疼痛较前加重，无关节痛。为求进一步诊治于 2012 年 1 月 2 日就诊我院急诊科。患者自起病以来，进食少，大便呈稀水样便，次数多，肛门坠胀感，小便浓茶样，量较前无明显减少。

既往史：体健。

入院体查：T 38.5℃，R 20 次/min，P 150 次/min，BP 100/60 mmHg。急性痛苦面容，皮肤巩膜未见黄染，皮肤未见出血点及皮疹，眼结膜充血，浅表淋巴结不大，头颅大小正常，双瞳孔等大等圆，对光反射存在，鼻翼无扇动，咽部充血，双侧扁桃体Ⅰ度肿大，颈软，气管居中，双侧呼吸对称，语颤无增强，双肺叩诊清音，双肺呼吸音清晰，未闻及干湿啰音和胸膜摩擦音，心界无扩大，心率 100 次/min，律齐，心音可，无杂音。腹平软，腹肌稍紧张，全腹压痛，无反跳痛，未及腹部包块，肝脾肋缘下未触及，墨菲征阴性，肝及肾区无叩痛，腹部移动性浊音阴性。肠鸣音正常。脊柱无畸形，活动自如，关节无红肿，双下肢肌肉明显压痛，双下肢无水肿，双下肢皮肤无色素沉着。四肢肌力、肌张力正常。腹壁反射及膝跳反射正常，克氏征、布氏征、巴氏征阴性。**实验室检查**：血常规示 WBC 5.4×10^9/L，N 76.4%，HGB 165 g/L，PLT 26×10^9/L；大便常规正常；小便常规尿胆红素（＋＋＋），尿比重 1.03。

入院诊断：①发热查因，化脓性扁桃体炎？②血小板减少查因。

处理：立即予以吸氧、心电监护，下病危，同时进一步完善血培养＋药敏、立位腹部平片、腹部 B 超等检查。并予以抗感染、止痛、补液等对症处理。实验室再检查示血气分析：pH7.23，BE－17.00 mmol/L，$PaCO_2$ 21.2 mmHg，PaO_2 68 mmHg。肝功能：ALT 128.5 U/L，AST 182.4 U/L，

TBIL 83.2 μmol/L，DBIL 67.7 μmol/L；肾功能：BUN 11.5 μmol/L，CRE 159.1 μmol/L，UA 712 μmol/L；凝血功能：PT 19.7 秒，APTT 68.6 秒。腹部立位平片：无异常。B超：胆囊炎。1月4日患者解浓茶样小便，球结膜充血明显，并出现右下腹剧痛，复查肝肾功能示转氨酶及胆红素进一步升高，白蛋白明显下降，BUN 35.8 nmol/L，CRE 391.6 μmol/L 及 UA 915.4 μmol/L，均明显升高；尿常规 PRO（＋）、隐血（＋）、RBC 226.00/HP；血常规：WBC $5.7×10^9$/L，N 87.4%，L 5.40%，异常细胞（＋）；肉毒素（－）；HIV、乙肝全套无异常；血管炎抗体（－）；抗 PNCA 抗体（＋）；CRP 163 mg/L。结合临床症状考虑流行性出血热可能性大，查流行性出血热抗体检测阳性。予以补钙、纠酸、碱化尿液处理，同时请普外科、传染科、肾内科、血液科会诊，加强抗感染、能量支持、补液、纠酸等对症支持治疗。1月5日患者精神状态差，间有胡言乱语，呼吸气促，皮肤多处瘀斑，解浓茶样小便 300 mL，T 39.2℃，R 30 次/min，P 150 次/min，BP 90/60 mmHg，立即行抗休克等抢救治疗。

结果：抗休克等抢救治疗效果不佳，随后出现口鼻出血，呼吸困难，最终因呼吸循环衰竭抢救无效死亡。最后诊断：肾综合征出血热。

讨论

流行性出血热——现称肾综合征出血热（hemorrhagic fever with renal syndrome，HFRS）是由汉坦病毒引起的急性、地方性、自然疫源性传染病。主要是由小型啮齿动物，包括姬鼠属、猫、家兔、狗、猪等传染。传播途径主要传播为动物源性，病毒能通过宿主动物的血及唾液、尿、便排出而传播。人群为普遍易感染对象，隐性感染率较低，在野鼠型多为 3%～4%；但家鼠型疫区隐性感染率较高，有人报道为 15%以上，一般青壮年发病率高，二次感染发病罕见。病后在发热期即可检出血清特异性抗体，1～2 周可达很高水平，抗体持续时间较长。

鼠向人的直接传播是人类感染的重要途径。主要传播途径为：呼吸道、消化道、接触性传播、母婴传播及虫媒叮咬传播。发病呈季节性、全年散发，野鼠型发病高峰多在秋季，从 10 月到次年 1 月，少数地区春夏间有一发病小高峰。家鼠型主要发生在春季和夏初，从 3 月到 6 月。其季节性表现为与鼠类繁殖、活动及与人的活动接触有关。

肾综合征出血热的特点为病情危急，并发症多，病死率高。一般病死率为3%～20%，平均为5%，晚期并发症病死率可达90%。主要病理变化为全身广泛性的小血管和毛细血管的损害。临床上以发热、出血、肾脏损害为三大主症，典型病例表现为5期，即发热期、低血压休克期、少尿期、多尿期和恢复期。

本例患者以发热、身痛为首发症状，一周后流行性出血热症状体征才表现出来，给早期诊断带来了一定困难。因此，以发热为主者应与上感、流感、流脑、败血症、斑疹伤寒、钩端螺旋体病等鉴别。同时要仔细观察，尤其症状体征不典型时，在流行季节要多加鉴别。

体会

1. 患者早期症状体征不典型，给早期诊断带来了一定困难。

2. 由于诊断未确定，由当地转院治疗，而治疗上重点放在发热感染等方面而主要应用抗菌药物抗菌，因而未考虑病毒感染问题。

3. 当尿PRO（＋）、隐血（＋）并发热时，未想到是肾综合征出血热的特点。当会诊考虑流行性出血热时，因患者全腹压痛等症状掩盖而行相关检查未能及时确诊。因而失去了早期护肾、抗病毒、利尿、导泻、扩容等有效治疗。

4. 肾综合征出血热晚期出现多种严重并发症，应采取综合措施如保持呼吸道通畅、维持水电解质及酸碱度平衡、保护心肾功能等提高疗效。

5. 诊治肾综合征出血热时应"三早一就"，即早诊断，早休息，早治疗，就地到有医疗条件的医疗机构进行有效救治，尽量不转院治疗，尤其是长途转运。

6. 此种疾病在当地能早期诊断早期有效治疗比长途转院治疗效果可能更好。

（袁　锋　熊光仲）

二十、咽喉、颈部疼痛伴发热7天

——颈部脓肿并气肿

病历简介

患者男，56岁，因咽喉疼痛7天，颈部肿痛6天急诊入院。患者7天前无明显诱因出现咽痛，伴右侧颌面部肿胀疼痛，伴发热，体温最高达38.9℃，无咽部异物感，无呼吸困难。6天前开始出现颈部红肿、疼痛，且红肿面积不断扩大，伴张口受限、吞咽困难、口臭，无呼吸困难。在当地医院抗感染治疗症状无明显改善，为求进一步治疗来我院急诊就治。

既往史：糖尿病、高血压病史。

入院体查：T 38.3℃，P 115 次/min，R 26 次/min，BP 128/84 mmHg，颈部可扪及肿大淋巴结，压痛明显，心、肺、腹部无阳性体征。专科检查：口腔可见大量黄色脓痰，张口受限，开口度不足1 cm，咽稍充血，肿胀，下咽窥不清。颈软，双侧颈部及胸部上方可见皮肤红肿，肿胀明显（图2-20-1），有明显捻发感，压痛明显。辅助检查示血常规：WBC 17.37×10^9/L，N 84.90%，L 3.60%。颈部CT示口腔、下颌、右侧咽旁及颈部软组织广泛红肿并积气，伴颈部多发肿大淋巴结，考虑蜂窝织炎。

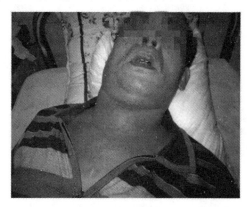

图2-20-1　双侧颈部及胸部上方蜂窝织炎，皮肤红肿、肿胀明显

入院诊断：颈部蜂窝织炎，脓肿并气肿形成。

处理：入院后予以抗感染对症支持治疗，完善相关检查后，次日在全麻下行颈部脓肿切开排脓术；术中排出黄脓、血性混合液体 100 余毫升，放置引流，包扎伤口，顺利完成手术。术后继续抗感染、换药、补液等对症支持治疗。颈部感染控制后局麻下行颈部创面清创缝合，术后抗感染、止血治疗后症状好转。

结果：经上治疗后患者伤口无明显疼痛，呼吸、吞咽可。体温正常，颈部皮肤缝合处愈合良好，伤口无明显红肿渗出及积液现象。患者要求出院并回当地医院继续抗感染换药等治疗。

讨论

咽旁脓肿是咽旁隙的化脓性炎症，早期为蜂窝织炎，后期可形成脓肿，向周围扩展可导致咽后脓肿、喉水肿、纵隔炎、颈动脉鞘感染等。致病菌主要是溶血性链球菌，其次为金黄色葡萄球菌、肺炎链球菌、产气厌氧菌等。炎症可由邻近组织器官的化脓性炎症直接扩散、咽部外伤及异物或经淋巴、血液传播引起；临床表现为咽痛、吞咽障碍、言语不清，累及翼内肌时则出现张口困难，全身症状表现为畏寒、高热、头痛、乏力等，病重时可呈衰竭状态。颈部B超或CT可发现脓肿形成；而颈部蜂窝织炎是颈部疏松结缔组织的一种急性弥漫性化脓性炎症，常见由口腔、咽喉等急性炎症引起，其特点为病变与周围组织无明显界限，不易局限，病变可迅速弥漫扩散，后期可形成脓肿；浅表蜂窝织炎临床表现可见局部明显红肿热痛，病变迅速扩大，与周围正常组织无明显分界。如病变中央部分常因缺血发生坏死；深部蜂窝织炎则红肿多不明显，但全身症状明显，有高热、寒战、头痛等。病情严重时可发生喉头水肿，压迫气管和食管，可引起呼吸困难及吞咽困难，甚至压迫气管引起窒息。炎症向下扩展可引起纵隔炎或纵隔脓肿。治疗上在脓肿形成前给予敏感抗生素和适量糖皮质激素等药物治疗防止炎症扩散及并发症形成，脓肿形成后则需及时切开排脓，促进脓液引流，防止窒息。

本例患者以发热、咽痛、右侧颌面部肿胀疼痛起病，继而发展为颈部红肿，伴张口受限、吞咽困难。体查口腔见大量黄脓痰，咽充血肿胀，颈部皮肤红肿伴明显压痛及捻发感，提示为口腔炎症致咽旁脓肿继而蔓延扩散引起颈部蜂窝织炎的病理过程；血常规示白细胞、中性粒细胞比值明显升高，提示严重细菌感染，结合临床表现，皮下气肿，病原菌为产气厌氧菌或混合感染可能性大。颈部CT进一步证实口腔、下颌、右侧咽旁及颈部软组织存在广泛肿胀并积气（图2-20-2、图2-20-3）。颈部脓肿并气肿诊断明确，故入院后即予抗感染治疗及脓肿切开引流，避免了窒息发生，术后换药、抗感染补液等对症支持治疗，治疗效果良好。

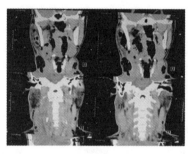
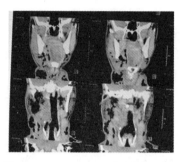

图2-20-2　CT示颈部多发性脓肿、气肿　　图2-20-3　CT示除颈部脓肿、气肿外，颌下亦见气肿

体会

1. 蜂窝织炎临床常见，但颈部蜂窝织炎导致脓肿、气肿少见。本病例患者经及时诊断并手术治疗获得好转，避免了气管受压致呼吸困难或窒息的危险，实属不容易。

2. 本病重在预防，平时加强营养及身体锻炼，提高机体免疫力。注意口腔卫生，及时治疗口咽部急性炎症及全身感染，防止局部黏膜和皮肤损伤等。

3. 若无严重并发症，经积极、规范治疗后，预后较好，免疫力低下及糖尿病者可再发或久不愈。本病例系糖尿病、原发性高血压患者，发生如此严重的颈部脓肿并气肿可能与糖尿病有关。故建议患者出院后积极行糖尿病、高血压治疗。

（陈　蝶　熊光仲）

二十一、反复活动后气促 14 年，加重伴发热 2 周

——肺泡蛋白沉着症

病历简介

患者女，52 岁，因反复活动后气促 14 年，加重伴发热 2 周入院。患者于 2000 年起无明显诱因出现活动后气促，胸闷，间断咳嗽、咳痰，咳少量白色泡沫痰，休息后缓解。无发热，无盗汗，无胸痛，2 周前因受凉后呼吸困难症状较前加重。伴发热（体温未测），夜间为主，伴双下肢轻度水肿，无少尿。多次于外院诊治，行胸部 CT 检查提示双肺弥漫性病变（未见影像学资料），考虑为肺结核，予以治疗（具体不详）后症状无好转，为进一步诊治来我院急诊科就医。急诊以"双肺弥漫性病变查因"收入病房。起病以来患者精神差，睡眠可，食欲较差，近 10 天出现腹泻，每天 5～6 次，为黄色稀便，体重无减轻。

既往史： 既往有"血吸虫病"，已治愈，行"输卵管结扎术"、"腘窝囊肿切除术"，对"青霉素"过敏，余无异常。

家族史： 父母为近亲结婚，均已过世。其兄及其弟均患有此病，兄长已过世。

入院体查： T 36.7℃，P 106 次/min，R 20 次/min，BP 126/57 mmHg，双肺呼吸音较低，双下肺可闻及 Velcro 啰音，双下肢轻度水肿，余无阳性体征。实验室检查示血常规：WBC $13.24×10^9$/L，N 75.1%；肝功能：白蛋白 33.6 g/L，余项正常。血气分析：pH 7.413，$PaCO_2$ 49.2 mmHg，PaO_2 68.5 mmHg。床旁胸片：双肺弥漫性病变（图 2-21-1）。胸部 CT：双肺弥漫性病变合并感染，性质待定（图 2-21-2）。患者弟弟胸部 CT：双肺弥漫性病变，右侧气胸（图 2-21-3）。

入院诊断： 双肺弥漫性病变合并感染，肺泡蛋白沉着症？

处理： 入院后予以吸氧，头孢他啶、莫西沙星抗感染，氨溴索化痰及对症支持治疗，拟行支气管镜检查，但患者不同意，拒绝行支气管肺泡灌洗及肺活检。

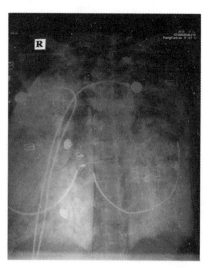

图 2-21-1　胸片示双肺透亮度减低，其内见弥漫粟粒状，斑片状高密度影，肺纹理及纵隔均被掩盖而显示不清，气管右偏，提示双肺弥漫性病变

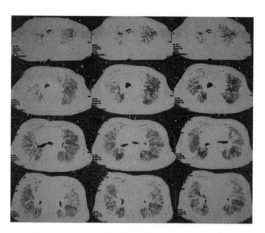

图 2-21-2　CT示双肺内广泛性粟粒状、条状、小片状密度增高影，双肺内可见空气支气管征，提示双肺弥漫性病变合并感染

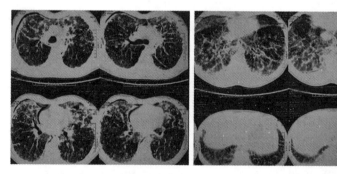

图 2-21-3　患者弟弟胸部CT示双肺弥漫性病变，右侧气胸

结果：治疗后感染控制，病情好转，经反复劝说后同意转院行全肺灌洗。追踪患者支气管肺泡灌洗液 PAS 染色结果示少量红染无结构蛋白样物质，综合患者临床表现、肺部影像学，临床诊断考虑肺泡蛋白沉着症。

讨论

肺泡蛋白沉着症（PAP）是一种原因未明的少见疾病，特点是肺泡内有不可溶性磷脂蛋白沉积，临床症状主要表现为气短、咳嗽和咳痰。胸部 X 线呈双肺弥漫性肺部浸润阴影。病理学检查以肺泡内充满有过碘酸雪夫（PAS）染色阳性的蛋白样物质为特征。该病由 Rosen 于 1958 年首次报道。肺泡蛋白沉着症根据病因可有原发性、继发性和先天性之分。

发病多隐袭，典型症状为活动后气促，以后进展至休息时亦感气促，咳白色或黄色痰。全身症状不明显，但可继发肺部感染而出现相应的症状。早期轻症病例可无症状，仅 X 线有异常表现。体征常不明显，肺底偶闻及少量捻发音；重症病例出现呼吸衰竭时有相应的体征。胸部 X 线表现为两肺弥散性磨玻璃影，病情进展可出现斑片状影和融合实变影，常有支气管气相。肺内病灶分布不均匀，通常在肺门附近较明显，酷似心源性肺水肿。HRCT 可显示病灶与周围正常组织形成鲜明对照的"地图状"改变，小叶间隙和间隔不规则增厚形成多角形态的"铺路石"或"碎石路样"。

该病诊断主要根据临床、影像学和支气管肺泡灌洗物特点（牛奶状、放置后沉淀、脂蛋白含量高和 PAS 染色阳性），或经纤维支气管镜肺活检病理诊断。

目前没有明确有效的药物治疗。主要采用肺灌洗治疗，在全麻下经双腔气管导管施行一侧肺通气、另一侧肺灌洗。灌洗液用 37℃生理盐水，每次灌洗 200～500 mL，直至回收液体清亮。通常需要的灌洗总量为 5000～12000 mL。一侧灌洗完后，根据患者的具体情况决定继续做另一侧肺灌洗或间隔几天后再做对侧灌洗。灌洗治疗后，多数患者的呼吸困难和肺功能显著改善或恢复正常，X 线胸片可变清晰。缓解状态多数可保持数年以上。少数患者复发，可再做肺灌洗。部分患者对粒细胞-巨噬细胞集落刺激因子（GM－CSF）替代治疗反应良好。

本例患者系家族性双肺弥漫性病变，患者的哥哥及弟弟影像学均提示双肺病变，因患者观念问题，均未确诊。但患者 2000 年影像学即有改变，经过 14 年患者除了气促加重，无其他症状，一般情况可，我们可以排除炎症、肿瘤、结核等疾病，而引起双肺弥漫性病变可以维持长时间的病情变化应最先考虑肺泡蛋白沉着症。

体会

1. 如发现双肺弥漫性病变患者应常规行支气管镜检查并送检支气管肺泡灌洗液，如考虑肺泡蛋白沉着症，应加做 PAS 染色。该患者 2000 年即发现双肺病变，但未进行灌洗，错过了早期治疗时机。

2. 采集病史时应咨询其家族史，如发现疾病家族聚集现象，应收集家族中患病者的病史资料及标本，必要时行遗传学检查，以期发现基因缺陷。

（袁　婷　熊光仲）

二十二、间歇性咳嗽气促2月余，加重伴发热水肿1周

——重症肺炎，肺-肾综合征

病历简介

患者女，43岁。因"间歇性咳嗽、气促2月余，加重伴发热水肿1周"于2013年4月13日入院。患者于2个月前无明显诱因出现间歇性咳嗽、气促，间有头痛，未加注意。近一周来上述症状加重，咳嗽，吐少量白痰及带血丝，伴发热水肿。到当地医院就医。检查血压170/102 mmHg，X线胸片示双肺多发渗出实性病变，右侧斜裂包裹性胸腔积液不排除（图2-22-1）。考虑肺炎、原发性高血压，住院后予以抗感染、降压、利尿等治疗。患者血压降至150/90 mmHg，症状缓解。但气促明显，不能平卧，即由当地医院转来我院急诊。

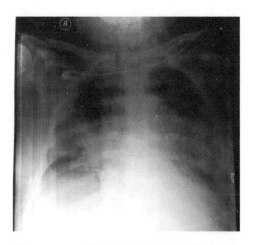

图2-22-1　胸片示双肺多发渗出实性病变

既往史：否认肺结核、肝炎、肾炎、高血压病史。

入院体查：T 38.2℃，R 26～30次/min，P 96次/min，BP 165/93 mmHg，端坐位，呼吸急促，发绀不明显，无黄疸，浅表淋巴结不大。双肺部可

闻及湿啰音，心率 96 次/min，律齐，未闻及病理性杂音。腹部无特殊，双下肢轻度水肿，余无异常。实验室检查：WBC 16.3×10^9/L，N 89%，HGB 89g/L，K^+ 4.57 mmol/L，Na^+ 139.3 mmol/L，总蛋白 51.7 g/L，白蛋白 26.1 g/L，球蛋白 27.4 g/L，尿蛋白（＋），镜检：RBC（＋）/HP，颗粒管型 2～3 个/HP；BUN 27 mmol/L，CRE 654 μmol/L，动脉血气分析：PaO_2 45.8 mmHg，$PaCO_2$ 32.8 mmHg，SpO_2 83.1%，X 线胸片：双肺大片高密度影，肺水肿可能。心电图未见明显异常。

入院诊断：①肺部感染。②重症肺炎。③肺-肾综合征？

处理：即行 BAPA 无创通气机辅助呼吸，及抗感染、降压、利尿等治疗，予以持续硝普钠、乌拉地尔等控制血压。3 天后，患者血压降至 145/90 mmHg，呼吸急促等症状有所缓解，但仍然发热，体温 38.2℃～39.1℃，咳嗽，吐少量白痰，或有时带血丝，痰血明显增加，咯血多时为 20～30 mL，尿较少，700 mL/d。即请会诊讨论：患者除存在严重肺部感染、高血压外，水肿不能完全用低蛋白血症解释。近患者痰血增多、水肿、血压高、尿少。考虑肾脏有损害，不排除肺-肾综合征，但高血压是原发性或继发性，目前不明确，结合病情建议行相关检查，必要时行透析治疗。会诊后检查发现尿沉渣：红细胞 4～6/HP；白细胞 1～3/HP，24 小时尿蛋白定量 1.71 g，CRE 5.27～5.68 mg/dL，BUN 1.8～97.1 mg/dL，血清抗肾小球基底膜（GBM）抗体（＋），肾素（PRA）9.4 ng/mL，血管紧张素 II（AT II）409.6 pg/mL，醛固酮（ALD）21.7 ng/100 mL，24 小时尿游离皮质醇（UFC）57.8 μg，24 小时尿儿茶酚胺正常，甲状腺功能正常，免疫电泳正常，ANA、dsDNA、ANCA、ENA、自身抗体（＋），抗心磷脂抗体（ACL）均阴性，痰抗酸染色（－），结核斑点试验（－），全套 SLE 抗体（－）。双肾 B 超：双肾大小正常，为弥漫性病变，结构尚清，皮质回声增强。双肾静脉彩超正常，双肾动脉彩超示阻力增高。下肢血管彩超：动静脉未见异常。胸部 CT：双肺野广泛分布斑片状条索影，右侧胸腔及右叶间胸膜积液。纵隔内可见肿大淋巴结（图 2-22-2）。双肾上腺彩超及肾上腺 CT 薄扫描未见异常。纤维支气管镜：大致正常。右斜裂胸腔积液穿刺检查：白细胞 296/mm³，单核 98%，李凡他试验（－）胸腔积液总蛋白 0.87 g/dL，LDH 48 U/L，GLU 146 mg/dL，细菌培养（－），肾活检患者家属不同意。再次会诊讨论：结合会诊病史及检查，尤其是抗 GBM 抗体（＋），ANCA、ENA、自身抗体（＋），AT II 等升高有助于诊断，尽管无肾活检支持，目前患者肺-肾综合征的诊断基本成立，血压高继发性可能性大，不太支持原发性恶性高血压，建议在前治疗的基础上加行血浆置换、激素和环磷酰胺等综合治疗观察。

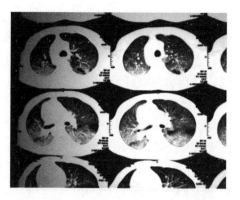

图 2-22-2　CT 示双肺野广泛分布斑点片状影及胸腔积液，纵隔内肿大淋巴结大

　　结果：经呼吸机辅助呼吸，利尿，持续泵入乌拉地尔（250 μg/min）降压，及抗感染、血浆置换、激素和环磷酰胺等综合治疗 37 天，血压控制在（120～150）/（70～90）mmHg。患者尿量显著增多，水肿明显消退，咳嗽、气促明显减轻，并已脱机。复查 CRE 215 μmmol/L，BUN 39.6 mg/dL，病情明显好转，要求出院，即带药物出院，定期复查。最后诊断：①重症肺炎。②肺-肾综合征。

讨论

　　肺-肾综合征，即肺出血-肾炎综合征（Goodpastures syndrome）。此综合征为临床较少见病，常发于中青年。男性多于女性，病前常有上呼吸道感染史。由于肺泡壁毛细血管基膜和肾小球基底膜存在交叉反应抗原，故可以引起继发性肾损伤。本病的特征为咯血、肺部浸润、肾小球肾炎。多数人认为本病肺部损害与自身免疫低下亦有关。由于呼吸道病毒感染等因素引起肺泡基底膜抗原变性，产生抗基底膜抗体；该抗体作用于肺泡毛细血管基底膜和肾小球基底膜，引起肺出血和肾炎。典型表现为肺、肾损害出现的发热、咯血，伴咳嗽、气促，肺部湿啰音；X 线表现为肺部迁移性浸润灶；痰中有含铁血黄素细胞以及血尿、蛋白尿和（或）管型尿；肾功能进一步损害可有水肿和高血压。本病病情进展快，常伴有贫血，一般在数月或数年内死于大咯血、呼吸衰竭或尿毒症。由于本病发展快，死亡率高，故容易导致误诊漏诊。国外有人提出本病的诊断标准包括抗肾小球基底膜抗体检查以及免疫荧光检查和肾活检。因患者条件有限，本例未能做肾活检，但根据患者严重肺部感染、肾受损病史及相关检查，尤其是抗 GBM 抗体（＋），ANCA、ENA、自身抗体（＋），AT Ⅱ 等免疫指标检查，为本病例确诊提供了关键资料。

本病症应与以下疾病进行鉴别：①肺结核伴肾损害。②肺炎伴肾炎。③支气管扩张。④肺结核并大咯血。⑤肺癌。⑥系统性红斑狼疮。⑦尿毒症性肺损害。⑧流行性出血热。⑨结节性多动脉炎。⑩系统性硬化。⑪血栓性微血管病。⑫药物性血管炎。⑬抗磷脂综合征。⑭胆固醇结晶栓塞。⑮特发性肺含铁血黄素沉着症等。尽管这些疾病各有其特点，但临床上鉴别也常有困难。因抗GBM（glomerular basement membrane，GBM，即抗肾小球基底膜）抗体阳性亦可见于糖尿病、肾病、SLE、IgA 肾炎等疾病。故 ANCA（抗中性粒细胞胞浆抗体）应同时进行检测，因 ANCA 是血管炎患者的自身抗体，故是诊断血管炎的一种特异性指标。一般来说，上述二者存在占肺-肾综合征 $80\%\sim90\%$ 以上，基本上可满足临床诊断需要。但由于上述鉴别疾病诊断中亦有可能检测到，加之肺-肾综合征是由于肺泡壁毛细血管基膜和肾小球基底膜存在交叉反应抗原。故可以引起继发性肾损伤，而肺部浸润、肾小球肾炎及血和累及的组织中亦有抗基底膜抗体，所以单纯检测这两个重要指标还欠完美。

因此，原则上肺-肾综合征的确诊需有肾活检支持，尤其是当鉴别诊断困难时，肾活检是唯一有效和极有价值的方法。然而，遗憾的是临床上由于受各种原因制约，其肾活检率可能不足 50%（未行全国调查）。

关于高血压，肺-肾综合征的高血压多是继发性，本病例高血压原因可能为：

（1）肾性高血压：①肾实质性。常为肾损害所致高血压，多为恶性高血压，药物很难控制。该患者肾功能没有随血压恶化而恶化，血压控制后，肾功能逐渐稳定甚至轻度改善；双肾无缩小；免疫荧光阴性；尽管抗 GBM（＋），但免疫荧光阴性；故不支持肾实质病变引起的恶性高血压，但为继发性改变。②肾血管性。不支持点：患者尿量不少且腹部未及血管杂音；双肾对称，大小在正常范围。患者为中年女性，血压增高显著，对常规降压治疗反应较好，而彩超对肾动脉狭窄的敏感性为 84%。是否值得冒险在血透保证下行肾动脉造影进一步明确有无肾动脉狭窄？我们认为没有必要。

（2）内分泌性高血压：①嗜铬细胞瘤。该患者 24 小时尿儿茶酚胺正常，双肾上腺 CT 未见异常，腹部未及包块等均不支持。②原发性醛固酮增多症。不支持点包括：醛固酮试验为继发性醛固酮增多症，尿钾排出不多，双肾上腺 CT 未见异常。③库欣综合征。不支持点：临床症状不符合，24 小时尿 UFC 正常范围。

（3）甲状腺功能亢进症：临床表现不符合，甲状腺功能正常可排除。

（4）肾素分泌瘤：可有严重高血压、低钾血症，但肾素水平往往高于 24 ng/mL。该患者为 9.4 ng/mL，需进一步寻找证据。

根据以上分析，目前我们认为该患者的高血压以继发性高血压可能性大，至于肾血管性高血压待进一步排除。

肺-肾综合征的治疗：主要采取综合疗法，除一般治疗外，抗感染、止血、血浆置换、皮质激素和环磷酰胺等要联合使用，它既可清除和降低血清抗肾基膜抗体浓度，同时又可清除对体内组织有损伤的物质，如：α、β补体等，从而减轻和改善肾及肺的病变。其他为对症支持处理。如早期能得到及时、有效的处理，预后比较好，越到后期效果越差，甚至需要长期透析或换肾处理。本病例按以上原则处理比较早、及时，故收到了比较好的效果。

体会

1. 肺-肾综合征是临床上比较少见的一种急、危、严重的疾病，早期确诊，并进行及时、有效的治疗非常重要，否则将陷入严重困境。本病例获得早期诊疗与及时行抗 GBM 抗体，ANCA 等检查分不开。

2. 肺-肾综合征早期确诊的关键是当发现有呼吸系统及肾脏损害表现（发热、咳嗽、咯血及血尿）时，及时行抗 GBM 抗体、ANCA 等有助于诊断的检查。如二者均为阳性，再结合病史和体查多可临床确诊，如能有肾活检支持则更无异议。

3. 本病例对高血压等合并症的处理比较适当，这源于对病情的充分了解和相关检查及合理分析有关。

4. 本病例遗憾的是未能做肾活检，以后应尽力开展肾活检。

（袁　锋　熊光仲）

二十三、多发外伤术后发热、黄疸、出血、昏迷 5 天

——多发性创伤，肺部感染，肝细胞性黄疸，MODS

病历简介

患者男，46 岁，因多发外伤术后合并多脏器损伤、昏迷 5 天急诊入院。患者于 5 天前不幸遭遇车祸（机制不明），伤后全身疼痛，尤以腹痛、头痛明显，伴有气促、咳嗽，变动体位时加重，活动受限。无昏迷、大小便失禁、呕血、咯血等。当地诊所包扎止血后急送县人民医院诊治，急诊 CT 检查示：肝破裂、右肾挫裂伤、双侧第 3～9 肋骨骨折、肺挫裂伤。初步诊断：①腹内脏器损伤：肝破裂、右肾挫裂伤、其他脏器损伤待查。②双侧第 3～9 肋骨骨折、肺挫裂伤。③创伤性失血性休克。当晚行剖腹探查＋右肝叶切除＋胃挫伤胃造瘘＋胆道探查＋T 管引流＋肠粘连松解＋腹腔引流术＋头部清创缝合术。术后一直昏迷，并转 ICU 治疗。予以头孢甲肟＋左氧氟沙星抗感染，护肝利胆，抑制胰酶，止血，化痰，护脑，护胃，维持水电解质及酸碱平衡，输血等对症支持治疗。患者血红蛋白、血压、尿量基本稳定，考虑出血已经基本停止、休克已纠正。但患者仍然昏迷（术后第 3 天已停用镇静、镇痛药物），发热，并有严重的电解质紊乱（高钠高氯血症），胆红素持续上升，凝血功能异常等情况，积极处理后，改善不明显，术后第 4 天晚上腹腔引流出少量黄绿色液体，考虑胆瘘可能。次日为进一步诊治转来我科就医。急诊以多发脏器损伤、颅脑外伤收住我科。起病以来，大便未解，床旁导尿，黄尿 2000 mL/24 h 左右。

既往史：10 余年前因阑尾炎行阑尾切除术。否认肝炎、结核、疟疾病史，无药物过敏史。

入院体查：T 38.8℃，P 119 次/min，R 20 次/min（呼吸机辅助呼吸），BP 101/56 mmHg，体重 78kg。神志昏迷。巩膜轻度黄染，双侧瞳孔等大等圆，大小约 3mm，对光反射灵敏。颈软无抵抗。双肺呼吸音粗，可闻及粗湿啰音，双下肺呼吸音减低。心律齐，未闻及病理性杂音。腹部伤口敷料部分渗湿，可见腹腔引流管、T 管引流管、胃造瘘管各一根，腹腔引流管引流出淡红色液体，T 管引流出墨绿色液体，胃造瘘管无液体流出（图 2 - 23 - 1），肠鸣

音弱。脑膜刺激征、病理征均未引出。实验室检查：WBC 10.37×10^9/L，RBC 3.13×10^{12}/L，HGB 89 g/L，PLT 31×10^9/L，N 82.64%，L 16.54%，平均红细胞体积 88.2fL，平均红细胞血红蛋白浓度 322 g/L。

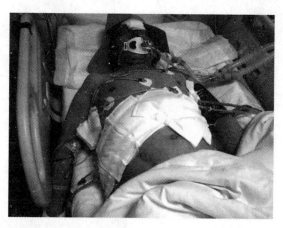

图 2-23-1　患者昏迷，皮肤黄染、呼吸机辅助呼吸，
胸、腹部引流管通畅，胸腔引流管见少许血液

肌酸激酶 322.0 U/L，谷丙转氨酶 148.1 U/L，谷草转氨酶 81.9 U/L，总蛋白 48.7 g/L，白蛋白 31.1 g/L，球蛋白 18.6 g/L，总胆红素 130.9 μmol/L，直接胆红素 81.1 μmol/L；尿素氮 10.70 mmol/L，肌酐 102.4 μmol/L，尿酸 96.7 μmol/L；Na^+ 164.0 mmol/L，K^+ 3.40 mmol/L，Cl^- 128.0 mmol/L，Ca^{2+} 1.97 mmol/L，P 0.51 mmol/L。CO_2CP 33.0 mmol/L。APTT、Fbg、TT 测不出。胸部及腹部 CT 示腹内脏器损伤：肝破裂、右肾挫裂伤、其他脏器损伤可能，双侧第 3~9 肋骨骨折、肺挫裂伤。（2014 年 5 月 1 日）胸部＋全腹部＋盆腔 CT 示：右侧第 4~9 前肋、左侧第 4~8 前肋及 L_1 右侧横突多发骨折；双肺下叶渗出性病灶（图 2-23-2），双侧胸腔积液（图 2-23-3）；肝脏术后改变；右肾内侧皮质挫裂伤并肝包膜下、肾包膜下及腹腔内大量积血；右侧肾上腺区血肿；盆腔内积液（图 2-23-4）；头部平扫示左额部头皮下异物。

入院诊断：①多发伤（肝破裂、胃挫伤、右肾挫伤），剖腹探查＋右肝叶切除＋胃挫伤造瘘＋胆道探查＋T 管引流＋肠粘连松解＋腹腔引流术＋双侧胸腔闭式引流术后，头皮挫裂伤，双侧多发肋骨骨折，肺挫裂伤，L_1 右侧横突

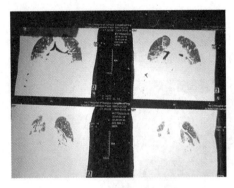

图 2-23-2　CT 示双肺渗出性病变

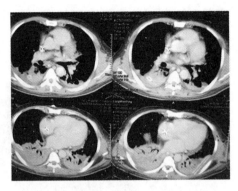

图 2-23-3　CT 示双侧胸腔积液

多发骨折，全身多处软组织损伤。②弥散性血管内凝血。③肺部感染。④高钠高氯血症。⑤黄疸：肝细胞性可能性大。

　　处理： 入院后完善相关检查，复查血常规：WBC 11.24×10^9/L，RBC 3.03×10^{12}/L，HGB 88.3 g/L，PLT 30×10^9/L，N 84.36%，L 15.61%，平均红细胞体积 87.21fL，平均红细胞血红蛋白浓度 320 g/L；心肌酶：肌酸激酶 328.0 U/L，高敏肌钙蛋白 T、肌

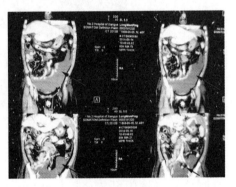

图 2-23-4　CT 示腹部呈手术后改变，箭头示右肝切除，腹腔、盆腔积液

酸激酶同工酶均正常范围；N 端脑利钠肽前体 676 pg/mL，降钙素原 1.79 ng/mL，肝功能：谷丙转氨酶 151.2 U/L，谷草转氨酶 87.3 U/L，总蛋白 47.4 g/L，白蛋白 30.2 g/L，球蛋白 17.9 g/L，总胆红素 132.6 μmol/L，直接胆红素 82.4 μmol/L；肾功能：尿素氮 12.27 mmol/L，肌酐 104.5 μmol/L，尿酸 97.2 μmol/L，电解质：Na^+ 162.1 mmol/L，K^+ 3.20 mmol/L，Cl^- 124.0 mmol/L，Ca^{2+} 1.97 mmol/L，P 0.51 mmol/L；血气分析：pH 7.439，$PaCO_2$ 43.1 mmHg，PaO_2 50.6 mmHg，SpO_2 87.9%；凝血功能：凝血酶原时间百分活性度 46.00，PT 20.3 秒，INR 1.89，APTT 54.1 秒，D-二聚体 31.40 ng/mL，HIV/TP、肝炎全套均阴性。1-3-β-D 葡聚糖（G 试验）1000.0 pg/mL。左侧胸腔积液涂片＋常规：镜检未见真菌，镜检红细胞＋＋/

HP，镜检白细胞＋＋＋/HP，李凡他试验阳性，细胞总数 9769×10^6/L，白细胞数 5147×10^6/L，单核细胞 0.15，多核细胞 0.85；左侧胸腔积液生化：总蛋白 38.0 g/L，白蛋白 21.6 g/L，球蛋白 16.4 g/L，白球比例 1.32，乳酸脱氢酶 3236.6 U/L，氯 122.0 mmol/L，葡萄糖 0.75 mmol/L，腺苷脱氨酶 18.4 U/L。腹腔积液生化：腺苷脱氨酶 2.2 U/L，急诊总蛋白 33.0 g/L，急诊白蛋白 18.7 g/L，急诊球蛋白 14.3 g/L，急诊白球比例 1.31，急诊乳酸脱氢酶 581.4 U/L，急诊葡萄糖 4.61 mmol/L，急诊氯化物 119.0 mmol/L；腹腔积液革兰染色未见细菌；腹腔积液常规：李凡他试验阳性，细胞总数 5160 $\times 10^6$/L，白细胞数 498×10^6/L，单核细胞 0.40，多核细胞 0.60。（5 月 10 日）痰培养＋药敏：鲍曼不动杆菌，对头孢哌酮/舒巴坦、米诺环素、替加环素敏感，对美罗培南耐药；（5 月 15 日）腹腔积液细菌培养＋药敏：鲍曼不动杆菌，对替加环素敏感，头孢哌酮/舒巴坦、米诺环素中介；（5 月 15 日）胸腔积液细菌培养＋药敏：鲍曼不动杆菌，对头孢哌酮/舒巴坦、亚胺培南、米诺环素敏感；（5 月 15 日）血培养＋药敏：洋葱伯克霍尔德菌，对氯霉素、头孢他啶、左氧氟沙星、美罗培南、复方新诺明敏感。（5 月 23 日）左右两侧胸腔积液培养＋药敏：白假丝酵母菌，对氟康唑敏感。（5 月 26 日）痰培养＋药敏：鲍曼不动杆菌，对头孢哌酮/舒巴坦、左氧氟沙星、米诺环素、替加环素敏感。（5 月 5 日）床旁心电图：窦性心动过缓。床旁胸片示：①右肺渗出性病变：挫伤？炎症？请结合临床及 CT 检查。②考虑双侧胸腔积液。床旁彩超：肝脏术后；腹腔积液（57 mm）；双侧胸腔积液（左 33 mm，右 44 mm）。（5 月 14 日）T 管造影：未见明显异常。头颅＋胸腹部 CT 平扫＋增强示：①头皮下血肿。②双侧上颌窦、筛窦、蝶窦稍高密度影。③双肺渗出性病变，肺挫裂伤？感染？建议治疗后复查。④双侧少量液气胸并双下肺膨胀不全。⑤双侧多发肋骨骨折，L_1 双侧横突骨折。⑥肝右叶切除术后，肝左叶小片状低密度影，肝挫裂伤。⑦大量腹腔积液。（5 月 29 日）床旁 B 超示双侧胸腔积液 22 mm（左）、25 mm（右）（不宜定位）；腹腔积液 60 mm（不宜定位）。（6 月 4 日）床旁 X 线：双肺渗出，双侧胸腔积液，右侧第 6 肋骨、左侧第 7 肋骨骨折复查，左肺渗出较前进展，右肺渗出较前有好转。

治疗：予呼吸机辅助呼吸，冰帽、冰毯持续降温，予头孢哌酮/舒巴坦 3.0 g q8h，左氧氟沙星 0.6 g qd 静脉滴注抗感染，于 5 月 7 日改用美罗培南 1.0 g q8h，替考拉宁 200 mg（首剂 400 mg）qd，莫西沙星 400 mg qd 静脉滴注抗感染，5 月 12 日停用莫西沙星，根据药敏结果 5 月 13 日停用美罗培南后，改为头孢哌酮/舒巴坦 3.0 g q6h 静脉滴注抗感染，5 月 19 日再次调整抗生素方案为：头孢哌酮/舒巴坦 3.0 g q6h＋美罗培南 1.0 g q8h，22 日加用万古霉素 1.0 g q12h，24 日改用替加环素 50 mg q12h，5 月 26 日调整抗生素方案为：头孢哌酮/舒巴坦 3.0 g q6h＋替加环素 50 mg q12h＋氟康唑 400 mg qd 静脉滴注抗感染（使用至今）。另给予护胃、化痰、促醒、营养神经、护肝、护心、止血、输血、补给白蛋白及能量营养支持治疗。于 5 月 6 日行双侧胸腔闭式引流术，双侧胸腔引流量逐渐减少，颜色变浅。5 月 9 日患者腹部 T 管引流伤口处开始出现持续少量渗血，血红蛋白进行性下降，血压需升压药维持，考虑 DIC 可能，予以补充血浆、冷沉淀，患者渗血停止，血红蛋白、血压基本稳定，5 月 16 日神志转清，5 月 21 日行气管切开术，患者胆红素进行性升高，最高总胆红素 652.0 μmol/L，直接胆红素 506.3 μmol/L，且尿少，肌酐 502.6 μmol/L，即分别于 5 月 23 日、5 月 26 日行透析、血浆置换术。

经以上积极抢救治疗后，患者胆红素明显下降，且近 1 周来胆红素水平基本稳定，6 月 4 日总胆红素 374.9 μmol/L，直接胆红素 320.8 μmol/L，低白蛋白血症纠正，凝血功能障碍、高钠高氯血症好转。

结果： 患者神清，胆红素明显下降，低白蛋白血症纠正，凝血功能障碍、高钠高氯血症好转，心电监护示：心率 112 次/min，血压 128/76 mmHg，SqO$_2$：95%（经气管切开处呼吸机辅助通气，SIMV 模式：F 16 次/min，VT 450 mL，PS 14 cmH$_2$O，PEEP 5 cmH$_2$O，FiO$_2$ 50%）。查体：神志清楚，皮肤巩膜重度黄染，但较前减轻。左侧胸腔闭式引流处渗液较多，右侧未见液体流出，双肺呼吸音粗，湿啰音较前减少。心律齐，无杂音。腹部膨隆，腹部伤口无渗血，愈合良好，已拆线，腹腔引流管、T 管引流管、胃造瘘管引流通畅（图 2－23－5），引流管口处无红肿。双下肢轻度水肿。

讨论

随着工业、农业、交通和建筑业等的发展，创伤发生率亦逐渐上升。据世界卫生组织的统计，世界上每 50 秒内就有一人死于车轮下。我国每年约有 50 万人以上死于创伤，20 万人以上因伤致残，逾百万人致伤。按伤后死亡的统计，伤后立即死亡的占 50%，早期死亡的占 30%，后期死亡的占 20%，其中 80% 是死于感染或多器官功能衰竭。尤其是多发性创伤，并发症多，死亡率高达 80％以上。

多发伤是目前常见的危重症之一，伤后感染、创伤性休克、再灌注损伤等导致多器官功能障碍综合征（MODS）是死亡的重要原因，对感染的控制、休克的纠正、低氧血症的预防是抢救成功的关键环节。因此，多数研究认为把治疗重点放在原发病的处理上，严格控制第 2 次打击，保护胃黏膜屏障，是避免多发性创伤引起 MODS 发生的关键环节。

另外，多发性创伤患者大多出现不同程度凝血功能改变，凝血功能改

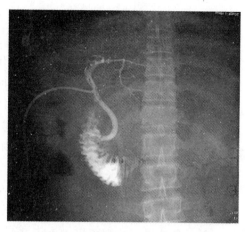

图 2-23-5 T 管造影示胆管系统基本正常，通畅，可见造影剂流入肠道

变明显者其 APACHE 评分也越高，病情越重，MODS 发生率越高。死亡组 D-二聚体明显高于生存组，PLT 明显低于生存组，TT、APTT、PT 明显较生存组延长。故监测多发性创伤患者存在凝血功能变化，对评估伤情、判断预后和指导早期治疗，以减少 MODS 及 DIC 等严重并发症的发生，具有重要的临床意义。

为了降低 MODS 的发生率，一方面需要恢复足够的氧输送量，保持有效的组织氧利用，减轻缺血-再灌注损伤；另一方面还需要加强对感染源的控制，避免急性期发生感染、加重脏器损伤，影响机体康复。因此，多发性创伤的治疗是一系统工程性综合治疗，其中原发病的处理、休克和感染的控制、并发症的治疗等措施现已成为共识。其次为营养、免疫支持，实际上也是治疗的一部分，不可忽视，因足够的营养、能量、氮源、免疫球蛋白和其他元素物质，亦有助于创伤修复。关于抗感染治疗，参见抗生素使用原则、耐药菌抗生素选择等章节。

连续血滤、血透治疗：连续性静脉-静脉血液滤过（CVVH）治疗，是近年发展起来的一种新方法，它具有阻断重症多发性创伤（SMI）所致的全身炎症反应综合征向 MODS 发展的作用，国内外亦有较多报道。肾衰竭时应用血液透析治疗更是目前常用方法之一。如有适应证、有条件时应积极使用，以便不断提高多发伤的救治水平。由于这些方法包括人工肝等因其机制原理大同小

异，比较熟悉，限于篇幅，在此不予赘述。

但值得注意的是应用时注意血压、凝血功能等情况，掌握好适应证和条件。如条件不够时，应该创造条件后应用，如纠正低血压、出凝血功能适当改善后再使用。另外，操作这些设备仪器时要小心（专业人员操作），注意安全，防止意外或严重并发症发生。

多发伤的手术治疗：手术前创伤的再审定非常重要。因多发伤的病情严重，发病机制错综复杂，病变相互影响，形成恶性循环，甚至掩盖病情。因此，为防止遗漏诊断、伤情变化，应反复检查伤员的伤情，以便及时诊治，减少并发症，降低死亡率，手术前伤情评估、检查等再审定必不可少。如经过伤情评估、检查等再审定后，需要及时手术可阻断恶性循环，使患者摆脱危重状况，并且条件许可，则要当机立断手术。反之，如手术能加重病情，条件不具备，则要毫不犹豫地积极行非手术治疗。故严格掌握手术适应证甚为重要，及时掌握手术时机，合理安排手术先后顺序。一般按抢救、急诊和择期手术顺序进行，先颅脑、后胸腹、最后四肢脊柱；先无菌、后有菌；有时也可急诊手术与择期手术同时进行，其优点是使患者免受再次手术的痛苦，减少术后牵引和卧床的并发症，减轻伤痛，方便术后护理，便于早期功能锻炼，减少医疗费用，缩短住院时间。抢救手术须立即进行不能拖延，如大中血管和实质脏器的出血，有血流动力学的不稳定等；急诊手术，如实质脏器的出血，但血流动力学尚稳定等；择期手术可安排在生命体征完全稳定后，如闭合性骨折的内固定等。

总之，多发性创伤的治疗虽然没有统一固定模式，但上述原则应牢牢掌握，具体应用时可依据病情或其变化而灵活运用。

本病例系严重多发性创伤患者，受伤后即在当地医院行了急诊手术治疗，术后出现昏迷、发热、电解质紊乱（高钠高氯血症）、胆红素持续上升、凝血功能障碍等并发症。经积极处理后无好转而转来我院急诊科 ICU 治疗。经多次全院会诊讨论认为：患者因严重多发性创伤，伤后急诊行了比较复杂的手术，包括右肝叶切除＋胃挫伤胃造瘘＋胆道探查＋T 管引流＋肠粘连松解＋腹腔引流等手术，对机体打击大，应激反应重，抵抗力明显下降，加之原来的严重创伤，不可避免的"二次打击（手术）"后又发生出血（血气胸），导致失血性休克、再灌注损伤等从而加重并引发 MODS。这一过程符合多发性创伤后 SIRS－MODS－MOF 的序贯过程表现。研究表明产生 MODS 的核心因素是

SIRS 促发。此外，多发性创伤患者凝血功能改变又加重了 MODS 的发生，表现为患者的凝血功能严重破坏，导致血小板减少，APTT、TT 测不出。另外，患者肝脏手术后肝功能受到严重伤害，出现胆红素进行性升高（总胆红素 587.4 μmol/L，急诊直接胆红素 454 μmol/L）以及 Fbg、肌酶、肝酶均高，因而出现肝细胞性黄疸（T 管造影证实非梗阻性黄疸）。由于上述多种原因导致患者一系列病理生理变化，内环境破坏，故不久后又出现尿少、肌酐高、电解质紊乱等肾衰竭表现，同时又出现了严重肺部感染，这又更加加重了 MODS，并向 MOF 发展。为此，经会诊讨论决定，在原分阶段诊治的基础上，加强 MODS 的阻断治疗，在血透基础上，加用连续性静脉-静脉血液滤过（CVVH）治疗，并根据药敏试验选择使用头孢哌酮/舒巴坦、替考拉宁、莫西沙星等抗感染，同时加强培补营养，应用大剂量白蛋白、血浆、血小板、丙种球蛋白，及时纠正水电解质、酸碱失衡等综合对症治疗。经治疗近 2 个月后，患者病情逐渐好转，并撤离呼吸机，继续行鼻导管给氧，且维持良好。

体会

1. 本病例系严重多发性创伤患者，经积极抢救治疗后，获得了比较好的效果。得益于医务人员的努力和精心治疗及患者、家属的配合，同时也得益于医院的设备与条件。

2. 患者病情危重、复杂，但医务人员没有被表象所迷惑，始终坚持多发性创伤后 SIRS - MODS - MOF 的序贯过程是导致患者病情复杂、严重的主要原因，并围绕这一主线进行分析各种临床表现并开展针对性治疗。尤其是及时调整治疗方案，包括应用血滤、透析、抗生素的选择及营养培补等综合治疗。

3. 在治疗过程中，患者出现的其他并发症，如电解质紊乱、黄疸、凝血功能障碍等，能结合多发性创伤的新知识及患者比较复杂的手术情况进行分析，并做出合理的解释和及时处理，从而避免了治疗中的茫然。

（杨贵芳　张东山）

二十四、腰椎间盘术后发热

——腰椎间盘术后，感染性休克，脓毒症

病历简介

患者女，44岁，因发热，周身疼痛，乏力4天加重1天急诊入院。患者18天前因腰椎间盘突出2次行椎间盘微创治疗术，其中8天前行腰椎间盘坏死组织清除术。4天前出现周身疼痛，乏力，发热，体温最高达38.7℃，伴轻度寒战。经当地医院退热处理后稍好转，但有反复且加重而入我院急诊科。

既往史：慢性乙型病毒性肝炎病史。

入院体查：P 104次/min，R 26次/min，BP 50/30 mmHg，T 38.8℃，表情淡漠，肢凉，浅淋巴结不大，心音弱，心率104次/min，双肺未闻啰音，腰背部伤口愈合可，有压痛，余未见异常。行胸片示两肺纹理增粗。腹部B超：①胆囊前壁明显增厚，双边影声像。②胆囊息肉样病变。③胆囊窝区及肝肾间隙少量积液声像。④肝多发囊肿声像。血常规：WBC 28.3×10^9/L，N 94.0%。予以"拉氧头孢，左氧氟沙星"抗感染，扩容补液基础上予多巴胺升压治疗。病情未见好转，以"休克查因，肺部感染"收入我科病房。体查基本同前。实验室检查示血常规：WBC 26.8×10^9/L，N 96.6%，RBC 4.12×10^{12}/L，HGB 126 g/L，PLT 132×10^9/L；肝功能：ALT 35.8 U/L，AST 54.6 U/L，TP 45.2 g/L，ALB 24.9 g/L；肾功能：CRE 137.4 μmol/L，BUN 8.5 mmol/L；电解质：Na^+ 140.0 mmol/L，K^+ 4.20 mmol/L，Ca^{2+} 1.96 mmol/L；乙肝全套：乙肝表面抗原阳性（＋）9.965，乙肝e抗体阳性（＋）0.011，乙肝核心抗体IgG阳性（＋）0.009，乙肝病毒前S1抗原阳性（＋），乙肝病毒前S2抗原阳性（＋）；胰淀粉酶121.9 U/L；大、小便常规、病毒全套以及寄生虫全套阴性。

入院诊断：①休克查因：感染性休克。②肺部感染。③慢性乙型病毒型肝炎。④腰椎间盘突出微创术后。

入院后检查头部及腰椎MRI：①第四脑室后部异常强化，可能为炎症或脊髓静脉异常。②符合腰椎间盘术后改变，L4/L5，L5/S1椎间盘突出。予以

多巴胺维持血压以及美罗培南抗感染，诉腰部疼痛不适，有恶心，无明显呕吐。腹部 B 超：肝脏多发小囊肿声像。3 天后诉头颈部、背部疼痛，头颈活动时迁及背部。头部及腰椎 MRI 示 L5、S1 椎体型号异常：感染？水肿？颈、腰椎退行性变，头颅 MRI 未见明显异常。全院大会诊，认为肺部感染可能性大，建议行血培养，必要时行胸部 CT 检查。为延长抗生素疗效，可改美罗培南为厄他培南。

处理：会诊后，为进一步治疗，改为"厄他培南＋莫西沙星"抗感染。治疗期患者仍然有阵发性头痛，体查时有四肢神经根性疼痛，考虑为枕神经压迫致颈椎病可能。该患者若考虑颅内感染，首先考虑化脓性脑膜炎。但该患者入院后予以强有力的抗生素治疗，头痛虽然未见好转，但是颈无对抗，体征不符合，故化脓性脑膜炎可能性小。其次，影像学也无典型炎症样改变。该患者无明显颅高压表现，加用非甾体类消炎药镇痛，仍不能缓解，需考虑低颅压可能，可予以补充生理盐水，每天 2000～2500 mL。3 天后血培养报告阴性。再次会诊认为：目前患者持续低血压，原因不明，感染可能原因：①患者腰椎间盘突出微创手术于脊柱旁腰大肌进针，尽管不经过椎管，但仍然有发生感染的可能。②如有椎间盘感染，MRI 应表现为 T1 低信号、T2 高信号，本病例不典型。③腰椎间盘感染一般局部疼痛较为剧烈，但该患者无此表现，故目前腰椎间盘感染尚不能确诊，必要时可复查腰椎 MRI。故考虑感染性休克，但具体感染灶尚不明确，椎间盘手术后感染、肺部感染仍然不能排除。在排除过敏性休克、失血性及心源性休克后，按脓毒症性休克治疗，予以积极加强抗感染、培补等治疗的同时予以血滤治疗。

结果：入院经以上治疗 20 天后，各项实验室检查均基本正常，BP 102/61 mmHg，无发热，生命体征平稳，患者要求出院回当地医院继续治疗。

讨论

休克，临床分多种类型，其中感染性休克（septic shock），或称脓毒症性休克，是比较常见的一类休克，且治疗困难。脓毒症是继发于感染的急性器官功能损害，临床症状有发热、寒战、心动过速、神志改变以及白细胞增高等表现。实质是病原微生物侵入机体导致炎性介质大量释放而引起的全身炎症反应。其临床病症又被称为全身炎症反应综合征（SIRS）。当严重脓毒症继续发展，合并循环功能衰竭时，即为感染性休克，本例与此类似。

休克，可怕的是晚期。不论何种休克，一旦进入休克晚期，其治疗效果将大打折扣，有的死亡率高达 90%。因休克晚期可出现 DIC（弥散性血管内凝血）和重要脏器功能衰竭等，其常见的有：①急性肾衰竭。②急性心力衰竭。③ARDS。④脑功能障碍引起昏迷。⑤肝衰竭引起昏迷、黄疸等。⑥胃肠道功能紊乱，表现为腹胀、消化道出血等。这些并发症治疗难度大，因此，休克的治疗关键是早期控制。而早期控制休克的关键又在于尽快找到病因和原发病灶，这对于治疗休克是极其重要的。

然而有些休克的病因和原发病灶是很难找到的，甚至到死也无法确定。

本例患者腰椎间盘手术治疗后发热、全身痛，最后诊断未能明确，但椎间盘手术后感染始终为首要考虑因素。因手术后有清除手术切口坏死组织的过程，尽管局部和影像学不支持，但患者发热、全身痛、乏力与手术后相距时间不长，应当高度怀疑。所幸的是通过积极加强抗感染、培补及血滤等治疗后，患者病情有了好转。

体会

1. 患者在未明确诊断的情况下，通过积极加强抗感染、培补及血滤等治疗后，病情有了好转，实属不易。这里血滤起了重要作用。

2. 怀疑手术后感染，当不能明确诊断时，一次血培养不够，应当多次培养，甚至要考虑做特殊培养，如厌氧菌培养等。

3. 手术后感染，除切口感染外，常见的还有肺部感染、泌尿生殖系感染等。患者只做了 X 线胸片，未行胸部 CT 检查及泌尿生殖系感染的检查，或许存在泌尿系感染可能，故是一个遗憾。

4. 发热，感染性休克——脓毒症是临床工作的一大难题，死亡率高，应予高度重视，临床诊治尽量做到仔细、耐心、针对性强。

5. 本病例不足之处主要为未做胸部 CT，尽管肺部体征不明显，也许因为休克不宜搬动，但床旁胸电可做。

（汤周琦　熊光仲）

二十五、腹痛、呕吐

——肠梗阻合并重症肺炎

病历简介

患者女，53 岁，因"腹痛、呕吐、黑便 1 天"急诊入院。患者 1 天前无明显诱因出现上腹部持续性腹痛，伴呕吐 3 次，为胃内容物，无咖啡色物体，就诊当天上午开始出现黑色水样便 9 次，量较多（具体不详），且最后一次为暗红色，同时出现头晕、乏力、四肢冰凉，为求进一步诊治来我院，病程中感畏寒、发热，无咳嗽咳痰，无头痛，无胸痛，精神、食纳差，小便少。

既往史：有"子宫肌瘤切除术"病史，无输血史，无药物及食物过敏史。

入院体查：P 122 次/min，R 23 次/min，BP 87/48 mmHg，T 38.9℃，血氧饱和度 90%。贫血貌，睑结膜苍白，四肢冰凉，神志淡漠，能正确回答问题，双侧瞳孔等大等圆，直径约 3mm，对光反射可。双肺呼吸音清，无啰音。心率 122 次/min，律齐，无杂音。腹平软，上腹部压痛，无反跳痛，双下肢不肿。

诊断：①休克查因：失血性休克？低血容量性休克？②急性肠梗阻？③急性胃肠炎？

处理：入院后完善相关检查，血常规：WBC 23.8×10^9/L，N 84.54%，HGB 125 g/L；血气分析：pH 7.23，PaO_2 187 mmHg，$PaCO_2$ 27 mmHg，HCO_3^- 11.0 mmol/L，BE 16 mmol/L；乳酸 7.85 mmol/L；电解质：Na^+ 138 mmol/L，K^+ 3.7 mmol/L，Ca^{2+} 1.81 mmol/L；凝血功能：PT 15.3 秒，APTT 35.95 秒，D-二聚体 10.04 μg/mL；血尿淀粉酶正常。B超：肝、胆、胰、脾、双肾及输尿管未见明显异常改变，肠管及脾周可见少量游离液暗区，较深处约 17mm，提示盆腔积液。胸片：双肺大片渗出性病变，右侧肋膈角显示欠清，考虑肺部感染及右侧胸腔少量积液可能（图 2-25-1）。胸腹部 CT：右中下肺及左下肺可见斑片状高密度影，边界欠清，双侧胸腔可见少量积液；腹腔、盆腔内可见不规则水样密度影，部分肠管管壁增厚，部分腹膜增厚，左侧肾前筋膜增厚，肝、胆、胰、脾及两肾未见明显异常密度改变，腹腔内未见肿大淋巴结。CT 诊断：①双肺渗出性病变，少量积液，考虑肺部感染。②腹腔、盆腔积液，部分腹膜增厚，考虑腹膜炎可能。③部分肠管扩大，管壁水肿，肠梗阻待排除（图 2 - 25 - 2）。

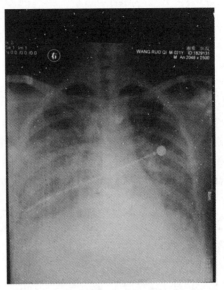

图 2 - 25 - 1　胸片示双肺渗出性病变，右侧肋膈
角显示欠清，重症肺炎可能

予以扩容、抗休克等对症处理治疗，并予以美罗培南积极抗感染等治疗，2 天后复查血常规示 WBC $25 \times 10^9/L$，HGB 111 g/L；电解质示 K^+ 3.9 mmol/L，Na^+ 129 mmol/L，CO_2CP 12.9 mmol/L，乳酸 3.0 mmol/L。请外科会诊，穿刺抽出约 6 mL 血性液体。有急诊手术指征，普外科建议行腹腔探查术。手术前积极纠正水电解质及酸碱度紊乱，征得家属同意后行了急诊外科手术。

结果： 手术发现小肠梗阻，原因为一粪石阻塞小肠管导致梗阻上段肠管扩张、水肿，呈半扭状，部分肠管呈暗红色，处理粪石等后复位肠道。手术后入住 ICU 行抗感染、补液等对症处理。一个月后康复出院。

讨论

肠梗阻为一常见病。常见引起肠梗阻的原因可分为机械性和非机械性两大

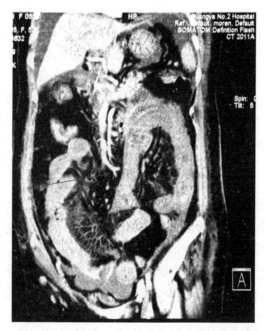

图 2-25-2　腹部 CT 示部分肠管扩大、肠壁水肿，箭头示门静脉及部分肠系膜血管栓塞，肠梗阻待排除

类。机械性肠梗阻是指肠道被阻塞，其原因可为肠管本身病变、肠管外压迫和肠管内异物阻塞 3 种情况。①肠管本身病变可为先天性（如闭锁、狭窄、发育不全）、炎症性（如克罗恩病、细菌性和放射性小肠炎）、肿瘤（原发或转移、恶性或良性）、肠套叠等。②肠管外压迫可以是疝（内、外疝）、粘连、先天性条索、扭转、肿块压迫（如肿瘤、脓肿、血肿、变异血管）。③肠管内异物阻塞可以是食入异物、胆石、粪石或粪便、钡剂、寄生虫等。非机械性肠梗阻一类是神经肌肉紊乱，包括麻痹性肠梗阻、肠段神经节缺如（如巨结肠症）；另一类是血管闭塞（如动脉或静脉）。

　　有人报道不同的国家和地区及不同年代，不同原因引起的肠梗阻的发生率有差别。但总的趋向是嵌顿性外疝引起的肠梗阻相对下降，而继发于腹内粘连和肠管内异物阻塞则相对上升。尽管肠梗阻原因很多、复杂，但临床上诊断处理一般不太困难，多数能治愈好转。单纯性肠梗阻的死亡率在 3%～5%，绞窄性肠梗阻的死亡率达 10%～20%。

肠梗阻死亡的主要原因是梗阻导致肠坏死、腹膜炎、水电解质紊乱、休克及感染等。治疗主要是解除梗阻，恢复肠道血液循环，纠正休克、抗感染等。

本病例为一机械性肠梗阻，经 X 线检查诊断不难，困难的是患者合并肺部感染并双侧胸腔积液，给治疗带来了困难。经过会诊讨论，权衡利弊，征得家属同意后行了急诊外科手术，手术不仅解除了肠梗阻，减轻了腹痛、腹胀、呕吐等症状，同时为治疗肺炎提供了条件。患者手术后入住 ICU 行抗感染、补液、支持等对症处理，一个月后康复出院，最终获得了较满意的效果。

体会

1. 患者以腹痛、呕吐、黑便为首发症状入院，既往有"子宫肌瘤切除术"史，结合 X 线等检查初步诊断肠梗阻乃成立。但因患者入院时有休克，故予以扩容、抗休克等对症处理治疗。2 天后休克纠正，而患者又开始发热，检查血常规示白细胞升高，且 X 线检查示肺部感染，行积极抗感染等处理。此时，患者腹痛、腹胀、呕吐症状仍然未缓解，并有加重趋势。会诊讨论认为结合病史检查，患者肠梗阻存在，同时合并肺部感染，权衡利弊，征得家属同意后行了急诊外科手术，手术不仅证实了肠梗阻（粪石阻塞）而且获得了较好疗效。在严重肺部感染、病情急危重的情况下决定手术难能可贵。

2. 患者初步诊断为肠梗阻入院后合并肺部感染。这种肺部感染可排除医院获得性肺炎。当然患者也可能为肠梗阻后肠道细菌感染，引起脓毒症合并肺部感染，但不论何种情况，都应该引起重视。尤其是前者，应做好防护，以减少不必要的合并症或并发症发生。

（袁　锋　熊光仲）

二十六、腹痛、意识障碍

——1 型糖尿病并发，酮症酸中毒

病历简介

患者女，19 岁，因突起腹痛 1 天，意识障碍半天急诊入院。1 天前口服"阿苯达唑"后出现腹痛，无腹泻及发热，于当地医院测随机血糖 33.3 mmol/L，予以补液、抗感染、止痛等处理，效果欠佳，半天前突发意识障碍，胡言乱语，手足乱动，对答不切题，遂急诊转我院进一步治疗。

既往史：发现"1 型糖尿病"2 年余，并予以胰岛素皮下注射治疗，1 年前因注射胰岛素出现"低血糖反应"自行停用，但未使用任何降糖药继续治疗。否认"高血压病"、"消化道溃疡"、"肝炎"、"结核"等病史，无药物及食物过敏史。

入院体查：P 110 次/min，R 22 次/min，BP 83/51 mmHg，SpO_2 100%。意识模糊，呼吸深大，双侧瞳孔等大等圆，直径约 2.5mm，对光反射存在，颈软，双肺呼吸音清，未闻及干湿啰音，心率 110 次/min，律齐，无杂音，腹平软，无压痛，肝脾肋下未扪及，未扪及包块，移动性浊音（－），肠鸣音 5 次/min，双下肢不肿，双侧巴氏征（－）。实验室检查：血常规示 WBC 23.24×10^9/L，N 76.45%，HGB 154.0 g/L，PLT 94×10^9/L；血糖 31.4 mmol/L；CO_2CP 6.2 mmol/L；尿常规：酮体（＋＋），蛋白质（＋），葡萄糖（＋＋），隐血（＋/－），pH 5.0；尿-HCG（－）。B 超：胃内可见大量液暗区及食物残渣，胃潴留待删。

诊断：意识障碍查因：①1 型糖尿病并酮症酸中毒。②休克。

处理：立即予以胰岛素静脉滴注降血糖、多巴胺抗休克、头孢他啶抗感染、5% 碳酸氢钠纠酸等治疗。并计 24 小时出入水量，每 4 小时复查电解质、血气、血酮，每半小时测血糖 1 次。实验室检查示肝功能正常；肾功能：BUN 17.6 mmol/L，CRE 152.9 μmol/L，UA 441.2 μmol/L；心肌酶学：CK 351.5 U/L，CK-MB 48.1 U/L；β-羟丁酸 7.79 mmol/L；电解质：Na^+ 126.0 mmol/L，K^+ 5.7 mmol/L，Ca^{2+} 1.7 mmol/L，CO_2CP 12.2 mmol/L；

阴离子间隙 23.5 mmol/L；血气分析：pH 6.85，$PaCO_2$ 16.0 mmHg，PaO_2 151.0 mmHg，HCO_3^- 3.00 mmol/L，BE −28.00 mmol/L。心电图：窦性心动过速。患者血糖呈下降趋势，2 小时内下降至 22 mmol/L。意识改变考虑代谢性脑病可能性大，继续前述治疗。

结果：经以上抢救治疗后病情好转，休克纠正，复查血糖 16.2 mmol/L，血气分析：pH 7.30，$PaCO_2$ 29.00 mmHg，PaO_2 121.0 mmol/L，HCO_3^- 18.00 mmol/L，BE −7.00 mmol/L。生命体征平稳，转内分泌科住院继续治疗。

讨论

糖尿病酮症酸中毒引起腹痛多见于青少年患者，腹痛的特点是呈阵发性，相当剧烈，伴腹胀、恶心、呕吐等。产生腹痛的原因主要是酮中毒时失钠、失氯、失水严重，致水电解质紊乱、肌肉痉挛。有时可伴有发热，白细胞增高，无感染时，白细胞也可达 $(15\sim30)\times10^9$/L，腹部压痛与腹肌紧张，甚至 X 线检查有肠液平面，可误诊为肠梗阻、急性腹膜炎、阑尾炎、胆囊炎等外科急腹症；另一方面，糖尿病酮症酸中毒患者也可并发外科急腹症。

此外，1 型糖尿病有自发糖尿病酮症酸中毒的倾向，且 2 型糖尿病在一定诱因下也可发生糖尿病酮症酸中毒。常见诱因有感染、胰岛素治疗中断或不适当减量、饮食不当、各种应激如创伤、手术、妊娠和分娩等，有时无明显诱因。其中 20％～30％无糖尿病病史。

体会

1. 对于青少年患者出现原因不明的腹痛、恶心、呕吐、脱水、昏迷时应考虑糖尿病酮症酸中毒的发生，及时查血糖、尿常规等争取及早诊断，及时正确处理，方能降低病死率。

2. 糖尿病酮症酸中毒时，补液是抢救糖尿病酮症酸中毒（DKA）患者首要关键的措施，同时又可以抗休克。应用生理盐水补液量，一般按原体重 10％估计。小剂量胰岛素、纠正电解质及酸碱平衡失调等治疗也是重要措拖，补碱一般按血气分析结果酌情补。即当 pH <7.1，CO_2CP<8.984 mmol/L 时才补碱，可用 5％$NaHCO_3$ 液，按 0.5 mL/kg 计算补充，先给半量，目的是防止补碱过量。

3. 积极治疗并发症，如休克、脑水肿、心律失常、心力衰竭、肾衰竭、消化道出血、感染等并发症，尤其是休克要积极处理。

4. 本病例患者由于抢救及时、措施有力，获得了较好治疗效果。尤其用碱性液体洗胃，不仅可以解除胃潴留问题，还可以帮助纠正酸碱失衡，同时对预防应激性溃疡消化道出血也有好处。

（范志英　熊光仲）

二十七、腹痛、休克

——自发性肠系膜动脉瘤破裂

病历简介

患者男，52 岁，因上腹胀痛 2 小时于 2010 年 3 月 25 日 6 时 10 分来院急诊。自诉当天 2 时左右无诱因突感上腹胀痛，呈持续性疼痛，阵发性加剧，无放射，无恶心及呕吐。曾在当地医院输注"头孢呋辛钠"、"山莨菪碱"等治疗无效，疼痛加重而来我院。

既往史：无高血压及药物过敏史。

入院体查：T 36℃，P 90 次/min，R 20 次/min，BP 120/70 mmHg。神志清楚，皮肤巩膜无黄染，双侧瞳孔等大等圆，颈软，双肺无啰音，心率 90 次/min，律齐，无杂音，腹平软，未见胃肠型，剑突下轻压痛，无反跳痛，肠鸣音正常，未闻及血管杂音，肝浊音界存在，肝、肾区无叩击痛，双侧足背动脉搏动对称。实验室检查示血常规：WBC 5.2×10^9/L，N 77%，HGB 140 g/L，HCT 50%，PLT 110×10^9/L；血淀粉酶 90 U/L。心电图：正常。腹部立位平片：右腹部肠管短小液平面（图 2 - 27 - 1）。腹部 B 超：无明显异常。

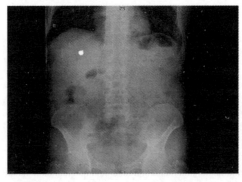

图 2 - 27 - 1　腹部立位平片示右腹部肠管短小液平面

诊断：腹痛原因待查。①消化性溃疡？ ②胆道感染？

处理：入院后予头孢甲肟抗感染、泮托拉唑抑酸。当天 6：35 在输注头孢甲肟组液体时突发胸闷、心慌、面色苍白、大汗淋漓、躁动不安、呼吸急促、口唇发绀，血压 0/0 mmHg，心率 120 次/min，双肺无啰音，腹软，剑突下压痛，立即予肾上腺素皮下注射、地塞米松及多巴胺静脉给药，并持续输入生理盐水扩容及输氧后，血压上升至（60~80)/(30~50）mmHg，心率 107 次/min，自觉症状较前稍有所好转。急查心肌酶：LDH 446 U/L，CK 1371 U/L，CK-MB 151 U/L；血气分析：pH 7.25，HCO_3^- 17.1 mmol/L，BE −10.3 mmol/L，PaO_2 93 mmHg；血乳酸 3.15 mmol/L；肝、肾功能均正常；凝血功能：D-二聚体（＋），余正常。复查心电图示窦性心动过速。8：10 患者再次出现躁动不安，口唇发绀，血压 0/0 mmHg，心率 140 次/min，腹稍膨隆，剑突下及脐周压痛，予肾上腺素及地塞米松静脉注射，多巴胺静脉滴注，患者血压仍测不到。8：30 患者出现抽泣样呼吸，呼吸频率 5 次/min，口唇发绀、睑结膜苍白，烦躁不安，心率 145 次/min，立即予气管内插管、呼吸机辅助呼吸，复查血常规：WBC $6.9×10^9$/L，N 89%，HGB 89 g/L，HCT 26.3%，血红蛋白明显下降，考虑是否腹腔内出血，行腹腔穿刺抽出不凝血液。立即予中心静脉置管，扩容抗休克，输血，血管活性药物等，血压升至 85/50 mmHg。紧急做主动脉 CT 血管造影检查（CTA）：肠系膜动脉瘤破裂（图 2-27-2）。立即行急诊手术治疗，术中发现腹腔内大量血性液体及血凝块共约 6000 mL，后腹膜、全小肠系膜根部及结肠系膜根部见大片血肿，空回肠交界处小肠系膜有一破裂口约 7 cm×3 cm，与周围血管边界尚清楚，破损处肠系膜血管多处活动性出血，右肝前叶见大小约 3 cm×2 cm 肿块。行肠系膜破裂血管缝扎止血、输血等，并取肝部肿块送病理检查。术后转 EICU 监护治疗，经抗感染、补充血浆及白蛋白、抗 DIC 等治疗，血常规、血气分析、凝血功能恢复正常。于 2010 年 4 月 2 日好转出院。病检结果为肝细胞癌并癌栓形成（图 2-27-3）。

结果：经紧急手术处理及病理检查确定诊断为：①自发性肠系膜动脉瘤破裂失血性休克 DIC。②肝细胞性肝癌。经积极抢救与治疗好转出院。

讨论

肠系膜动脉瘤（mesenteric artery aneurysm，MAA）是一种少见但严重威胁患者生命的血管疾病。国外文献报道发病率仅为 0.1%~2%，尸检发现

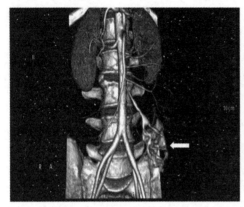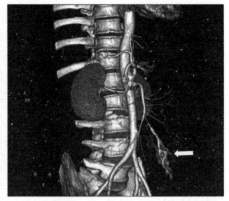

a. 正面观　　　　　　　　　b. 侧面观（箭头指示为肠系膜动脉瘤
　　　　　　　　　　　　　　　　　破裂处）

图 2-27-2　主动脉 CTA 三维重建

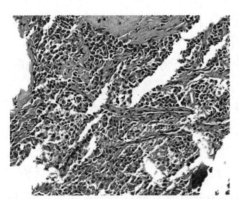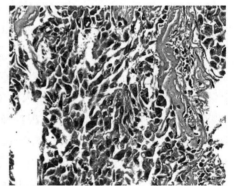

a. 低倍视野（10×10）　　　　　　b. 高倍视野（40×10）

图 2-27-3　肝脏组织石蜡切片 HE 染色

率为 1/12000，非破裂性动脉瘤病死率＜15％。一旦破裂就称为"腹部卒中"，这种情况术前很难诊断，诊断正确率仅 2.4％。MAA 破裂率约为 38％，破裂后病死率达 30％～90％（非手术治疗的死亡率为 100％，手术治疗的死亡率为 11.1％～28.5％）。其病因包括真菌感染、动脉粥样硬化及动脉弹力纤维发育异常等。感染引发的 MAA 常见于 50 岁以下的患者，而非感染性 MAA 常见于 60 岁以上的患者。临床上多数表现为明显的、进行性加重的腹痛、恶心、呕吐、胃肠道出血等。但也可表现为慢性腹痛，一些患者可呈现典型的餐后腹部绞痛，很难判断这种症状是由小肠缺血还是动脉瘤扩张引起。26%的患者仅有腹部包块。还可有发热，恶心，呕吐，胃肠道、胆道出血，黄疸，慢性贫血及体重减轻等症状。其并发症包括血栓形成、末梢血管栓塞等，进而引起小肠缺血、坏死。MAA的自然进程表现为不断扩张直至破裂。自发性破裂可出现急性后腹膜包块，腹腔或胃肠道出血，腹腔穿刺可抽出不凝血，可导致休克和突然死亡。MAA起病症状不典型，临床诊断困难，极易误诊。确诊主要依靠彩色多普勒检查、CTA、磁共振血管成像（MRA）或血管造影（DSA）检查。治疗主要是外科手术，传统外科手术方式包括直接结扎、动脉瘤切除、血管重建、动脉瘤修复术等。目前已开始应用微创技术治疗MAA，肠系膜上动脉分支血管动脉瘤的腔内治疗，通常采用腔内栓塞治疗，对主干MAA并已开始采用腔内支架-移植物修复术。一旦MAA破裂就必须紧急手术治疗。但术前必须积极抗休克治疗，为手术争取和创造条件。MAA在急诊很容易误诊、漏诊，一旦遇到难以解释的腹痛、休克，应考虑到此病的可能，及时进行相关检查。

体会

本例患者就诊时症状和体征不明显，貌似轻症，属于"潜在危重病"，易导致对病情估计不足，易误诊或漏诊。病情变化突然，尤其是发生在用药过程中，患者及家属不容易理解及接受，甚至出现纠纷。急诊医师应拓宽临床思路，当病情变化不能用常见病来解释时，应想到少见病的可能，及时做腹腔穿刺、CT、CTA或DSA检查，明确诊断后果断行剖腹探查。目前国内尚无普遍适用于急诊患者的"潜在危重病"识别系统或评分方法，判断主要还是来自于临床经验，详细的病史询问与细致的体格检查及必要的及时的检查化验。本例抗过敏性休克治疗无效时，及时想到了内出血的可能，必须及时行腹腔穿刺予以证实，紧急做主动脉CTA检查为肠系膜动脉瘤破裂，术前明确了诊断。采用控制性液体复苏的策略积极输血扩容抗休克治疗为手术创造条件，同时与家属进行充分沟通，签订转运协议书，做好各项准备工作，备齐必要的急救药物和抢救器材，安全转运到手术室，果断进行了手术治疗，最终救治成功。

（卿国忠）

二十八、胸腹痛、呕吐

——膈疝并发肠梗阻

病历简介

患者男，51 岁，胸腹痛，呕吐 1 天余急诊入院。1 天前上午 10 时许无明显诱因突发胸腹痛，伴恶心、呕吐，呕吐胃内容物 10 多次，带有少量鲜血，伴畏寒（未测体温），无黑便及腹泻，近 1 天来肛门未排气。

既往史：有"慢性浅表性胃炎"、"十二指肠溃疡"病史，无药物过敏史，否认"高血压、心脏病"病史。

入院体查：T 37.8℃，P 117 次/min，BP 103/70 mmHg。神志清楚，痛苦面容；皮肤、巩膜无黄染，双肺呼吸音清；腹软，剑突下及中上腹压痛明显，无明显反跳痛，双下肢不肿。实验室检查示血常规：WBC 12.2×10^9/L，N 82.11%，HGB 67 g/L，RBC 2.51×10^9/L；肝功能：TP 31.0 g/L，ALB 19.2 g/L，GLB 11.8 g/L；肾功能正常；电解质：K^+ 1.9 mmol/L，Na^+ 145.0 mmol/L，Ca^{2+} 0.81 mmol/L，P 0.45 mmol/L，Mg^{2+} 0.30 mmol/L；血清淀粉酶 8.1 U/L，复查血淀粉酶 25.2 U/L；乳酸 5.30 mmol/L；随机血糖 2.7 mmol/L。心电图：窦性心动过速，T 波高尖，肢导联 QRS 波低电压。腹部平片：左中上腹肠管明显积气扩张，可见多个阶梯状排列液平面，膈下未见游离气体，考虑肠梗阻。急诊床旁腹部 B 超：腹腔内肠管胀气声像；囊形态稍饱满，大小 75 mm×32 mm，壁光滑，其内未见异常。

诊断：胸腹痛、呕吐查因——肠梗阻？

处理：入院后予以胃肠减压及对症处理，6 小时后腹痛及腹胀稍缓解，胃管引流出胃液约 800 mL，诊断性腹腔穿刺出黄色液体 20 mL，腹部立位平片可见多个气液平面，提示肠梗阻。入院 9 小时后患者诉腹痛腹胀，心电监护示血压 76/40 mmHg，血氧饱和度 98%。腹部膨隆，软，右上腹压痛，无明显反跳痛，肠鸣音减弱。胸片示左膈肌明显提高（图 2-28-1）。请胃肠外科会诊，诊断为腹痛查因：①膈疝？②肠梗阻？处理：①建议复查胸片，腹部立位平片，胸部 CT，腹部 CT（平扫+增强），以明确诊断，急抽血查动脉血气并

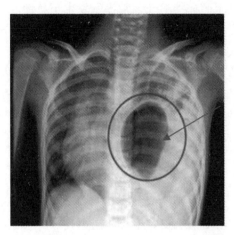

图 2-28-1 X线胸片示左膈肌明显提高，左胸肠充气样影

追查结果。②如排除膈疝，可收住我科住院治疗。③纠正酸碱平衡及水电解质紊乱，维持生命体征平稳。④密切观察生命体征及腹部情况。考虑患者目前仍处休克状态，病情危重，应积极予以抗休克治疗，纠正酸碱平衡及水电解质紊乱，暂缓外出行 CT 等检查。再行床旁胸片检查，发现左膈肌明显提高，左胸肠充气样影，考虑膈疝可能性大。

结果：积极抗休克治疗后转外科手术治疗。手术发现左膈肌裂孔疝，裂孔大约 3 cm，肠管疝入胸腔并部分嵌顿导致肠梗阻，行嵌顿松解，肠管复位，裂孔修补术。术后并发肺部感染，经积极抗感染、补液、营养支持等治疗好转后出院。

讨论

膈疝临床上少见，可分为创伤性膈疝与非创伤性膈疝两种，后者又可分为先天性与后天性两大类。非创伤性膈疝中常见为食管裂孔疝、胸腹裂孔疝、胸骨旁疝和膈缺如等。食管裂孔疝是膈疝中最常见的一种，达 90% 以上。形成食管裂孔疝的原因欠清楚，一般认为幼儿发病与先天性发育障碍有关，多数成人发病与后天性因素有关，如肥胖或肠梗阻等。

膈疝临床表现主要为胸骨后灼痛、上腹饱胀、嗳气、呕吐等，严重者可呕血。尤为平卧、进甜食或酸性食物等后可诱发并加重临床症状，右侧卧位常可减轻症状。突然剧烈上腹痛伴呕吐，常提示发生了急性嵌顿。如膈疝较大时可压迫心肺、纵隔、食管，可以发生气促、心悸、咳嗽，甚至发绀等症状或感到胸骨后有食管停滞或吞咽困难等症状。

本病例患者突发胸腹痛，恶心、呕吐，呕吐物为胃内容物，带有少量鲜血，胸腹部 X 线检查提示膈疝、肠梗阻。结合病史及检查考虑膈疝发生急性嵌顿合并肠梗阻，并经手术证实了这一诊断。由于病情严重后又并发了休克，经积极抢救及手术方转危为安。

体会

本病例诊治中，临床医师紧紧抓住患者突发胸腹痛，恶心、呕吐为主线，病史中否认高血压、心脏病病史，检查体温不高，皮肤、巩膜无黄染，可排除急性感染性疾病而进行思考。X 线检查提示肠梗阻，尤其是补做胸片，获得了"膈疝"有价值的诊断依据，为进一步治疗打下了坚实基础。

（袁　锋　熊光仲）

二十九、妊娠腹痛、呼吸困难伴咳嗽

——风湿性心脏病、肺部严重感染

病历简介

患者女，27 岁，腹痛、气促、咳嗽 15 天，妊娠 7 月余。患者 15 天前开始腹痛，主要为下腹隐痛，后出现呼吸困难伴咳嗽，痰不多，不发热，近几天来加重。在妊娠 25 周时发现心率偏快，未行特殊处理，大小便可。

既往史：体健，否认结核病、肝炎、心脏病病史。

婚育史：孕 4 产 0 流 3。

入院体查：T 37.4℃，P 108 次/min，R 28 次/min，BP 118/68 mmHg。急性面容，端坐呼吸，颈静脉怒张，双肺呼吸音粗，双肺可闻及干湿啰音。心率 108 次/min，律齐，二尖瓣区可闻及收缩期吹风样Ⅲ～Ⅳ/Ⅵ级杂音，心音稍强。腹部隆起大于孕周腹形，皮肤透亮，未触及宫缩，胎心音 145 次/min，腹压痛，无反跳痛，肠鸣音活跃无高调。双下肢重度水肿。妇科检查未见阴道出血。实验室检查示血常规：WBC 9.18×10⁹/L，N 80.84%，HGB 92 g/L，PLT 263×10⁹/L；肝功能：ALT 98 U/L，AST 330 U/L，TBIL 51.83 μmol/L，DBIL 36.6 μmol/L，ALB 27.8 g/L，GLB 34.5 g/L，ALP 270 U/L；肾功能：CRE 108.4 μmol/L，UA 610.8 μmol/L；电解质正常；心肌酶：LDH 237 U/L，CK、CK - MB 和 MB 均正常；血糖 3.81 mmol/L；血脂：TG 1.86 mmol/L，HDL 0.53 mmol/L，余正常。心脏彩超：①联合瓣膜病，二尖瓣轻度狭窄，合并重度关闭不全。②三尖瓣中度关闭不全。③左心增大。④肺动脉稍宽，肺动脉高压。胸片：①双下肺渗出性病变，肺部感染，肺气肿。②烧瓶心，心脏扩大不排除，建议进一步检查（图 2 - 29 - 1）。

诊断：①风湿性心脏病，多瓣膜联合病变，肺动脉高压，心功能Ⅳ级。②肺部感染。③孕 32⁺ 周，单活胎。④胎儿窘迫。⑤羊水过多。

处理：下病危，转 ICU 病房，心电监护，输氧。予以拉氧头孢抗感染，氨溴索化痰，多索茶碱解痉平喘，碳酸氢钠纠酸等抢救治疗。心电图：①窦性心动过速。②左心房增大。③电轴右偏。④部分导联 T 波低平。心脏彩超：

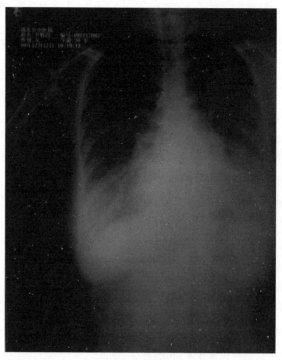

图 2-29-1　双下肺渗出性病变，肺部感染可能性大，肺气肿，心脏扩大不排除

①二尖瓣狭窄伴关闭不全。②三尖瓣轻度反流。③肺动脉内径增宽，提示：肺动脉高压？④心包少量积液。⑤左心室功能测值正常范围。CT：主要示双下肺渗出性病变，肺部感染。实验室再检查示血常规：WBC $8.0 \times 10^9/L$，N 99.54%，HGB 90 g/L，PLT $257 \times 10^9/L$；尿常规：BIL15 $\mu mol/L$；肝功能：ALT 82.9 U/L，AST 288.0 U/L，ALB 23.7 g/L，GLB 34.6 g/L，TBIL 54.3 $\mu mol/L$，DBIL 39.7 $\mu mol/L$；肾功能：BUN 9.3 mmol/L，CRE 138 $\mu mol/L$，UA 713.6 $\mu mol/L$；电解质：Na^+ 134 mmol/L，Ca^{2+} 1.95 mmol/L，余正常；TNT 25.34 $\mu g/L$；BNP 2421 pg/mL；凝血功能：PT 14.8 秒，INR 1.26，D-二聚体 9.57 $\mu g/mL$。产科及心内科会诊意见：诊断为"风湿性心脏病联合多瓣膜病变合并晚期妊娠，肺部感染，低蛋白血症"可明确，目前无终止妊娠和心脏瓣膜置换术的手术指征，宜采用控制心力衰竭和肺部感染，

纠正低蛋白血症，促进胎儿肺成熟等治疗，密切观察病情，待胎儿成熟分娩后再做进一步治疗。具体方案如下：补充人血白蛋白 10g，呋塞米 20 mg 利尿，多索茶碱 200 mg 解痉平喘，还原型谷胱甘肽 1800 mg 护肝，拉氧头孢 1.25 g bid 抗感染，地塞米松 10 mg×3 d 促进胎儿肺成熟及适时、对症应用洋地黄等治疗。3 天后患者病情好转，呼吸逐渐平稳，双肺仍然可闻及少许湿啰音，P 98 次/min，胎心音 130 次/min，T 38.0℃左右。尿量 1500～1700 mL/d，排少许稀大便 1 次，水肿逐渐消退，继续治疗 5 天后病情好转稳定。

结果：患者病情好转稳定，复查结果基本正常后转妇产科行保胎治疗。

讨论

妊娠腹痛是指妇女妊娠期发生小腹部疼痛，系子宫不规则收缩引起或四周韧带因素造成的腹痛。可分为生理性腹痛、病理性腹痛两类。如由原来松弛状态变为紧张状态，尤其是位于子宫前侧的一对圆韧带被牵拉，由此也可引起牵涉痛。另外，正常的胎动、收缩引起的腹痛，都是正常的现象，称为生理性腹痛。而病理性腹痛，多为胎盘早期剥离，先兆子宫破裂等。

胎盘早期剥离：胎盘早期剥离多在怀孕末期发生（0.5%～1%），一般好发于有高血压、抽烟、多胞胎和子宫肌瘤的孕妇身上。胎盘剥离所产生的痛，通常是剧烈的撕裂痛，并与剥离的范围、大小有关。多伴随有阴道出血，但也有些胎盘剥离的患者，会感受强烈腹痛却无阴道出血的情况，这是因为其出血处皆位于胎盘后方，且被封存于子宫中。当胎盘剥离超过 50% 时，通常会引起孕妇的凝血机制异常和胎儿死亡现象，严重者可危及孕妇生命。

先兆子宫破裂：子宫破裂较常发生于子宫曾有过伤口的患者，如：曾接受过剖宫产或子宫肌瘤切除术的孕妇，其子宫破裂的发生概率大约为 2%。现今大部分的剖宫产，都采用低位横向式切口的手术方式，其伤口愈合相对较强，但亦有发生破裂的可能性。子宫破裂会因出血量大而造成孕妇及胎儿双双发生休克、缺氧及死亡的可能。所以，子宫破裂也是造成孕妇死亡的常见因素之一。子宫破裂常发生于瞬间，之前产妇感觉下腹持续剧痛，极度不安，面色潮红、呼吸急促，此时为先兆子宫破裂；子宫破裂瞬间撕裂样剧痛，破裂后子宫收缩停止，疼痛可缓解，随着血液、羊水、胎儿进入腹腔，腹痛又呈持续性加重，孕妇呼吸急促、面色苍白、脉搏细数，血压下降陷于休克状态。

据以上分析，本例患者腹痛为下腹隐痛，无阴道出血症状，故为生理性腹痛。呼吸困难伴咳嗽经检查证实为肺部感染及风湿性心脏病，并导致多瓣膜联合病变、肺动脉高压、心力衰竭等病症，呼吸困难伴咳嗽与肺部及风湿性心脏病有关。经过积极控制心力衰竭和肺部感染，纠正低蛋白血症等治疗后获得了较好疗效。

妊娠合并心力衰竭处理：

（1）终止妊娠：对不宜妊娠的心脏病孕妇，应在妊娠 12 周前人工流产终止妊娠。超过妊娠 12 周以上可行钳刮术或中期引产术。若已发生心力衰竭，控制心力衰竭后终止妊娠。妊娠超过 28 周以上者，一般不宜终止妊娠，应加强妊娠期检查，保证患者安全度过孕产期，对于顽固性心力衰竭的病例，应在严格监护下与内科医师配合行剖宫产术。

（2）继续妊娠：加强妊娠期保健，定期进行产前检查。妊娠 20 周前，每 2 周进行一次产前检查。妊娠 20 周后，尤其是妊娠 32 周后，发生心力衰竭概率增加，产前检查应每周 1 次，及早发现心力衰竭的征象。预防心力衰竭的发生，加强休息，避免劳累。高蛋白、高维生素、低盐、低脂饮食。积极预防和治疗各种诱因，如上呼吸道感染、贫血、妊娠高血压等。提前 2 周入院待产。凡是心功能Ⅲ级，或有心力衰竭征象，应及时入院治疗。

体会

1. 患者获得较好疗效与入院后积极认真检查，及时做出了正确诊断和有效抗感染、利尿治疗分不开。

2. 心脏病不是剖宫产指征，但也不是禁忌证。心功能Ⅰ～Ⅱ级者，无产科指征，可尽量阴道分娩，若合并产科指征或心功能Ⅲ～Ⅳ级者可在药物治疗后心功能改善情况下选择合适时间行剖宫产分娩。

3. 产前检查和定期产前检查很重要。患者此次发病后才检查发现患有风湿性心脏病，如能早知道患有风湿性心脏病，早预防是有益的。

4. 各个科室加强协作，共同诊治是处理疑难危急重病的有效方法。

（颜世超　熊光仲）

三十、腹痛、呕吐

——尿毒症性腹痛

病历简介

患者男，23 岁，因腹痛呕吐 1 天急诊入院。患者于 2012 年 9 月 2 日上午无明显诱因突然出现上腹部阵发性刀割样疼痛，伴恶心、呕吐，次数不详，呕吐胃内容物，非喷射性，无发热，无头痛，无腹泻，后渐加重呈持续剧痛，遂下午至某医院就诊，以"腹痛呕吐查因"急诊留观，予兰索拉唑护胃治疗无改善，遂于 17:20 转入我院。起病以来精神、食欲、睡眠差，无尿，未解大便，肛门不排气。

既往史：有"慢性肾小球肾炎、慢性肾功能不全、尿毒症"病史。否认结核、肝炎、心脑血管疾病病史，否认药物过敏史。

入院体查：体温正常，P 90 次/min，R 28 次/min，BP 170/110 mmHg，消瘦，神清，痛苦面容，精神差，躁动不安，体查欠合作，双瞳孔等大等圆，对光反射灵敏，双肺呼吸音粗，心率 90 次/min，律齐，心音低钝，腹平软，腹部未见胃肠型及蠕动波，未见腹壁静脉怒张，剑突下压痛明显，无反跳痛，肝脾肋下未触及，墨菲征阴性，叩诊鼓音，肝肾区无叩痛，移动性浊音阴性，肠鸣音稍弱。

入院诊断：①腹痛、呕吐查因。②慢性肾小球肾炎、慢性肾功能不全、尿毒症期。③肾性高血压。④营养不良。

处理：下病危，EICU 签字，收治抢救，予以上氧、心电监护，头孢硫脒 1.0gbid 抗感染，兰索拉唑护胃，磷酸肌酸、丹参多酚酸盐护心，硝普钠降压，呋塞米利尿，昂丹司琼、甲氧氯普胺止呕，阿托品解痉止痛等，并完善相关检查。X 线检查：未见明显肠道积气、扩张表现。心电图：①窦性心律。②左室肥大、劳损。腹部 B 超：未见明显异常。实验室检查示血常规：WBC 11.6×10^9/L，N 78.15%，HGB 150 g/L，PLT 197×10^9/L；肾功能：BUN 17.6 mmol/L，CRE 991.0 μmol/L；电解质：K$^+$、Na$^+$、Mg^{2+} 均正常范围，Ca^{2+} 2.58 mmol/L；心肌酶：MB 555.2 μg/L，TNT 64.99 μg/L，BNP＞

3500 pg/mL；血气分析：pH 7.62，$PaCO_2$ 12 mmHg，PaO_2 140 mmHg，AB 12 mmol/L，SB 20 mmol/L，BE（B）6 mmol/L，BE（ecf）9 mmol/L，CO_2CP 17.6 mmol/L，AG 25.7 mmol/L（过度通气导致呼吸性碱中毒并代谢性酸中毒）；凝血功能：TT、APTT 正常范围，PT 14.8 秒，INR 1.23，D-二聚体 1.18 μg/mL。请外科及肾内科等科室会诊协助诊治，会诊意见：尿毒症性腹痛，积极处理尿毒症及控制血压抗感染等对症治疗。经家属签字同意后即予以血液透析治疗，次日患者自排尿 700 mL，腹痛稍缓解，但腹部仍然隐痛，以后又透析 2 次，腹痛缓解，呕吐停止，病情好转，BP 150/90 mmHg，P 84 次/min，R 21 次/min，体温正常，复查 BUN 12.4 μmol/L，GRE 573.0 μmol/L。继续前面的治疗。

结果：患者于 2012 年 9 月 7 日 15 时腹痛停止（治疗 5 天后）。复查肾功能：BUN 10.6 mmol/L，GRE 491.0 μmol/L；其余检测基本正常，病情好转稳定，并转肾病科继续治疗。

讨论

尿毒症是慢性肾衰竭的终末期一组临床表现，它不是一个独立的疾病，而是各种晚期肾脏病共有的一系列临床综合征。此时，患者肾脏损坏超过 90%，如果这时一直拖延而不采取替代治疗，那么毒素存留体内，对身体其他的脏器也会带来不可逆的损害，如心脏、消化系统、骨骼、血液、神经系统等。心包炎、消化道出血等是常见的严重并发症。而尿毒症腹痛临床不多见，常为其毒素刺激腹膜或其他器官组织所致。有学者称为尿毒症性腹膜炎，此种腹痛应与其他急腹症所致的腹痛相鉴别，因处理截然不同。

（1）急腹症的鉴别诊断：尿毒症性腹痛是尿毒症的少见并发症，无疑此病例应予重视，并应与下列疾病相鉴别。如急性胃肠炎、肠系膜淋巴结炎、阑尾炎、消化道穿孔、胆石症、胰腺炎、肠梗阻等。此外，还要与呼吸、心血管系统疾病所致的腹痛相鉴别，如急性肺炎、急性胸膜炎、急性心肌梗死和主动脉夹层等。这些疾病各有其特点，临床上仔细询问病史和检查多可鉴别。

本例是合并慢性肾脏疾病——尿毒症的年轻男性急腹症患者，从患者的症状体征及相关检查分析，局限的上腹部刀割样疼痛伴呕吐，无发热、呕血、腹泻，无尿，血常规稍高，腹部检查无异常，腹部平片和 B 超未见异常。此时与上述急腹症所致的腹痛没有可比性。通过临床上仔细询问病史和检查后即考虑为尿毒症性腹痛。

（2）尿毒症性腹痛的诊断和治疗：尿毒症性腹痛其机制一般认为是其毒素对腹膜的刺激，使腹膜的毛细血管通透性增高，腹膜对液体转运失衡，使腹肌产生痉挛，患者感绞痛或者刀割样疼痛。也有人称这种尿毒症性腹痛为尿毒症性腹膜炎。本病例通过仔细询问病史和检查后考虑为尿毒症性腹痛。治疗上主要以血液透析排除体内毒素为关键，加上抗感染、解痉、镇痛、镇静等对症支持治疗，患者症状可得以缓解，并不主张盲目剖腹探查。

值得注意的是尿毒症的处理应积极、仔细、综合考虑。

〔附〕**尿毒症急诊处理**

（1）尿毒症急诊治疗一般措施包括：①控制水的摄入，入水量少于出水量，必要时予利尿药。②血液透析超滤脱水治疗。③强心、扩血管等治疗。

（2）尿毒症代谢性酸中毒的处理：当血 pH＜7.2，CO_2CP＜13 mmol/L，有代谢性酸中毒的临床表现（食欲不振、呕吐、虚弱无力、呼吸深长等）时，处理措施：①5％碳酸氢钠溶液静脉滴注。②血液透析纠正酸碱平衡紊乱。毒素水平高，血肌酐≥707 μmol/L，尿素氮≥28.6 mmol/L，尿毒症症状明显时，需要急诊血液透析清除毒素。

（3）尿毒症高钾血症的处理：①钙剂对抗高钾血症对心肌的毒性，常用10％葡萄糖酸钙 10～20 mL 加入等量高渗葡萄糖，缓慢静脉注射，时间不少于5分钟。如注射5分钟后心律失常无改善或虽有效但很快又再发，可再次注射。②乳酸钠或碳酸氢钠可促进钾离子进入细胞内，拮抗钾对心脏的抑制，增加尿钾排出。③葡萄糖和胰岛素联合应用（4 g 葡萄糖：1U 胰岛素）可促进钾向细胞内转移。④口服或注射排钾利尿药（呋塞米、托拉塞米等）促进肾排钾。⑤口服阳离子交换树脂，促进钾从肠道排泄。⑥高钾血症非常严重（＞6.5 mmol/L），而上述处理效果不佳时可行血液透析治疗降低血钾。

（4）尿毒症心力衰竭肺水肿的处理：①半坐卧位，足下垂，吸氧，心电监护。②吸痰，保持呼吸道通畅。③控制入水量，成人每天 1500～2000 mL，低盐饮食。④呋塞米 20～40 mg 缓慢静脉注射。⑤去乙酰毛花苷 0.2～0.4 mg 缓慢静脉注射。⑥静脉滴注硝普钠 15～30 μg/min 可扩张小动脉和小静脉。⑦地塞米松 20～40 mg/d 或氢化可的松 400～800 mg/d 静脉注射，连续 2～3 天。

（5）尿毒症的其他并发症处理：如感染、心包炎、消化道出血等则按其各个不同病症对症处理。

体会

1. 本例为 23 岁的年轻人，因突发腹痛伴呕吐 1 天入院。注意到他患有

"慢性肾小球肾炎、慢性肾功能不全、尿毒症"，有长期血透治疗的病史，入院查肾功能示：尿素氮 17.6 mmol/L，肌酐 991.0 μmol/L，明显升高。故腹痛可能与尿毒症毒素有关，在排除其他急腹症所致的腹痛后考虑为尿毒症性腹痛。

2. 诊断明确后积极处理尿毒症（血透）及综合对症处理获得了较好疗效。并较顺利地转入肾病科继续治疗。

3. 头孢硫脒，为第一代头孢菌素，对肾功能有一定影响，但考虑到剂量不大，时间不长及抗菌效果，予以选用。此类患者应用有一定风险，宜尽量选择对肾功能无影响的药物如青霉素类等。

（颜世超　熊光仲）

三十一、腹痛、胆道手术后

——胆囊切除术后并发肠梗阻、心肌梗死

病历简介

患者男，76岁，间常腹痛40天，再发加重3天急诊入院。患者于40天前无明显诱因突发腹痛，呈间歇性绞痛，伴高热，体温最高38.5℃，就诊于某医院，以胆石症、急性胆管炎行胆囊切除、胆总管探查术，术后行2次T型管造影，但未拔管、带T型管出院，出院后患者仍有腹痛，并出现间断恶心，呕吐不适，呕吐为非血性胃内容物，20天前入住我院消化内科。予以补液等对症支持治疗后病情好转回当地医院继续治疗，行上消化道造影提示慢性胃炎，按胃肠功能不良治疗，予以拔除T型管，5天前病情好转出院，3天前患者腹痛加重，呈阵发性腹痛，口服"多潘立酮"等无效。病后无发热、腹泻。大便5天未解，因"腹痛、呕吐查因"再次急诊入院。

既往史：冠心病20年，曾发生心肌梗死1次（具体不详），慢性支气管炎20年。

入院体查：T 36.8℃，P 120次/min，R 19次/min，BP 125/75 mmHg，发育正常，营养欠佳，无力体型，轮椅推入病房，神清语利，查体合作。全身皮肤及黏膜未见明显黄染。浅表淋巴结未触及肿大。头、颈、胸部未见异常。腹部未见胃肠型及蠕动波，未见腹壁静脉怒张，切口愈合好；中上腹、右下腹轻度压痛，无反跳痛及肌紧张；叩诊鼓音，移动性浊音阴性，肠鸣音2次/min，肛诊直肠内空虚。考虑急性肠梗阻不排除急诊收入院。实验室检查示血常规：WBC 5.0×10^9/L，N 70%，HGB 138 g/L，PLT 146×10^9/L；肝功能：ALT 49 U/L，AST 28 U/L，ALB 29 g/L，TBIL 22.8 μmol/L，DBIL 8.7 μmol/L；心肌酶：LDH154 U/L，HBDH 222 U/L；空腹血糖 6.26 mmol/L；癌抗原19-9 43.67KU/L；癌胚抗原8.3 μg/L；HBSAg（一），尿常规正常。X线检查：两肺纹理模糊紊乱，右侧肺尖多发斑点状硬结及纤维条索。心影呈现主动脉型，心尖向左下延伸，心胸比增大。主动脉弓可见弧形钙化。右侧脐区及下腹部可见数个液平面，小肠及结肠内大量充气。外科给予胃

肠减压、输液、肛管排气等非手术治疗3天，腹胀、腹痛始终无明显缓解，反而加重。心电图：偶发室性、室上性早搏，间壁心肌梗死，完全性右束支传导阻滞。

入院诊断：①胆囊切除术后胃肠功能紊乱（不完全肠梗阻待除外）。②冠状动脉硬化性心脏病。③陈旧性心肌梗死。④室性早搏。⑤完全性右束支传导阻滞。⑥肺部感染。

处理：予以心电监护，吸氧，禁食，补液，护心、胃，选用头孢他啶、甲硝唑等抗感染处理、观察。并再行进一步检查和会诊。心脏超声：左房增大，前间隔中间段及心尖部全部4个节段运动明显减低，近乎消失。余未见明确节段性室壁运动异常，主动脉内径不增宽，主搏波波幅减低，重搏波消失，各瓣膜不增厚，弹性好，启闭活动自如。二尖瓣前向血流为单峰。检测 TnT 0.35 $\mu g/L$ 升高。腹部B超：肝脏体积增大，形态饱满，左叶内可探及多个低回声，较大者约 3.7 cm×2.9 cm，肝实质回声增高，血管纹理不清晰；肝门部可探及 2.3 cm×1.2 cm 肿大淋巴结；左肾内可探及直径2.2 cm无回声区；剑突下偏左可探及 3.8 cm×2.7 cm 低回声团块，包块与肝左叶、胃、胰腺无关，可能来源于横结肠；腹腔可探及游离液性暗区。CT：肝脏下缘水平横结肠部位有软组织肿块，3 cm×2.8 cm，CT值35 HU，肿块以远结肠未见气体；小肠广泛扩张，多个液平。肝脏多发性囊肿、左肾囊肿。双侧胸腔积液。因患者腹痛、腹胀明显加重，并出现水、电解质紊乱。会诊考虑：冠心病、陈旧性心肌梗死、非ST段抬高型急性心肌梗死，肠梗阻。因急性心肌梗死而行非手术治疗8天后，再化验 TnT<0.05 $\mu g/L$，略有好转。经心内科、ICU、麻醉科、外科等多科再会诊后认为肠梗阻非手术治疗无效，有可能进一步发生闭襻性绞窄性肠梗阻，具有手术指征；但又患非ST段抬高型急性心肌梗死，属于手术禁忌证，手术风险很大。权衡利弊，并征得患者及家属同意后，在心电监护、全麻下急诊行简单的盲肠造瘘术。术中见腹腔内有浅黄色中等量腹腔积液，肠管高度扩张，充血水肿，尚未发生坏疽，行开放式盲肠造口，手术顺利。术后入重症监护室，当天 TnT<0.05 $\mu g/L$，TnI 0.01 $\mu g/L$，MYO 78.9 $\mu g/L$，CK-MB 1.7 $\mu g/L$。1天后脱离呼吸机，心脏功能改善（TnI 0.26 $\mu g/L$，MYO 23.7 $\mu g/L$，CK-MB 1.7 $\mu g/L$，TnT 0.76 $\mu g/L$）。随后发生了肺部细菌及真菌感染、盲肠造口处感染、低蛋白血症等，积极治疗后好转，恢复半流质饮食。但仍发热，体温38℃左右，继续行抗感染、护心等治疗。

结果：术后第 15 天患者突然出现呼吸心搏骤停，抢救无效死亡。

讨论

1. 胆结石与结肠癌的关系。有人认为，胆囊切除术后可能容易发生结肠癌，不过病程较长，发生率也不高。但在临床实践中，胆结石与结肠癌同时或差不多先后发现者并不少见，究竟两种疾病之间有无因果关系，还是这两种疾病具有共同的发病基础，还有待进一步探讨。

2. 本病例癌抗原 19-9 等肿瘤相关检查指标稍微偏高。一般来说，良性肿瘤、炎症和退行性疾病，如结肠息肉、溃疡性结肠炎、胰腺炎和酒精性肝硬化患者 CEA 也有部分升高；但远远低于恶性肿瘤。一般小于 20 μg/L，如 CEA 超过 20 μg/L 时往往提示有消化道肿瘤，本病例不支持。

3. 对于临床所遇到的胆结石患者或结肠癌患者应全面检查，特别注意有无另一种疾病存在，以避免漏诊。目前胆囊切除术在各级医院都很常见，无论是腹腔镜还是开腹胆囊切除手术时，都应该常规探查结肠（起码是肝区结肠与横结肠）、胃等邻近的器官有无肿瘤或其他异常，而不应只追求手术速度与"微创"。否则在一种手术后不长时间，又得承受二次手术之痛，甚至会像本例一样失去治愈机会。

4. 急性心肌梗死与急诊手术的关系。一般来讲，急性心肌梗死是手术禁忌证，陈旧性心肌梗死最好也在半年后再考虑做手术。但像本例一样急性心肌梗死伴有外科急腹症，是一个严重的挑战。遇到这种情况时，必须强调多学科合作，全面、审慎地评价全身状况，特别是心脏疾病与外科急诊的情况，做出恰当的评估和明智的选择，既能让患者受益，也能在意外情况发生时从容应对，最大限度地降低并发症与病死率。

体会

1. 本例为 76 岁的老年患者，因突发腹痛伴高热，以胆石症、急性胆管囊切除、胆总管探查术，手术适应证是适当的。但术后第 37 天出现间断性恶心，呕吐非血性胃内容物，食欲下降，当时按照"功能性疾病"给予对症治疗。46 天后复查，进行上消化道造影，结果"未见异常"，继续对症治疗。患者首次住院胆结石是否与结肠肿瘤同时存在，尚不明了。

2. 本例第 1 次胆囊切除术后，先后在 2 家医院，4 个科室就诊，多考虑为功能性疾病或术后肠粘连，但 3 个月后病情加重，这提示医务人员应重视主诉，首先将症状与手术联系起来分析，是否有手术后并发症的可能。如症状持续存在，必须进行仔细、全面检查，准确做出诊断与鉴别诊断，以免漏诊、误诊。

　　3. 患者手术后半月，恢复尚可，但由于并发肺部感染——真菌性肺炎，最终死亡可能与此有关，但也不排除心血管等疾病使然，或患者的综合病因所致尚不清楚，有待进一步确定。

（颜世超　熊光仲）

三十二、腹痛、全身酸痛 20 余天，脱发 14 天

——铊中毒，垂体腺瘤并低钠血症

病历简介

患者男，53 岁，因腹痛、全身酸痛 20 余天，脱发 14 天入我院急诊科。患者于 20 余天前因与人共进晚餐后出现腹痛、停止排大便，即到当地医院治疗。入院体查：血压 158/100 mmHg，心率 120 次/min，心肺部无异常，腹软，轻压痛，无反跳痛，肠鸣音减弱。血常规、肝肾功能未见明显异常，电解质示中度低钠血症。立位腹平片示：升、横结肠多个液气平面，诊断为"不完全性肠梗阻"，予以灌肠及导泻治疗后可正常排便出院。回家后，患者出现明显脱发症状，且全身肌肉酸痛难忍，再次返回医院后，予以补查心脏彩超、甲胎蛋白、癌胚抗原、胃镜、结肠镜检、腹部 CT 等仍未能明确诊断。患者遂至我院门诊就诊，因一时未明确诊断，即收住急诊疑难病诊治病房治疗。患病后感乏力，但无畏寒发热、咳嗽，纳差，大小便可。

既往史：既往体健，抽烟，每天半包左右，嚼槟榔多年。

入院体查：T 36.7℃，R 20 次/min，P 117 次/min，BP 130/90 mmHg，神清合作，精神差，皮肤黏膜无黄染及出血点。浅表淋巴结不大，脱发，右枕部明显（图 2-32-1）。气管居中，甲状腺不大。胸部外观无异常，双肺呼吸音清，心率 117 次/min，律齐，无杂音。腹平软，肝脾肋下未触及，全腹部轻压痛，无反跳痛，肠鸣音正常。双侧大腿肌肉有压痛，四肢肌力Ⅳ级，病理征阴性。实验室检查示血常规：WBC 10.5×10^9/L，N 78.5%，RBC 4.27×10^{12}/L，HGB 129 g/L，PLT 197×10^9/L；电解质：Na^+ 123 mmol/L，余正常；肝功能：AST 139.0 U/L，余正常；尿常规、大便常规、肾功能、HIV、梅毒、肝炎全套正常。胸片、心脏彩超、胃镜、结肠镜均正常。

诊断：腹痛、脱发查因——低钠血症，重金属中毒，垂体瘤？

处理：予以纠正水电解质紊乱、补钠等对症处理。并再行相关检查：三大常规、肾功能、肌酶、PCT、CRP、甲状腺功能正常。肝功能：谷丙转氨酶 114.8 U/L，血沉 28 mm/h。免疫蛋白电泳：α_1 球蛋白（电泳）1.65，余正

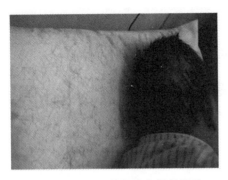

图 2-32-1　右枕部头发部分脱落

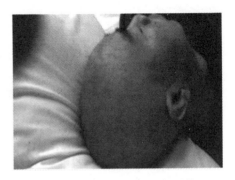

图 2-32-2　头发已全部脱落

常，免疫全套：免疫球蛋白 IgE 5050.00 ng/mL，余正常，性激素全套：雌二醇<0.04 mmol/L，皮质醇节律、ACTH 节律正常；24 小时尿电解质：正常。ENA14 项、血管炎三项、ANA 三滴度、自免肝、病毒全套、C12 均正常。重金属：尿汞、发砷、血铅均正常。住院期，患者头发已全脱，似秃头（图 2-32-2）。为明确诊断又行垂体 MRI 及胸腹部 CT 检查。垂体 MRI 示：垂体强化信号不均匀，垂体腺瘤或其他病变（包括不典型炎症）可能（图 2-32-3）。肌电图：上、下肢周围神经源性损害早期电生理改变（可疑根性脱髓鞘损害）。胸腹部 CT：①双下肺少许纤维增殖灶。②双侧胸膜增厚。③双肾多发囊肿。④提示脂肪肝。

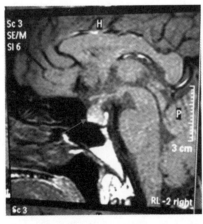

图 2-32-3　垂体 MRI 示垂体强化信号不均匀，垂体腺瘤或其他病变（包括不典型炎症）可能

经全院大会诊（消化内科、风湿免疫科、内分泌科、神经内科、神经外科、放射科）多科专家讨论，认为患者的症状不具有器质性疾病的特征，同意急诊科"重金属中毒"的考虑，尤其注意"铊中毒"不排除。经联系铊检测，结果患者尿铊高达 4677.0 $\mu g/L$，血铊 312.1 $\mu g/L$（图 2 - 32 - 4），最后确诊为"铊中毒"，垂体腺瘤并低钠血症。

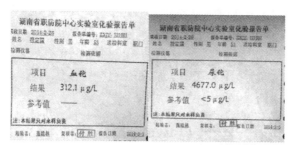

图 2 - 32 - 4　血、尿铊检测化验报告

结果：经纠正低钠等对症治疗后一般情况好转，再次全院会诊，决定将患者转诊至湖南省职业病防治医院进一步治疗，并建议定期复查。

讨论

铊中毒临床罕见，早期表现不典型，且多数患者铊接触时间及途径较为隐匿，误诊率较高。铊是一种金属元素，为世界卫生组织重点限制的危险物质之一，其对成人最小致死剂量为 10～12 mg/kg，对儿童最小致死剂量为 2～10 mg/kg。

铊中毒典型症状是胃肠道、神经系统症状和脱发。本例患者开始症状为腹痛，未排大便，全身酸痛。检查发现低钠及"不完全性肠梗阻"病症，并经灌肠及导泻治疗后好转出院。据此患者腹痛符合铊中毒早期胃肠道症状。

尽管"不完全性肠梗阻"解除了，但患者仍有腹痛、全身酸痛。一般铊中毒神经系统症状通常出现在铊中毒 2～5 天后，最早出现双下肢酸麻、蚁走感及足趾、足跟痛，逐渐加剧并向上进展，还可出现指（趾）端麻木伴烧灼样剧痛，患者对痛觉极度敏感，此症状称为"烧灼足综合征"。铊中毒还会影响视神经，导致球后视神经炎、视神经萎缩以及黄斑区光反射消失，造成眼肌麻痹，出现上眼睑下垂。本例患者虽然没有上述典型的神经系统症状，但患者始终存在腹痛、全身酸痛，双侧大腿肌肉有压痛，四肢肌力Ⅳ级。这可能与铊毒损害了腹腔、肢体神经有关，特别是与腹腔自主神经、周围末梢神经有关。肌电图检查亦显示上、下肢周围神经源性损害早期电生理改变（可疑根性脱髓鞘损害），从而证实了铊毒有对周围神经损害的作用。

脱发一般于铊中毒后 10～14 天发生，严重者胡须、腋毛、阴毛均可能脱落，但内侧 1/3 眉毛常不受累。本例患者脱发大约在发病后 14 天，与文献报道一致，并随着时间推移，住院一个多月后患者头发已脱光了，这可能与铊毒严重有关。此外，铊中毒后第 3～4 周，指（趾）甲变脆，根部出现宽度 2～3 mm 的白色横纹，即米氏纹，其为急性铊中毒的特征性表现。本例患者在我院时未见此征象，或许是转院后出现，未见到。

总之，铊中毒后胃肠道、神经系统症状和脱发的三大典型症状本例患者都呈现了，但该病确诊还需依赖血及尿铊的检测。其治疗特效解毒剂为"普鲁士蓝"。

另外，本例患者自发病后感乏力，检测见低钠（且较长时间才纠正）、雌二醇＜0.04 nmol/L，MRI 示：垂体微腺瘤或其他病变（包括不典型炎症）可能。故患者上述症状表现不排除与垂体病变有关。是否为导致内分泌、电解质轻度紊乱待查，因此，建议患者定期复查实有必要。

体会

1. 本例患者因某天与人共进晚餐后出现腹痛、停止排大便，后来出现全身酸痛、脱发，经检查最后确诊为铊中毒，实属不容易。

2. 铊中毒的典型表现为胃肠道、神经系统症状和脱发三大主症。而确诊需要行血及尿铊的检测，确诊后治疗要到专科医院。

3. 本例患者自发病后感乏力，检测见低钠，雌二醇＜0.04 nmol/L，MRI 示：垂体微腺瘤或其他病变（包括不典型炎症）可能。患者内分泌、电解质轻度紊乱不排除与垂体病变有关。建议患者定期复查，体现了医师认真负责的精神和科学态度。

4. 患者铊中毒的原因不清，排除人为因素外，必要时建议有关部门行流行病学调查，对预防有帮助。

（张宏亮　向旭东）

三十三、腹痛、腹胀
——急性重症胰腺炎合并肺部感染

病历简介

患者女，76 岁，因腹痛、腹胀 4 天入院。4 天前无明显诱因出现上腹部疼痛，腹胀，伴恶心，胸闷。立即在当地医院急诊住院，肺部及腹部 X 线、CT：①双肺感染，双侧胸腔积液（图 2 - 33 - 1，图 2 - 33 - 2），建议治疗后复查。②肝内外胆管扩张、胆总管扩张，提示胆总管末端梗阻。③胰腺炎（图 2 - 33 - 3）。诊断为：①胰腺炎。②肺部感染、胸腔积液。③胆总管末端梗阻：胆总管结石？予抗感染、抑酸、抑酶、降压、降血糖等对症治疗，症状无明显缓解，遂来我院治疗。起病以来，患者口渴，多饮，尿少，精神欠佳，大便未解。

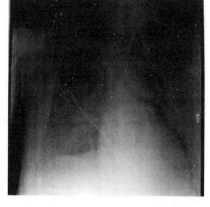

图 2 - 33 - 1　胸片示双肺渗出性病变，肋膈角模糊不清，提示肺部感染，胸腔积液不排除

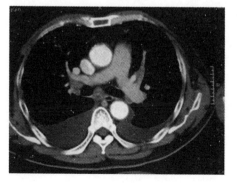

图 2 - 33 - 2　CT 示双肺感染，并双侧胸腔积液

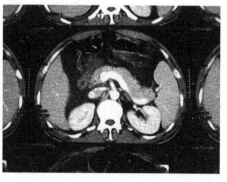

图 2 - 33 - 3　CT 示胰腺充血、水肿，提示急性胰腺炎

既往史：高血压、冠心病、糖尿病病史 10 年，17 年前因胆石症行胆囊切除。

入院体查：T 37.2℃，P 114 次/min，R 22 次/min，BP 203/94 mmHg。双肺呼吸音粗，可闻及少量细湿啰音，腹部平软，未见腹壁静脉曲张，无胃肠型及蠕动波，全腹轻压痛，无腹肌紧张及反跳痛。实验室检查：入院前 2 天外院尿淀粉酶 1675 U/L，血淀粉酶 442 U/L。入院血常规示：WBC 14.9×10^9/L，N 90.30%，RBC 4.05×10^{12}/L，HGB 117 g/L，PLT 194×10^9/L；凝血功能：抗凝血酶Ⅲ活性测定 67.1%，PT 16.0 秒，INR 1.35，FIB 4.64 g/L，APTT 48.0 秒，D-二聚体 5.65 μg/mL，FDP 22.2 μg/mL；a-HDH 428.5 U/L；血胰淀粉酶 48.9 U/L；肝功能：ALB 24.4 g/L，TBIL 18.1 μmol/L，DBIL 10.9 μmol/L；LDH 566.7 U/L；肾功能：BUN 6.40 mmol/L，CRE 70.4 μmol/L；随机血糖 11.7 mmol/L；电解质：Na^+ 138.0 mmol/L，K^+ 3.80 mmol/L。

入院诊断：①急性重症胰腺炎。②肺部感染、胸腔积液。③胆总管末端梗阻：胆总管结石？④冠心病。⑤原发性高血压 3 级，极高危组。⑥2 型糖尿病。

处理：即予输氧，心电监护，禁食等一般处理。应用美罗培南控制感染，兰索拉唑抑酸，生长抑素抑酶及硫酸镁舒张 Oddis 括约肌，前列地尔改善微循环，硝普钠降压，减少心肌耗氧量，胰岛素控制血糖及营养支持，维持电解质平衡等对症综合治疗。3 天后患者腹痛缓解，肛门排气排便。复查血胰淀粉酶：45.9 U/L，K 2.9 mmol/L，予以补钾及减少"生长抑素"的用量，余继续前治疗。并查腹部 B 超：脂肪肝声像，胆囊切除术后，胰腺肠气干扰，显示不清。胸片：①左下肺片状影，考虑为感染？不除外重叠伪影。②右下肺纤维病变。治疗 15 天后患者病情好转，不发热，BP 145/90 mmHg，P 86 次/min，R 20 次/min，肺部可闻少许湿啰音，腹部无压痛。复查肺部及腹部 CT：①支气管疾患，双肺感染较前减轻，双侧胸腔少量积液。②考虑胆总管结石、肝内外胆管扩张。停用降压药等，继行抗感染、利胆等治疗。

结果：腹痛及腹胀感较前明显好转，病情平稳，19 天后患者家属要求出院回当地继续治疗。

讨论

一般来说，胰腺炎的发病早期常以突起腹痛为首发症状，而且疼痛剧烈，伴或不伴相关诱因及体征。老年人的最大特点是临床症状的不典型性，此时血、尿淀粉酶的测定是主要手段以及最快速方便的检查。患者入院前检查尿淀粉酶 1675 U/L，超过正常上限 3 倍，已有诊断价值，同时进一步查腹部 CT 增加诊断筹码。此前同时应与心绞痛、急性心肌梗死、胃十二指肠穿孔、急性胆囊炎、急性肠梗阻、肠系膜血管栓塞、肺炎等进行鉴别诊断。此患者入院前已在当地医院行相关检查明确胰腺炎诊断，治疗相对有据。

但本病例患者处理并非简单，因该患者年老体弱，基础疾病比较多，如高血压、冠心病、糖尿病，长期用药，已成药物疾病体质；此又合并急性肺部感染肺炎，故治疗有一定难度。尽管如此，我们本着"急则治其标，缓则治其本"的原则予以治疗。即在积极治疗急性胰腺炎、肺炎的基础上，不忽视基础疾病的处理；如选用前列地尔改善微循环，硝普钠降压，减少心肌耗氧量，胰岛素控制血糖及营养支持治疗。17 天后复查血常规等基本正常，CT：①支气管疾患，双肺感染较前减轻，双侧胸腔少量积液。②考虑胆总管结石、肝内外胆管扩张。由此可见，老年人胰腺炎多与胆石症有关，胆源性胰腺炎治疗时消炎利胆是关键，本病例治疗胰腺炎时也是遵照这一原则，故急性胰腺炎消退好转比较快，19 天后，患者病情明显好转、稳定，复查血常规等基本正常，患者家属要求出院，并同意签字回当地继续治疗。

体会

1. 急性胰腺炎是内外科常见急症之一，发病急，进展快，病死率高，特别是老年人的身体功能衰退，心肺功能减弱，应激能力弱等方面的改变。

2. 早期发现与诊断显得尤为重要，特别是有胆道相关疾病的患者更应提高警惕，老年人发病"胆源性胰腺炎"居多，一旦早期诊断成立，早期对胰腺炎的治疗以保守治疗为主，避免早期手术，制定准确、及时、有效的治疗方案，是降低胰腺炎的并发症率及病死率的关键。

3. 老年患者基础疾病多，应遵照"急则治其标，缓则治其本"的原则予以治疗。在处理急性疾病时，同时不忽视基础疾病的处理。

（汤周琦　熊光仲）

三十四、突发腹痛、呕吐4小时

——主动脉夹层穿孔破裂，动脉粥样硬化

病历简介

患者男，44岁，因突然腹痛、恶心、呕吐4小时急诊入院。患者4小时前突然腹痛，呈持续疼痛，放射至后背部，伴恶心、呕吐，呕吐物以食物残渣等胃液为主，量大约200 mL，未见血及蛔虫，无畏寒、发热及腹泻。自服止痛药无效（药物不详）即来我院急诊科就医。

既往史： 高血压多年，间常口服降压药物等，吸烟，余具体不详，否认胃病、心脏病病史。

入院体查： T 37.2℃，P 68次/min，R 20次/min，BP 155/92 mmHg。神清合作，痛苦表情，皮肤巩膜无黄染，全身浅表淋巴结未扪及，双下肺呼吸音可，未闻干湿啰音及胸膜摩擦音。心界无明显扩大，心音可，心率86次/min，律齐，各瓣膜区未闻及病理性杂音。腹软，未见腹壁静脉曲张，上腹压痛，无反跳痛，Murphy征（一），肝、脾肋下未触及，腹腔积液征（一），肠鸣音弱，双肾区无叩击痛，双下肢无水肿。实验室检查：血常规示 WBC $11.3×10^9$/L，N 78%，HGB 117 g/L，PLT $160×10^9$/L；K^+ 3.37 mmol/L，Na^+ 132.5 mmol/L，Cl^- 102.8 mmol/L；尿常规：尿隐血（＋）、蛋尿白（＋）；尿淀粉酶275 U/L；血淀粉酶两次均正常；间接Coomb试验、直接Coomb试验均阴性；肝功能ALT 49 U/L，AST 68 U/L，ALB 30.5 g/L，TBIL 32.2 μmol/L，DBIL 2.5 μmol/L；肾功能正常。B超：胆总管内平行光带声影，考虑胆道蛔虫可能性大。

入院诊断： 腹痛查因，胆道蛔虫并感染。

处理： 禁食，心电监护；予以头孢他啶抗感染，山莨菪碱及33%硫酸镁溶液解痉，止痛治疗，并严密观察腹部情况，拟待病情好转稳定后行进一步检查。经过上述治疗5小时后，患者病情好转，腹痛缓解，准备休息后带药物出院回家治疗。1小时后患者突然再次出现剧痛并尖叫，随后即呼之不应。查血压下降至90/50 mmHg，脉搏110次/min，呼吸30次/min。双肺未闻及干湿

啰音，心音弱，心率 110 次/min，律齐。上腹稍膨隆，未扪及包块，压痛、反跳痛不明显，肠鸣音弱。立即行抗休克治疗，并查血常规、血气分析、电解质及床旁胸片检查，血常规：WBC 12.1×10^9/L，N 79％，HGB 89 g/L，电解质：K^+ 4.58 mmol/L，Na^+ 139.7 mmol/L；血气分析：pH 7.36，PaO_2 78.3 mmHg，$PaCO_2$ 30.00 mmHg，HCO_3^- 33.00 mmol/L，BE 5.00 mmol/L。待检查结果出来时患者心率 56 次/min，呼吸 12 次/min，发绀。心电图：T 波倒置。胸片示纵隔增宽，心脏扩大（图 2-34-1）。立即行气管内插管呼吸机辅助呼吸，加大升压药物及输血等抢救治疗。即请全院会诊考虑：出血性休克、呼吸性碱中毒、纵隔增宽，心脏扩大查因，不排除消化道出血、过度通气、冠心病心绞痛。心电图不支持心肌梗死，建议积极抗休克等对症处理。经输血、药物升压等抗休克治疗，血压仍下降至 70/40 mmHg，2 小时后患者

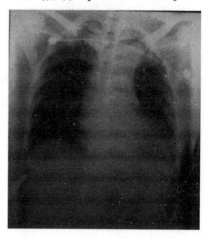

图 2-34-1　胸片示纵隔增宽，心脏扩大

呼吸心跳停止，瞳孔扩大，血压检测不到，经 15 个多小时积极抢救无效死亡。

　　结果：抢救无效死亡。尸体解剖报告：主动脉夹层穿孔破裂，升主动脉至主动脉弓部，降主动脉左锁骨下动脉开口远端处动脉粥样硬化夹层穿孔破裂（图 2-34-2、图 2-34-3、图 2-34-4）。

讨论

　　主动脉夹层（aortic dissection，AD），过去称为主动脉夹层动脉瘤（aortic dissection aneurysm）。随着研究不断深入，发现动脉夹层并非夹层动脉瘤，而是动脉中层坏死后撕裂、分离致真假腔形成，或其内血肿形成，故现在改称为主动脉夹层血肿（aortic dissection hematoma）或主动脉夹层分离，简称主动脉夹层。

　　主动脉夹层的病因至今不明，80％以上的患者有高血压病史，妊娠也易发生，其原因不明，可能与妊娠期内分泌变化导致动脉血管结构改变而易撕裂有关。马方综合征易发生可能与遗传因素致血管改变有关。湘雅二医院急诊科统

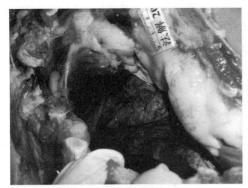

图2-34-2　主动脉夹层破裂出血溢满胸腔

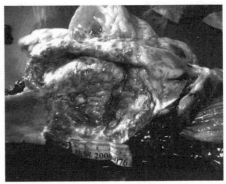

图2-34-3　主动脉夹层动脉粥样硬化斑块

计分析784例主动脉夹层病例中,有高血压病史者678例(88.9%),先天性心脏病主动脉狭窄36例(4.5%),糖尿病27例(3.4%),孕妇14例(1.8%),马方综合征7例(0.8%)。由此可见,高血压、动脉粥样硬化是导致主动脉夹层发生的主要原因。

主动脉夹层发生部位常见为升主动脉,其次为降主动脉至向远端延伸者,可能与升主动脉受压力冲击大而主动脉弓至远端冲击小病变少且渐轻有关,故

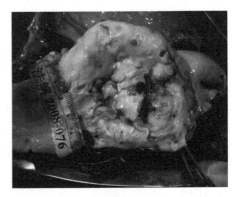

图2-34-4　升主动脉夹层动脉粥样硬化穿孔破裂处(血管钳示)

病变易从根部向远处扩延,最远可达髂动脉及股动脉,亦可累及主动脉各分支,如无名动脉(头臂干动脉)、锁骨下动脉、腹腔动脉、肾动脉等。冠状动脉一般受累少,故临床症状、体征多变、复杂,极易造成误诊、漏诊。

由于主动脉夹层临床表现急危、凶险、复杂,症状体征各异,常给临床诊断带来困难。有资料报道,首发症状以疼痛(胸痛)为主的占78.6%,急腹症/消化道症状占7.3%,胸闷气促/休克占5.3%,头昏/眩晕占3.6%,意识障碍/运动障碍占2.7%,其他占2.3%。本院早期误诊、漏诊21例(0.27%),主要与当时缺乏CT、MRI等检测手段及认识不足有关,其中1例

误诊为胆囊炎胆道蛔虫病,经抢救无效死亡;1 例误诊为肠梗阻而行开腹手术,术中发现为降主动脉下延性主动脉夹层;1 例脑梗死、昏迷、瘫痪,最后经 MRA 确诊锁骨下动脉夹层,因病情危重、复杂,经抢救无效死亡。

由此可见,主动脉夹层发生的部位与夹层严重程度密切相关,故不同部位临床表现也各异,因此临床接诊时要特别仔细辨别,严防误诊和漏诊。初诊时,检查血压、胸片、心电图和 B 超甚为重要,特别是胸片和 B 超检查,一旦发现可疑征象,如纵隔增宽,心脏扩大,即需行 CTA 或 MRI 动脉造影检查,以便尽早确诊,尽早处理及手术或介入治疗,以防止误诊、漏诊。

本病例患者以腹痛为首发症状,并伴有恶心、呕吐,临床常认为是急腹症的表现,加上 B 超检查显示:胆总管内平行光带声影,考虑胆道蛔虫可能性大。结合血常规白细胞轻度升高,故临床医师考虑为"胆道蛔虫并感染"之可能性也不无道理,且按此诊断处理临床获得了一时效果。患者腹痛缓解,在准备带药物出院回家治疗的休息中,患者突然剧痛并随之昏迷、休克,并经积极抢救无效最后死亡。如若不是尸体解剖发现是升主动脉粥样硬化主动脉夹层穿孔破裂,临床是很难解释和确诊为主动脉夹层的。因在尸体解剖前曾经考虑过是否为急性心肌梗死、急性重症胰腺炎、胆囊炎胆结石、急性肺栓塞/梗死、急性脑血管意外等致死性疾病,最终是尸体解剖揭开了临床医学的层层雾霾。本病例按 Stanford 分型为 A 型,由于此型极容易与急腹症胰腺炎、胆囊炎、胆道蛔虫混淆,故诊治时应加注意。因此,我们建议并主张对诊断困难、特别是死亡原因不明的病例要积极开展尸体解剖,但遗憾的是,尸体解剖在我国因受到各种原因的制约很难大幅度开展,这对医学的发展是很不利的。本病例经积极抢救无效死亡,并获尸检报告"主动脉夹层破裂"实属不易,为今后临床诊断此类疾病提供了科学依据和极有价值的医学参考。

体会

1. 腹痛、呕吐,有高血压病史者,在排除冠心病心绞痛、心肌梗死、妊娠期高血压、肠梗阻急性重型胰腺炎、胆囊炎、急性肺栓塞/梗死、急性脑血管意外等致死性疾病后,应考虑是否为主动脉夹层,并应做相关检查。

2. 胸片、B 超心血管检查为非常重要的初查,特别是发现可疑征象时,如纵隔增宽、心脏扩大,应立即行 CTA 或 MRI 动脉造影检查,以便尽快确诊,及时处理。

3. 本病例初查 B 超示胆道蛔虫可能性大，并按此治疗获一时效果，这可能与补液、止痛、降压有关，因这一疗法正好与主动脉夹层的保守治疗相同，而心血管 B 超检查具有重要的鉴别意义。

4. 本病例经积极抢救无效死亡，并行尸检，报告"升主动脉夹层动脉粥样硬化，穿孔破裂"，获尸检实属不易，为今后临床诊断此类疾病提供了科学依据和富有价值的参考。

（蔡羽中　熊光仲）

三十五、腹痛 2 小时

——孤立性肠系膜上动脉夹层

病历简介

患者男，42 岁，因腹痛 2 小时于 2012 年 8 月 18 日 18 时急诊步行入院。患者于 2 小时前无明显诱因出现左上腹疼痛，呈隐胀痛性质，无背痛及胸痛，无呕吐及腹泻，无发热等。

既往史：有血压偏高史，未规则服药，无药物过敏史。

入院体查：T 36.5℃，P 78 次/min，R 16 次/min，BP（右）150/100 mmHg，（左）150/90 mmHg。神清合作，唇红，颈软。双肺呼吸音清，心率 78 次/min，律齐，无杂音。腹平软，左上腹压痛，无反跳痛，肠鸣音 4 次/min。双下肢无水肿，四肢脊柱无畸形。实验室检查：血常规正常；心电图正常；B 超示脂肪肝。

诊断：①腹痛查因：急性胰腺炎？急性肠炎？急性冠脉综合征？②原发性高血压 2 级、高危组。

处理：立即予间苯三酚解痉对症支持治疗，患者症状无明显缓解。进一步检查淀粉酶结果回报正常。胸部及全腹部 CT 平扫加增强：肠系膜上动脉（主干及回结肠起始端）夹层（图 2-35-1）。即诊断：①孤立性肠系膜上动脉夹层（ISMAD）。②原发性高血压 2 级、极高危组。予以硝普钠控制血压，美托洛尔控制心率，氯吡格雷片抗血小板聚集，低分子肝素抗凝及对症支持治疗。

结果：检查明确诊断经降压治疗后患者症状缓解，建议其手术治疗，患者及家属要求保守治疗，予以加用口服降压药及降脂药治疗 1 周，病情好转出院。

讨论

孤立性肠系膜上动脉夹层（ISMAD），属于肠系膜血管栓塞类疾病。1947 年 Bauersfeld 首次对本病进行了描述；有文献报道尸检本病的检出率约 0.06%。ISMAD 的发生原因和机制尚不十分清楚，目前认为其相关危险因素

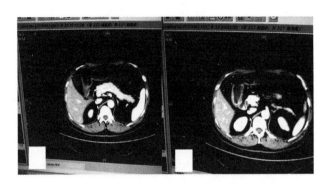

图 2-35-1　CT 示肠系膜上动脉（主干及回结肠起始端）夹层

包括高血压、动脉粥样硬化、心肌梗死、心房纤颤、肌纤维发育不良、动脉囊性中膜坏死、创伤、结缔组织疾病、自身免疫疾病、血管炎、高安病、巨细胞动脉炎、结节性多发性动脉炎、肿瘤等。发病机制可能类似主动脉夹层：发生于主动脉内膜和中层撕裂，主动脉腔内血液经内膜破口进入病变中层，将中层分离形成夹层并形成一个假腔，假腔进一步扩张，使内膜片突向真腔，最终导致主动脉真腔受压变窄或塌陷。

ISMAD 主要症状是急性突发上腹部或左上腹的剧烈疼痛，腹痛症状与动脉夹层形成后假腔导致真腔狭窄或继发血栓引起肠道缺血痉挛、动脉瘤破裂导致腹腔内出血有关。另外动脉夹层撕裂以及因此产生的炎性反应对肠系膜上动脉周围内脏神经丛的刺激也会使患者出现腹痛症状。有的早期就出现腹胀、恶心、呕吐、脱水等类似肠系膜血栓形成症状或肠梗阻样表现。部分患者可出现典型的 Bergan 三联征：剧烈腹痛而无相应体征；患有器质性心脏病或心房纤颤、动脉瘤等心血管疾病；胃肠道排空症状（恶心、呕吐、腹泻等）。不论何症状体征，当最终发生肠管缺血坏死后，均会出现局部或广泛的腹膜炎体征，特别是一旦发生肠坏死，则预后不良，死亡率可高达 60%～80%。究其原因，主要是早期诊断困难，因临床症状体征多种多样，故临床上有很多急性肠系膜血管缺血性疾病患者，常在手术治疗探查或死亡前才被确诊，而诊断不明和治疗延误则是该疾病死亡率高的主要原因。目前，影像学检查的进步为该类疾病的诊断提供了极其重要的帮助。

ISMAD 影像学诊断：近年来随着 CT 影像技术的发展，ISMAD 的文献报道数量逐年增多，典型 CT 表现是在动脉期发现肠系膜上动脉内充盈缺损影，在横断位上呈低密度月牙形改变，真腔与假腔之间见弧形内膜瓣影，有时可见横行分支中较长的条形低密度影；采用容积再现（VR），曲面重建（CPR），多平面重建（MPR）和最大密度投影（MIP），CT 仿真内镜成像等技术后处理重建显示更清楚。CT 血管成像有助于立体地观察夹层范围、真假腔之间的关系，有助于制定治疗方案。

ISMAD 的治疗策略：ISMAD 的治疗措施包括观察与保守治疗、手术治疗和介入血管腔内治疗。保守治疗措施包括禁食、肠外营养支持、镇痛、控制血压和心率以及抗凝抗血小板治疗，定期影像学随访等。保守治疗约有 70％的成功率，而近 30％的患者因保守治疗后症状不缓解或夹层病变进展而需要手术或介入血管腔内治疗干预。夹层假腔的进行性扩大可导致真腔狭窄闭塞，继而出现肠道缺血；或者形成假性动脉瘤发生破裂，这两种类型应采取手术或介入治疗。外科手术主要针对急性期动脉瘤破裂出血和（或）肠管缺血坏死，方法包括动脉瘤切除联合肠系膜上动脉重建术、主动脉-肠系膜上动脉搭桥术、动脉瘤内膜切除术联合血管修复补片成形术、单纯肠切除术、胃网膜动脉-肠系膜上动脉搭桥术以及取栓术等。腔内介入治疗目的在于隔绝假腔、修复血管壁和保持真腔通畅。剥离的内膜片位置相对固定、短段夹层是放置肠系膜上动脉支架的理想解剖特征。

体会

该疾病属于肠系膜血管栓塞类疾病，起病初期诊断很困难，血液学检查无特异性。临床上出现与体征不相符的剧烈腹痛，存在肠缺血性疾病时应考虑到该疾病可能。腹部增强 CT 是诊断该疾病的首选方法（B 超、X 线等都无 CT 准确、可靠），可显示病变的真、假腔，有无瘤样扩张、累及的范围、病变的分型，还可观察到急性肠缺血的表现，如肠管管壁有无增强，有无系膜水肿。动脉夹层常发生在主动脉、大血管，发生在肠系膜上动脉的夹层少见。因此，在诊疗过程中如果出现治疗效果不好或者病情加重、排除了常见病时，我们应该考虑一些少见或罕见疾病导致的腹痛。

（袁　锋）

三十六、反复腹痛半年，心悸气促 2 天

——甲状腺功能亢进症

病历简介

患者女，56 岁，因反复腹痛半年余，加重并感心悸气促 2 天来院就诊。患者半年前无明显诱因出现腹痛，以脐周间歇性隐痛为主，伴乏力、纳差、消瘦、大便稀，且次数较前增多，3～4 次/d，无明显发热、出汗。在当地医院就诊考虑：肠胃炎、肠痉挛，予以抗感染、解痉等治疗，稍有缓解。但几天后又复发，但未加注意，近来应用上述药物治疗效果不佳，并于 2 天前开始心悸、气促不适，今即来院就诊。起病以来无畏寒、发热，无咳嗽、咳痰，大便稀，小便可，余无异常。

既往史：身体健康，否认药物过敏史。

入院体查：T 37.2℃，P 106 次/min，R 23 次/min，BP 102/65 mmHg。消瘦，无黄疸，浅表淋巴结无肿大，气管居中，甲状腺无明显肿大，无结节，无血管杂音。双肺呼吸音清，未闻及明显干湿啰音，心率 106 次/min，律齐，无杂音。腹平软，无压痛及反跳痛。未触及包块，腹部移动性浊音阴性。肠鸣音活跃。双下肢无水肿。实验室检查示血常规：WBC $11.4×10^9$/L，N 78.2%，RBC $3.85×10^{12}$/L，HBG 119 g/L，PLT $126×10^9$/L；大便常规正常；肝、肾功能正常；电解质正常；CEA、AFP 正常。心电图：窦性心动过速。胸片正常。B 超：肝、胆、胰、脾未见异常。

入院诊断：腹痛查因——肠胃炎？肠痉挛？

处理：予以奥美拉唑抑酸护胃，间苯三酚解痉止痛，普萘洛尔减慢心率等处理，症状稍好转，但停药后仍有腹痛。为排除胃肠道疾病，胃镜检查：慢性浅表性胃炎（轻度）；结肠镜：未见明显异常。再讨论分析不排除甲亢，即行甲状腺功能示：T_3 4.12 nmol/L，T_4 204.70 nmol/L，TSH 0.48 mIU/L；甲状腺吸^{131}I 功能测定：3 小时 29.8%，24 小时 68.5%。根据检查结果提示"甲亢"，即加用甲巯咪唑等治疗，1 周后患者腹痛、心悸等症状明显好转，复查血常规、肝肾功能等均正常。即带药出院回家继续治疗。

　　结果：3 个月后患者腹痛症状消失，食欲正常，体重增加，大小便正常。复查：T_3 2.06nmol/L，T_4 145.60nmol/L，TSH 1.79mIU/L，结果均正常。随访 1 年病愈，症状无复发。

讨论

　　本病例为老年女性甲亢患者，症状体征不典型。患者起病以腹痛为主，后出现心悸、气促，为少见类型的甲亢症状。开始发病未见甲状腺肿大，故未行有关甲亢方面的检查。入院诊断为心悸气促查因：慢性胃炎、肠痉挛，按此处理效果不佳，后经胃镜检查示慢性浅表性胃炎（轻度），结肠镜检查未见明显异常，讨论分析排除肠道疾病，考虑是否为"甲亢"，并行甲亢相关检查，结果 T_3、T_4 升高，TSH 降低，符合"甲亢"诊断，并按"甲亢"治疗获效。因此，临床工作中应特别注意防止误诊漏诊。对腹痛反复发作，不能用其他疾病解释时，要考虑甲亢的可能，本病例即属于此种情况，最后行"甲亢"相关检查而得以确诊。

　　甲亢又称 Graves 病或毒性弥漫性甲状腺肿，是一种自身免疫性疾病。临床表现并不限于甲状腺，而是一种多系统受影响的综合征，包括：高代谢症候群（消瘦、心悸、多汗等）、弥漫性甲状腺肿（大脖子）、眼征（如突眼型甲亢）、皮损（光滑、水肿、胫骨前黏液性水肿等）和甲状腺肢端病（垂体甲亢）及少见的消化道症状性甲亢。多数患者同时有高代谢症和甲状腺肿大，儿童、老年人临床表现有时特殊或不典型，应引起注意。

　　临床中以恶心、呕吐为主要症状的"甲亢"有报道，但以腹痛症状为主的"甲亢"报道少见。本病例原发病实为甲亢，但其表现为腹痛症状为主。后来患者出现心悸、气促，这可能与甲状腺激素分泌过多有关，由此出现神经及激素调控异常，导致自主神经功能紊乱，内脏感觉异常、痛觉降低，加上肠道平滑肌活动增强，易出现肠道肌痉挛。从而可看出，中老年女性甲亢临床表现不典型，极易出现误诊。故临床时要仔细询问病史，认真细致的体格检查，特别是相关实验室检查是非常重要的。

　　值得注意的是，"甲亢"治疗应该规范，否则容易复发或反复，其药物治疗大致可分 3 个阶段：

　　（1）症状控制阶段：一般需 1～3 个月，服药剂量一般为每天甲巯咪唑 30～40 mg，或丙硫氧嘧啶（PTU）300～400 mg，分 3～4 次口服。为减轻症状，特别是心率过快，要加用普萘洛尔等 β 受体阻滞药。尤其在开始治疗的 2～4 周，因抗甲状腺药作用尚未起效，多数患者需要服用普萘洛尔类药。本例患者心悸、气促，故加用普萘洛尔治疗，稳定了病情。

（2）药物剂量递减阶段：一般需 2～3 个月。当达到临床症状基本缓解及甲状腺功能检测 T_3、FT_3、T_4、FT_4 恢复正常时，可以开始减药。首次减药一般可减少日服量的 1/3，以后在保持临床症状缓解和甲状腺功能正常情况下，多数患者可以 1 个月左右减药 1 次，每次减日剂量为甲巯咪唑 5 mg 或丙硫氧嘧啶 50 mg。应该注意的是，在开始减药前应加用甲状腺粉（片）每天 40 mg，以防止抗甲状腺药物过量导致甲减，也有利于防止治疗期间甲状腺增大。

（3）药物维持阶段：维持剂量一般为每天甲巯咪唑 5～15 mg 或丙硫氧嘧啶 50～150 mg，多数患者为甲巯咪唑 5 mg 或丙硫氧嘧啶 50 mg，2 次/d。维持剂量如过小，甲亢复发率增高。在这个阶段甲状腺粉（片）也继续服用，原则上剂量不变，直到病愈停药为止。

另外，[131]I 放射治疗也是有效治疗方法之一，临床可酌情选择。此外，关于手术治疗，适合长期药物治疗有困难或不佳，或难以坚持者。且患者必须经抗"甲亢"药物治疗后，甲状腺功能（主要为 T_4、T_3 及 FT_3）恢复到正常，再经过充分的术前准备，包括服用卢戈液 3 次/d，每次 10 滴，2～3 周后才能进行手术。

总之，目前"甲亢"治疗不难，方法也比较多，难的是诊断和规范治疗。故凡是有甲亢的蛛丝马迹症状时，都应做相关检查，以便及早确诊。

治疗期除药物治疗应规范外，还应注意血常规、肝肾甲状腺功能等复查，同时情绪、生活等调理也很重要，尤其是碘的摄入量要适当，以防影响疗效。

体会

1. 患者以腹痛半年余、心悸气促 2 天再入院，检查发现脉搏稍快，106 次/min，呼吸 23 次/min，消瘦，甲状腺无肿大，从而想到甲亢可能，实属不容易。

2. 想到甲亢后即行相关甲亢的检查，结果 T_3、T_4 升高，TSH 降低，符合"甲亢"诊断，并行甲亢治疗获得疗效，腹痛等症状缓解至消失，更加支持甲亢诊断。

3. 患者行甲亢治疗一年多，只行一次复查，美中不足，复查稍欠规范，以后应督促患者按时复查，以便掌握病情变化，防止意外发生。

（张兆德 熊光仲）

三十七、妊娠 21 周，腹痛、腹泻近 4 个月

——迁延性妊娠腹泻，抗生素相关性腹泻，严重假膜性肠炎

病历简介

患者女，26 岁，妊娠 21 周，腹痛、腹泻 4 月余，2011 年 7 月 19 日就诊于我院急诊科。患者于 5 月 2 日进食西瓜后当晚即出现脐周疼痛，持续约 1 小时，次日开始出现腹泻。大便为黄色稀水样便，7～10 次/d，总量约 1000 mL/d（图 2-37-1）。即在当地医院输液治疗近 1 周（具体不详），病情未见好转。5 月 9 日就诊于当地市医院，诊断为"急性肠炎"，予以"三代头孢联合左氧氟沙星"抗感染治疗半月余，腹泻反而加重，水样大便，内含未消化的食物及油脂，10～20 次/d，总量为 2000～4000 mL/d。不伴里急后重、发热、黑便等症状，腹泻与进食无明显关系，病程中偶出现脐周疼痛。由于患者病情持续未见好转即转入省内某三甲医院，考虑"急性胃肠炎、肠道菌群失调、免疫相关性腹泻"可能性大。予以抑酸、抑制肠液分泌、调节肠道菌群、激素、培补等治疗近 1 个月，效果不佳且腹泻持续加重，几乎每小时一次水样大便，每天达 4000～5000 mL。并伴全身散在皮疹，夜不能寝，体重下降 15 千克，而后转诊我院急诊科就诊。

既往史：体健，无药物过敏史。否认毒物和疫水接触史。已妊娠 21 周。

入院体查：T 36.7℃，P 103 次/min，R 18 次/min，BP 88/54 mmHg，重病容，贫血貌，全身皮肤、巩膜轻度黄染，全身多发、散在皮疹（图 2-37-2），浅表淋巴结不大。心肺体查无特殊。腹部膨隆，全腹无压痛及反跳痛，脐下可扪及增大的子宫底，胎心 140 次/min，肝脾肋下未触及，肠鸣音 6～7 次/min，未闻高调肠鸣音。肛门稍红肿，双下肢轻度凹陷性水肿，余未见异常。实验室检查示血常规：RBC 3.3×10^{12}/L，WBC 6.4×10^9/L，N 76.34％，PLT 133×10^9/L；电解质：Na^+ 132.0 mmol/L，K^+ 3.30 mmol/L，Cl^- 107.0 mmol/L；肝功能：TP 44.3 g/L，ALB 23.3 g/L，A/G 1∶1.2，DBLB 8.3 mmol/L。腹部超声：胆囊炎改变。尿常规、心电图正常。

入院诊断：①急性腹泻原因待查——非感染因素（肿瘤可能），自身免疫

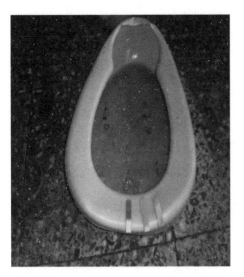

图 2 - 37 - 1　稀黄色水样大便，试纸呈碱性

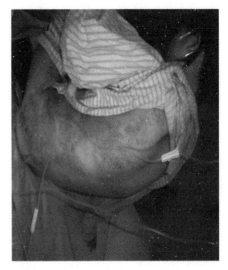

图 2 - 37 - 2　全身多发、散在红色皮疹

性腹泻可能？感染性腹泻，肠结核可能？肠源性腹泻可能？肠易激惹综合征？妊娠相关性腹泻待排？②宫内妊娠（21 周，单活胎）。

　　处理：入院后予以禁食、抗感染、止泻、补液等对症处理。先后应用过头孢他啶、美洛培南、氧氟沙星、氟哌酸、蒙脱石、黄连素、制霉菌素、激素等治疗，仍未见好转，依然腹泻不止，每天 3000～4000 mL。间有低热，住院后行多项相关检查，多次全院会诊考虑"肠道感染合并渗出性腹泻"。并根据大便、血培养和药敏试验（见后）选用复合乳酸菌胶囊、美沙拉嗪肠溶片、氟尿嘧啶等交替使用，纠正水电解质、酸碱度紊乱。间断予以白蛋白、丙种球蛋白、血浆、肠外营养及中药＋培菲康丸灌肠等中西医结合治疗。腹泻稍有好转，但不稳定，即在上述治疗基础上加用口服"消胆胺"及中药（党参、竹茹、枳壳、陈皮、茯苓、仙鹤草、当归、炒白芍、炒白术、焦三仙、黄精、伏龙肝、甘草）。水煎，口服，每天 2 次，剂量、药物加减随症调整。经以上综合治疗 1 月余后病情好转，腹泻逐渐减少，病情稳定后转妇产科行引产治疗。

〔附〕住院期实验室等各项检查

　　大便常规及培养结果：黄色，稀水样；白细胞（＋）、可见脂肪球（3～5 个/LP）；发现大量真菌、脂肪球，pH＝5.0；未见红细胞、脓球和肌纤维。大便培养为白假丝酵母菌，药敏结果显示对氟尿嘧啶敏感，伏立康唑耐药。尿常规、淀粉酶均正常。WBC 5.3×10⁹/L，RBC 1.84×10¹²/L，HGB 52 g/L，PLT 406×10⁹/L；动脉血气分析：pH 7.30，PaO₂ 80.3 mmHg，PaCO₂ 20.00 mmHg，HCO₃⁻ 13.00 mmol/L，BE −15.00 mmol/L。SR：WBC（＋），余正常；电解质：K⁺ 2.50～4.30 mmol/L，Na⁺、Cl⁻ 和 AG 值正常；检测 HIV＋TP（－），HCG 23339.00mIU/mL；复查肝肾功能：ALB 31.3 g/L，TBIL 46.6 μmol/L，DBIL 38.7 μmol/L，BUN 1.22 mmol/L，余正常。血脂：三酰甘油 1.23 mmol/L，总胆固醇 1.79 mmol/L，高密度脂蛋白胆固醇 0.31 mmol/L；凝血功能：PT 12.1～23.1秒，APTT 52.9～72.1秒；FT₃ 1.23 pg/mL（正常：1.71～3.71 pg/mL）；TSH 0.181uIU/mL（正常：0.350～4.490uIU/mL）；伤寒肥达反应（－），D-二聚体定量 3.16 μg/mL；血清免疫球蛋白：IgM 645 mg/dL，IgG 1967 mg/dL；胶囊内镜检查：小肠炎。骨髓穿刺检查正常，头部MRI正常。性激素全套：TG-Ab，TPO-A 及复查三碘甲状腺原氨酸 0.60 nmol/L，甲状腺素 52.45 nmol/L，游离三碘甲状腺原氨酸 1.74 pmol/L，游离甲状腺素 7.89 pmol/L，甲状腺球蛋白抗体 35.2 U/mL，甲状腺过氧化物酶抗体 446.8 U/mL，促黄体生成激素 0.080IU/L，促卵泡成熟激素 0.100IU/L，垂体泌乳素 179.010 μg/L，雌二醇＞3.67 nmol/L，睾酮 0.920 nmol/L，孕酮 38.250 μg/L，皮质醇 396.10 nmol/L。腹部B超：胆囊 97 mm×45 mm，考虑胆汁淤积、肿大，脾大，肠管扩张；宫内妊娠单活胎。胸片：左侧少量胸腔积液。腹部CT：胰腺头部稍增大、体部缩小、未见尾部；肝内胆管轻微扩张，脾大，脾静脉稍扩张。（图 2-37-3、图 2-37-4、图 2-37-5）

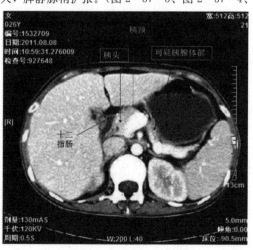

图 2-37-3　CT 示胰腺头部稍增大、体部缩小、未见尾部；
肝内胆管轻微扩张，脾大，脾静脉稍扩张

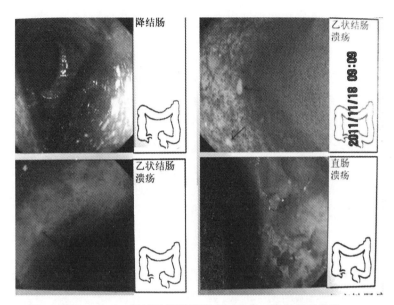

图 2-37-4 肠镜示结肠黏膜广泛炎症，溃疡性质待定

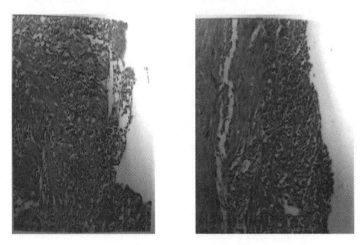

图 2-37-5 结肠病理检查示结肠黏膜慢性炎症改变

结果： 经过综合对症治疗，患者腹泻逐渐好转，复查大便及血生化等基本正常，病情稳定后转妇产科予以引产（患者及家属同意签字），引产后患者逐渐康复出院。出院 6 个多月后来院复查已完全康复。最后主要诊断：①急性迁

延性妊娠腹泻。②抗生素相关性腹泻——严重假膜性肠炎。

讨论

腹泻是一种常见疾病，其原因众多且复杂。按病因可分为感染性、非感染性、中毒性及功能性等几种类型，按病程可分为急性和慢性两大类。急性腹泻指发病急剧，病程在2～3周之内，慢性腹泻指病程在2个月以上或间歇期在2～4周内的复发性腹泻。急性迁延性腹泻系指急性腹泻久治不愈，迁延数周或数月不等。临床上见到急性腹泻多与感染（细菌、病毒等）、中毒及饮食、环境变化等非感染有关。慢性腹泻可为急性腹泻迁延不愈或肿瘤、肠道功能不良等所致，单纯急性迁延性腹泻临床少见。

妊娠腹泻是一种比较特殊而复杂的腹泻。和常人一样，孕妇也可发生腹泻。而又和常人不一样，孕妇是"两个人"，即胎儿-母亲整体，这也是孕妇腹泻最重要的特点。在诊断和处理孕妇腹泻时，不能忽略或忘记这一特点。故临床上将这一特殊的妊娠期发生的腹泻称为妊娠腹泻。

一般来说，妊娠本身不会或极少引起腹泻，也不会使已有的腹泻加重。但腹泻对妊娠来说是一个严重危险信号，提示有流产或早产的可能性。据瑞典医师的一份报告，孕妇腹泻最常见的原因也还是感染，最常见的病原体有沙门菌属、志贺菌属、弯曲杆菌、真菌与病毒等。食物中毒或其他部位的病毒、细菌感染也可引起孕妇腹泻。与常人不同，孕妇使用抗生素应当特别小心。常用的多种抗生素与抗原虫药物，除有不良反应外，不少还有潜在的致畸可能。例如常用的甲硝唑（注意：非孕妇假膜性肠炎——推荐使用口服甲硝唑或万古霉素），因实验动物也有致畸作用，故在妊娠期，特别是妊娠前3个月禁用。其他抗菌药物，如磺胺类、四环素类、喹诺酮类等对母亲或（及）胎儿均有不良影响，亦应禁用。因此妊娠腹泻使用抗生素可导致严重后果，甚至是灾难性后果——危及生命。这是因为孕妇内分泌激素水平的变化，使用抗生素后比常人更加容易导致肠道菌群失调。众所周知，一旦产生肠道菌群失调，治疗处理就非常困难了。因这种肠道菌群失调常常是"抗生素相关性腹泻"的重要原因和其先兆临床表现。

抗生素相关性腹泻（antibiotic-associated diarrhea，AAD）是指应用抗生素后发生的、与抗生素有关的腹泻。Bartlett将其定义为伴随着抗生素的使用而发生的无法用其他原因解释的腹泻。有700多种药物可引起腹泻，其中

25%为抗生素。"AAD——假膜性肠炎"的发病率因人群及抗生素种类的差异而不同，一般为5%～25%。

临床上使用抗生素后出现腹泻常可见，而应用抗生素后腹泻更加严重者也多考虑为肠道菌群失调。因此时出现大量机会使其细菌变为优势菌或检出特殊病原菌（CD、金黄色葡萄球菌、白假丝酵母菌）常为二重感染、假膜性肠炎证据。

抗生素干扰糖和胆汁酸代谢，致使胆汁瘀滞，肠道生理性细菌明显减少，使多糖发酵成短链脂肪酸减少，未经发酵的多糖不易被吸收，滞留于肠道而引起渗透性腹泻。此外，抗生素应用后使具有去羟基作用的细菌数量减少，特别是具有 7-α-去羟基功能的细菌数量很低时，致使鹅脱氧胆酸的浓度增加，强烈刺激大肠分泌，而继发产生分泌性腹泻。而这些因素又均可加重腹泻，依据 Bartlett 定义也是诊断 AAD 的有力证据。

另外，由于假膜性肠炎多在应用抗生素后导致正常肠道菌群失调，难辨梭状芽胞杆菌在结肠和小肠产生急性纤维素渗出性炎症，并大量繁殖，并产生毒素而致病。由于与抗生素的应用关系密切，故亦有"抗生素相关性腹泻"之称，因此假膜性肠炎与抗生素相关性腹泻可互为因果。但由于临床检测"难辨梭状芽胞杆菌"常难全部获得阳性结果，并有报道称其阳性率在 10%左右，故易导致误诊漏诊。

本病例系孕妇患者因吃西瓜后急性发病，开始急性期患者腹泻没有后来严重。患者先后经多家医院予以"头孢菌素，左氧氟沙星"等抗感染治疗后，腹泻未见好转，反而加重。其腹泻为水样便，内含有未消化的食物及油脂，10～20次/d以上，每天总量为 2000～4000 mL，最多时每天达 5000 mL 左右，仍未考虑抗生素相关性腹泻。后来患者出现皮疹（药疹）、夜不能寝，体重下降 15千克，病情不断加重后转诊我院急诊科就医。

入院后经过前述一系列相关检查及多次会诊，逐步明确考虑"抗生素相关性腹泻"之诊断。其依据为：①孕妇食生冷（西瓜）后腹泻，10～20次/d以上，水样便，2000～4000 mL。②结肠镜检及病理检查示肠道炎症改变。③应用大量抗生素、激素等后致肠道菌群失调病史和表现。④大便检查内含有未消化的食物及油脂，大便培养见大量真菌。⑤B超示：胆汁淤积、胆囊炎。从而发生大、小肠道渗透性腹泻和分泌性腹泻，并导致肠道功能更加紊乱、水电解质代谢紊乱、酸碱度失衡，加之孕酮等激素调节紊乱、免疫力下降、药疹、贫血、低蛋白血症等多种因素使病情更加复杂、危重而致腹泻经久不愈。结合病史和上述依据及检查，为诊断"急性迁延性妊娠腹泻，抗生素相关腹泻——假膜性肠炎"提供了有力证据，并按上述诊治、经综合对症处理及引产后病情明显好转，历时 4 个多月的腹泻，最终治愈出院更加证实了该诊断适宜成立。

由此可见，腹泻早期正确、有效的诊断治疗非常重要，尤其是妊娠抗生素等药物的正确应用不可小视，否则易造成严重后果。而早期正确、有效的诊断治疗的关键是病史与实验室检查。如粪便涂片检查，是否发现球杆菌比例增高。必要时可作粪便双酶梭状芽胞杆菌抗毒素中和法测定，以检查有无难辨梭状芽胞杆菌毒素存在对诊断均有帮助。

随着分子生物学的不断发展，近年兴起和开展的 PCR 变性梯度凝胶电泳（PCR - DGGE）、PCR 温度梯度凝胶电泳（PCR - TGGE）、基因芯片及探针技术等为诊断肠道菌群紊乱和 AAD 提供了快速、准确的检测方法。

此外，据有关文献报道，采用实时 PCR 技术检测 CD（艰难梭菌，是梭菌属的一种专性厌氧菌，对氧十分敏感，很难分离培养，故得名。于 1935 年被发现，但直到 1977 年才发现本菌与临床长期使用氨苄西林、头孢霉素、红霉素、氯林可霉素等引起的假膜性肠炎有关，方被重视），其敏感性和特异性分别为 93.3％和 97.1％，且符合快速、准确、定量的诊断要求，也是临床常规检查 AAD——假膜性肠炎的一项有效技术手段。

体会

1. 腹泻常见，但此妊娠患者腹泻长达近 4 个月之久少见，且病程中出现了多种严重并发症更是少见。后经会诊考虑"抗生素相关性——假膜性肠炎"，予以综合（中药）等对症治疗，腹泻逐渐好转，病情稳定后果断决定引产，随后逐渐康复至治愈出院。其间困难和付出的努力及代价不言而喻，实属不易。

2. 假膜性肠炎（抗生素相关性肠炎）的重要治疗措施是尽量避免使用易于诱发难辨梭状芽胞杆菌的抗生素，对必须使用抗生素的患者要提高警惕，早期发现、及时治疗，减少发生严重的假膜性肠炎。推荐药物为口服甲硝唑或万古霉素（不能使用甲硝唑患者选用）7～10 天，同时加用消胆胺，以促进回肠末端对胆盐的吸收，改善腹泻症状，并纠正水电解质紊乱等对症处理。

3. 腹泻早期有效控制非常重要，否则容易迁延或成慢性，治疗也极其困难。因此早期正确诊断，合理选择药物治疗是关键。尤其是抗生素在诊断不明时滥用可导致严重不良后果。特别是孕妇、老人、小孩及肿瘤患者。

4.腹泻的病因诊断、治疗药物选择及并发症的处理应尽早、准确，有的放矢。特别是原因不明的腹泻其粪便涂片检查、PCR变性梯度凝胶电泳（PCR－DGGE）、PCR温度梯度凝胶电泳（PCR－TGGE）、肠镜及病理活检、免疫学等检查必不可少。遗憾的是有些关键检查未及时进行，致使"抗生素相关性腹泻"之诊断久未确定。

5.腹泻患者的营养不可忽视，因肠道炎症营养吸收不良，可加重病情变化。而充足的营养不但可以抵御疾病，提高免疫力，还是疾病康复的基础。本例患者因经济等各种原因，病程中营养欠佳，贫血、低蛋白血症伴随，应予以重视。

（贺志飚 熊光仲）

三十八、肝胆管结石术后 1 年，腹痛、腹胀伴发热 20 天，阑尾炎术后黄疸、伤口渗液 11 天

——胆石症胆囊切除，左肝外叶切除，胆道残余结石，合并胆管炎，胆汁性肝硬化，并发急性阑尾炎，阑尾炎术后伤口感染，腹膜炎，肺部感染

病历简介

患者女，46 岁，因肝胆管结石手术及 T 管引流后 1 年，腹痛、腹胀伴发热 20 天、阑尾炎术后黄疸、伤口渗液 11 天急诊入院。1 年前患者因肝胆管结石行：胆囊切除、胆道探查、左肝外叶切除、左肝内叶切开取石、T 管引流术。术后恢复尚可，带 T 管引流出院，定期复查及行胆道镜取石（已行 12 次）等治疗。近 20 天前发作腹痛、持续性阵发性加剧，刀割样痛、腹胀伴发热（未测体温），逐渐加重，并出现肛门不排气，即到当地县医院就诊，考虑"肠梗阻、肠粘连"。予以禁食，补液抗感染等治疗，效果不佳，并出现意识模糊，即转入当地某上级大医院就医。经检查诊断为：急性腹膜炎、阑尾周围脓肿？肝硬化、腹腔积液、肝衰竭，低蛋白血症，胆囊切除、胆道探查、T 管引流术后、肝内胆管结石。因考虑急性阑尾炎并腹膜炎、阑尾周围脓肿，即行急诊剖腹探查、阑尾切除、腹腔冲洗引流术。术后行抗感染、培补、支持等治疗。效果不佳，又并发肺部感染、胸腔积液并行双侧胸腔引流术，胸、腹部伤口渗液不止及黄疸进行性加深、消瘦等而转来我院急诊科就治。患者病后间断发热，能进少量流质，大小便可，体重减 17 千克。

既往史：否认肝炎、结核病、高血压、外伤、过敏等病史，月经不调、生育正常。

入院体查：T 37.5℃，P 92 次/min，R 21 次/min，BP 96/62 mmHg，神清，重病容，精神差，贫血貌，皮肤及巩膜重度黄染，浅淋巴结不大。胸部无畸形，双侧胸腔引流通畅，淡黄色，100 mL 左右，右侧呼吸音较左侧弱，右下肺未闻及呼吸音，左下肺呼吸音低，未闻及干湿啰音及摩擦音。心率 92 次/

min，律齐，心音尚可，无杂音。腹部稍膨隆，腹部伤口感染，伤口盖满纱布，部分纱布渗湿并黄染。腹部上下、左右两侧多根引流管通畅，黄混浊或暗红色引流液，共约 200 mL，其中 T 管引流 180~200 mL，呈黄褐色。腹肌稍紧张，压痛反跳痛不明显，肝未触及、脾可触及。腹腔积液征（＋），肠鸣音弱，下肢无水肿。余未见异常（图 2-38-1）。实验室检查：WBC 10.9×10⁹/L，HGB 90 g/L，PLT 22×10⁹/L，N 71.6％，ALT 202.6 U/L，AST 135.3 U/L，TBIL 176.9 μmol/L，DBIL 143.0 μmol/L，ST-TP 36.2 g/L，ST-ALB 27.5 g/L，ST-GLO 21.8 g/L，A/G 1.2∶1，HBsAg 阳性，BUN 8.30 mmol/L，CRE 15.3 μmol/L，UA 49.5 μmol/L，K 3.30 mmol/L，Na 131.2 mmol/L。CT：①左下肺实变感染或部分肺不张。②双侧胸腔积液及胸膜增厚。③脾大，腹腔积液，肝硬化待排除。④肝内胆管扩张并肝内胆管结石。⑤阑尾炎手术后改变。余未见异常。心电图正常。

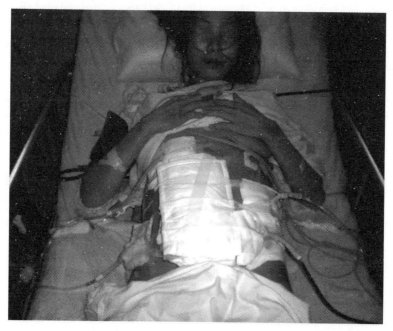

图 2-38-1　患者黄疸，胸、腹部多根引流管，部分纱布辅料渗湿

入院诊断：①黄疸查因——胆石症胆囊切除，左肝外叶切除、左肝内叶切开取石、T 管引流术后，肝内胆管结石合并胆管炎，梗阻性黄疸可能性大。

②急性阑尾炎手术后，伤口、腹腔感染、腹膜炎。③肺感染或部分肺不张。④双侧胸腔积液及引流术后，胸膜增厚。⑤胆汁性肝硬化、腹腔积液、肝衰竭待排除。⑥脾大。⑦贫血。⑧低蛋白血症。⑨低钠血症。

处理： 患者入院后予以头孢哌酮、甲硝唑联合抗感染，补充白蛋白，瑞肝护肝，茵栀黄退黄，维持水电解质平衡，呋塞米利尿减轻腹腔积液，补充营养等对症治疗。

经以上治疗一周后，病情稍有好转，腹部伤口渗液及胸腔引流液减少。但黄疸、腹腔积液仍未全退，且期间有低热，体温 37.8℃ 左右，咳嗽无痰。复查 B 超：胆囊切除术后声像，肝内胆管多发结石并肝内胆管扩张，肝实质弥漫性病变，脾大，脾门静脉内径增宽声像，腹腔积液，双侧胸腔积液。腹腔积液送检考虑以漏出液为主，胸片示肺部感染。根据病情药敏停用美罗培南，改用头孢哌酮/舒巴坦等，并调整治疗方案：①0.9% 生理盐水 100 mL＋头孢哌酮/舒巴坦 2g，静脉滴注，每天 2 次。②盐酸莫西沙星 250 mL 静脉滴注，每天 1 次。③冻干人血白蛋白 10g/次，静脉滴注，隔天 1 次。

另外，间常给予新鲜血浆，并加口服中药（茵陈胆道汤加减：茵陈、黄芩、栀子、枳壳、木香、金钱草、大黄、柴胡、茯苓等），水煎，每天 2 次。半个月后，病情明显好转，逐渐拔除胸腔、腹腔引流管及拆除腹部伤口缝线，保留腹部 T 管引流，胆汁引流较前清亮，引流量每天 200～300 mL，并能下床活动（图 2-38-2）。继续上述治疗一个月余后，患者黄疸明显消退，一个月后患者带 T 管出院（图 2-38-3）。

结果： 1 个月后，患者逐渐康复，腹腔积液消退，黄疸较前明显消退，T 管引流、胆汁引流基本清亮，引流量每天约 500 mL。复查：ALT 62.6 U/L，AST 31.8 U/L，TBIL 46.7 μmol/L，DBIL 28.4 μmol/L。ST-TP 38.7 g/L，ST-ALB 38.6 g/L，ST-GLO 23.7 g/L，A/G 1.5∶1，BUN 7.8 mmol/L，CRE 14.3 μmol/L，K 3.52 mmol/L，Na 138.1 mmol/L，余正常。并带药出院回当地治疗，定期复查。

讨论

本例患者系在原肝胆（结石）手术基础上并发急性阑尾炎，急诊阑尾炎手术后并发严重伤口、腹腔、腹膜、肺部感染，从而加重了原肝内胆管结石胆管炎、胆汁性肝硬化、梗阻性黄疸，导致肝衰竭、低蛋白血症、腹腔积液等多种

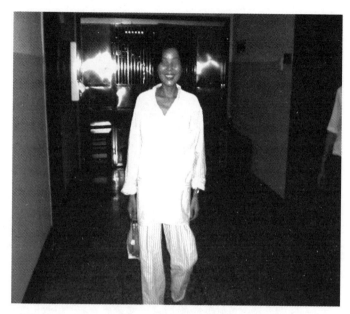

图 2-38-2 患者能下床活动，胆汁引流较清亮

并发症，病情危重复杂。所以说，腹膜炎，尤其是急性腹膜炎是一种严重的临床病症，因此，应予以充分认识腹膜炎及其危害。

腹膜炎是一种常见病，原因多且复杂，临床常见于细菌感染、化学刺激或损伤所引起，是外科常见严重疾病。临床上按病源可分为原发性和继发性两大类型，按病程可分为急性、亚急性和慢性 3 种，按病因又可分为感染性和非感染性（无菌性腹膜炎）两大类，按部位和范围又可分为弥漫性腹膜炎、局限性腹膜炎等（某部位的局部腹膜炎症）。

（1）原发性腹膜炎：临床上较少见，是指腹腔内无原发病灶，病原菌是经由血液循环、淋巴途径或女性生殖系统等而感染腹腔所引起的腹膜炎。

（2）继发性腹膜炎：是临床上最常见的腹膜炎，继发于腹腔内的脏器穿孔、脏器的损伤破裂、炎症和手术污染。主要病因有阑尾炎穿孔、胃及十二指肠溃疡急性穿孔、急性胆囊炎致透壁性感染或穿孔、伤寒肠穿孔以及急性胰腺炎、女性生殖器官化脓性炎症或产后感染等含有细菌之渗出液进入腹腔引起腹膜炎，且常可导致弥漫性腹膜炎。

相关鉴别如下。

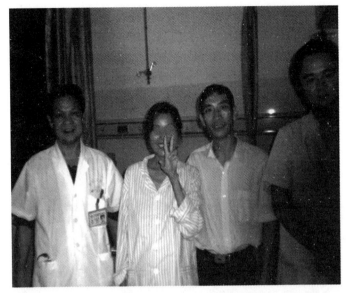

图 2-38-3　黄疸较前明显消退，1个多月后患者带 T 管出院

（1）内科相关疾病：肺炎、胸膜炎、心包炎、冠心病等都可引起反射性腹痛，疼痛也可因呼吸活动而加重。急性胃肠炎、痢疾等也有急性腹痛、恶心、呕吐、高热、腹部压痛等，易误认为腹膜炎。但饮食不当的病史、腹部压痛不重、无腹肌紧张、听诊肠鸣音增强等，均有助于排除腹膜炎的存在。其他，如急性肾盂肾炎、糖尿病酮症酸中毒、尿毒症等也均可有不同程度的急性腹痛、恶心、呕吐等症状，而无腹膜炎的典型体征。

（2）急性肠梗阻：多数急性肠梗阻具有明显的阵发性腹部绞痛、肠鸣音亢进、腹胀，而无肯定压痛及腹肌紧张，易与腹膜炎鉴别。但如梗阻不解除，肠壁水肿瘀血，肠蠕动由亢进转为麻痹，临床可出现鸣音减弱或消失，易与腹膜炎引起的肠麻痹混淆。除细致分析症状及体征，并通过腹部 X 线摄片和密切观察等予以区分外，必要时需作剖腹探查，才能明确。

（3）急性胰腺炎：水肿性或出血坏死性胰腺炎均有轻重不等的腹膜刺激症状与体征，但并非腹膜感染；在鉴别时，血清或尿淀粉酶升高有重要意义，从腹腔穿刺液中测定淀粉酶值有时能肯定诊断。

（4）腹腔内或腹膜后积血：各种病因引起腹内或腹膜后积血，可以出现腹痛、腹胀、肠鸣音减弱等临床现象，但缺乏压痛、反跳痛、腹肌紧张等体征。腹部 X 线摄片、腹腔穿刺和观察往往可以明确诊断。

（5）其他：泌尿生殖系疾病，如结石症、妇科非炎症疾病（痛经等）、腹膜后炎症等均可引起腹痛，但由于各有其特征，只要细加分析，诊断并不困难。

腹膜炎诊断：腹膜炎临床上最简便、安全、有效的诊断方法如下。①病史、体查、实验室检查，如腹痛、发热、白细胞升高、腹膜刺激征，或见腹部或相邻腹部（泌尿生殖道等）伤口感染深入腹腔。②腹腔穿刺。如穿刺出炎性、血性等液体，并行常规和生化检查。③B 超、CT 检查可发现其病变。

由于腹膜炎是一种常见病症，可由多种原因导致，如细菌感染、化学刺激或损伤所引起。其主要临床表现为腹痛、腹肌紧张，以及恶心、呕吐、发热，严重时可致血压下降和全身中毒性反应，如未能及时治疗可死于中毒性休克。部分患者可并发盆腔脓肿、肠间脓肿和膈下脓肿、髂窝脓肿及粘连性肠梗阻等。

本病例通过询问病史、体格检查，发现患者腹部伤口感染并深入腹腔，即"继发性腹膜炎"诊断无疑。此外患者还有肝胆系统及肺部感染性疾病，再加之患者低蛋白血症、腹腔积液，故治疗处理比较棘手，后经过多方综合治疗方转危为安。由此可见，早期诊断治疗是何其重要。可取的是患者后期处理治疗有效，避免了感染休克、肠间脓肿、膈下脓肿及粘连性肠梗阻等并发症。

体会

1. 本病例系在原肝胆（结石）手术基础上并发急性阑尾炎，急性阑尾炎手术后并发严重伤口、腹腔、腹膜、肺部感染，从而加重了原肝内胆管结石胆管炎、胆汁性肝硬化、梗阻性黄疸，导致低蛋白血症、腹腔积液、脾大、肝衰竭等多种并发症。经过多种综合治疗最后转危为安，治疗明显好转出院不易。尤其是积极抗感染、培补、及时换药保持伤口干净等措施起了重要作用，避免了感染性休克、脓毒症等发生。

2. 患者后期加用中药"茵陈胆道汤加减"治疗肝胆管结石、梗阻性黄疸等获得了较好疗效。复查肝肾功能、黄疸、蛋白等指标明显好转，有的已基本正常或已恢复正常。

3. 本例患者阑尾炎发生是否与肝胆管结石手术后反复多次行胆道镜取石感染有关（手术后不到一年内行胆道镜取石 12 次，约每个月 1 次），有待研究。另外，该患者阑尾炎术后黄疸加深，除肝胆管结石诱发感染致胆管炎外，也不排除阑尾炎后致门静脉炎有关。因此，肝胆管结石手术后规范护理、复查、康复、增强抵抗力等亦很重要。

（蔡羽中　熊光仲）

三十九、胸闷、气促 3 天，咳嗽 1 天

——肺部感染，原发性高血压 3 级极高危组，高脂血症（轻度）

病历简介

患者男，52 岁，入院前 3 天无明显诱因出现胸闷、气促伴活动后头晕，轻微咳嗽 1 天，无发热、咳痰、咯血，无心悸、胸痛、腹痛。患者原有高血压病，糖尿病，脑梗死后遗症，在当地医院诊断为：①支气管炎。②高血压心脏病。③心力衰竭？④2 型糖尿病。⑤左侧偏瘫。予以"头孢硫脒"抗感染、改善循环、控制血压等治疗后，胸闷改善，但仍气促，咳嗽自感加重，即来我院急诊科就诊。患者病后无畏寒发热，便秘、小便正常。

既往史：原发性高血压 7 年，5 年前行右肾结石碎石术。3 年前患糖尿病，1 年前脑梗死在当地医院治疗，留有左侧偏瘫。口服过尼群地平、吲达帕胺、苯磺酸左旋氨氯地平等药，无药敏史。

入院体查：T 37.0℃，P 68 次/min，R 24 次/min，BP 180/110 mmHg。发育正常，神志清楚，精神尚可，自动体位，唇无发绀，口腔黏膜无出血点，伸舌居中，咽喉无充血，扁桃体无肿大，无脓性分泌物，颈软无抵抗，无颈静脉怒张，甲状腺无肿大，无血管杂音，气管居中，肝颈静脉回流征阴性。胸廓无畸形，双侧呼吸活动度对称，语颤无增强，双肺叩诊呈清音，双肺呼吸音粗，未闻及干湿啰音和胸膜摩擦音。心前区无隆起，心尖搏动位于第 5 肋间，锁骨中线内0.5 cm 未触及震颤，心界无扩大，心律齐，心音无明显增强和减弱，心瓣膜听诊区未闻及病理性杂音。左侧偏瘫，肌力 3~4 级，肌张力不高，病理征阴性。实验室检查：血常规、心肌酶、肝肾功能、电解质、血淀粉酶正常，BNP 346pg/mL，TG 2.52 mmol/L，HDL 1.37 mmol/L，LDL 3.76 mmol/L，血糖10.7 mmol/L。心电图：窦性心律，ST-T 改变，左室电压高。胸片：双下肺渗出性病变，肺部感染可能性大（图 2-39-1）。

入院诊断：①肺部感染（双）。②原发性高血压 3 级，极高危组。③2 型糖尿病。④高脂血症（轻度）。⑤脑梗死后遗症、左侧偏瘫。

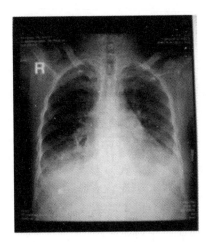

图 2 - 39 - 1　胸片示双下肺渗出性病变，肺部感染可
能性大

处理：予以头孢硫脒抗感染、硝普钠降压、胰岛素调控血糖，护心和营养
支持治疗。2 天后头晕明显好转，血压下降至 145/90 mmHg。无发热，仍咳
嗽、咳少许白色痰，气促。即行胸部 CT：双下肺渗出性病变，提示肺部感
染（图 2 - 39 - 2）。查房讨论认为患者肺部感染多为混合性感染，在未明确病
原学的情况下，先在原来治疗基础上调整抗生素应用美罗培南、莫西沙星，以
及止咳化痰等治疗，同时行支原体、衣原体、军团菌、结核、真菌等病原学检
查，并注意防治心力衰竭。1 周后检测报告：单纯疱疹病毒感染，予以阿昔洛
韦等治疗，患者咳嗽减轻，胸闷、气促好转。检测血常规、BNP 未见明显升
高。为了巩固疗效，予以继续之前治疗。

结果：患者经上述治疗 11 天后病情明显好转，复查血常规、血糖、血生
化、BNP 正常，肺部感染明显减轻，病情稳定，患者家属要求出院回当地继
续治疗。最后诊断：①支气管重症肺炎（单纯疱疹病毒感染）。②原发性高血
压 3 级极高危组。③2 型糖尿病。④高脂血症（轻度）。⑤脑梗死后遗症，左
侧偏瘫。

讨论

胸闷、气促是临床常见的一种呼吸困难的表现。一般认为，伴咳嗽者多为
呼吸系统疾病，不伴咳嗽或轻微咳嗽者，多是心血管疾病，尤其是心力衰竭的

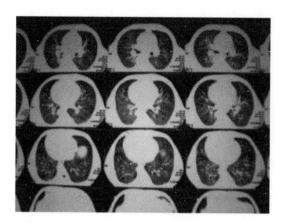

图 2-39-2 胸部 CT 示双下肺渗出性病变，提示肺部感染

一种早期表现。但在临床工作中，呼吸困难常难以鉴别是呼吸衰竭还是心力衰竭，特别是在急诊情况下尤显困难。

本例患者开始胸闷、气促、头晕、轻微咳嗽，加之原有高血压、糖尿病等病史，当地医院诊断考虑支气管炎、高血压心脏病、心力衰竭待删。予以抗感染、降血压、护心等治疗。胸闷、头晕稍有好转，但仍然气促、咳嗽。入院后检查发现肺部感染，经应用美罗培南、莫西沙星抗感染，止咳化痰，降压护心等治疗好转。多次检测 BNP 未见明显升高，气促、呼吸困难排除了心脏病因素。尽管 BNP 检测结果高于正常值，但未超过 400 pg/mL。故不考虑心力衰竭所致的气促、呼吸困难。有文献报道，BNP 在 100～400 pg/mL，肺部疾病、右心衰、肺栓塞等情况都可以引起。故本病例不考虑心力衰竭所致的气促、呼吸困难，而是肺部疾病所致的 BNP 升高。研究表明，脑尿钠肽（brain natriuretic peptide，BNP）作为心力衰竭定量标志物，不仅反映左室收缩功能障碍，也反映左室舒张功能障碍、瓣膜功能障碍和右室功能障碍情况。在急性呼吸困难患者中有 30%～40% 存在急诊医师难以确诊而影响预后，以 BNP 100 pg/mL 作为临界值的阴性预测值达到 90%，可以减少 74% 的临床不确定性；而 BNP 超过 400 pg/mL 提示患者存在心力衰竭的可能性达 95%。

根据 2004 年美国心脏病学会（ACC）专家 BNP 共识：如果 BNP＜100 pg/mL，心力衰竭的可能性极小，其阴性预测值为 90%；如果 BNP＞500 pg/mL，心力衰竭可能性极大，其阳性预测值为 90%。因此，BNP 已成为临床鉴别呼吸疾病与心脏疾病的一项重要指标，尤其是在急诊时已成为一项不可或缺的检测指标，并已广泛应用于临床。因 BNP 不仅是由心肌细胞合成的具有生物学活性的天然激素，主要在心室表达，同时也存在于脑组织中。故脑部疾病时，检测 BNP 也有临床意义。

另外，本病例除 BNP 在鉴别诊断中起了关键作用外，急诊中积极行胸片、CT、病原学等检查也为确诊起了重要作用。尽管患者体温不高、血常规正常，这可能与患者反应性不高有关，此种情况临床常可见。经验性选择有效合理的抗生素，抗病毒治疗及积极调控血压、血糖，及时纠正水电解质、酸碱失衡等也起到了重要作用，并防止了其他并发症的发生。故该患者尽管有较多基础疾病（原发性高血压、糖尿病、高脂血症、脑梗死后遗症），仍然在较短时间内获得了较好疗效。

本病例患者以胸闷、气促、偶有咳嗽入院，症状似是心脏疾病，及时查心电图正常，心肌酶正常，BNP 146 pg/mL，可以排除能引起胸闷、气促及心脏疾病心力衰竭引起的咳嗽。胸片提示考虑支气管疾患，肺部感染，单纯疱疹病毒感染，加之患者患高血压病、糖尿病等，故诊断明确，并在排除重大传染性肺部疾病后，予以抗感染、抗病毒、维护血压、护心等对症处理后患者病情明显好转。

体会

1. 呼吸系统和循环系统疾病在某些症状上相似，尤其在疾病并未发展到典型症状时容易混淆，BNP 是鉴别两者的重要检测指标。同时要注意排除传染性肺部疾病。

2. 本病例由于 CT、病原学、BNP 迅速检测，使得诊断迅速明确，为及时治疗赢得了时间，同时也减少了一些盲目的检查和处理，不仅提高了急诊科的工作效率，同时也提高了临床诊疗水平。

3. 患者尽管有较多基础疾病，但仍在较短时间内获得了较好疗效，这与及时诊断，经验性选择有效药物治疗分不开。

4. 遗憾的是患者因各种原因肺部感染未行 CT，也未行病原学血培养等检查，出院前未行影像学复查。

（龙林相　熊光仲）

四十、反复咳嗽气喘 40 年、加重 10 余天

——哮喘持续发作（重型），水、电解质紊乱，呼吸性碱中毒

病历简介

患者男，63 岁，反复咳嗽气喘 40 年，再发加重 10 余天，气促明显，气喘不停，难以平卧，无发热，无胸闷胸痛，小便次数多但量减少。在当地医院行解痉、利尿等治疗（具体药物不详）效果不佳而转来我院急诊科。

既往史：支气管哮喘、COPD、前列腺增生。

入院体查：T 37.1℃，R 30 次/min，BP 130/80 mmHg，神清合作欠可，痛苦表情，躁动不安，端坐呼吸，气喘不停，口唇轻度发绀。反应稍迟钝，瞳孔对光反射正常，颈静脉充盈。双肺呼吸音低，可闻干湿啰音及哮鸣音，心率 102 次/min，律不齐，偶有早搏。双下肢轻度凹陷性水肿，余未见异常。实验室检查示血常规正常；电解质：Na^+ 133.4 mmol/L，K^+ 3.01 mmol/L，Cl^- 88.4 mmol/L，CO_2CP 38.8 mmol/L；血气分析：pH 7.46，$PaCO_2$ 57 mmHg，PaO_2 53 mmHg，O_2SAT 80%，HCO_3^-（act）40 mmol/L，HCO_3^-（std）37 mmol/L，BE（B）13 mmol/L，BE（ecf）15 mmol/L。心电图：窦性心动过速，伴房内差传可能，PR 间期缩短，左房负荷重。

入院诊断：①支气管哮喘急性发作期（重型）。②AECOPD Ⅱ型呼吸衰竭？③肺源性心脏病失代偿期。④水、电解质紊乱及酸碱失衡，呼吸性碱中毒。⑤前列腺增生。

处理：病危，收入抢救室，上心电监护，SpO_2 监测，吸氧、予以硫酸沙丁胺醇吸入气雾剂（万托林）；开通输液途径，静脉输注哌拉西林钠他唑巴坦钠抗感染以及予以甲泼尼龙、氨茶碱、氨溴索、单硝酸异山梨酯、托拉塞米等药物治疗。10 小时后患者自觉气促症状缓解，持续呼吸机辅助呼吸 SIMV 模式下 VT 波动于 300～400 mL，BP 130/80 mmHg，P 98 次/min，R 26 次/min，SpO_2 98%，神清，双肺呼吸音低，双下肺可闻及细湿啰音，HR 98 次/min，律齐，腹软（一），双下肢凹陷性水肿。实验室检查示血常规正常；肝肾功能：TBIL 22.1 μmol/L，DBIL 7.5 μmol/L，余正常；心肌酶学：CK

424.5 U/L，CK - MB 33.7 U/L，MB 327 ng/mL；电解质：Na^+ 132.6 mmol/L，K^+ 3.10 mmol/L，Cl^- 91.6 mmol/L，CO_2CP 34.2 mmol/L；血气分析：pH 7.46，$PaCO_2$ 56 mmHg，PaO_2 66 mmHg，O_2SAT 86%，HCO_3^-（act）37 mmol/L，HCO_3^-（std）34 mmol/L，BE（B）13 mmol/L，BE（ecf）14 mmol/L。心电图：窦性心动过速，伴房内差传可能，PR 间期缩短，左房负荷重。X 线诊断：肺气肿并感染，疑机械性不完全性肠梗阻。彩色多普勒超声：下腹部囊性包块，提示过度充盈膀胱可能。即行导尿 600 mL，黄色，并留置引流。根据检查分析：患者除哮喘发作外，目前还存在严重的低钾、低氯、代谢性碱中毒及感染，导致氧合血红蛋白解离曲线左移，氧气不容易从氧合血红蛋白中释放出来，从而加重缺氧。故积极纠正水、电解质紊乱及酸碱失衡，暂时停用利尿药，应用头孢他啶加强抗感染，大量激素抑制炎性反应，小剂量茶碱类药物解痉，置胃管行胃肠减压等处理，并监测血气分析加离子分析，适时调整呼吸机模式。经过上述处理后，患者病情稍微好转，碱中毒有所纠正。复查电解质：Na^+ 135.6 mmol/L，K^+ 3.42 mmol/L，Cl^- 101.3 mmol/L，CO_2CP 24.7 mmol/L。血气分析：pH 7.41，$PaCO_2$ 53 mmHg，PaO_2 88 mmHg，O_2SAT 92%，HCO_3^-（act）27 mmol/L，BE（B）5 mmol/L，BE（ecf）7 mmol/L。患者 2 天后病情稍有好转，哮喘基本控制，缺氧有所改善。患者家属要求转科住院治疗，但患者目前病情危重，需呼吸机辅助呼吸，在转运途中存在风险，家属表示理解并签字同意承担风险而转专科住院治疗。

结果：患者住院治疗 13 天后病情好转稳定，带药出院治疗。最后诊断：①慢性支气管哮喘持续发作（重型）。②代谢性碱中毒。

讨论

1. 病因及临床表现　哮喘是一种临床较常见的呼吸道疾病，被世界医学界公认为四大顽症之一，并被列为十大死亡原因之最。病因病理十分复杂，与过敏（变应原）及基因遗传相关，基因遗传倾向特征：①外显不全。②遗传异质化。③多基因遗传。④协同作用。过敏（变应原）可能是重要的激发因素，如屋尘螨、粉尘螨、多毛螨、空气污染、气候、环境变化、植物花草、动物蛋白质、呼吸道感染、职业性变应原、月经、剧烈运动、精神因素等都可诱发。

临床表现以发作性咳嗽、胸闷及呼吸困难、气喘为主要症状，尤其夜间易发作，部分患者有咳白黏痰，合并感染时可咳黄痰。其发作时的严重程度和持续时间个体差异很大，轻者仅有胸部紧迫感，持续数分钟，自行缓解；重者极度呼吸困难，持续数周或更长时间。

哮喘症状的特点是可逆性，即经治疗后可在较短时间内缓解，有的患者自然缓解，有的患者常以发作性咳嗽为唯一的症状，故容易误诊为支气管炎；有的青少年患者则以活动时出现胸闷、气紧为首要临床表现。

另外，哮喘缓解期可无异常体征，或仅仅发作期表现胸廓膨隆，叩诊呈过清音，多数有广泛的呼气相为主的哮鸣音，呼气延长。严重哮喘发作时常有呼吸困难、大汗淋漓、发绀、心率增快甚至出现奇脉等体征。

2. 哮喘相关检查

（1）血常规检查：发作时可有嗜酸性粒细胞增高，但多数不明显，如白细胞数增高，分类嗜中性粒细胞比例增高，则表示合并感染。

（2）血气分析：哮喘发作时可有缺氧，尤其严重患者 PaO_2 和 SaO_2 降低，因过度通气可使 $PaCO_2$ 下降，pH 值上升，表现为呼吸性碱中毒。如重症哮喘，病情进一步发展，气道阻塞严重，可有缺氧及 CO_2 潴留，$PaCO_2$ 上升，表现为呼吸性酸中毒。如缺氧明显，可合并代谢性酸中毒。

（3）胸部 X 线检查：早期哮喘发作时可见两肺透亮度增加，呈过度充气状态；在缓解期多无明显异常。如并发呼吸道感染，可见肺纹理增粗及炎症性浸润阴影。但要注意有无肺不张、气胸或纵隔气肿等并发症的存在，必要时行 CT 检查。

（4）痰液检查：痰涂片在显微镜下可见较多嗜酸性粒细胞，可见嗜酸性粒细胞退化形成的尖棱结晶（Charcort - Leyden 结晶体），黏液栓和透明的哮喘珠（Laennec 珠）。如合并呼吸道细菌感染，痰涂片革兰染色、细菌培养及药物敏感试验有助于病原菌诊断及指导治疗。

（5）特异性过敏原检查：这是近年发展的一项免疫检查，它是用放射性过敏原吸附试验（RAST）来测定特异性 IgE。如过敏性哮喘患者血清 IgE 可较正常人高 2～6 倍。患者缓解期可做皮肤过敏试验判断相关的过敏原，但应防止发生过敏反应。

（6）肺功能检查：哮喘发作时，因呼气流速受限，表现为第一秒用力呼气量（FEV1），第一秒率（FEV1/FVC%）、最大呼气中期流速（MMER）、呼出 50% 与 75% 肺活量时的最大呼气流量（MEF50% 与 MEF75%）以及呼气峰值流量（PEFR）均减少。可有用力肺活量减少、残气量增加、功能残气量和肺总量增加，残气占肺总量百分比增高。此情况经过治疗后可逐渐恢复，而缓解期肺通气功能多数在正常范围。

注意：此项检查急诊时因条件受限常未采用，多在住院部进行。

3. 诊断　典型的哮喘患者，根据其病史、症状和体征检查（前3项为主），多可做出诊断，尤其是急诊科常因时间、条件不许可，故多据此做出临床诊断。但是，对不典型的病例，应做上述相关全面检查，方可确诊，并应与以下疾病相鉴别。

（1）心源性哮喘：心源性哮喘常见于左心衰，急性发作时其症状与支气管哮喘颇为相似。老年人常见，发作以夜间阵发性多见，多伴有高血压、冠状动脉硬化、二尖瓣狭窄或慢性肾炎等疾病。临床表现为胸闷、呼吸急促且困难、有咳嗽及哮鸣音，严重者面色灰暗、发绀，出冷汗，精神紧张不安，与哮喘急性发作极为相似。值得注意的是心源性哮喘除有哮鸣音外，常有咳大量泡沫状痰或粉红色泡沫痰，并有典型的肺底湿啰音。检查心脏向左扩大，心瓣膜杂音，心率快，心音可不规律甚至有奔马律，心电图常可助鉴别。

另外，在急诊救治中，心源性哮喘与哮喘如一时难鉴别时，可先静脉用药氨茶碱而不用肾上腺素来鉴别，即心源性哮喘应用氨茶碱有效，而对哮喘效果比较差。近年开展的脑尿钠肽（BNP）检测明显增高，可资鉴别。

（2）喘息型支气管炎：喘息型支气管炎与支气管哮喘临床上有时很难鉴别，鉴别要点主要是仔细询问病史，了解疾病的发生、发展情况。

支气管哮喘的首发症状为气喘，可伴有轻微咳嗽，如为感染性哮喘，则对抗感染平喘药物的反应较敏感。另外，在哮喘终止前常有阵咳，并咳出黏稠痰后症状减轻或消失。痰液难排出者，其症状可反复。喘息型支气管炎首发症状为咳嗽、咳痰，且咳嗽频繁、痰量多。其咳嗽症状较哮喘更为突出，并可持续多年，至迁延不愈，且冬季加重，一般平喘药疗效较差，与哮喘的喘息发作具有阵发性或可逆性的特点不同。检查气道阻力、气道反应性等肺功能指标，喘息型支气管炎在治疗前后相比，其改善程度不如支气管哮喘明显。另外，血和痰中嗜酸性粒细胞增加不明显或不增加，也可资鉴别。

（3）嗜酸细胞性肺炎：嗜酸细胞浸润的呼吸系统疾病，可见于任何年龄，大多数与下呼吸道细菌感染有关。其主要包括：单纯性嗜酸细胞性肺炎、迁延性嗜酸细胞肺炎、哮喘性嗜酸细胞肺炎、热带性肺嗜酸细胞增多症及肺坏死性血管炎等疾病。如感染患者对曲霉细菌呈过敏状态，则又称"过敏性支气管肺曲霉病"。肺曲霉病主要由烟曲霉感染引起，少数为黑曲霉、土曲霉、黄曲霉和构巢曲霉等，但此病哮喘症状可不明显，而发热、咳嗽明显。除此之外，以上其他嗜酸细胞性肺炎的共同临床特点是都有哮喘症状，尤其是哮喘性嗜酸细胞性肺炎更加明显。至于其他病因（真菌孢子吸入或蛔虫感染等）引起嗜酸粒细胞增多性肺炎，临床表现各异，如发热、皮疹、哮喘、咳嗽、乏力、脉管炎，甚至肝脾大等，严重者可休克，目前认为这些都是由各种不同病因所引起的一种过敏反应。

因在本病患者血中 IgE 增高，血中嗜酸细胞增多，如肺曲霉菌患者，多数患者对曲霉菌过敏原皮试呈 I 型或 III 型过敏反应，血清内多有沉淀素抗体存在。但肺部反复出现异常阴影，有阵发性咳嗽，可咳出棕黄色小痰栓或支气管管型。痰栓中有曲霉菌和嗜酸细胞。临床上慢性哮喘急性发作患者，常常病情顽固，并反复发生肺炎，但遗憾的是临床实验室检测常常扑空。

故我们认为即使痰中未分离出细菌，也有本病的可能，必须提高警惕。其他检查如纤维支气管镜、胸部 X 线检查、CT 等还可发现中心支气管扩张等病变，痰栓中可检查有嗜酸细胞，并可发现曲霉菌，这些对诊断均有帮助。但支气管碘油造影现在已不常应用了。

（4）肺栓塞：肺栓塞发病时常有呼吸困难或哮喘样症状，因此必须与支气管哮喘鉴别。本病特点常见为呼吸困难伴有胸痛或胸闷，发绀、躁动不安明显，同时伴有血压下降，严重者可导致休克、昏迷、抽搐；心电图检查异常，血乳酸脱氢酶增高和血清胆红素增多。而支气管哮喘起病时没有这些表现。胸部 X 线、CT 检查常可鉴别诊断。

（5）肾性哮喘：肾性哮喘是慢性肾炎尿毒症时，因酸性代谢产物排出障碍导致的一种中毒表现，因其毒素刺激主动脉弓、颈动脉体化学感受器及呼吸中枢，出现深快呼吸，有时类似哮喘发作。值得注意的是肾性哮喘常无呼气延长及哮鸣音。实验室检查如尿常规、肾功能检查常有异常，血气分析显示代谢性酸中毒，对本病诊断有帮助。

（6）急性细支气管炎：急性细支气管炎多见于小儿，尤其是 1 岁以内的小儿，且冬春之交好发。急性细支气管炎，多由病毒、链球菌引起。本病初起似上呼吸道感染，表现为流涕、咳嗽等。如病变传到细支气管时，则可在数小时内症状突变，出现咳嗽、呼吸急促，尤为呼出时明显，并迅速发展至哮鸣音及发绀，合并感染时体温可高达 39℃～40℃。胸片常有肺气肿表现及支气管周围浸润阴影，有助于诊断。本病应用抗生素等治疗有效。

其他如慢性支气管炎、结节病和气管、支气管肺癌等可有哮喘样发作，但经询问病史及相关检查多可鉴别诊断。在此不一一赘述。

4. 哮喘急诊处理及对策

（1）控制急诊症状的首选药物是吸入 β_2 激动药。如万托林、喘康速气雾剂。

（2）吸入激素后病情控制不理想者，可加用吸入长效 β_2 激动药，或缓释茶碱，或白三烯调节剂（联合用药）；亦可考虑增加吸入激素量。

（3）重症哮喘患者，经上述治疗后仍反复发作时，可考虑行强化治疗。即按照严重哮喘发作处理（给予大剂量激素等治疗，如甲基强的松龙），待症状完全控制、肺功能恢复最佳水平和 PEF 波动率正常 2～4 天后，逐渐减少激素用量。临床大部分患者经过强化治疗后病情缓解。如病情仍然不能控制，注意是否有气管阻塞性疾病，如气管内膜结核、肿瘤等。

（4）哮喘的抗感染、纠正酸碱失衡、综合治疗是其非常重要的基础治疗，不可忽视。如：①消除病因及诱发病（气候、环境、抽烟、饮食、生活工作及感冒、过敏性鼻炎、反流性食管炎等）。②防治合并症，如肺部感染、心脏病等。③纠正水电解质、酸碱失衡。④重视免疫调节治疗。

此外，要注意避免药物的不良反应，防止不可逆性气道阻塞，预防哮喘猝死。

本病例患者反复咳嗽气喘 40 年再发加重 10 余天，气促明显，难以平卧，急诊入院。患者无胸闷胸痛，但要端坐呼吸，检查唇发绀，颈静脉充盈，双肺呼吸音低，可闻干涩的啰音及哮喘音。结合实验室检查主要诊断：①支气管哮喘急性发作（重型）。②AECOPD Ⅱ型呼吸衰竭？③肺源性心脏病失代偿期。④水、电解质紊乱及酸碱失衡。予以抢救后哮喘缓解，但患者仍然呼吸困难，这可能与水、电解质紊乱及酸碱失衡及感染等有关，并导致 AECOPD Ⅱ型呼吸衰竭及肺源性心脏病失代偿期。由此可见，长期哮喘患者容易继发 COPD 和感染、肺源性心脏病及呼吸衰竭等并发症。

但是，一般来说，哮喘主要是一种以可逆性气流受阻为特征的气道慢性炎症性疾病。如果炎症长期得不到有效控制，则可出现气道重塑，引起不可逆性气道缩窄。由于气道变窄，通气受限，故易出现呼吸性酸中毒或代谢性＋呼吸性酸中毒。而本病例出现代谢性碱中毒少见，其具体原因不清，而检测发现低钾、低氯，推测可能与早期应用利尿药（如大剂量）等有关。

因此，在控制哮喘时，积极控制炎症感染，纠正水、电解质紊乱及酸碱失衡等非常重要。特别是不能想当然认为是酸中毒，而太自信地予以纠酸治疗，结果适得其反。因此，一定要检测"血气分析加离子分析"，以血气分析、离子分析结果为准而进行治疗。另外其他综合治疗是其基础，也不可忽视，如心脏保护、减轻心脏负荷治疗等；因哮喘患者，尤其是慢性哮喘者，心脏功能常常受到影响。由于细胞内蛋白质分解消耗，渗透压降低，水从细胞内移向细胞外，电解质被稀释导致低钠血症，这也是老年性呼吸疾病患者的低钠血症、低钾血症、低氯血症的主要原因。低钠低氯应治疗原发病，低渗性脱水时应予以纠正。

体会

1. 哮喘发作控制治疗一般不难，难的是并发心肺疾病及酸碱失衡与感染。本病例早期未控制与此有关，转来我院后注意了这方面的纠正，2 天后获得了较好效果，与及时纠正低钠血症、低钾血症、低氯血症及呼吸性碱中毒的处理有关。

2. 慢性哮喘合并心肺疾病时，早期应用茶碱类、利尿药物要注意不过量，尤其要防止利尿过度导致水、电解质紊乱和酸碱失衡，尤其是碱中毒，从而加重病情，故提倡小剂量或慎用。

3. 哮喘合并感染时，要应用强有力的抗生素，并加用大剂量激素冲击治疗。即使白细胞不高，也要如此，因哮喘本身就是一种炎症病变。故合并感染时更应加强抗感染，况且有的患者可能因白细胞不高而忽视。

4. 重视哮喘的预防，有条件者，尽量检测肺功能和找到过敏原，以便预防和诊断治疗。

5. 有遗传倾向者，尽力检测其基因、免疫功能，为预防和治疗打下基础。

6. 本病例为急症就诊，当时没有条件检测 BNP、肺功能、过敏原、基因、免疫功能等是一遗憾。

（张兆德　熊光仲）

四十一、活动后气促 2 月余，加重 3 天

——肺栓塞，肺大疱，冠状动脉粥样硬化性心脏病

病历简介

　　患者男，66 岁，因活动后气促 2 月余，加重 3 天，急诊入院。患者 2 个月前无明显诱因出现活动后气促，尤为爬坡、上楼后明显，伴有胸闷、心悸。但无胸痛及肩背部疼痛，亦无头晕、咳嗽、恶心呕吐，休息几分钟后可缓解。患者未引起重视，未行特殊治疗。10 多天前上述症状又复发，并加重，头晕明显。即在当地医院诊疗，冠脉造影：右冠优势，左主干、左前降支未见明显狭窄，第一对角开口狭窄 25%，左回旋支开口狭窄 50%，右冠状动脉中段狭窄 25%，考虑"冠心病"。予以输液（具体药物不详），无明显好转。此后先后到多家医院诊疗，均按"冠心病"处理，仍无好转。3 天前上述症状明显加重，呼吸困难，不能平卧，烦躁不安、头晕。即前往当地医院就医，行 CTA 检查提示肺动脉多发栓塞，超声波示右侧股静脉远端血栓形成。即予以肝素、阿司匹林、氯吡格雷、阿托伐他汀等治疗，症状稍有缓解。为求进一步诊疗，患者由当地转来我院急诊，经初步处理后以"肺栓塞"急诊收入院。自患病以来，患者经常出现头晕、乏力、气促及一过性黑朦，休息后缓解。余一般尚可，大小便正常，体重下降 5kg 多。

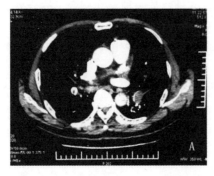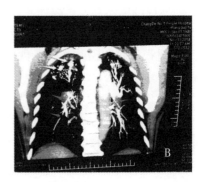

图 2-41-1　胸部 CT 示左右肺动脉主干支肺栓塞

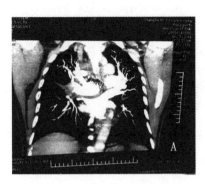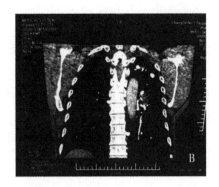

图 2-41-2　A：箭头示左右肺动脉主干支肺栓塞、右上肺结核病灶；B：示右肺大疱、肺气肿

既往史："肺结核"病已钙化，"慢性支气管炎"，未做特殊治疗。冠脉造影诊断：冠心病、缺血性心肌病、阵发性房颤、心功能Ⅱ级。规律服用"阿司匹林"、"辛伐他汀"、"美托洛尔"、"单硝酸异山梨酯"治疗。否认糖尿病、精神病、传染病、外伤手术史，亦无输血、药敏及疫水疫土接触史。无家族遗传病。

入院体查：T 36.5℃，P 82 次/min，R 26 次/min，BP 143/90 mmHg，气促状，发绀不明显，双肺呼吸音清，未闻及干湿啰音，心率 67 次/min，心律齐，腹部平软，无压痛、反跳痛，腹部移动性浊音阴性。肠鸣音正常。双下肢无水肿。实验室检查示血常规：WBC 7.66×10^9/L，N 63.60%，HGB 168 g/L，PLT 214×10^9/L，大小便常规无异常；凝血功能：D-二聚体 4.78 μg/mL，PT、APTT 基本正常；肝功能：ALT 25 U/L，AST 20 U/L，TP 71.5 g/L，ALB 37.0 g/L，TBIL 19.6 μmol/L，DBIL 6.4 μmol/L；肾功能：BUN 11.07 mmol/L，CRE 98.2 μmol/L，尿酸 449.7 μmol/L；心肌酶、电解质无异常。心电图：窦性心律，显著顺时针向转位；床旁胸片：双肺多发结节，结合临床考虑肺栓塞可能。血气分析：pH 7.46，$PaCO_2$ 29 mmHg，PaO_2 68 mmHg，O_2SAT 78%。双下肢彩超：右侧股静脉远端血栓形成，大小约 42 mm×7 mm；颈部血管及椎动脉彩超：左侧颈总动脉阻力指数增高，余无异常。心脏彩超：左室顺应性下降，TR（重），PR（轻），PH（中-重），EF%（60%）；肺功能：REV 12.09L，占预计值 81.6%，FEV1/FVC 71.10%，建议定期复查。

入院诊断：①肺栓塞。②陈旧性肺结核。③肺大疱。④冠心病。

处理：入院后下病危，予以心电监护吸氧，绝对卧床休息，CTA诊断肺栓塞明确，予以"低分子肝素钠4100IU，q12h"皮下注射及华法林3.75 mg抗凝。监测D-二聚体变化，密切观察患者肺栓塞病情变化，B超提示患者右侧股静脉血栓形成，已请血管外科会诊后行下腔静脉滤器治疗。为防止血栓进一步加重，并积极准备拟再行介入治疗。

结果：经上述处理后，呼吸困难缓解，生命体征平稳，血气分析：pH 7.43，$PaCO_2$ 39 mmHg，PaO_2 88 mmHg，O_2SAT 94%。

讨论

肺栓塞（pulmonary embolism，PE）或肺血栓栓塞症（pulmonary thrombo embolism，PTE）：是指内源性或外源性栓子进入肺动脉及其分支，阻断了组织血液供应所引起的病理生理和临床的系列变化和表现。血栓是最常见的栓子，其次为少见的脱落细胞、脂肪滴、空气、羊水、药物颗粒等各种异物引起的肺血管阻塞。由于肺组织受支气管动脉和肺动脉双重血供，而且肺组织和肺泡间也可直接进行气体交换，故大多数肺栓塞不一定引起肺梗死。如在肺栓塞基础上进一步发生缺血坏死或肺出血，则称为肺梗死，临床上两者常很难区别。

肺栓塞的准确发病率至今尚不清楚。最新研究表明，全球每年确诊的肺栓塞和深静脉血栓形成患者约数百万人。美国估计每年新发65万～70万肺栓塞患者，其中约有25万人需要住院治疗。急性肺栓塞死亡率高达15%～54%，已超过急性心肌梗死的死亡率。我国目前缺乏肺栓塞准确的流行病学资料，但随着临床医师诊断意识的不断提高，肺栓塞已成为一种公认的常见急危重心血管疾病。

VTE（静脉血栓栓塞症）危险因素包括易栓倾向和获得性危险因素。易栓倾向除factor V leiden等导致易栓症外，还发现ADRB2和LPL基因多态性与VTE独立相关，非裔美国人VTE死亡率高于白人也提示遗传因素是重要的危险因素。研究还发现肺栓塞死亡率随着年龄增加而增加；肺栓塞发病率无性别差异；另外肥胖患者VTE发病率为正常人群的2～3倍；肿瘤患者VTE发病率为非肿瘤人群的2倍等，提示获得性危险因素在VTE发病机制中起重要作用（表2-41-1）。

表 2 - 41 - 1 VTE 相关的易栓倾向及危险因素

遗 传 性	高同型半胱氨酸血症
factor V leiden 导致蛋白 C 活化抵抗	高龄
凝血酶原 20210 基因突变	肥胖 .
抗凝血酶Ⅲ缺乏	吸烟
蛋白 C 缺乏	慢性阻塞性肺疾病
蛋白 S 缺乏	VTE 病史或家族史
获得性	近期手术史、创伤或活动受限如脑卒中
抗磷脂抗体综合征	急性感染
长时间旅行	肿瘤
妊娠、口服避孕药或激素替代治疗	起搏器植入、ICD 植入和中心静脉置管
动脉疾病包括颈动脉和冠状动脉病变	

肺栓塞检查：一般分为无创和有创两种。常用无创诊断手段首选：心电图、胸片、动脉血气分析、D-二聚体、心脏彩超、双下肢血管超声，最后是 CTA、核磁血管成像及核素肺通气灌注扫描。有创检查主要是肺血管造影（CTA 或 CTPA），是确诊肺栓塞的金指标，而血气分析、D-二聚体、胸片、心脏彩超、心电图等检查为辅助诊断。值得一提的是心电图早期常常表现为胸前导联 $V_1 \sim V_4$ 及肢体导联Ⅱ、Ⅲ、aVF 的 ST 段压低和 T 波倒置，部分病例可出现 S Ⅰ Q Ⅲ T Ⅲ（即Ⅰ导联 S 波加深，Ⅲ导联出现 Q/q 波及 T 波倒置），这是由于急性肺动脉堵塞、肺动脉高压、右心负荷增加、右心扩张引起。应注意与非 ST 段抬高的急性冠脉综合征进行鉴别，并观察心电图的动态改变。

另外，动脉血气分析是诊断 APTE 的筛选性指标。应以患者就诊时卧位、未吸氧、首次动脉血气分析的测量值为准，特点为低氧血症、低碳酸血症、肺泡动脉血氧分压差 [P (A-a) O_2] 增大及呼吸性碱中毒表现。

因此，肺栓塞应与急性心肌梗死（AMI）、急性冠脉综合征（ACS）、心力衰竭、肺炎、主动脉夹层、特发性肺动脉高压、非血栓栓塞性肺动脉高压等相鉴别。上述检查尤其是 CTA 为简便、行之有效的方法。

治疗：

（1）一般治疗：对确诊肺栓塞患者应绝对卧床休息、监测生命体征及血气变化、吸氧、止痛、抗心力衰竭、抗休克等治疗。

（2）溶栓及抗凝治疗：溶栓时间窗口一般是 14 天以内，对有右心功能不全、伴低血压或心源性休克肺栓塞患者，宜及早开始溶栓，可以使用的药物有尿激酶、链激酶和重组组织型纤溶酶原激活剂，溶栓治疗结束后，应每 2～4 小时监测一次 PT、APTT，当降至正常值 2 倍时，应开始规范使用肝素抗凝治疗。

抗凝药物有普通肝素、低分子肝素及华法林，但需注意监测 INR。

抗凝疗法：高度疑诊或确诊 APTE 的患者应立即予抗凝治疗。

1）普通肝素：予 2000～5000 IU 或按 80 IU/kg 静脉注射，继之以 18 IU/（kg·h）持续静脉滴注。抗凝必须充分，否则将严重影响疗效，并可导致血栓的复发率明显增高。在开始治疗后的最初 24 小时内需每 4～6 小时测定 APTT 1 次，并根据该测定值调整普通肝素的剂量（表 2-41-2），每次调整剂量后 3 小时测定 APTT，使 APTT 尽快达到并维持于正常值的 1.5～2.5 倍。治疗达到稳定水平后，改为每天测定 APTT 1 次。由于应用普通肝素可能会引起血小板减少症（heparin-induced thrombocytopenia，HIT），故在使用普通肝素的第 3～5 天必须复查血小板计数，若较长时间使用普通肝素，应在第 7～10 天和第 14 天复查，而普通肝素治疗 2 周后则较少出现血小板减少症。若患者出现血小板计数迅速或持续降低超过 30%，或血小板计数小于 100×10^9/L，应立即停用普通肝素，一般停用 10 天内血小板数量开始逐渐恢复。

表 2-41-2　　　　　　　　根据 APTT 调整普通肝素剂量的方法

APTT	普通肝素调整剂量
<35 秒（<1.2 倍正常对照值）	静脉注射 80 IU/kg，然后静脉滴注剂量增加 4 IU/（kg·h）
35～45 秒（1.2～1.5 倍正常对照值）	静脉注射 40 IU/kg，然后静脉滴注剂量增加 2 IU/（kg·h）
46～70 秒（1.5～2.3 倍正常对照值）	无需调整剂量
71～90 秒（2.3～3.0 倍正常对照值）	静脉滴注剂量减少 2 IU/（kg·h）
>90 秒（>3 倍正常对照值）	停药 1 小时，然后静脉滴注剂量减少 3 IU/（kg·h）

2）低分子量肝素：根据体重给药，建议 100 IU/（kg·次），皮下注射每天 1～2 次。使用该药的优点是无需监测 APTT。但对肾功能不全的患者需谨慎使用低分子量肝素，并应根据抗 Ⅹa 因子活性来调整剂量。对于有严重肾功能不全的患者在初始抗凝时使用普通肝素是更好的选择（肌酐清除率＜30 mL/min），因为普通肝素不经肾脏代谢。对于有严重出血倾向的患者，也应使用普通肝素进行初始抗凝，因为其抗凝作用可被很快逆转。此外，对过度肥胖患者或孕妇应监测血浆抗 Ⅹa 因子活性，并据以调整剂量。而对于其他 APTE 患者，都可使用皮下注射低分子量肝素进行抗凝。低分子量肝素的分子量较小，HIT 发生率较普通肝素低，可在疗程大于 7 天时每隔 2～3 天检查血小板计数。

3）选择性 Ⅹa 因子抑制药（fondaparinux，磺达肝癸钠）：又称戊聚糖钠，是一种新型抗凝药，起效快，不经肝脏代谢，不与非特异蛋白结合，生物利用度高达 100%，而且因药物半衰期为 15～20 小时，药代动力学稳定，可根据体重固定剂量每天皮下注射 1 次，无需监测凝血指标，但对肾功能不全患者应减量或慎用。使用剂量为 5 mg（体重＜50 kg）；7.5 mg（体重 50～100 kg）；10 mg（体重＞100 kg）。建议普通肝素、低分子量肝素或者磺达肝癸钠至少应用 5 天，直到临床症状稳定方可停药。

4）华法林：患者需要长期抗凝应首选华法林，其抗凝作用主要是降低血浆凝血酶原的数量和凝血因子 Ⅹ 的活性，初始通常与低分子量肝素联合使用，起始剂量为 2.5～3.0 mg/d，3～4 天后开始测定国际标准化比值，当该比值稳定在 2.0～3.0 时停止使用低分子量肝素，继续予华法林治疗。

抗凝治疗的时间应因人而异，部分病例的危险因素可短期内消除，如口服雌激素、短期制动、创伤和手术等，抗凝治疗 3 个月即可；对于栓子来源不明的首发病例，给予抗凝治疗至少 6 个月；APTE 合并深静脉血栓形成患者需长期抗凝；特发性或合并凝血因子异常的深静脉血栓形成导致的 APTE 患者需长期抗凝；若为复发性肺血栓栓塞症或合并慢性血栓栓塞性肺高压的患者，需长期抗凝；APTE 合并癌症患者抗凝治疗至少 6 个月，部分病例也需无限期抗凝治疗。

溶栓治疗：

国内一项大样本的回顾性研究证实对 APTE 患者行尿激酶或 rt-PA 溶栓

治疗+抗凝治疗总有效率 96.6%，显效率 42.7%，病死率 3.4%，显著优于对症治疗组和单纯抗凝治疗组。美国胸科医师协会已制定肺栓塞溶栓治疗专家共识，对于血流动力学不稳定的 APTE 患者建议立即溶栓治疗。下面我们就将结合国内外的循证医学资料以及国内专家的临床经验，制定我国 APTE 溶栓治疗专家共识，以期规范国内 APTE 溶栓治疗方案。

(1) 适应证：①2 个肺叶以上的大块肺栓塞者。②不论肺动脉血栓栓塞部位及面积大小，只要血流动力学有改变者。③并发休克和体动脉低灌注（如低血压、乳酸酸中毒和心排血量下降）者。④原有心肺疾病的次大块肺血栓栓塞引起循环衰竭者。⑤有呼吸窘迫症状（包括呼吸频率增加，动脉血氧饱和度下降等）的肺栓塞患者。⑥肺血栓栓塞后出现窦性心动过速的患者。

(2) 禁忌证：绝对禁忌证包括活动性内出血、近期自发性颅内出血。相对禁忌证：①2 周内的大手术、分娩、器官活检或不能以压迫止血部位的血管穿刺。②2 个月内的缺血性中风。③10 天内的胃肠道出血。④15 天内的严重创伤。⑤1 个月内的神经外科或眼科手术。⑥难于控制的重度高血压（收缩压＞180 mmHg，舒张压＞110 mmHg）。⑦近期曾行心肺复苏。⑧血小板计数低于 $100×10^9/L$。⑨妊娠。⑩细菌性心内膜炎。⑪严重肝肾功能不全。⑫糖尿病出血性视网膜病变。⑬出血性疾病。⑭动脉瘤。⑮左心房血栓。⑯年龄＞75 岁。

(3) 临床常用溶栓药物及用法：我国临床上常用的溶栓药物有尿激酶（UK）和重组组织型纤溶酶原激活剂（rt-PA）两种。

1) 尿激酶：2008 年欧洲心脏病协会推荐方法为：负荷量 4400 IU/kg，静脉注射 10 分钟，随后以 4400 IU/(kg·h) 持续静脉滴注 12～24 小时；或者可考虑 2 小时溶栓方案：300 万 IU 持续静脉滴注 2 小时。初步证明该方案安全、有效和简便易行。

2) 尿激酶与 rt-PA 比较：国外已开展多项临床研究比较不同溶栓药物的疗效和安全性。Meyer 等人研究表明使用 100 mg rt-PA 输注 2 个小时和输注尿激酶 4400 IU/(kg·12h)（24 小时）相比，rt-PA 能够更快地改善肺动脉供血和血流动力学指标，治疗 12 小时后两种药物的疗效相当。另外，有两个临床试验比较了 2 小时内输注 100 mg rt-PA 和 15 分钟输注 0.6 mg/kg rt-PA，结果均显示 15 分钟输注方案与 2 小时输注方案相比，前者血流动力学指标改善速度要略快于后者，另外出血事件的发生率也略高于后者，但差异均无统计学意义。通过导管直接在肺动脉内输注 rt-PA 溶栓（剂量较静脉输注方法少）和体静脉输注溶栓相比优势并不明显。

（4）溶栓时机：肺组织氧供丰富，有肺动静脉、支气管动静脉、肺泡内换气三重氧供，因此肺梗死的发生率低，即使发生也相对比较轻。肺栓塞溶栓治疗的目的不完全是保护肺组织，更主要是尽早溶解血栓、疏通血管，减轻血管内皮损伤，降低慢性血栓栓塞性肺高压的发生危险。因此在 APTE 起病 48 小时内即开始行溶栓治疗能够取得最好的疗效，但对于那些有症状的 APTE 患者在 6～14 天内行溶栓治疗仍有一定作用。

（5）溶栓治疗过程中的注意事项：①溶栓前应常规检查血常规，血型，APTT，肝、肾功能，动脉血气，超声心动图，胸片，心电图等作为基线资料，用以与溶栓后资料作对比。②备血，向家属交待病情，签署知情同意书。③使用尿激酶溶栓期间勿同时使用肝素，rt-PA 溶栓时是否停用肝素无特殊要求，一般也不使用。④溶栓使用 rt-PA 时，可在第一小时内泵入 50 mg 观察有无不良反应，如无则序贯在第二小时内泵入另外 50 mg。应在溶栓开始后每 30 分钟做 1 次心电图，复查动脉血气，严密观察患者的生命体征。⑤溶栓治疗结束后，应每 2～4 小时测定 APTT，当其水平低于基线值的 2 倍（或 <80 秒）时，开始规范的肝素治疗。常规使用肝素或低分子量肝素治疗。使用低分子量肝素时，剂量一般按体重给予，皮下注射，每天 2 次，且不需监测 APTT。普通肝素多主张静脉滴注，有起效快、停药后作用消失也快的优点，这对拟行溶栓或手术治疗的患者十分重要。普通肝素治疗先予 2000～5000IU 或按 80 IU/kg 静脉注射，继以 18 IU/（kg·h）维持。根据 APTT 调整肝素剂量，APTT 的目标范围为基线对照值的 1.5～2.5 倍。⑥溶栓结束后 24 小时除观察生命体征外，通常需行核素肺灌注扫描或肺动脉造影等复查，以观察溶栓的疗效。⑦使用普通肝素或低分子量肝素后，可给予口服抗凝药，最常用的是华法林。华法林与肝素并用通常在 3～5 天，直到 INR 达 2.0～3.0，即可停用肝素。有些基因突变的患者，华法林 S-对映体代谢减慢，对小剂量华法林极为敏感。INR 过高应减少或停服华法林，可按以下公式推算减药后的 INR 值：[INR 下降 =0.4+（3.1× 华法林剂量减少的百分比）]，必要时可应用维生素 K 予以纠正。对危急的 INR 延长患者，人体重组Ⅶa 因子浓缩剂可迅速防止或逆转出血。抗凝时限前文已做介绍。

（6）溶栓疗效观察指标：①症状减轻，特别是呼吸困难好转。②呼吸频率和心率减慢，血压升高，脉压增宽。③动脉血气分析示 PaO_2 上升，$PaCO_2$ 回升，pH 下降，合并代谢性酸中毒者 pH 上升。④心电图提示急性右室扩张表现（如不完全性右束支传导阻滞或完全性右束支传导阻滞、V_1 S 波挫折，$V_1 \sim V_3$ S 波挫折粗顿消失等）好转，胸前导联 T 波倒置加深，也可直立或不变。⑤胸部 X 线平片显示的肺纹理减少或稀疏区变多，肺血分布不均改善。⑥超声心动图表现如室间隔左移减轻、右房右室内径缩小、右室运动功能改善、肺动脉收缩压下降、三尖瓣反流减轻等。

（7）疗效评价标准：

1）治愈：指呼吸困难等症状消失，放射性核素肺通气灌注扫描、CT 肺动脉造影或导管肺动脉造影显示缺损肺段数完全消失。

2）显效：指呼吸困难等症状明显减轻，放射性核素肺通气灌注扫描、CT 肺动脉造影或导管肺动脉造影显示缺损肺段数减少 7～9 个或缺损肺面积缩小 75%。

3）好转：指呼吸困难等症状较前减轻，放射性核素肺通气灌注扫描、CT 肺动脉造影或导管肺动脉造影显示缺损肺段数减少 1～6 个或缺损肺面积缩小 50%。

4）无效：指呼吸困难等症状无明显变化，放射性核素肺通气灌注扫描、CT 肺动脉造影或导管肺动脉造影显示缺损肺段数无明显变化。

5）恶化：呼吸困难等症状加重，放射性核素肺通气灌注扫描、CT 肺动脉造影或导管肺动脉造影显示缺损肺段数较前增加。

6）死亡：专家共识是尽管尿激酶和 rt-PA 两种溶栓药物 12 小时疗效相当，但 rt-PA 能够更快发挥作用，降低早期死亡率，减轻肺动脉内皮损伤，降低慢性血栓栓塞性肺高压的发生危险，因此推荐首选 rt-PA 方案。

综上所述，大面积肺动脉栓塞是严重的心肺综合征，发病率高、漏诊率高、死亡率高，及时和正确的治疗后死亡率明显下降，因此早发现、早治疗尤为重要。选择恰当的介入治疗方法，及早开通肺动脉主干、保证血流通畅是抢救生命的关键。

本病例按上述原则进行了及时诊断与处理，由于右下肢静脉血栓，在抗凝治疗病情稳定后，及时行了腔静脉滤器处理，并获得了较好疗效。鉴于治疗上诸多限制，预防 PE 极为重要，预防措施的选择及其强度依据易造成静脉血流瘀滞和血栓栓塞的临床因素而定。因此，结合本病例情况，因患者感冒拟择期再行介入支架手术，以期最终达到临床治愈。

静脉血栓栓塞的预防治疗包括低剂量未分级肝素（LDUH），低分子量肝素（LMWH），右旋糖酐注射，华法林，间歇性气囊压迫（IPC）和逐步加压弹性袜，阿司匹林对一般手术患者无预防静脉血栓栓塞作用。

体会

1. 急性肺栓塞早期临床表现常易与急性心肌梗死、心力衰竭、肺炎、主动脉夹层等相混淆，除详细询问病史及体查外，CTA 是诊断与鉴别诊断的有效手段。本病例及时诊断处理获得了较好疗效。

2. 肺栓塞确诊后的治疗首选抗凝治疗，酌情选择溶栓治疗，慎重选择外科手术，治疗中监测出、凝血机制。尤其是服用华法林者，应根据监测出、凝血机制的情况调整药物，并掌握好各项指征，必要时停止应用溶栓或加用止血药。

3. 介入治疗是近年开展的一项新技术，应该严格掌握其指征和禁忌证，术后注意观察及适当应用抗凝药物，原则、方法、注意事项同前，并应定期复查。

4. 治疗中注意预防感染、感冒等并发症，本病例患者因感冒而延迟了介入支架治疗。此外，肥胖、下肢静脉曲张、外伤手术、慢性肺病、老人、吸烟、妊娠、口服避孕药或激素替代治疗、起搏器植入、ICD 植入和中心静脉置管等患者应注意预防。

〔附 1〕介入与其他治疗

传统肺栓塞的治疗包括抗凝、溶栓、外科手术等。大面积肺栓塞的单纯药物治疗效果有限；外科手术创伤大、出血多、难度大；介入治疗以其微创、可重复性及出血少的特点已成为治疗肺栓塞的重要方法，也在大面积肺栓塞的治疗中表现出越来越明显的优势。尤其是抗凝、溶栓、外科手术等禁忌证或难以开展的大面积肺栓塞，介入治疗则是抢救、治疗患者的首选方法。大面积肺栓塞介入治疗的常用方法如下。

1. 经皮导管内溶栓术　经皮导管内溶栓术最常用的药物是尿激酶和重组组织型纤维蛋白溶酶原激活剂（rt-PA）。多孔溶栓导管在导丝指引下进入血栓，局部高浓度的溶栓药物与血栓直接充分接触，缩短药物灌注时间，减少溶栓药物量，出血风险小，肺栓塞及相关死亡率低，与全身用药相比，其用药量小，靶向性更强、并发症更少。

2. 经皮导管内碎栓术　导管内碎栓术是利用机械方法使堵塞肺动脉的血栓破碎，再将其推到远端或吸出，远端小血栓通过肺的自溶作用实现血管再通，但该方法仅限于主肺动脉干等粗大的血管。理想的肺动脉碎栓器械应具备柔顺性高、血栓易取出和安全性高的特点。

3. 经皮导管内机械取栓术　最初是通过大注射器手动抽出血栓，有效率可达 76%，但有诱发心律失常的可能。Amplatez 取栓装置利用高速叶轮将血栓粉碎成微粒，再利用负压将血栓吸出，但这种导管不易弯曲，易损伤血管。Arrow-Trerotola 对机化及陈旧性血栓效果良好。Angiojet 对 12 mm 直径以下的血管有效，安全性较高，但对肺动脉主干阻塞的效果有待验证。ATD 血栓消融器适于中心型栓子，对新鲜血栓有较好疗效且无需完全溶解血栓。Straube 导管利用高速涡流击碎血栓，并利用涡流产生的负压吸出碎解的血栓，据报道显示，Straube 导管已在瑞士等欧洲国家应用。

4. 球囊支架成形术　球囊支架成形术是用 6～16mm 球囊将血栓挤压为小血栓，同时辅以局部溶栓治疗，但其远期疗效不确定，并有引起肺动脉压力降低的风险，支架成形主要用于导管溶栓结束后仍残留血栓、因出血或无法耐受而不能进行导管溶栓、Cockett 综合征患者。

5. 下腔静脉滤器置入术　滤器是置于肾静脉开口以下的腔静脉的机械装置，用于捕获可能栓塞肺动脉主干的血栓。分为永久性、可转换及临时性滤器。据统计，滤器置入后将下肢深静脉血栓形成的肺栓塞发生率由 60%～70%降至 0.9%～5%。根据下腔静脉直径及走行选择恰当的滤器。滤器为金属异物，置入体内时间长后有可能发生滤器移位、滤器阻塞、再发肺栓塞及死亡等并发症。故切记不要联合使用溶栓及下腔静脉滤器，因为滤器的尖头会刺伤下腔静脉，同时溶栓可能导致下腔静脉管壁出血。因此，可回收滤器越来越受到青睐，以下为常用的可回收滤器：OptEase、Aegisy、Tulip 等。

〔附 2〕 外科手术治疗

1. 经静脉导管碎栓＋溶栓术　对于血栓栓塞于肺动脉近段的高危 APTE 患者，当有溶栓禁忌证或溶栓治疗及积极内科治疗无效，可用导管碎解和抽吸肺动脉内巨大血栓或行球囊血管成形术，同时局部给予小剂量溶栓剂溶栓，可明显改善肺循环血流动力学指标。需注意的是，当血流动力学改善后就应终止治疗，而不是以造影结果为参照标准。由于导管内溶栓可直接溶解肺动脉血栓，因而溶栓药物剂量大大减少，发生出血等并发症的危险性显著降低，尤其适合年龄＞75 岁、外科术后、既往有脑血管病病史等有溶栓相对禁忌证的急性大块肺栓塞患者。

2. 肺栓塞取栓术　肺动脉血栓摘除术，适用于危及生命伴休克的急性大块肺栓塞，或肺动脉主干、主要分支完全堵塞，而有溶栓治疗禁忌证或溶栓等内科治疗无效的患者。血栓摘除术应在主肺动脉和叶肺动脉内进行，而不可因追求血管造影的结果在段肺动脉中也进行，当血流动力学改善后就应终止操作。

特殊情况溶栓治疗如下。

（1）大块肺栓塞溶栓治疗策略：对于大块肺栓塞，医院必须制定书面治疗方案和治疗措施，就像 ST 段抬高型急性心肌梗死一样，必须严格制定每一步治疗策略。

1）一旦怀疑肺栓塞，应静脉推注大剂量的普通肝素。

2）开始静脉输注肝素以便达到目标 APTT 值至少 80 秒。

3）控制液体的入量在 500～1000 mL；避免过多液体摄入加重右心衰。

4）小剂量地使用血管活性药物和正性肌力药物。

5）迅速评价患者有无溶栓适应证及禁忌证，如考虑溶栓疗效大于可能发生的出血风险，建议立即进行溶栓治疗。

6）如果溶栓风险太大，考虑安置下腔静脉滤器、导管取栓术或外科取栓。

7）不要联合使用溶栓及下腔静脉滤器，因为滤器的尖头会刺伤下腔静脉，同时溶栓可能导致下腔静脉管壁出血。

8）成立由肺血管病科、急诊科、放射科及胸外科等多专业临床医师组成的专业团队，具备快速病史采集、体格检查、实验室检查、迅速制定诊疗策略的能力，这对于成功治疗十分关键。如接诊医院无诊治条件，建议尽快转运患者到专科诊治中心。

（2）妊娠肺动脉栓塞的溶栓治疗：目前公布的一项对 36 名妊娠期间使用溶栓剂妇女的资料，其中大约 1/3 有大块肺栓塞。因溶栓药物都不通过胎盘，因此推荐可以在妊娠期妇女应用。然而，溶栓治疗后孕妇总的出血发生率在 8% 左右，通常是阴道出血。与单用肝素治疗大块肺栓塞导致的死亡率相比，这种出血风险还可接受。注意分娩时不能使用溶栓治疗。除非在栓塞极为严重且外科取栓手术无法马上进行的情况下可谨慎溶栓。孕妇下腔静脉滤器植入的适应证与其他肺栓塞患者相同。

（3）右心血栓：有研究报道，肺栓塞患者合并右心血栓的发生率为 7%～18%。肺栓塞合并右心血栓，特别是活动性血栓时，血栓很可能从右心进入肺动脉，早期死亡率可高达 80%～100%。国际肺栓塞注册登记协作研究首选溶栓治疗，但 14 天的死亡率超过 20%。但最近一组 16 例患者溶栓治疗 2 小时、12 小时、24 小时后，右心室血栓消失率分别为 50%，75% 和 100%。另外外科或者经导管血栓清除术也是可以选择的治疗方法，但是相关资料较少。外科血栓摘除术适用于那些通过卵圆孔横跨于房间隔的血栓。单独抗凝疗效较差。

（张兆德　熊光仲）

四十二、反复胸闷、心悸、气促 26 年，再发并加重 2 个多小时、妊娠 5 个月

——先天性心脏病：动脉导管未闭；二尖瓣狭窄并关闭不全，室上性心动过速，心力衰竭，妊娠中期（活胎）

病历简介

患者女，30 岁，又发胸闷，心悸，气促，加重 2 小时急诊入院。患者因上楼后又发胸闷、心悸、气促，并加重 2 小时，无发热、咳嗽，二便可，妊娠 5 个月余。

既往史：患先天性心脏病（动脉导管未闭；二尖瓣狭窄并关闭不全）26 年，并反复发作胸闷、心悸、气促，近年来逐渐加重，应用过中、西药物，具体不详。

个人及婚育史：出生及生活均在当地，未到过外地，24 岁结婚，孕 2 产 1。

入院体查：T 36.8℃，P 140 次/min，R 28 次/min，BP 105/82 mmHg，神清，气促，口唇轻度发绀，颈静脉无明显怒张，两肺未闻明显湿啰音，心脏稍向左扩大，$P_2 > A_2$，心率 140 次/min，心尖区可闻全收缩期吹风性杂音及短促的舒张期杂音，向左腋窝传导，未闻及开瓣音。腹隆，子宫底平脐上 1 指，可闻胎心。双下肢轻度水肿。实验室检查示血常规：WBC 10.3×10^9/L，MCH 33.1 pg，GRAN 7.64，MPV 12.5 fL，NT-proBNP 1804 mg/mL，其余基本正常；肝肾功能：ST - TBIL 5.0 μmol/L；心肌酶学：ST - IP 1.41 μmol/L；电解质：K^+ 6.13 mmol/L，Na^+ 141 mmol/L，Cl^- 110.15 mmol/L，Ca^{2+} 2.15 mmol/L；血气分析：pH 7.37，$PaCO_2$ 35 mmHg，PaO_2 62 mmHg，实际 HCO_3^- 20.2 mmol/L，标准 HCO_3^- 21.4 mmol/L。心电图（ECG）：室上性心动过速；ST - T 段异常：V_1，V_2，V_4，V_5，V_6；左心室为高电位 V_5，V_6；逆时针旋转。电生理诊断：窦性心律频发室性早搏；阵发性室上性心动过速；电脉冲终止心动过速发作。彩色多普勒超声示先天性心脏病：动脉导管未闭（管型）；二尖瓣狭窄（中度）伴关闭不全；右心房增大，

肺动脉增宽，三尖瓣反流流速增高，提示肺动脉高压；房间隔中部膨出瘤形成；左室假腱索；左室收缩功能测值正常范围。

入院诊断：①阵发性室上性心动过速。②妊娠期心脏病，心力衰竭。③先天性心脏病：动脉导管未闭（管型）；二尖瓣狭窄（中度）伴关闭不全。④房间隔中部膨出瘤形成；左室假腱索。⑤肺动脉高压？⑥妊娠中期，活胎。

入院处理：即入抢救室，签 EICU 告知书，下病危，患者及其家属表示拒用药，要保胎儿，告知不用药物所致什么危险自己承担，告知心律失常随时可致死亡（家属拒绝用药并签字）。予以吸氧，观察。1 天后患者好转要求出院。次日患者而又出现心悸、胸闷再入院治疗。因患者及家属拒绝用药，患者于 2 月 17 日 04：00 出现嗜睡，神态模糊，而家属仍然拒绝用药，请妇产科会诊，明确胎儿尚好。家属要求保胎儿，并请心内科会诊，建议行食管调搏终止室上速，2 月 17 日 04：30 患者家属同意行食管调搏愿意承担其风险（签字）。2 月 17 日 04：50 行食管调搏（图 2-42-1），2 月 17 日 06：10，患者经过食管调搏后恢复窦性心律（图 2-42-2）。病情好转，母子平安。

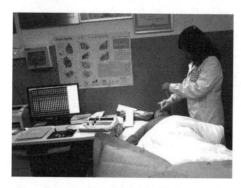 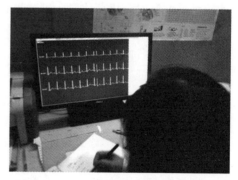

图 2-42-1　经食管心脏调搏时监测情况　　图 2-42-2　经食管心脏调搏后恢复图示

结果：室上性心动过速经过调搏后恢复窦性心律，余病情稳定自行出院。

最后诊断：①先天性心脏病：动脉导管未闭；二尖瓣狭窄并关闭不全。②室上性心动过速，心力衰竭。③妊娠中期（活胎）。

讨论

心脏病、心律失常、心力衰竭临床常见，但是妊娠期心脏病并发心律失常、心力衰竭临床不多见。处理有其特殊性，应特别小心。

一般来说，治疗心脏病、心律失常及心力衰竭等心血管疾病，主要有病因治疗、药物治疗及非药物治疗几种方法。关键是要明确诊断、清楚病因、了解病情，在此基础上进行治疗就比较容易了。如按照纠正心脏病理改变、调整异常病理生理功能及去除导致心律失常发作的诱因（如电解质紊乱及酸碱失衡、药物不良反应等）等原则治疗多能获得较满意的效果。本病例根据患者病史及检查，诊断基本成立，故处理应根据其特殊性进行。现就妊娠期心脏病并发心律失常、心力衰竭等病情的特殊处理简述如下。其他有关情况，如分娩期与产褥期等的处理在此不予赘述。

1. 保胎的治疗与监护　保胎是人之常情的选择，但心律失常、心力衰竭等疾病又是心脏病孕妇的致命伤。因此，加强妊娠期监护是非常重要的，它是预防和发现心力衰竭的重要手段，具体措施如下：

（1）减轻心脏负担：①限制体力活动，增加休息时间，每天至少保证睡眠10～12 小时。尽量取左侧卧位，以增加心搏出量及保持回心血量的稳定。②保持精神愉悦，避免情绪激动。③进高蛋白、低脂肪、多维生素饮食，限制钠盐摄入，每天食盐 3～5 g，以防水肿。合理营养，控制体重的增加速度，每周不超过 0.5 kg，整个妊娠期不超过 10 kg。④消除损害心功能的各种因素，如贫血、低蛋白血症、叶酸、维生素（尤其是维生素 B_1）缺乏、感染、妊娠期高血压综合征。⑤如需输血，多次小量（150～200 mL）输注；如需补液，限制在 500～1000 mL/d，滴速＜10～15 滴/min。

（2）提高心脏代偿功能：

1）洋地黄的应用：孕妇如无心力衰竭的症状和体征，一般不需洋地黄治疗。但当出现心力衰竭先兆或早期心力衰竭、心功能Ⅲ级者妊娠 28～32 周时（即妊娠期血流动力学负荷高峰之前）应用洋地黄。由于孕妇对洋地黄的耐受性较差，易于中毒，故宜选用快速制剂，如去乙酰毛花苷或毒毛花苷 K 毒。维持治疗则选用排泄较快的地高辛，一般用至产后 4～6 周血循环恢复正常为止。另外，心功能Ⅰ级、Ⅱ级的孕妇应增加产前检查次数，20 周以前至少每 2 周由心内科、产科医师检查 1 次，以后每周 1 次，必要时进行家庭随访。除观察产科情况外，主要了解心脏代偿功能及各种症状，定期做心电图、超声心动图检查，以利于对病情作出全面估计，发现异常。有心力衰竭先兆，立即住院治疗。预产期前 2 周入院待产，既能获充分休息，也便于检查观察。凡心功能Ⅲ级或有心力衰竭者应住院治疗，并留院等待分娩。

2）关于心血管手术：病情较重、心功能Ⅲ～Ⅳ级、手术不复杂、麻醉要求不高者可在妊娠 3～4 个月时进行。紧急的二尖瓣分离术（单纯二尖瓣狭窄引起急性肺水肿）可在产前施行。未闭动脉导管患病期间发生心力衰竭，或有动脉导管感染时，有手术指征。

2. 心力衰竭的诊治　心脏病是心力衰竭的发生基础。从妊娠、分娩及产褥期血流动力学变化对心脏的影响来看，妊娠 32～34 周、分娩期及产褥期的最初 3 天，是心脏病患者最危险的时期，极易发生心力衰竭。

（1）早期诊断：心脏代偿功能的分级亦即心力衰竭的分度如下。心功能Ⅱ级＝轻度心力衰竭，心功能Ⅲ级＝中度心力衰竭，心功能Ⅳ级＝重度心力衰竭。心力衰竭的早期症状为：无其他原因可解释的倦怠，轻微活动后即感胸闷、气急，睡眠中气短、憋醒和（或）头部须垫高，肝区胀痛，下肢水肿。早期体征有：休息时，心率＞120 次/min，呼吸＞24 次/min，颈静脉搏动增强，肺底湿啰音，交替脉，舒张期奔马律，尿量减少及体重增加。心电图 V_1P 波终末向量阳性。胸部连续摄片（立位）显示两肺中上野的肺静脉纹理增粗。

（2）治疗原则：妊娠合并心力衰竭与非妊娠者心力衰竭的治疗原则类同。①强心。应用快速洋地黄制剂，以改善心肌状况。奏效后改服排泄较快的地高辛维持。孕妇对洋地黄类强心药的耐受性较差，需密切观察有无毒性症状出现。②利尿。作用是降低循环血容量及减轻肺水肿。可重复使用，但需注意电解质平衡。③扩血管。心力衰竭时，多有外周血管收缩增强，致心脏后负荷增加。应用扩血管药可起"内放血"作用。④镇静。小剂量吗啡稀释后静脉注射，不仅有镇静、止痛、抑制过度兴奋的呼吸中枢及扩张外周血管，减轻心脏前后负荷的作用，而且可抗心律失常。常用于急性左心衰、肺水肿抢救。⑤减少回心静脉血量。用止血带加压四肢，每隔 5 分钟轮流松解一个肢体。半卧位且双足下垂可起相同作用。⑥抗心律失常。心律失常可由心力衰竭所致，亦可诱发或加重心力衰竭，严重者应及时纠正。

3. 心律失常的急诊处理

（1）药物治疗：急诊科常见的心律失常主要有缓慢心律失常、快速心律失常及伴有充血性心力衰竭和急性心肌梗死的心律失常，如严重的心动过缓、房室传导阻滞、频发室性早搏、室性和室上性心动过速、阵发性心房扑动和颤动、预激综合征等。故选择药物力求以快速、有效、安全为原则。

1）异丙肾上腺素、阿托品或碱化剂（碳酸氢钠）：是适用治疗缓慢心律失常的常用药物。其主要作用为增强心肌自律性和（或）加速药物传导，尤其是拟交感神经药（异丙肾上腺素）和迷走神经抑制药物（阿托品），在急诊科应用比较普遍。剂量依据患者、病情而异，但剂量不要过大。防止心动过速等意外发生。

值得注意的是在应用异丙肾上腺素时要辨明是否存在冠心病、心绞痛、心肌梗死、甲亢等疾病，如有，则禁止使用。因它是 β 受体激动药，对 β_1 和 β_2 受体有较强的激动作用，故应用不当可导致室性心动过速或室颤。其次是使用剂量不要过大，并注意不要与肾上腺素类药物合用，同时注意过敏。

2）胺碘酮：适用于室性和室上性心动过速和早搏、阵发性心房扑动和颤动、预激综合征等。也可用于伴有充血性心力衰竭和急性心肌梗死的心律失常。对其他 β 受体阻断药无效的顽固性阵发性心动过速也能奏效。尤其是适合伴随器质性心脏疾病而出现的心律失常。应用方法：开始每次 200 mg，每天 3 次，饭后口服；3 天后改用维持量，每次 200 mg，每天 1～2 次，或每次 100 mg，每天 3 次。静脉滴注：150～300 mg 加入 250 mL 5%葡萄糖注射液中，30 分钟内滴完。负荷量 600 mg/d，连续 8～10 天；维持量：根据个体反应采用最小有效量一般为 100～400 mg/d。

值得注意的是应用时要行心电图检查和监护，以下情况禁止使用：①无起搏治疗的窦性心动过缓和窦房传导阻滞。②无起搏治疗的窦房结疾病（具有窦性停搏的危险性）。③无起搏治疗的高度房室传导阻滞。④甲状腺功能亢进。由于胺碘酮可能导致甲状腺功能亢进的恶化。⑤已知对胺碘酮或者其中的赋形剂过敏。⑥妊娠的中 3 个月和后 3 个月。⑦哺乳期妇女联合应用以下药物有可能诱导尖端扭转型室性心动过速的倾向：Ⅰa 类抗心律失常药物（奎尼丁、氢化奎尼、丁丙吡胺），Ⅲ类抗心律失常药物（索他洛尔、多非利特、伊布利特），其他药品诸如苄普地尔、西沙必利、二苯美伦、红霉素（静脉内给药）、咪唑斯汀、莫西沙星、螺旋霉素（静脉内给药）、长春胺（静脉内给药）等（参见药物相互作用）。

其他治疗快速心律失常的药物如新斯的明、洋地黄制剂、苯福林等急诊科应用少。此不赘述。

（2）非药物治疗：

1）机械压迫方法：包括压迫眼球、按摩颈动脉窦、捏鼻用力呼气和屏气等机械方法。近年开展的心脏起搏器，电复律，电除颤，电消融，射频消融和冷冻或激光消融以及手术治疗方兴未艾。

2）心脏起搏：多用于治疗缓慢心律失常，应用低能量电流按预定频率有规律地刺激心房或心室，以便维持心脏活动；近年亦用于治疗折返性快速心律失常和心室颤动，以控制单个或连续快速电刺激中止折返形成疗效比较好。

3）食管心脏调搏：经食管心脏调搏是一种无创性的临床电生理诊断和治疗技术。它包括经食管心房调搏（through esophagus atrial pacing，TEAP）和经食管心室调搏（through esophagus ventricle pacing，TEVP）。急诊科主要用于治疗阵发性室上性心动过速、预激综合征、Ⅲ度房室传导阻滞等心律失常患者和心搏骤停患者的抢救。也可作为心脏电复律术和危重患者手术时的保护措施。

4）电复律和电除颤：分别用于终止异位性快速心律失常发作和室颤，用高压直流电短暂经胸壁作用或直接作用于心脏，使正常和异常起搏点同时除极，以便恢复窦房结的最高起搏点。为了保证安全，常用同步直流电复律方法，此适用于房扑、房颤、室性和室上性心动过速的转复。治疗心室扑动和室颤时则选用非同步直流电除颤。

5）药物＋电除颤和电复律：严重而顽固的异位性快速心律失常，如反复发作的持续室性心动过速伴显著循环障碍、心源性猝死复苏存活者或预激综合征合并心室率极快的室上性快速心律失常患者，采用静脉内或口服抗心律失常药，并根据药物效果来判断其疗效后再考虑是否应用电除颤和电复律。

6）射频、激光、冷冻或手术等切断折返途径的治疗是近年国内发展比较快的疗法。这些方法常在专科开展，急诊科为配合，故在此不赘述。值得提出的是射频比较好，对严重而顽固的异位性心律失常有较好的疗效。

总之，尽管上述方案疗效迅速、可靠而安全，是快速终止心律失常的主要治疗方法，但不能预防发作。因此，临床要严密观察，做到及时发现、及时处理。心律失常患者，平时要保持平和的心态、规律生活、预防感冒、合理用药，定期检查心电图、电解质、肝功能、甲状腺功能等，防止病情加重。对急诊发生的心律失常要及时诊断处理。对不宜应用药物治疗的患者，宜尽早选择非药物治疗。其中心脏起搏、调搏、电除颤是急诊科常用的非药物治疗方法。

4. 关于终止妊娠　患有心脏病的妇女能否继续妊娠，取决于多方面的因素，如心脏病的种类、病变程度、心功能状况、有无并发症等。在评估心脏病孕妇耐受妊娠的能力时，既要考虑妊娠可能加重心脏负担而危及生命，也要避免过多顾虑，以防能胜任者丧失生育机会。故凡有下列情况者，一般不适宜妊娠，应及早终止。其指征如下：

（1）心脏病变较重，心功能Ⅲ级以上，或曾有心力衰竭史。

（2）风湿性心脏病伴有肺动脉高压、慢性房颤、高度房室阻滞，或近期并发细菌性心内膜炎。

（3）先天性心脏病有明显发绀或肺动脉高压。

（4）合并其他较严重的疾病，如肾炎、重度高血压、肺结核等。但如妊娠已超过3个月，一般不考虑终止妊娠，因对有病心脏来说，此时终止妊娠其危险性不亚于继续妊娠。如已发生心力衰竭，则应以适时终止妊娠为宜。

本例患者系先天性心脏病（动脉导管未闭，二尖瓣狭窄并关闭不全），及妊娠中期，并发心律失常（阵发性室上性心动过速）。由此导致患者反复胸闷、心悸、气促。心电图检查也显示室上性心动过速；ST-T段异常不排除心肌细胞缺血，这与患者长期患有严重的先天性心脏病相关。故患者心律失常是与心血管疾病伴发的，加之患者处于妊娠中期，腹内压增加更易导致胸闷、心悸、气促等临床表现。由于患者为孕妇，家属不同意药物治疗，经谈话签字同意后行心脏调搏治疗，经食管心脏调搏治疗后患者迅速好转，心电图检查恢复正常，次日患者自行出院。

体会

1. 先天性心脏病孕妇患者发生心律失常、心力衰竭，诊断明确为较严重的心律失常者，本病例家属不同意应用药物时，采用经食管心脏调搏治疗是明智的选择，且又保了胎。

2. 本例患者临床检查比较完善，术前准备工作做得比较好，尤其是请了妇产科等相关科室会诊，为下一步治疗打下了良好基础。

3. 本病例因为是孕妇，心律失常发生后未能行机械压迫手法治疗。今后非妊娠患者在急诊情况下，又不能用药物治疗时，应该先行机械压迫手法治疗，以便争取抢救时间。

（张兆德　熊光仲）

四十三、胸闷、气促半年，加重5天

——库欣综合征，右肾上腺皮质癌全身多处转移并肺部感染

病历简介

患者男，40岁，因胸闷、气促半年，加重5天，急诊入住我院。半年前患者无明显诱因出现全身乏力、双下肢水肿，伴活动后胸闷、气促。近来爬一层楼梯即感胸闷、气促加重，休息后可稍改善，患者未予重视和治疗。10天前患者受凉后出现流鼻涕，自觉身上发热（未测体温），伴咳嗽咳痰，咳黄色黏痰，偶有痰中带血，无咽喉疼痛、瘙痒，患者未予治疗症状渐缓解。5天前患者胸闷、气促明显加重，休息也未能缓解，并觉呼吸困难，夜间不能平卧。无发热、胸痛，无咳泡沫痰，遂至我院急诊科就诊。起病以来，患者精神差，饮食尚可，睡眠欠佳，大小便正常，体重无明显变化。

既往史： 2009年患者在外院行右肾上腺肿块切除术，病检示"右肾上腺皮质腺瘤"。2011年发现右肺一肿块，在外院行病检示"肺透明细胞癌（首先考虑转移性肾上腺皮质腺癌）"。免疫组化：（右肺）内分泌肿瘤。先后于2011年11月、2013年11月两次行"免疫生化治疗"及多次CT检查示肺、腹部转移性肿瘤（图2-43-1～图2-43-5）。右肾上腺切除术后出现血压增高，收缩压最高达200 mmHg，后未规律监测血压，未服用任何降压药物。无心脏病、肝炎、结核病及药敏史。

入院体查： T 36.4℃，P 79次/min，R 25次/min，BP 153/78 mmHg。神志清楚，精神差，急性病容，气促，无明显发绀。满月脸，向心性肥胖、痤疮、多血质外貌（图2-43-1）。全身浅表淋巴结未触及肿大。双肺呼吸音粗，可闻及大量湿啰音，无干啰音和胸膜摩擦音。心尖搏动位于第5肋间左锁骨中线上，心界向左扩大，心率79次/min，律不齐，可闻及室性早搏，各瓣膜听诊区心音无异常。腹部膨隆，无压痛及反跳痛，肝脾肋缘下未触及。双下肢轻度水肿。实验室检查示血气分析（吸氧2L/min）：pH 7.462，PaO_2 62.3 mmHg，$PaCO_2$ 48.8 mmHg，K^+ 2.7 mmol/L；心电图：窦性心律伴偶发室性早搏，左室肥大，ST-T异常。

入院诊断：①心力衰竭查因：高血压性心脏病？②双肺肿块查因：左肺转移瘤？右肺透明细胞癌（转移性右肾上腺皮质腺癌）。③肺部感染。④低钾血症。⑤右肾上腺瘤切除术后。

处理：予以哌拉西林/他唑巴坦 4.5g q12h 抗感染，氨溴索祛痰，单硝酸异山梨酯护心、改善循环，螺内酯 40 mg、呋塞米 20 mg 利尿，氯化钾纠正低钾血症，重组人脑利钠肽改善心功能，胸腺五肽调节免疫，硝苯地平控释片降压，瑞舒伐他汀调脂等对症治疗。同时完善相关检查示血常规：WBC 9.83×10⁹/L，PLT 124×10⁹/L，N 88.30%，L 7.50%，E 0；小便常规：尿蛋白定性 0.15 g/L；大便常规：可见真菌孢子；肝功能：TLA 54.6 g/L，ALA 33.2 g/L；电解质：K^+ 2.80 mmol/L，Cl^- 95.0 mmol/L；BNP 6223.29 pg/mL，TnI 257.00 pg/mL；LDH 721.3 U/L；乳酸 4.26 mmol/L；血脂：TG 3.32 mmol/L，TC 10.23 mmol/L，LDL 6.61 mmol/L；IgE 1091.00 ng/mL；CA 125 230.53 KU/L；甲功三项：T_3 2.92 pmol/L；24 小时尿蛋白：24 小时尿总蛋白定量 682.75 mg/d，24 小时尿微量白蛋白定量 193.25 mg/d，24 小时葡萄糖定量 10.33 mmol/d，24 小时尿 β_2 微球蛋白 4.18 mg/d；24 小时尿电解质：24 小时尿钠 170.00 mmol/d，24 小时尿钾 108.50 mmol/d，24 小时尿钙 3.23 mmol/d，24 小时尿氯 190.00 mmol/d，24 小时尿镁 1.85 mmol/d，24 小时尿磷 29.00 mmol/d，同日测电解质：K^+ 2.8 mmol/L；ACTH 8 时<5 ng/L，16 时<5 ng/L，24 时<5 ng/L，节律性消失；皮质醇：8 时 957.1 ng/L，16 时 1065.1 ng/L，24 时 1014.3 ng/L；RASS 1942 ng/L，PRA 立位 823 ng/L，AⅡ 61 ng/L，ALD 147 ng/L；超敏 CRP、PCT、ESR、凝血功能、D-二聚体、G 试验、病毒全套、肝炎全套、ENA 全套、ANA、血管炎三项、肺炎全套、结核全套、HIV、TP 无异常。心脏彩超：冠心病，主动脉瓣反流，二、三尖瓣反流，偶发早搏，左心功能减退；CT 平扫＋增强：双肺多发软组织肿块，考虑转移瘤可能性大；双肺小点片状、条状密度增高影，考虑感染可能性大；右侧胸腔积液；双侧胸膜增厚、粘连；双侧肾内低密度影，囊肿？转移？（图 2-43-6）CTA 肺动脉造影：双肺多发肿块；转移瘤可能性大？心包软组织密度，考虑心包积液，肿瘤心包转移待排，肺动脉增强未见明显异常。CTA 冠脉增强示：冠脉 CTA 未见异常，双肺多发肿块，考虑转移可能性大，心包右侧软组织密度影，心包积液？转移？双侧胸膜增厚。肾上腺 CT 平扫：右肾上腺皮质 CA 术后，左肾上腺未见异常。CT 头部平扫：右侧

基底节区及双侧放射冠腔隙性梗死。院外肺部切片我院病理科会诊示：（右肺）内分泌恶性肿瘤，瘤细胞免疫学分型：Vin（＋＋），Inhibin a（灶性＋），Ki-67（3％＋），S100（少数），CgA（－），TG（－），TTF-1（－），CD10（－），CK7（－），Melanoma（－），CK18（－），CK20（－），CK（－），NSE（－）。经会诊讨论：结合临床病史及检查，考虑肺肝、腹腔等多处转移性肾上腺皮质腺癌，同时又并发了库欣综合征及心力衰竭，已不适宜手术治疗。再化疗，患者不同意，疗效也难定，目前主要是行对症处理。继续经上述治疗后，患者病情好转。

结果：患者病情稳定好转，心力衰竭控制，血压正常，复查 BNP 426.87 pg/mL，电解质等均正常，要求带药出院。最后诊断：①库欣综合征。②原发性高血压3级极高危组、高血压性心脏病、高血压肾病。③高脂血症。④右肾上腺皮质癌伴肝、肺转移。⑤肺部感染。⑥右肺透明细胞癌。⑦右肾上腺切除术后。

讨论

肾上腺皮质癌是一种发生于肾上腺皮质的恶性肿瘤，发病率为 0.5～12/100万，占所有恶性肿瘤的 0.05％～2％，恶性程度高。发病年龄呈双峰样分布，小高峰见于20岁前，大高峰见于40～50岁，其发病率女性高于男性。该病侵袭性强，进展迅速，预后差，早期确诊率低，通常在确诊时已有局部和远处转移。患者的平均生存率大多为18个月，病死率为67％～94％。

肾上腺皮质癌分有内分泌功能和无内分泌功能两种类型。60％的原发性肾上腺皮质癌为功能性，主要产生皮质醇、醛固酮和性激素等。而功能性肿瘤中以皮质醇增多症最多见，临床表现：满月脸、高血压、向心性肥胖、皮肤菲薄，或紫纹、骨质疏松、糖尿病等。

无功能性肾上腺皮质癌，临床表现缺乏特异性。多为行B超、CT时偶然发现，或者在瘤体较大，出现腰痛、腹痛等局部压迫症状时就诊发现。肾上腺皮质癌的转移主要是血行转移，最常见转移部位是肺。其次是肝，骨转移也较常见，淋巴转移主要为肾上腺周围及大动脉周围淋巴结转移。肾上腺皮质癌的诊断尚无特异性标志物，癌细胞表达 Vimentin，AE1/AE3 阴性或弱阳性，而CEA 和 EMA 阴性。文献报道 A103 特异性稍强，而 Inhibin a 敏感性稍高。本例患者 Vin（＋＋），Inhibin a（灶性＋），Ki-67（3％＋），S100（少数）均阳性。CT 是诊断肾上腺皮质癌的首选检查手段。

手术切除肿瘤是目前可能治愈肾上腺皮质癌的首选方法，适用于尚未出现广泛转移的肿瘤。但肾上腺皮质癌切除后有近 85％局部复发或远处转移，而且每次复发，肿瘤更具侵袭性，复发间隔亦缩短。一般认为，对于局部复发病灶应尽可能再次甚至多次手术。对于单发的或孤立性的远处转移病灶，也可考虑手术治疗。

本例患者的肾上腺皮质癌，是无内分泌功能的非功能性肾上腺皮质癌。患者于 2009 年健康体检时发现右肾上腺一肿块，分期应是 $T_1N_0M_0\sim T_2N_0M_0$（未能搜集到患者手术前的影像学结果），立即予以手术切除，是符合医疗原则的选择。2011 年患者再次健康体检时发现右肺部一肿块，行病检示"肺透明细胞癌转移性肾上腺皮质腺癌"。但患者 2011 年未手术切除右肺部转移肿瘤，致使肿瘤增生、扩散，进而出现肺部多发转移、肝脏转移及腹腔转移，最终因急性左心衰发作入院。经对症处理后胸闷气促好转，但因多处转移，同时又并发了库欣综合征及心力衰竭，已失去手术机会。这个病例告诫我们：肾上腺皮质癌早期要手术切除，复发后也应及早手术切除，以改善患者的生活质量。

库欣综合征，是由多种病因引起的肾上腺分泌过多糖皮质激素为特征的临床综合征，病因可分为以下几类：

（1）垂体性库欣综合征：即库欣病，为垂体分泌过量的 ACTH 引起所致，此约占库欣综合征患者总数的 70％。70％～80％患者存在垂体 ACTH 微腺瘤（直径＜10 mm），大部分病例发病环节在垂体，切除微腺瘤可治愈。其余为下丘脑功能失调，切除微腺瘤后仍可复发。ACTH 微腺瘤并非完全自主性，此组肿瘤分泌皮质醇可被大剂量地塞米松所抑制。约 10％患者存在 ACTH 大腺瘤，可导致蝶鞍破坏，并可侵犯邻近组织，极少数为恶性肿瘤，常伴远处转移。

（2）异位 ACTH 综合征：即垂体以外的肿瘤组织分泌过量有生物活性的 ACTH，使肾上腺皮质增生并分泌过量皮质醇。由此引起的库欣综合征为异位 ACTH 综合征，占库欣综合征患者总数的 10％～20％。异位分泌 ACTH 的肿瘤可分为缓慢发展型和迅速进展型两种。迅速进展型肿瘤瘤体大，恶性程度高，发展快，肿瘤较易发现。但常常因病程太短，典型的库欣综合征临床表现尚未显现患者已死亡。缓慢发展型肿瘤瘤体小，恶性程度低，发展慢。

（3）原发性肾上腺皮质肿瘤：可为腺瘤（约占 20％）或腺癌（约占 5％）。

这些肿瘤的生长和分泌功能为自主性,不受垂体 ACTH 的控制,分泌皮质醇一般不被大剂量地塞米松所抑制。肿瘤分泌大量皮质醇,反馈抑制垂体 ACTH 的释放,患者血中 ACTH 降低,瘤外同侧及对侧肾上腺皮质萎缩。

(4) 肾上腺皮质结节样增生:根据发病机制及病理变化特点可分为如下两种。①非依赖 ACTH 性双侧肾上腺皮质小结节样增生,又称原发性色素性结节性肾上腺病或皮质增生不良症:此病少见,患者多为儿童或青年。②不依赖 ACTH 性双侧肾上腺皮质大结节样增生:又称腺瘤样增生。表现为双侧性,体积可大于腺瘤,多个结节融合在一起。这些结节往往具有很强的自主性,血 ACTH 低或检测不到,皮质醇的分泌一般不被大剂量地塞米松所抑制。

由此,临床分为依赖 ACTH 的库欣综合征和非依赖 ACTH 的库欣综合征。①依赖 ACTH 的库欣综合征包括库欣病和异位 ACTH 综合征。异位 ACTH 分泌综合征:指垂体以外肿瘤组织分泌大量 ACTH 或其类似物,刺激肾上腺皮质增生,使之分泌过量皮质醇及肾上腺性激素所引起的库欣综合征,约占全部库欣综合征的 15%。以男性多见,常突然起病,病情进展迅速。患者多以近端肌病和四肢水肿为主诉就诊,伴高血压和低钾碱中毒,但多毛则不常见。②非依赖 ACTH 的库欣综合征,主要为肾上腺皮质病变所致(详见上述)。

本例患者系肾上腺皮质癌,具有库欣综合征表现:满月脸、高血压、向心性肥胖、痤疮、多血质外貌。虽然该患者半年前就出现全身乏力、双下肢水肿,但未就诊,也不知患者何时开始出现库欣综合征表现。此次患者来我院就诊发现库欣综合征表现,加之为肾上腺皮质癌手术后,故考虑是否为肾上腺皮质病变所致。经过一系列检查最后明确该患者库欣综合征表现与肾上腺皮质病变有关。另外,由于血 ACTH 低或检测不到,皮质醇的分泌一般不被大剂量地塞米松所抑制;如不出现库欣综合征表现(满月脸、多血质外貌、向心性肥胖、痤疮等),临床常被忽视。但一旦出现库欣综合征的临床表现,即属中晚期,这时望诊亦可以做出初步诊断。因此早期发现,早期诊断甚为重要。

〔附〕库欣综合征的常用药物治疗

1. 类固醇合成阻滞药 酮康唑 200~1000 mg/d,氟康唑 200~400 mg/d,美替拉酮 500~6000 mg/d,依托咪酯 0.03~0.3 mg/(kg·h),曲洛司坦 240~1400 mg/d,氨鲁米特 1~2 g/d,米托坦 0.5~5 g/d。

2. 糖皮质激素受体拮抗药 米非司酮 400~800 mg/d。

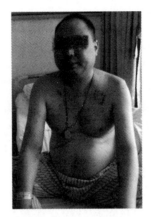

图 2-43-1　　患者满月脸、向心性肥胖、痤疮、多血质外貌

3. 血清素受体拮抗药　酮色林 40~80 mg/d，利坦色林 10~25 mg/d，赛庚啶 12~24 mg/d。

4. GABA 神经能激动药　丙戊酸钠 600~10000 mg/d。

5. 多巴胺受体激动药　溴隐亭 2.5~40 mg/d，卡麦角林 0.5~7.0 mg/d。

6. 生长抑素类似物　奥曲肽 100~200 μg/d，奥曲肽 LAR 30 mg/月。

7. PPAR-γ 激动药　吡格列酮 5~30 mg/d。

本例患者就是服用类固醇合成阻滞药"酮康唑"来抑制 ACTH 分泌。

体会

1. 患者肾上腺皮质肿块是健康体检时发现的，故定期健康体检是极其必要的，它能早期发现是否存在潜在疾病，以便早期诊断治疗。即使转移也应及时采取预防和治疗等干预措施，以便最大可能地提高人们的生活质量，此甚为重要。

2. 患者入院时典型体型，结合患者病史，使我们意识到异位 ACTH 分泌综合征的可能性大，立即予完善相关实验室检查，最终确诊了该疾病。体现了医师严谨、认真、宽广的临床思维能力和扎实的专业知识水平，值得发扬。

3. 该例患者已近 5 年生存期，在临床上这是很罕见的，以后要定期追踪患者的就诊记录，了解其病情变化，为该病的研究进展提供更多的临床资料。

4. 患者肺部病检为确诊肾上腺皮质癌提供了病理依据，肺部肿块证实肿瘤转移时，如能及时切除肺部肿块，对预后有帮助。遗憾的是因各种原因未行手术治疗，因此加速了肿瘤全身转移的进程，降低了患者的生活质量。

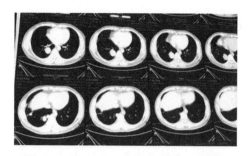

图 2-43-2　2012 年 9 月外院 CT 示右肺、腹肿块

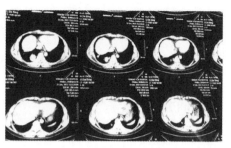

图 2-43-3　2013 年 1 月外院 CT 示左肺肿块

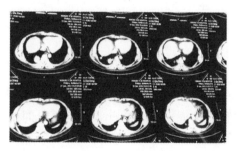

图 2-43-4　2013 年 1 月外院 CT 示腹内肿块增大

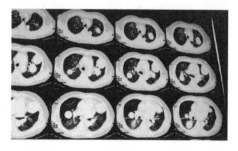

图 2-43-5　2013 年 11 月外院 CT 示双肺多个肿块

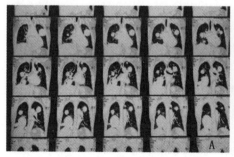

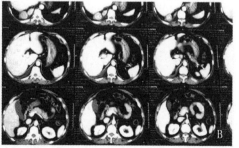

图 2-43-6　2014 年 9 月 CT 示双肺多发软组织肿块，考虑转移瘤可能性大；双肺小点片状、条状密度增高影，考虑感染可能性大；右侧胸腔积液；双侧胸膜增厚、粘连；双侧肾内低密度影，囊肿？转移？

（张志文　熊光仲）

四十四、创伤后呼吸困难

——哮喘持续发作，多发性肋骨骨折

病历简介

患者男，43 岁，摔伤后呼吸困难 3 天，于 2009 年 6 月 17 日 2:30 急诊入院。患者 3 天前从约 2 m 高处坠落摔伤致胸痛、背部疼痛及呼吸困难，当时无昏迷，无恶心、呕吐，在外院诊治考虑：多发性肋骨骨折，具体治疗不详，转我院急诊进一步诊疗。发病以来，大小便正常。

既往史：哮喘病史，否认高血压、冠心病、糖尿病病史，否认药物过敏史。

入院体查：T 37.8 ℃，P 102 次/min，R 28 次/min，BP 120/80 mmHg。神清，颈软，胸廓无畸形，有反常呼吸，右侧胸壁压痛，挤压征（＋），双肺呼吸音低，可闻及干湿啰音，右下肺明显，心率 102 次/min，律齐，未闻及杂音。腹平软，无压痛及反跳痛。骨盆挤压征（－），胸腰椎叩痛（＋），双下肢肌力Ⅳ级，肌张力正常。辅助检查示外院 CT 及 X 片：①右 3、4 肋骨骨折？②T 7、T 11、T 12 压缩性骨折。血气分析：pH 7.420，$PaCO_2$ 33 mmHg，PaO_2 74 mmHg，AB 21 mmol/L，SB 23 mmol/L，BE（B）－2 mmol/L，BE（ecf）－2 mmol/L；血常规：WBC 14.7×10^9/L，N 83.9%，HGB 134 g/L，PLT 228×10^9/L；肝功能：AST 66.5 U/L，ALT 103.1 U/L；肾功能及电解质均正常，CO_2CP 18.8 mmol/L。ECG 示：窦性心动过速，肢导联 QRS 波群低电压。床旁 X 线：①右肺渗出性病变。②右侧多发性肋骨骨折，疑胸 7、11 椎体压缩性骨折，建议进一步检查。③胃泡及肠管积气扩张，请结合临床。腹部、胸部、泌尿系及腹腔、腹膜后 B 超检查：双侧胸腔积液声像（左侧血胸？）；肝、胆、胰、脾、双肾、膀胱未见异常。

入院诊断：①支气管哮喘。②胸部外伤：多发性肋骨骨折、双侧胸腔积液？③胸 7、11、12 椎体压缩性骨折。

处理：入院后予以抗感染、平喘、解除支气管痉挛、抑酸等对症处理。NS 100 mL＋氟氯西林 1.5 g，NS 100 mL＋甲泼尼龙 80 mg，5% GS 250 mL

＋氨茶碱 0.25 g，NS 100 mL＋泮托拉唑 40 mg，5％ GS 250 mL＋维生素 C 2.0 g＋维生素 B₆ 0.2 g＋10％ KCl 5 mL，NS 100 mL＋氨溴索 60 mg 静脉滴注治疗。患者入院后 6 月 17 日 15:30 诉胸痛及呼吸困难，四肢活动可，大小便未解。查体：P 116 次/min，R 32 次/min，BP 103/70 mmHg，SaO₂ 88％。急性痛苦面容，呼吸急促，桶状胸，胸式呼吸减弱，腹式呼吸明显，胸式呼吸为反常呼吸，胸壁压痛。四肢活动可。考虑患者目前合并胸部外伤且存在反常呼吸，哮喘急性发作，进一步发展可能导致呼吸衰竭，拟行呼吸机辅助呼吸。为配合呼吸机治疗，先予以双侧胸腔闭式引流术。术后 SaO₂ 93％，左侧胸腔引流出 50 mL 血性液体，右侧未见明显液体流出。患者入院后第二天液体治疗方案同前。因病情需要行 CT 检查，检查归来时患者出现面部发绀，呼吸急促加剧，意识改变。查体：P 120 次/min，R 33 次/min，BP 196/106 mmHg，SaO₂ 93％。神志嗜睡，颜面发绀，双肺满布哮鸣音，双侧引流管通畅，左侧引流出 50 mL 血性液体，右侧为 40 mL 清亮液体。血气分析示：pH 6.940，PaCO₂ 126 mmHg，PaO₂ 108 mmHg，SaO₂ 94％，AB 26 mmol/L，SB 15 mmol/L，BE（B）－12 mmol/L，BE（ecf）－6 mmol/L，考虑哮喘发作，严重呼吸衰竭。处理：呼吸机辅助呼吸，纠正酸中毒等。予以碳酸氢钠 125 mL 及 NS 100 mL＋甲泼尼龙 80 mg 静脉滴注，经上述治疗后患者呼吸有改善，拟转入胸外 ICU 进一步治疗。

结果：追踪，患者入住 ICU 后，经积极抢救治疗 5 天后效果不佳，病情反复、恶化，家属放弃治疗，签字回家后死亡。

讨论

胸部外伤合并多发性肋骨骨折患者有可能出现连枷胸及反常呼吸，需行胸壁悬吊外固定等处理。本例患者有胸部外伤、多发性肋骨骨折，但主要是诱发哮喘急性发作。

一般来说，哮喘持续状态指的是常规治疗无效的一种严重哮喘发作，持续时间一般在 12 小时以上。哮喘持续状态并不是一个独立的哮喘类型，而其病因、病理生理改变较严重且复杂，如果对其严重性估计不足或治疗措施不适当常有死亡的危险。有研究表明，最显著的异常是肺的过度膨胀，此由于弥漫的气道阻塞引起空气滞留所致。常见的是气道内有广泛的黏液栓，此黏液栓由黏液、脱落的上皮细胞和炎症细胞所组成，有时形成小支气管及其分支的管型。

气道壁增厚，有大量的嗜伊红细胞浸润，平滑肌和黏膜下腺体肥厚和增生。弥漫性气道狭窄所带来的生理改变是，最大呼气流速减低、气道阻力增加和肺容积增加。肺容积的增加其主要原因是狭窄周围气道的提前关闭，因而呼气延长，在吸气开始时肺泡内的气体尚未完全排出，呼气末肺泡内呈正压，这种现象称为"内源性PEEP"，其结果是功能残气量增加。功能残气量和气道阻力的增加使肺泡压逐渐加大，有时肺泡破裂而出现气胸和纵隔气肿。肺的过度膨胀使膈肌处于低平位置，膈肌活动在不利的机械位置上常常收缩无力，因而不得不动用副呼吸肌参与呼吸活动。故哮喘持续状态的主要表现是呼吸急促，多数患者只能单音吐字，心动过速、肺过度充气、哮鸣、辅助呼吸肌收缩、奇脉和出汗或三凹征。病情更危重者嗜睡或意识模糊、胸腹呈矛盾运动（膈肌疲劳）、哮鸣音可从明显变为消失。

本例患者有胸部外伤、多发性肋骨骨折，膈肌活动受限，故患者呼吸困难更加严重。导致气道通气分布极不均匀，这种不均匀的通气势必造成通气/血流比例不均匀，既可引起高 V/D 区域；也可引起低 V/D 区域。前者导致生理无效腔扩大（往往由于过度充气的肺区域使血管受压血流减少）；后者导致肺内分流和低氧血症。哮喘持续状态对循环系统的影响主要与胸腔内压增高和肺过度膨胀有关。用力呼气时胸膜腔内压明显增加，右心回心血量减少，而吸气期形成的巨大负压又使右心回心血量明显增加，右室充盈增加，室间隔向左移，使舒张期左室充盈不全，故胸内压在呼气与吸气过程中出现大幅度变化，甚至出现奇脉。

诊断哮喘持续状态需排除心源性哮喘、COPD、上呼吸道梗阻或异物以及肺栓塞。测定气道阻塞程度最客观的指标是：PEFR 和（或）FEV1。提示哮喘危重的临床指征是，充分药物治疗下病情仍恶化；呼吸困难影响了睡眠和说话；辅助呼吸肌收缩；神志改变；气胸或纵隔气肿；脉率＞120 次/min；呼吸频率＞30 次/min；奇脉＞2.4kPa（18 mmHg）；FEV1＞0.5L；FVC＜1L；PEFR＜120L/min；PaO_2＜8.66kPa（65 mmHg）；$PaCO_2$ 高于正常。

本病例患者入院后病情加重，呼吸频率 33 次/min，脉率＞120 次/min，pH 6.940，$PaCO_2$ 126 mmHg。会诊讨论认为：患者严重呼吸衰竭，混合型酸中毒，结合既往有哮喘病史，考虑哮喘持续状态发作，不排除肺损伤，继续予以呼吸机辅助呼吸，纠正酸中毒等治疗。

由于多数哮喘患者的肺功能是在几天内逐渐恶化的，但也有少数患者的哮喘急性发作病情演变迅速，在几分钟到数小时内即可出现呼吸、循环衰竭危象。因此有人将发生急性呼吸衰竭的哮喘分成两类，即急性严重哮喘和急性窒息性哮喘。本病例患者胸外伤、多发性肋骨骨折、呼吸困难，加之诱发哮喘发作，故两者相互作用导致病情极其危重。并且病情逐渐恶化，给治疗带来了困难，这与文献报道的一致。故患者疗效差，预后不良。

关于哮喘持续状态的治疗如下。

1. 哮喘持续状态的一般综合治疗

（1）氧疗：哮喘持续状态常有不同程度的低氧血症存在，因此原则上都应吸氧。吸氧流量为 1~3L/min，吸氧浓度一般不超过 40%。此外，为避免气道干燥，吸入的氧气应尽量温暖湿润。

（2）β受体激动药：对于重症哮喘患者不宜经口服或直接经定量气雾剂（MDI）给药，因为此时患者无法深吸气、屏气，也不能协调喷药与呼吸同步。可供选择的给药方式包括：

1）持续雾化吸入：以高流量氧气（或压缩空气）为动力，雾化吸入 β_2 受体激动药。一般情况下，成人每次雾化吸入"沙丁胺醇或特布他林"雾化溶液 1~2 mL，12 岁以下儿童减半，在第 1 个小时内每隔 20 分钟重复 1 次。中高档呼吸机一般配备可进行雾化吸入的装置，故对于插管的危重患者，雾化吸入也可经呼吸机相连的管道给药。

2）借助储雾罐使用 MDI：给予 β_2 受体激动药，每次喷 2~3 下，必要时在第 1 个小时内每隔 20 分钟可重复 1 次。

3）静脉或皮下给药：沙丁胺醇 0.5 mg（或特布他林 0.25 mg）皮下注射，以后再将沙丁胺醇 1 mg 加入 100 mL 液体内缓慢滴注（每分钟 2~8 μg）。无心血管疾病的年轻患者可皮下注射 1:1000 肾上腺素 0.3 mL，1 小时后可重复注射 1 次。注意：高龄、患有严重高血压病、心律失常的患者或成人心率超过 140 次/min 时应慎将β受体激动药静脉或皮下使用。

一旦确诊患者为重症哮喘，就应在应用支气管扩张药的同时，及时足量从静脉快速给予糖皮质激素，常用琥珀酸氢化可的松每天 200~400 mg 稀释后静脉注射，或甲泼尼龙每天 100~300 mg，也可用地塞米松 5~10 mg 静脉注射，每 6 小时可重复一次。待病情控制和缓解后再逐渐减量。

（3）静脉给予氨茶碱：首剂氨茶碱 0.25g 加入 100 mL 葡萄糖液中静脉滴注或静脉注射（不少于 20 分钟），继而以 0.5~0.8 mg/(kg·h) 的速度作静脉持续滴注，建议成人每天氨茶碱总量不超过 1g。对于老年人、幼儿及肝肾功能障碍、甲亢或同时使用西咪替丁、喹诺酮或大环内酯类抗生素等药物者，应监测氨茶碱血药浓度。

（4）抗胆碱能药物：吸入抗胆碱能药物，如异丙托溴铵（溴化异丙托品），可阻断节后迷走神经传出支，通过降低迷走神经张力而舒张支气管，其扩张支气管的作用较 β_2 受体激动药弱，起效也较缓慢，但不良反应很少。可与 β_2 受体激动药联合吸入治疗，使支气管扩张作用增强并持久。尤其适用于夜间哮喘及痰多的患者。可用定量吸入器（MDI），每次 2～3 喷，3 次/d，或用 100～150 $\mu g/$ mL 的溶液 3～4 mL 加入雾化器持续雾化吸入。

（5）纠正脱水：哮喘持续状态患者由于存在摄水量不足，加之过度呼吸及出汗，常存在不同程度的脱水，使气道分泌物黏稠，痰液难以排出，影响通气，因此补液有助于纠正脱水，稀释痰液，防止黏液栓形成。根据心脏及脱水情况，一般每天输液 2000～3000 mL。

（6）积极纠正碱失衡和电解质紊乱：哮喘持续状态时，由于缺氧、过度消耗和入量不足等原因易于出现代谢性酸中毒，而在酸性环境下，许多支气管扩张剂将不能充分发挥作用，故及时纠正酸中毒非常重要。建议在 pH＜7.2 时可使用碱性药物：每次 5% 碳酸氢钠溶液 150 mL 静脉滴注。如果要立即实施机械通气，补碱应慎重，以避免过度通气又造成呼吸性碱中毒。由于进食不佳和缺氧造成的胃肠道反应，患者常伴呕吐，常出现低钾血症、低氯性碱中毒，故应予以补充。

（7）预防感染：对于感染导致哮喘加重的患者，应积极针对性地进行抗感染治疗，包括使用抗生素，但抗生素的使用不能泛滥，除非有证据表明患者存在有肺部细菌性感染，否则不提倡常规使用抗生素。

（8）处理诱发因素和并发症：对危重哮喘诱发及并发症或伴发症进行预防及处理，包括心律失常、颅内压增高、脑水肿、消化道出血等。

2. 哮喘持续状态的机械通气治疗　哮喘患者行机械通气的绝对适应证为心搏呼吸骤停，呼吸浅表伴神志不清或昏迷。一般适应证为具有前述临床表现，特别是 $PaCO_2$ 进行性升高伴酸中毒者。凡 $PaCO_2＞45$ mmHg 又具有下列情况之一者可考虑机械通气：①以前因哮喘严重发作而致呼吸停止，曾气管内插管者。②以往有哮喘持续状态史，在使用糖皮质激素的情况下，此次又再发严重哮喘持续状态者。

体会

1. 胸部外伤合并多发性肋骨骨折患者有可能出现连枷胸及反常呼吸，需行胸壁悬吊外固定等处理。本例患者有胸部外伤、多发性肋骨骨折，但主要是诱发哮喘急性发作，且其反常呼吸不同于连枷胸的发生，是整个胸式呼吸与呼吸运动的反常，腹式呼吸明显。两者相互作用加重了病情，给治疗带来了困难。

2. 胸部外伤合并多发性肋骨骨折诱发哮喘急性发作，尤其是导致哮喘持续状态临床少见，对于胸部外伤患者应做好胸腔闭式引流术的准备。

3. 当出现严重呼吸困难时，不能说话，大汗淋漓，甚至意识改变。出现明显呼吸肌疲劳时，即辅助呼吸机参与运动有一定作用，但出现胸腹部反常运动时，呼吸机辅助也难以奏效。

4. 呼吸频率>30 次/min，吸入氧浓度大于 $50\%\sim60\%$，$PaO_2<60$ mmHg，$PaCO_2>50$ mmHg；除外其他原因所致的心动过速或低血压，成人心率>140 次/min。呼吸机治疗有其相对禁忌证，特别是病情进行性加重者尤要注意适应证选择。

（袁　锋　熊光仲）

四十五、头晕 3 天，胸闷、气促 6 小时

——肺部感染、急性心肌梗死、心力衰竭、尿毒症

病历简介

患者男，75 岁，因头晕 3 天，胸闷，气促 6[+] 小时，加重 1[+] 小时入院。患者 3 天前感头晕不适，不发热、稍轻咳，无痰，自服"感康"及"利血平"，稍缓解。6[+] 小时前突发作胸闷，气促，1[+] 小时前胸闷，气促明显加重而来院。病后食少，大便未解，尿黄。

既往史：高血压、尿毒症、胃病（？）。

入院体查：T 36℃，HR 136 次/min，R 28 次/min，BP 191/78 mmHg，口唇无发绀，双肺呼吸音粗，未闻及湿啰音。心音稍钝，心率 136 次/min，心律尚可，偶可闻及奔马律，未闻及心包摩擦音。腹软，无明显压痛，双下肢无水肿。余未见异常。实验室检查示血常规：WBC 15.7 × 10^9/L，N 87.63%，HGB 105 g/L，RBC 1.05×10^{12}/L，PLT 3.04×10^9/L，LUC 4.1%，HCT 23.9%，MCH 35.3 pg，MCHC 363 g/L，RDW 14.8%，GRAN 13.5×10^9/L，LYM 0.84×10^9，其余基本正常；肝肾功能：TP 81 g/L，GLO 38.2 g/L，BUN 17.1 mmol/L，CRE 770.9 μmol/L；心肌酶学：LDH 600.2 mmol/L，CK 1317.1 U/L，CK-MB 88.5 U/L，CO$_2$CP 16.6 mmol/L，CA 1.97 mmol/L，肌钙蛋白（cTn）Tn-I 1.26 μg/L；电解质：K$^+$ 6.13 mmol/L，Na$^+$ 141 mmol/L，Cl$^-$ 110.15 mmol/L，Ca^{2+} 2.15 mmol/L。血气分析：PaCO$_2$ 29 mmHg，PaO$_2$ 18 mmHg，O$_2$SAT 60%。

入院诊断：①肺部感染。②急性心肌梗死，心力衰竭。③尿毒症。④胃炎？

处理：入院后予吸氧，心电监护，用药情况：硝普钠、呋塞米、硝酸肌酸、头孢克肟等降压、抗感染处理。10 月 26 日，患者仍感觉胸闷，气促，不能平躺，稍咳，无咳痰，唇绀，为缓解气促，升高氧吸入流量至 5L/min。10 月 27 日患者气促加重，端坐呼吸，额面尽汗，烦躁不安。查体：BP 180/110 mmHg，HR 170 次/min，R 30 次/min，SpO$_2$ 80%，考虑为患者气管内插

管，呼吸机辅助呼吸，但患者家属拒
绝。患者病情反复，要求去血透室进
行血透治疗，在进行过程中突然出现
意识模糊、室上速，方即停止血透送
急诊室抢救，即用去乙酰毛花苷强心，
追问病史，患者近一个月出现胸痛以
右侧胸痛，无左侧胸痛，胃炎？具体
不清。考虑为急性心肌梗死。用硝酸
甘油缓解，请心内科会诊，认为患者
基础病症为高血压、尿毒症，在此基
础上并发急性心肌梗死、心力衰竭、
肺部感染。因 PCI 治疗患者家属拒绝，
故治疗以加强抗感染、控制血压，控

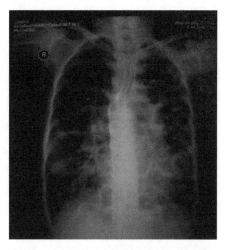

图 2-45-1　X线胸片示两中下肺渗
出性病变，考虑肺部感染

制心率及心力衰竭等为主。即予以美
罗培南、莫西沙星等抗感染，硝普钠、呋塞米控制高血压；磷酸肌酸、丹参注
射液改善循环及心肌功能，同时用低分子肝素皮下注射行抗凝治疗，胺碘酮静
脉注射控制心率；用西咪替丁静脉注射防治胃病出血，并在家属同意下行"床
旁血液透析"及气管内插管，呼吸机辅助呼吸等治疗。4 天后患者病情缓解，
复查心电图 Q 波消失，但 ST 段低平，左束支传导阻滞。肌酐 174.2 $\mu mol/L$，
血气分析：$PaCO_2$ 37 mmHg，PaO_2 78 mmHg，$O_2 SAT$ 82%，K 4.21 mmol/L，
WBC $11.6 \times 10^9/L$，N 81.32%。

　　结果：急性心肌梗死、心力衰竭、肺部感染控制，尿毒症、高血压缓解。
病情仍然危重，拟转专科进一步治疗，患者家属拒绝，并签字带气导管、带药
出院。患者出院后在当地继续住院治疗，一个月后来医院复查基本康复，高血
压、尿毒症仍然未愈，继续门诊治疗。

讨论

　　本病例为一老年人在高血压、尿毒症基础上发生的急性肺部感染、心肌梗
死、心力衰竭，急诊处理比较棘手。仅就心肌梗死而言，治疗就比较困难了，
其死亡率 20 世纪 60 年代在 30% 以上，后来广泛采用监护治疗后降至 15% 左
右，近年来应用直接 PCI 后降至 4%～6%（要求在发病后 6～12 小时内进行

PCI）。

由于众多原因，我国目前还有相当一部分患者不能在 6～12 小时内接受 PCI 手术，因此死亡率仍然很高；我院初步统计在 10％左右，死亡大多发生在第一周内，尤其 1～2 小时内。更何况该患者还有尿毒症、肺部感染、心力衰竭，故急诊科抢救面临巨大的风险和压力。尽管如此，急诊抢救时要抓主要矛盾，重视综合救治，多方沟通、协助，赢得最佳疗效。

随着医疗水平的提高，对心肌梗死的认识也不断深入，基本救治已普遍掌握。但值得注意的是抢救心肌梗死时要重视其并发症的发生，因此要积极预防和治疗其并发症。心肌梗死常见并发症有以下几种。

（1）心律失常：多发生在心肌梗死早期，也可在发病 1～2 周内发生，以室性早搏多见，也可发生室性心动过速、室颤，如未处理，可以导致心搏骤停、猝死。慢性心律失常如心动过缓、房室阻滞多见于下壁梗死患者的早期，多可恢复，少部分患者甚至需要安装永久起搏器治疗。

（2）心力衰竭：心力衰竭可见于发病早期，也可于发病数天后出现，急诊时常见为急性左心衰，在起病的最初几小时内易发生，也可在发病数天后发生，表现为呼吸困难、咳嗽、发绀、吐泡沫痰、烦躁等症状。

（3）心源性休克：表现为低血压、休克。急性心肌梗死时由于剧烈疼痛、恶心、呕吐、出汗、血容量不足、心律失常等可引起低血压，大面积心肌梗死（梗死面积大于 40％）时心排血量急剧减少，可引起心源性休克。检查收缩压<80 mmHg，面色苍白，皮肤湿冷，烦躁不安或神志淡漠，心率增快，尿量减少（<20 mL/h），为临床重要指标。

（4）心肌梗死后综合征：一般在急性心肌梗死后 2～3 周或数月内发生，表现为心包炎、胸膜炎或肺炎，有发热、胸痛等症状，可反复发生，可能为机体对心肌坏死形成的自身抗原的过敏反应。

（5）心脏破裂：常发生在心肌梗死后 1～2 周内，好发于左室前壁下 1/3 处。原因是梗死灶失去弹性，心肌坏死、中性粒细胞和单核细胞释放水解酶所致的酶性溶解作用，导致心壁破裂，心室内血液进入心包，造成心包填塞而引起猝死。另外室间隔破裂，左室血液流入右室，可引起心源性休克和急性左心衰。左室乳头肌断裂，可引起急性二尖瓣关闭不全，导致急性左心衰。

（6）室壁瘤：由于梗死心肌或瘢痕组织在心室内压力作用下，局限性地向外膨隆而形成室壁瘤。室壁瘤可继发附壁血栓、心律失常及心功能不全。常发生在心肌梗死早期或梗死灶已纤维化的愈合期。

（7）附壁血栓形成：多见于左室。由于梗死区内膜粗糙，室壁瘤处出现涡流等原因而诱发血栓形成。血栓可发生机化，少数血栓因心脏舒缩而脱落引起动脉系统栓塞。

本病例较早并发心律失常及心力衰竭，可能与长期严重高血压动脉硬化有关，经立即采用胺碘酮、呋塞米等药物脱水利尿、控制心率治疗后有所好转。值得注意的是目前控制心律失常多应用胺碘酮，原因是该药物效果好，比较安全，同时它又可控制室性、室上性心律失常。"利多卡因"目前较少应用是因为该药容易导致低血压、房室阻滞等，严重者可致心搏骤停、猝死；而且仅适用于室性心律失常。因此，胺碘酮已成为目前处理心律失常的常规用药。

另外，关于诊断与鉴别诊断也应注意。一般来说，心肌梗死的诊断根据典型的临床表现，特征性的心电图变化以及血清生物标志物的动态变化，尤其是目前开展的肌钙蛋白（cTn）检测，对作出正确诊断给予了关键性的帮助，再加上心电图检查，心肌梗死的诊断一般不困难。如心电图表现为 ST 段抬高者诊断为 ST 段抬高型心肌梗死；心电图无 ST 段抬高者诊断为非 ST 段抬高型心肌梗死（过去称非 Q 波梗死）。但要注意的是急性冠状动脉综合征（acute coronary syndromes，ACS）这一概念，尤其是不稳定型心绞痛（UA）常见，应注意鉴别。

ACS 是指以冠状动脉粥样硬化斑块破裂（rupture）或侵蚀（erosion），继发完全或不完全闭塞性血栓形成为病理基础的一组临床综合征，它包括急性 ST 段抬高型心肌梗死（STEMI）、急性非 ST 段抬高型心肌梗死（NSTEMI）和 UA。临床上 UA 比较常见，因此，在诊断考虑 ACS 时，特别注意有无急性心肌梗死（ST 段抬高型或非 ST 段抬高型）存在，只有排除心肌梗死后才能考虑 UA，原因是治疗有区别，因前者条件许可时可行 PCI 手术，后者则行药物治疗即可。但又要注意，心绞痛可转变为心肌梗死，或本身就是心肌梗死的前兆，故急诊动态观察心电图、肌钙蛋白检测是非常重要的。切勿固定在一个诊断，要仔细观察病情变化，防止误诊漏诊。

此外，老年人突发心力衰竭、休克或严重心律失常，也要想到本病的可能。当表现不典型时常应与急腹症、慢性阻塞性肺疾病、肺梗死、夹层动脉瘤等相鉴别。

当然，这些病症的始动因素均与高血压、动脉粥样硬化密切相关，亦与下面谈到的尿毒症不无相关，因高血压损害肾脏是众所周知的。

尿毒症慢性肾衰竭的终末期，不是一个独立的疾病，而是各种晚期的肾脏病共有的临床综合征，是慢性肾衰竭进入终末阶段时出现的一系列临床表现所组成的综合征，包括心、肺、胃肠道、血液、神经等多器官系统的损害，其中以代谢性酸中毒和水、电解质平衡紊乱最为常见。而心血管病变又是慢性肾脏病患者的主要并发症之一和最常见的死因。尤其是进入终末期肾病阶段（即尿毒症阶段），心血管疾病死亡率进一步增高（占尿毒症死因的 45％～60％）。近期研究发现，尿毒症患者心血管不良事件及动脉粥样硬化性心血管病比普通人群高 15～20 倍。慢性肾衰竭者由于肾性高血压、酸中毒、高钾血症、水钠潴留、贫血及毒性物质等的作用，可发生心力衰竭、心律失常和心肌受损等，由于尿素（可能还有尿酸）的刺激作用，还可发生无菌性心包炎，患者有心前区疼痛，体检时闻及心包摩擦音。严重时心包腔中有纤维素及血性渗出物出现。血管钙化和动脉粥样硬化等在心血管病变中亦起着重要作用。本病例发生心力衰竭、心律失常与尿毒症亦有关。

再由于尿毒症毒素诱发的肺泡毛细血管渗透性增加、肺充血可引起"尿毒症肺水肿"，本病例胸片可见渗出性改变，此与肺部感染的炎性渗出混合在一起，故加重了呼吸困难。予以及时利尿或透析和加强抗感染等综合治疗，上述症状得到了改善；同时不仅纠正了水、电解质平衡紊乱及酸中毒，还控制了心力衰竭和心肌受损等情况，为今后治疗打下了基础。本患者家属拒绝住院治疗而签字出院回当地治疗并获得了效果就是例证。

尿毒症导致神经、骨骼系统等损害临床上也不少见，故诊断治疗时要仔细，尤其是尿毒症急诊时神经系统的损害表现为反应淡漠、谵妄、惊厥、幻觉、意识模糊、昏迷、精神异常等症状。本病例在透析时出现意识模糊，其发生可能与下列因素有关：①某些毒性物质的蓄积可能引起神经细胞变性。②电解质和酸碱平衡紊乱。③肾性高血压所致的脑血管痉挛，缺氧和毛细血管通透性增高，可引起脑神经细胞变性和脑水肿。④透析后细胞内外液渗透压失衡和脑水肿、颅内压增高所致。特别是初次透析患者可能容易发生透析失衡综合征，出现恶心、呕吐、头痛、惊厥、昏迷等，都与神经损害有关。虽然骨骼系统损害在急诊时难发现，但是亦应注意，尤其是在心肺复苏时容易发生骨折，应该引起警惕。

至于本病例促发急性心肌梗死与感冒、肺部感染虽然没有直接关系，但不排除是重要诱发因素。因此，高血压又伴有尿毒症患者平时要特别注意预防感冒。一旦感冒就可能诱发多种慢性疾病急性发作，此种情况临床已屡见不鲜。本病例肺部感染经过积极加强抗感染等治疗得到了控制，但付出了沉重代价。

体会

1. 老年患者，在高血压、动脉硬化、尿毒症等疾病基础上，因感冒、肺部感染促发急性心肌梗死、心力衰竭，经急诊全力抢救初获成功确实不容易。

2. 抢救心肌梗死时不仅重视了其并发症的治疗，还积极治疗高血压、尿毒症等原发病及肺部感染，尤其是透析等综合治疗给病情带来了转机。

3. 对病情评估、分析较透彻，尽管入院初期家属不配合，克服巨大压力和风险，经过耐心、仔细与家属沟通，赢得了救治主动权，避免了医疗纠纷。

4. 患者开始透析时突然出现意识模糊、室上速，可能与患者高血压心室肥大、心律失常未控制有关。当用胺碘酮控制心律失常后再行透析时尚可顺利进行。透析前有心律失常、低血压、电解质紊乱等时，宜先予以纠正，或暂时不做透析。待纠正后适合时再做，特别是老年人和心血管疾病、电解质紊乱等患者透析要注意，防止意外发生。

（熊　舸　熊光仲）

四十六、头晕、腹痛 12 天，胸闷气促 3 天

——胰腺囊腺癌并感染，肾脏转移，原发性高血压，胆石症

病历简介

患者男，42 岁，因头晕、腹痛 12 天，胸闷气促 3 天入院。患者 12 天前无明显诱因出现头晕，无视物模糊、恶心、呕吐等。腹痛为阵发性腹部痛，以左上腹为主，伴有背部胀痛，不能自行缓解。近 3 天活动后胸闷气促，休息后可稍缓解，无畏寒、发热等不适，大小便无异常。于当地市人民医院就诊，CT 检查示：①胸腹腔积液，腹膜炎。②胆囊结石、胆囊炎。③胰尾部及双侧肾上腺占位（囊肿？）。④升结肠改变。诊断考虑：①慢性肾炎，肾功能不全，肾性高血压。②高血压心脏病心功能 3 级。③胰腺占位，囊肿？④双肾上腺占位。⑤胆囊多发结石胆囊炎。予以降压、护肾、护胃治疗后无明显好转。遂来我院就诊。

既往史： 有高血压病史，未行规范治疗，胆囊多发结石，未行特殊治疗。

入院体查： T 37.2℃，R 25 次/min，BP 180/100 mmHg，贫血貌，皮肤巩膜无黄染，浅表淋巴结不大。主动脉瓣第一听诊区可闻及收缩期 2/6 级吹风样杂音，腹膨隆，全腹轻压痛，无反跳痛，腹水征（＋），未扪及明显包块，肠鸣音可。余心、肺、腹体查未见明显异常。实验室检查示血常规：WBC 10.48×10^9/L，N 85.50％，HGB 125 g/L；尿常规：蛋白（＋＋）；BNP 前体 21276 pg/mL；CRE 308.1μmol/L；BUN 16.5 mmol/L；D-二聚体 1.91μg/mL；K^+ 2.9 mmol/L；血糖 9.1 mmol/L，APTT 56.8 秒；血气分析：pH 7.49，$PaCO_2$ 37 mmHg，PaO_2 62 mmHg，AB 27 mmol/L，BE 4 mmol/L；肝功能、心肌酶学、血清淀粉酶均正常。

入院诊断： ①慢性肾炎，肾功能不全，肾性高血压。②高血压心脏病心功能 3 级。③胰腺占位，胰腺癌？④双肾上腺占位？⑤胆囊多发结石胆囊炎。⑥慢性胰腺炎急性发作？⑦高血糖症？⑧肺部感染。⑨低钾血症。

处理： 入院后予以心电监护、吸氧、禁食、补液、抗感染、解痉止痛及护胃、护心等处理。选用：头孢替安 2 g，兰索拉唑 30 mg，间苯三酚 40 mg，

盐酸丙帕他莫 2g，丹参注射液 200 mg，呋塞米 20～40 mg，多种微量元素注射液 4 mL，单硝酸异山梨酯注射液 20 mg，前列地尔 20μg 及果糖、复方氨基酸注射液等治疗。同时纠正并监测水电解质、酸碱度、血常规、血糖及腹部情况，适时行影像学复查，并根据病情随时调整治疗方案或药物。治疗当天腹痛缓解，肛门排气。次日患者又发作腹痛，无恶心呕吐，无发热，BP 170/95 mmHg，腹胀，压痛，无反跳痛，腹水征（＋），肠鸣音少、弱，余无异常。腹腔穿刺抽出淡红色液体送检，结果报告：RBC（＋＋），WBC（＋），蛋白 1.21，比重 1.024，李凡他试验（＋），淀粉酶正常。复查：WBC 11.03×10^9/L，N 81.20%，HGB 121 g/L；尿常规：蛋白（＋）；BNP 前体 22147pg/ mL；ALT 49 U/L，AST 68 U/L，ALB 30.5 g/L，TBIL 22.3μmol/L，DBIL 7.2μmol/L；CRE 301.12μmol/L；BUN 14.8 mmol/L；D-二聚体 1.83μg/ mL；K^+ 3.38 mmol/L，Na^+ 136.30 mmol/L；血糖 9.7 mmol/L；血气分析：pH 7.46，$PaCO_2$ 37 mmHg，PaO_2 76 mmHg，AB 27.2 mmol/L，BE 3.1 mmol/L。会诊讨论：患者无血尿，尿蛋白（＋），肾脏损害为继发性，与高血压有关，不支持慢性肾炎诊断，血糖升高，考虑为继发性或症状性升高，建议进一步行内分泌检查。患者肝功能损害不明显，亦无黄疸，大便正常，不支持肝脏和胆道梗阻性病变。影像学考虑胰腺肿瘤可能性大，不排除囊性胰腺癌并肾上腺转移。肾上腺原发性肿瘤不支持，血浆醛固酮稍高，但尿钠正常，皮质增生不排除，目前不考虑泌尿科手术治疗。因此，鉴于患者病史及检查，考虑胰腺肿瘤，胰腺癌不排除。由于患者目前腹痛、腹胀，故治疗上仍按胰腺炎处理，建议行 PET-CT 及内分泌检查。次日检查：血糖 9.1 mmol/L，HbA1c5，2%（HPLC 法），17-OH 31.6μmol/24h，尿 17-KS 43.8μmol/24h，ACTH 61.4μg/dL，血浆 VMA 21.8ng/ mL，血浆醛固酮 574pmol/L，尿醛固酮 38.2nmol/24h，尿钠 148μmol/24h，尿 VMA 87.09μg/24h。PET-CT 示：①胰腺体尾部糖代谢呈环状增高的囊实性团块影，考虑恶性肿瘤，囊腺癌可能性大。②双肾上腺稍低密度结节，右侧糖代谢明显增高，左侧糖代谢稍有增高，考虑为转移或增生可能性大。③双肾体积缩小。④脂肪肝。⑤胆囊腔内密度增高，考虑为钙胆汁或胆囊泥沙结石可能性大。⑥腹盆腔少量积液。⑦右侧胸腔见中等量积液，右肺下叶膨胀不全，左侧胸腔见少量积液。排除了糖尿病，继续按胰腺炎抗感染等对症处理，同时加用中药"清胰汤"治疗缓解，胰腺癌暂时未行特殊治疗。

结果：经上述治疗 13 天后，患者病情好转，腹痛缓解，腹腔积液消失，仅上腹部轻压痛，无反跳痛。血压控制在 (140～150)/(80～90) mmHg，体温正常，复查血、尿常规及生化检查亦正常。对胰腺癌的处理，患者家属不同意进一步治疗，要求出院，即带药回当地继续治疗。

讨论

在胰腺肿瘤中，胰腺癌是恶性程度极高，诊断和治疗都非常困难的一种消化道恶性肿瘤。近年来，其发病率和死亡率明显上升，5 年生存率＜1％。胰腺癌的发生部位以胰头、壶腹周围最常见，其次为胰体，胰尾部少见。大约90％的胰腺癌起源于胰腺腺管上皮，绝大多数为腺癌。其次为巨细胞癌、腺鳞癌，比较少见的为黏液癌、黏液表皮样癌和印戒细胞癌。

目前，胰腺癌的病因尚不十分清楚，可能与吸烟、饮酒、高脂肪和高蛋白饮食、过量饮用咖啡、环境污染、某些职业及遗传因素有关。近年来发现慢性胰腺炎患者发生胰腺癌的比例明显增高，其次，糖尿病患者群中胰腺癌的发病率明显高于普通人群。临床见男性多于女性，中老年人常见。

腹痛是胰腺癌的主要临床表现，不论癌肿位于胰腺头部或体尾部均有疼痛。腹痛部位以中腹或左上腹为主，少数患者主诉为左右下腹、脐周或全腹痛，甚至会阴部或睾丸有疼痛，但不是早期症状，故容易和其他疾病相混淆。其次是腹胀、恶心、呕吐等症状。当癌肿累及内脏包膜、腹膜或腹膜后组织时，除在相应部位可有压痛外，还可能出现黄疸、呕血、黑便，或出现消瘦、乏力、血压增高等而误诊为糖尿病、门静脉高压症或原发性高血压。个别患者出现发热甚至寒战等类似胆管炎的症状，或原有胆结石，故易与胆石症、胆管炎或胰腺炎等疾病相混。

总之，由于肿瘤部位较深，其症状体征隐蔽、不典型，常导致早期确诊率不高或误诊，且手术死亡率较高，治愈率很低。因此，胰腺癌既是一种临床难以确诊的肿瘤，也是一种治疗困难，预后最差的恶性肿瘤。

本例患者以头晕、腹痛、胸闷、气促为主要表现，既往患有高血压、胆结石病史。当地 CT 检查示：①胸、腹腔积液，腹膜炎。②胆囊结石、胆囊炎。③胰尾部及双侧肾上腺占位（囊肿？）。④升结肠改变。CT 诊断考虑：①慢性肾炎、肾功能不全、肾性高血压。②高血压心脏病心功能 3 级。③胰腺占位，囊肿？④双肾上腺占位。⑤胆结石、胆囊炎。当地予以降压、护肾、护胃等治疗后无明显好转，遂来我院就诊。我院经过初步检查考虑：原发性高血压，慢性胰腺炎急性发作？胆石症，高血糖？肺部感染、胰腺癌？并予以抗感染、解痉止痛及护胃、护心等处理。病情未见好转。会诊讨论认为：患者腹痛、背胀、胸闷气促为主要症状，体查血压高，无黄疸及浅表淋巴结肿大，虽有腹胀及腹部轻度压痛，但无反跳痛，亦未扪及包块。实验室检查示血糖升高，黄疸指数基本正常，淀粉酶正常，蛋白偏低。CT 检查考虑胰腺肿瘤，囊性癌并肾上腺转移可能性大，建议行 PET-CT 及内分泌检查。结果示：①胰腺体尾部囊实性团块影，考虑恶性肿瘤，囊腺癌可能性大。②双肾上腺稍低密度结节，右侧糖代谢明显增高，左侧糖代谢稍有增高，考虑为转移或增生可能性大，肺部感染并积液，内分泌检查无特殊异常。

综上病史及检查，患者血糖升高系继发性改变，无黄疸是因肿瘤位于胰腺体尾部未累及胰头，即排除了糖尿病及胆道梗阻性病变。最后诊断考虑：胰腺囊腺癌并感染可能性大，肾脏转移待删？原发性高血压，胆石症。故继续予以抗感染等对症处理后病情缓解，与家属交谈胰腺囊腺癌进一步治疗，患者家属不同意，并要求带药物出院回当地治疗。

值得注意的是，本病例诊断是以临床症状体征及实验室、PET-CT 检查为依据，鉴于胰腺活检困难，故无病理学检查确定。但尽管如此，我们认为本病例依据临床表现及血糖继发性升高，影像学等检查示胰腺包块，故胰腺癌诊断仍然可初步成立。

因此，基于胰腺癌患者的发病特点，病理学确诊（术前）极其困难，目前多数学者认为符合以下情况者即可考虑胰腺癌的临床诊断：①40 岁以上、无诱因腹痛、饱胀不适、食欲不振、消瘦、乏力、腹泻、腰背部酸胀痛、反复发作性胰腺炎或无家族遗传史的突发糖尿病，应视为胰腺癌的高危人群，就诊时应警惕胰腺癌的可能性。②不明原因的上腹部不适或腹痛、腹胀，位置较深，性质也较模糊，与饮食关系不大者。③进行性消瘦、乏力。④不能解释的糖尿病或糖尿病突然加重。⑤影像学检查支持。

此外，还应与胃部疾病、黄疸型肝炎、胆石症、胆囊炎、原发性肝癌、急性胰腺炎、慢性胰腺炎或常急性发作、壶腹癌、胆囊癌等病进行鉴别。尤其是慢性胰腺炎并假性囊肿累及肾脏者应特别注意胰腺癌并肾脏转移。

体会

1. 急性腹痛、背胀，无发热，淀粉酶不高，血糖高，按急腹症处理无效，在排除糖尿病和胆道、胃肠道疾病后，应考虑胰腺肿瘤性疾病，尤其是患有慢性胰腺炎、糖尿病患者，应高度警惕，并做相应检查。

2. 胰腺肿瘤目前最佳检查首选增强 CT，如增强 CT 难以明确时，胰腺活检（术前）又困难，则应考虑行 PET-CT 检查，尽管此项检查费用高，但是目前诊断胰腺肿瘤（癌）最有价值的检查。

3. 在诊断胰腺肿瘤时应与其他相关疾病鉴别，尤其应与胃炎、胃癌、肝癌、胰腺炎、胆道疾病等鉴别，并做相应检测进行排查。

（蔡羽中　熊光仲）

四十七、突发胸痛 14 天，晕倒伴短时意识丧失 2 次
——胸主动脉夹层破裂，失血性贫血

病史简介

患者男，50 岁，因突发胸部疼痛 14 天于 2014 年 4 月 15 日入院，患者 14 天前无明显诱因出现胸部剧烈疼痛，呈持续性撕裂样疼痛，伴有大汗淋漓、胸闷气促、无恶心呕吐、下肢疼痛麻木、咯血呕血、休克，伴有晕厥一次，于当地医院诊治，症状稍有缓解，遂回家休息。后于 4 月 3 日晨起刷牙时突发胸部剧烈疼痛并晕厥倒地，伴意识丧失，遂至当地医院就诊，行 CT 检查结果提示为"胸主动脉夹层破裂"（图 2 - 47 - 1），经降压、镇痛等对症支持治疗后疼痛稍缓解。因患者要求来我院治疗，故由救护车自昆明转来我院急诊就医。起病后无畏寒、发热、咳嗽，二便可。

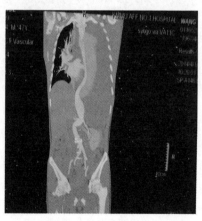

图 2 - 47 - 1 CT 示主动脉夹层自降主动脉延至腹主动脉（B）型

既往史：有高血压病史 3 年，血压最高达 170/140 mmHg，一直口服降压药治疗，自述血压控制尚可。

个人史：吸烟史 30 余年，约 30 支/d，饮酒 30 余年，每天约 250 g。

入院体查：血压 159/110 mmHg，双侧股动脉、腘动脉、胫后动脉、足背

动脉及双侧桡动脉、颈动脉搏动正常。心肺检查发现左侧语颤减弱，左肺叩诊呈浊音，左肺呼吸音低，余心肺腹查体未见明显异常。实验室检查示血常规：N 78.50%，HGB 91 g/L，PLT 379×10^9/L；凝血功能：APTT 46.8秒，D-二聚体定量 10.58μg/mL；肝肾功能、电解质：ALT 77.1 U/L，AST 61.9 U/L，ALB 32.5 g/L，DBIL 6.8μmol/L，CK 303.0 U/L，BUN 7.90 mmol/L，Mg^{2+} 0.76 mmol/L。提示肝功能轻度损害。余实验室检查未见明显异常。

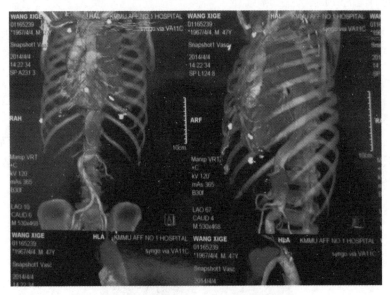

图 2-47-2　主动脉夹层破裂出血，胸腔内积血

入院诊断：胸主动脉夹层破裂（图 2-47-2～图 2-47-4）。

处理：即行上述检查及术前准备后，于 2014 年 4 月 15 日在全麻下行主动脉夹层覆膜支架腔内修复手术，手术顺利。术后予以抗感染、补液、降压、控制心率、伤口换药等处理，少量血胸暂时不需要处理，观察。

结果：

手术后患者恢复可，生命体征平稳，后复查血胸基本吸收。

讨论

主动脉夹层（aortic dissection，AD）指由各种原因造成的主动脉壁内膜破裂，血液通过内膜的破口进入主动脉壁中层而形成血肿导致的血管壁分层。

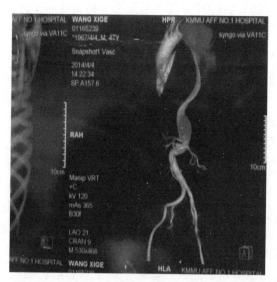

图 2-47-3　主动脉夹层破裂自降主动脉至腹主动脉出血

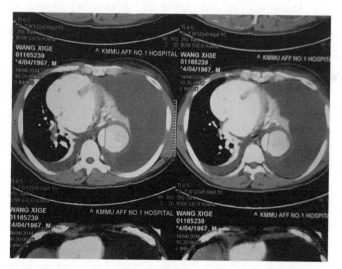

图 2-47-4　CT 示主动脉夹层破裂并左侧全血胸，右侧少许血胸

根据主动脉夹层内膜裂口的位置和夹层累及的范围，目前医学上有两种主要的分类方法。最广泛应用的是 1965 年 DeBakey 教授等提出的 3 型分类法。Ⅰ 型：主动脉夹层累及范围自升主动脉到降主动脉甚至到腹主动脉。Ⅱ 型：主动脉夹

层累及范围仅限于升主动脉。Ⅲ型：主动脉夹层累及降主动脉，如向下未累及腹主动脉者为ⅢA型；向下累及腹主动脉者为ⅢB型。近年来普遍采用美国斯坦福的 Daily 和 Miller 提出的分类，凡升主动脉受侵者为 Stanford A 型（包括 DeBakeyⅠ型及Ⅱ型）；病变在左锁骨下动脉开口远端者为 Stanford B 型（即 DeBakey Ⅲ型）。

由于血流不断冲击，主动脉壁结构严重破坏，夹层处组织结构薄弱而无法承受血管内压力而导致主动脉破裂。既往认为主动脉中层胶原及弹力纤维变性是本病的基本病理改变，动脉中层囊性坏死是数种遗传性结缔组织缺陷的内在特点，常见于马方综合征及埃勒斯-当洛斯综合征，且以低年龄组居多。然而目前报道的患者绝大多数伴高血压、动脉粥样硬化及主动脉炎等。

AD 首发症状多为突发性胸背部及腹部疼痛，且该病临床症状复杂多变，缺乏特异性，且医师对本病常认识不足，极易造成误诊，如果此时患者有其他基础疾病，则更易误诊，如诊断为尿路、胆道结石，胆囊炎，消化道疾病等。不同系统疾病的误诊率有所不同，但高血压、主动脉粥样硬化致 AD 破裂的误诊率最高。这也提醒临床医师，如有高血压、动脉粥样硬化的患者出现胸背部及腹部疼痛症状，应高度考虑 AD 的发生，并做相应检查（如血管超声、CT 或 MR 等），以确诊或排除本病。AD 治疗分为保守和手术两大类，除急诊处理时应用药物外，有些患者经过药物治疗后病情好转或稳定亦可继续保守治疗，另外，有些患者不能耐受手术或无手术条件或不同意手术亦可行保守治疗。其疗效整体来说欠佳，死亡率为 50%～70%，手术治疗者死亡率 5%～10%。AD 未经治疗患者，多数病例在起病后数小时至数天内死亡，在开始 24 小时内每小时死亡率为 1%～2%，视病变部位范围及程度而异，越在远端，范围较小，出血量少者预后较好。

AD 破裂死亡率在 90% 以上，多发生于 40～60 岁，有明显性别差异，发病季节多在冬春季（11 月～次年 4 月），突发性腰背部疼痛及腹痛多为首发症状，常伴有高血压、动脉粥样硬化等病史，以 DeBakeyⅠ型多见，且发病急、死亡快，常为心脏压塞死亡。AD 一旦发生破裂出血，发病急骤常导致最严重的后果。12 小时内明确诊断，为抢救最佳时间。

本例患者主动脉夹层动脉瘤破裂伴巨大血肿形成，并由救护车转运 1000 多千米未死亡实属罕见，其能生存的原因可能为：①主动脉夹层动脉瘤破裂，血肿逐渐增大，胸腔内有限的空间限制了血肿的继续增大。②血凝块可能使动脉瘤破口逐渐变小甚至闭合。③随着时间的延长，血肿壁不断纤维化（机化），也限制了血肿的继续增大。④也可能因动脉夹层瘤破口的早期闭合，出血停止，血胸未填满胸腔而严重限制呼吸，尽管有呼吸困难，但是患者尚能耐受。⑤及时入院，严格控制有效的血压、心率，避免应力作用对患者生命的延长均起到了积极的作用。

体会

1. 患者主动脉夹层动脉瘤破裂伴巨大血肿形成，经当地医院初步处理后又由救护车转运 1000 多千米未死亡，并经积极手术后治愈，实属不易。此是否有借鉴意义不好说，终究这样类似的病例极其少见，而且危险性极高，望勿模仿，并尽力在当地有条件的医院治疗。

2. 主动脉夹层动脉瘤破裂伴巨大血肿形成患者，如手术只处理动脉夹层，血胸原则上不处理（胸穿引流）。因处理后会导致胸腔压力不平衡反而造成严重后果，故予以药物治疗促进其吸收，并严密观察。

3. 动脉夹层破裂患者死亡率、残废率均很高，尽早确诊、积极治疗是关键，在未确诊或手术前应积极处理休克和其他并发症的治疗，尽力创造条件确诊，及早手术治疗。并应与家属及时沟通，让其理解并同意其抢救治疗方案，防止其他意外或纠纷发生。

（杨贵芳　熊光仲）

四十八、头痛头晕 2 天，晕倒伴神志不清 2 小时

——脑出血（右侧硬膜下血肿，矢状窦出血），脑静脉窦血栓形成

病历简介

患者男，57 岁，因头痛头晕 2 天，晕倒伴神志不清 2 小时急诊入院。患者 2 天前发作头痛头晕，呕吐 2 次，系食物渣水，量不多，自以为高血压，口服降压胶囊无明显好转，今下午出现晕倒伴神志不清 2 小时即来急诊科就医。起病后无畏寒发热、咳嗽，无抽搐，二便可。

既往史： 有高血压病史 8 年，血压最高达 170/140 mmHg，一直口服降压药治疗，自述血压控制尚可。

个人史： 有吸烟史 30 余年，约 30 支/d，饮酒 30 余年，每天约 250 g。

入院体查： BP 159/102 mmHg，R 21 次/min，P 72 次/min。神志模糊，答非所问，声音弱，双侧瞳孔等大等圆，对光反射存在，视盘水肿不明显。皮肤巩膜无黄染，浅表淋巴结不大。心率 72 次/min，心律齐，无明显杂音，双肺呼吸音稍低，未闻干湿啰音。余体查未见明显异常，克氏征、布氏征（－）。实验室检查示血常规：WBC 10.18×10^9/L，N 78.50%，HGB 121 g/L，PLT 379×10^9/L；凝血功能：APTT 46.8 秒，D-二聚体定量 10.58μg/ mL；肝肾功能：ALT 57.1 U/L，AST 41.9 U/L，ALB 32.5 g/L，DBIL 6.8μmol/L，CK 303.0 U/L，BUN 7.90 mmol/L，Mg^{2+} 0.76 mmol/L，Na^+ 132.4 mmol/L，K^+ 3.30 mmol/L；血糖 8.1 mmol/L；血气分析：pH 7.47，$PaCO_2$ 37 mmHg，PaO_2 77.3 mmHg，AB 27 mmol/L，BE 3 mmol/L。心肌酶学、血清淀粉酶均正常。心电图：左室电压高，余大致正常，胸片未见明显异常。CT：右侧硬膜下少量血肿，矢状窦出血（图 2-48-1）。

入院诊断： ①右侧硬膜下血肿。②矢状窦出血。③血栓形成？④原发性高血压。

处理： 入院后立即予以吸氧，心电监护，观察生命体征及瞳孔 q1h，并予以 20%甘露醇 125 mL 静脉滴注 q8h，NS 100 mL＋头孢他啶 2.0g 静脉滴注 q12h，同时予以降血压、抗感染及控制癫痫等治疗。征得家属同意后行腰穿、

DSA 检查，腰穿结果示：蛛网膜下腔出血，颅压高达 220mmH$_2$O，脑脊液蛋白升高（142 mg/dL），白细胞计数正常，红细胞升高，糖及氯化物含量均正常。DSA 示：矢状窦、横窦血栓。会诊讨论认为：患者脑出血，脑静脉窦血栓形成诊断成立。由此而导致蛛网膜下腔出血，硬膜下血肿，颅压增高。高血压脑病不支持，因患者虽然有头痛、呕吐，但视盘水肿不明显，且血压未超过 200 mmHg，CT 亦未见脑水肿。并且经上述治疗后目前患者神志已清，无抽搐，瞳孔无明显异常，目前亦无脑疝等危象。建议应用低分子肝素等抗凝治疗，必要时行尿激酶静脉溶栓治疗。随即用低分子肝素钙 4100 U，q12h，皮下注射。经上述治疗一周后，患者病情稍好转，脑脊液培养无细菌生长，并停用抗生素。再继续上述治疗一周后，患者病情逐渐好转。

结果：患者经上述治疗半个月后，病情明显好转平稳，复查腰穿正常，3 周复查 CT 基本正常。患者要求出院并带药回家治疗，定期复查。最后诊断：①脑出血（硬膜下血肿、矢状窦出血）。②脑静脉窦血栓形成。③原发性高血压。

讨论

脑静脉窦血栓形成（cerebral venous sinus thrombosis，CVST）是一种特殊类型的脑血管疾病，发生率不足所有卒中的 1%。根据病变性质，CVST 可分为炎症型和非炎症型两类。儿童和青壮年以感染引起的侧窦和海绵窦多见，尤其是儿童化脓性中耳炎和乳突炎患者易并发横窦和乙状窦的血栓形成，或统称为侧窦血栓形成（lateral sinus thrombosis）。非感染性因素如手术、外伤、妊娠、肿瘤以及各种系统性疾病等是其主要病因。

CVST 的临床表现多种多样，主要是由于血栓部位不同所致，但头痛是最常见的临床表现。有资料报道，头痛占 80% 左右，约 30% 的 CVST 患者中可以发现视盘水肿。由于临床表现缺乏特异性，故 CVST 的误诊率很高。原因是脑静脉窦血栓形成临床不多见，合并脑出血者少见，中老年患者更加少见。因此，临床工作中对本病应提高警惕，防止误诊漏诊。以下为常见的几种脑静脉窦血栓形成临床表现（供诊断与鉴别参考）。

（1）海绵窦血栓形成：多继发于眼、鼻、面部感染，表现为眼球突出、眼睑眼眶眶周结膜充血水肿，眼底瘀血水肿，眼球运动受限，瞳孔散大，面部感觉障碍等。

（2）横窦与乙状窦血栓形成：多继发于化脓性中耳炎或乳窦炎，表现为吞咽困难、饮水呛咳、构音不清、同侧眼球外展困难等。

（3）上矢状窦血栓形成：颅高压症状、意识障碍突出，可伴癫痫（抽搐等）发作，出现对侧偏瘫、偏侧麻木。

（4）大脑皮质静脉血栓形成：多由静脉窦血栓扩展而来，表现为头痛、呕吐、精神异常、部分性癫痫发作（一侧肢体抽搐等）、肢体瘫痪、感觉障碍、意识障碍甚至昏迷等。

本病例系中老年高血压病患者，系非感染性脑静脉窦血栓形成，在未确诊前曾诊断考虑为高血压脑出血。后经过 CT、DSA 检查确诊为上矢状静脉窦血栓形成，并经抗凝对症等处理才转危为安。因此，当遇到具有上述致病性因素合并神经系统常见症状的患者时，应考虑到 CVST 可能，并应行进一步的相关检查，以便及早明确诊断进行有效治疗。本病例如若不是行腰穿脑脊液检查和影像学检查则很难确诊。

因此，CVST 的诊断方法主要依靠腰穿脑脊液检查和影像学检查。腰穿可以测量颅内压力，当颅内压增高，影响视力时，腰穿能迅速减低颅内压。静脉窦血栓形成患者的脑脊液常有压力升高、蛋白含量增高、红细胞增多或白细胞增多等特点，此常作为诊断 CVST 的重要依据，即使 CSF 正常或轻度异常，而 CSF 压力增高亦是诊断 CVST 的重要依据。此外，脑脊液检查对排除颅内感染、脑膜炎等也至关重要。值得注意的是，颅内压增高时勿行腰穿检查，以防止意外发生。

CVST 诊断目前主要靠影像学检查确诊已成共识。其中 CT、MR 和 DSA 血管造影是最常用的检查方法。但随着磁共振显像技术的发展，DSA 血管造影逐渐被 MRV 所取代，目前仅作为磁共振检查不能明确时的诊断手段。CT 常被作为急诊影像学检查的首选。约 1/3 的 CVST 患者，尤其是血栓位于上矢状窦的患者可以通过 CT 检查发现静脉血栓的直接征象。MRI 能较好地显示不同时期的血栓的演变过程，一般急性期（1～5 天）T_1 等信号、T_2 低或等信号，亚急性期（5～15 天）为 T_1、T_2 高信号，慢性期（＞15 天）血栓信号有不同程度降低，若有闭塞血管不同程度地再通后的流空现象应该引起注意。MRV 则能显示受累静脉窦高血流信号缺失、狭窄、边缘模糊和充盈缺损，以及侧支循环的情况。Ayanzen 等认为，MRV 结合常规 T_1WI、T_2WI 和重建 MRV 的原始梯度图像可有效避免错误判断的出现。因此，磁共振检查是目前诊断 CVST 的重要方法（图 2-48-1）。

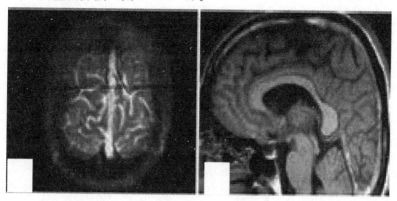

图 2-48-1 磁共振示上矢状窦正、侧位血栓形成

CVST 的治疗主要包括：抗凝治疗，溶栓治疗以及控制癫痫、降颅压等对症治疗。随着介入技术的发展，近来出现了局部溶栓治疗，即于股静脉穿刺，微导管在局部注射尿激酶或 rt-PA 的治疗目前亦逐渐开展。其次，静脉窦切开取栓与局部溶栓两种技术联合治疗和静脉分流手术等方法亦可根据需要选择。

另外，关于脑静脉窦血栓合并脑出血的临床治疗，我们认为抗凝治疗仍是目前治疗脑静脉及脑静脉窦血栓的主要方法。即使在合并颅内出血的情况下，也可作为首选方式。本病例行抗凝治疗获得成功便是一例证，值得注意的是要监测出凝血机制，如有异常则应调整治疗方案。但对于急性颅内高压，在脱水药物治疗无效情况下，手术清除血肿及去骨瓣减压仍然为一种有效的治疗方法。脑静脉窦血栓，目前采用介入治疗效果亦不错，并取得了较好疗效。如果条件许可，适合者应尽早应用。

（蔡羽中 熊光仲）

四十九、突发胸背痛 30 小时伴神志不清

——急性广泛前壁＋侧壁心肌梗死，心搏骤停，心肺复苏术，肺部感染

病历简介

患者男，48 岁，因突发胸背痛 30 小时伴神志不清，心肺复苏后入院。患者于 2007 年 2 月 14 日 8 时无明显诱因出现胸背痛，呈持续性压榨性绞痛，伴冷汗、恶心，遂来我院就医。来医院途中，患者突发神志不清，呼之不应，急送我院急诊科。检查发现患者心搏、呼吸已停，血压测不到。立即予以胸外心脏按压，肾上腺素、阿托品静脉注射，多巴胺升压，气管内插管、呼吸机辅助呼吸，心电监护为心室颤动，血压仍测不到，无自主呼吸，经上述抢救 40 分钟后患者心搏、呼吸恢复，但 10 分钟后患者再次心搏骤停，再经反复胸外心脏按压、电击除颤 17 次，经上述抢救 7 小时后，患者于下午 3 时恢复自主呼吸和心跳，但仍呼之不应，浅昏迷，予以冰敷、护脑、护胃、抗凝、护心对症治疗。继经上述治疗观察，患者神志逐渐恢复，病情稳定后即收住院继续治疗。患者病中无发热、咳嗽、口吐白沫、呕吐、抽搐等。精神差，未进食，大小便正常。

既往史： 6 年前行"肾结石取石术"，否认高血压病、糖尿病。

入院体查： T 36.8℃，P 80 次/min，R 20 次/min（呼吸机辅助），BP 106/78 mmHg（升压药维持下）。平卧位，神志模糊，无黄疸，浅表淋巴结不大，头颅大小正常，双瞳孔等大等圆，对光反射存在，鼻翼无翕动，压眶有反应，口带气管插管，颈软，气管居中，双肺呼吸音低，未闻及明显啰音，心音低钝，未闻及明显杂音，律齐，腹平软，未见胃肠型及蠕动波，无压痛及反跳痛，肠鸣音低钝，移动性浊音阴性，双下肢不肿，病理征未引出。实验室检查示心肌酶：CK 10342.5 U/L，CK-MB 1089.6 U/L；血气分析：pH 7.383，$PaCO_2$ 31.40 mmHg，PaO_2 52.00 mmHg；血常规：WBC 12.1×10^9/L，N 89.30%，L 6.80%；肾功能：CRE 243.9 mg/L，BUN 10.96 mg/L；血糖 8.1 mmol/L。心电图：①完全性右束支传导阻滞。②广泛前壁＋侧壁心肌梗死。

③肢导低压。床旁胸片：双肺感染（图 2 - 49 - 1）。

入院诊断：①急性广泛前壁＋侧壁心肌梗死、心源性休克。②心搏、呼吸骤停，心肺复苏术后。③重症肺炎？

处理：经心肺复苏成功后转入病房继续上述治疗。并行深静脉置管，同时予以抗凝、抗感染、溶栓、极化液、护心、护脑、控制心率、调脂等治疗。

结果：住院治疗 16 天后，患者复查血、尿、胸片、心电图基本正常。19 天后患者病愈出院，并嘱咐定期复查。

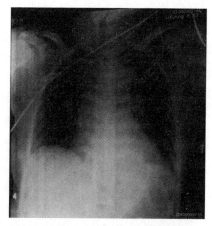

图 2 - 49 - 1　胸片示双下肺模糊阴影，肋膈角欠清，肺部感染可能

讨论

急性心肌梗死是急诊科常见的一种极其严重的急危重疾病。常见原因为冠心病，即患者在冠状动脉粥样硬化狭窄的基础上，因某些原因诱发其冠状动脉粥样硬化的斑块突然破裂，加之血小板在破裂的斑块表面聚集，形成血块（血栓），致使迅速阻塞冠状动脉管腔，而导致急性心肌缺血坏死，这是临床上最常见的急性心肌梗死。其次，心肌耗氧量剧烈增加或冠状动脉痉挛也可诱发急性心肌梗死，近年来，随着社会快速发展，工作压力加大、节奏加快，此类疾病有上升趋势。

急性心肌梗死的危害主要是由于心脏冠状动脉急性、持续性缺血缺氧所引起的心肌坏死而致使患者迅速死亡。临床表现特点是患者多有突然发作剧烈而持久的胸骨后疼痛、出汗，休息或硝酸酯类药物不能完全缓解。有的患者可在短时间内突然心搏、呼吸骤停而死亡。本病例就是这种情况，因及时获得了有效抢救而转危为安。另外，患者常伴有血清心肌酶活性增高及进行性心电图变化，或并发心律失常、休克或心力衰竭，常可危及生命。本病在欧美最常见，美国每年有 150 多万人发生心肌梗死。中国近年来呈明显上升趋势，每年新发患者至少 50 万，现有患者至少 200 万，因此防治任务极其繁重。我院急诊科每年救治心绞痛、急性心肌梗死患者近 1000 人次，成功率高达 90%。

体会

本病例患者男性，48 岁，因突发胸背痛 30 小时，广泛前壁心肌梗死、心源性休克、心搏骤停，伴神志不清，心肺复苏后入院，在急诊室再次心搏骤停，立即予心肺复苏术，即行胸外心脏按压、肾上腺素、多巴胺、阿托品静脉注射、气管内插管、呼吸机辅助呼吸抢救处理后患者恢复自主呼吸，而后多次再发心搏骤停，经反复心肺复苏及电除颤 17 次，抢救 7 个多小时后，才恢复自主呼吸及心率，最后生命被挽救。其经验为反复心肺复苏及电除颤 17 次是本病例成功的关键。

本病例胸痛伴休克患者，多次发心搏骤停，经多达 17 次电除颤后恢复自主呼吸，这在临床上很少见，一般也不会做多达 17 次除颤，但作为急诊医师，在特殊情况下需要将书本知识灵活应用，不能一味遵循教材及指南，在不违背法律法规及医学伦理道德的情况下，要敢想敢做，才能抓住时机，挽救患者的生命。经验总结如下：

1. 胸痛首先应考虑急性冠脉综合征（ACS），包括不稳定心绞痛（UA）、非 ST 段抬高型心肌梗死和 ST 段抬高型心肌梗死。对于怀疑 ACS 患者，应该在患者到达急诊室 10 分钟内完成初步评价。

2. 20 分钟初步确立诊断。首先获取病史、体格检查、心电图和初次心脏标记物检测，将这些结果结合起来，判断患者是否确定有 ACS。对于怀疑 ACS，而其最初心电图和心脏标记物水平正常的患者，应在 15 分钟后复查 ECG。症状发作后 6 小时，可再次做心脏标记物检查。

3. 诊断 ST 段抬高型心肌梗死需满足下列标准中的两项或两项以上。典型胸痛（心绞痛）持续时间 20 分钟以上；心电图两个或两个以上导联 ST 弓背向上抬高并且有动态变化；心肌坏死的生化标记物（CK、CK-MB、肌钙蛋白等）动态演变。

4. 诊断一旦确立，早期再灌注治疗是改善心室功能和提高生存率的关键。治疗的目标是在数小时内开通闭塞的冠状动脉，实现和维持心肌水平的血流再灌注。方法为早期 PCI 或溶栓治疗，其常用药物为尿激酶、重组组织型纤溶酶原激活剂（rt-PA）。

值得注意的是：

1. 大剂量尿激酶（第 1 代溶栓剂）进入血循环后，可造成新鲜血栓溶解，使上述凝血因子消耗和纤维蛋白降解产物（FDP）积聚为特征的全身性血凝溶解状态。故要注意监测出血情况，一旦发生出血立即停用。其次，尿激酶对冠状动脉再通率平均为 50% 左右，而链激酶效果较差、不良反应大，我们未用。

2. 重组组织型纤溶酶原激活剂（rt-PA）第 2 代溶栓剂，目前比较常用，它具有选择性溶解血栓的作用，但机制与 rt-PA 不同，不影响血循环中纤溶系统，因而不产生全身纤溶状态。其半衰期短，仅 3～5 分钟。血管再通效果亦优于尿激酶和链激酶，平均再通率为 70% 左右。缺点是血管早期再闭塞率高（12%）。另外，它主要受价格昂贵及药源等因素制约，其应用不如第 1 代溶栓剂普遍，但有条件时可用。

3. 第 3 代溶栓剂为单链尿激酶型纤维蛋白溶酶原激活剂，其中以乙酰化纤溶酶原-链激酶激活剂复合物（anisoylated plasminogen streptokinase activator complex，APSAC）为代表，乙酰化纤溶酶原-链激酶激活剂复合物于 1990 年被美国食品药品管理局批准应用于临床。单链尿激酶型纤维蛋白溶酶原激活剂对血栓具有高度选择性溶解作用，故可轻度降低血中纤维蛋白原水平。其血管再通率可达 75% 左右。

（姚　硕　熊光仲）

五十、再发胸背部疼痛，伴大汗淋漓、恶心、呕吐 1 天

——复发性主动脉夹层

病历简介

患者中年男性，因再次突发胸背部疼痛，伴恶心、呕吐 1 天，于 2013 年 3 月 2 日急诊入院。患者一天前无明显诱因胸背部再次突发刀割样疼痛，伴大汗淋漓，疼痛向下腹部延续，伴恶心、呕吐，呕吐物为胃内容物，无胸闷、气促等不适，于当地医院就诊，考虑为急性胃肠炎，予以抗感染、补液等对症治疗，效果不佳而转某市诊疗。经查 CT 示"主动脉夹层"，经降压、止痛等对症支持治疗后疼痛稍缓解。要求进一步治疗转来我院。病后无畏寒、发热、咳嗽，二便可。

既往史：患"高血压"病 10 余年，血压最高达 210/180 mmHg，一直口服降压药治疗，血压控制欠佳。3 年前外院曾诊断为"主动脉夹层"，行手术治疗缓解后带药出院。患"双肾结石"3 年余，未行特殊治疗。吸烟史 20 年，每天 1 包。余无异常。

入院体查：T 37.1℃，P 76 次/min，R 22 次/min，BP 152/93 mmHg，双侧股动脉、腘动脉、胫后动脉、足背动脉及双侧桡动脉、颈动脉搏动正常。余心肺、腹部体查未见明显异常。实验室检查示急诊血常规：WBC 16.23×10^9/L，N 85.54%。肝炎全套：小三阳。急诊 CTA：主动脉夹层复发（B型）。D-二聚体：10.4μg/mL，余实验室检查未见明显异常。CTA 检查：主动脉夹层手术后复发（B型），右侧为主动脉夹层（纵隔窗），左侧为主动脉夹层 CTA 血管像（图 2-50-1）。

处理：患者于 2013 年 3 月 4 日在全麻下行主动脉夹层覆膜支架腔内修复术，手术顺利，术后予以抗感染、补液、降压、控制心率、伤口换药等处理。

结果：患者恢复可，复查 CTA 示支架位置良好，带药出院。

讨论

主动脉夹层（aortic dissection，AD）是血液渗入主动脉壁中层，形成夹

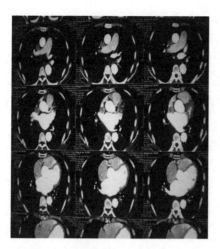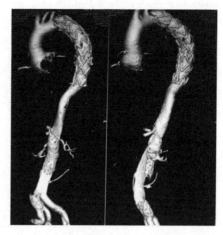

图 2-50-1 主动脉夹层手术后复发（B型），右侧为主动脉夹层 CTA 纵隔窗，左侧为主动脉夹层 CTA 血管像

层血肿，并沿着主动脉壁延伸剥离而引起的严重心血管急症，死亡率高达70％以上，是临床急诊中的极危重病例，必须高度重视。病因至今不明，有资料报道，80％以上的患者与有高血压病史相关，其次是先天性心脏病、马方综合征，妊娠亦可并发 AD，其原因尚不明，可能与妊娠期内分泌变化导致动脉血管结构改变而易撕裂相关。

鉴于主动脉夹层临床表现特点，我们认为如下几点对诊断主动脉夹层有帮助：

1. 患者突发剧烈疼痛是最常见发病初始症状，并具有以下特点：①疼痛强度比其部位更具有特征性。②疼痛部位有助于提示分离起始部位。③疼痛部位呈游走性提示主动脉夹层的范围在扩大。④疼痛常为持续性。

2. 休克、虚脱与血压变化，约半数或 1/3 患者发病后有苍白、大汗、皮肤湿冷、气促、脉速、脉弱或消失、休克等表现，而血压下降程度常与上述症状表现不平行。

3. 其他系统损害，如心血管系统包括主动脉关闭不全和心力衰竭、心肌梗死、心脏压塞等。重要的体查如两侧肢体血压及脉搏明显不对称，常高度提示本病。辅助检查包括超声心动图、CT 血管造影、磁共振血管造影等均可确诊。因此本疾病的诊断目前一般不困难，值得注意的是应与急性心肌梗死、急性肺栓塞、急腹症等疾病相区别。但"复发性主动脉夹层"的诊断，由于此病例少见，目前临床经验不多，接诊时要特别注意，详细询问病史和相关及时检查非常重要。本病例开始接诊诊断为急性胃肠炎，对症处理效果不佳，经转院行 CT 血管造影后方诊断为主动脉夹层复发。由此可见"复发性主动脉夹层"极易误诊，此病例的救治为今后诊治"复发性主动脉夹层"提供了有益的借鉴。

不论首发还是复发性主动脉夹层，本病均系危重急症，死亡率高，如不处理，约 3％猝死，两天内死亡占 37％～50％甚至 72％，因此临床要求及早诊断、及早治疗。

不论首发还是复发性主动脉夹层，急诊处理基本相似，即所有高度怀疑主动脉夹层的患者均应立即收入急症抢救病房，监测心率、血压、中心静脉压、尿量，必要时还需监测肺小动脉楔嵌压和心排血量。早期治疗的目的是减轻疼痛，调节血压。如血压高者，应及时将血压降至（120～140)/(80～90) mmHg 或降至能足够维持心、脑、肾等重要器官灌注的低水平。如为低血压或休克者，应予以升压或抗休克治疗。同时，无论是否有收缩期高血压或疼痛，均应给予β受体阻滞药，使心率控制在 60～75 次/min，以减低动脉 dp/dt，如此就能有效地稳定或终止主动脉夹层的继续扩展。一般处理包括绝对卧床休息，强效镇静药镇痛，必要时静脉注射较大剂量吗啡或冬眠疗法。其他针对性治疗的选择如下：

（1）药物治疗适应证：①远端夹层而无并发症。②稳定的、孤立的弓步夹层。③稳定的慢性夹层，即发病 2 周以上而无并发症的夹层。

（2）介入治疗：理论上讲，不造成重要分支血管阻塞的 B 型夹层均可以进行介入治疗。

（3）外科手术治疗：①急性近端夹层。②急性远端夹层伴有下列并发症时：重要脏器的进行性损害、夹层破裂或濒于破裂、逆向扩展累及升主动脉、马方综合征。③"复发性主动脉夹层"手术或支架（介入）术后，原夹层复发，或支架松动、滑脱、移位或夹层继续扩大时，有手术条件均应行手术。

本病例系主动脉夹层复发，患者 3 年前曾诊断为"主动脉夹层"，并行手术治疗好转后出院。此次类似病症又突然复发，经 CTA 检查示："主动脉夹层复发"（B 型），即行"主动脉夹层覆膜支架腔内修复术"治疗，手术治愈出院。此次复发原因我们认为仍然与高血压有关，因患者血压一直控制欠佳。

　　近期随访，经内科药物或外科治疗的近端与远端、急性和慢性夹层患者，5 年生存率无明显差异，可达 75%～80%。但在急诊情况下，我们主张首选药物治疗的同时，积极做好术前准备，以便及时手术（介入）治疗。此病例经再次手术获得治愈出院，说明"复发性主动脉夹层"患者，只要手术指征、手术条件符合，仍可选择手术治疗。反之则选择药物保守治疗。不论药物保守或手术治疗，规范的内科治疗，调控好血压是关键，也是预防动脉夹层复发的主要措施。

　　关于主动脉夹层的分型，目的是方便临床诊疗，目前分类方法是根据主动脉受累的范围和程度划分的，其中有 DeBakey 分类法和 Stanford 分类法两种常见。我们认为 Stanford 分型较简便适用，如 A 型病变指位于升主动脉并延伸至降主动脉和局限于升主动脉的夹层，B 型病变为起自降主动脉并向远端延伸的动脉夹层。按此种方法分型，临床影像学就能很好地予以分类，临床医师再根据分型选择治疗，尤其是对手术治疗很有帮助（图 2-50-2）。

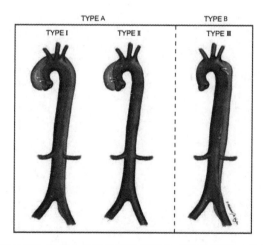

图 2-50-2　A 型病变指位于升主动脉并延伸至降主动脉和局限于升主动脉的夹层，B 型病变为起自降主动脉并向远端延伸的动脉夹层

体会

　　1. 根据本病例有限的资料显示，复发性主动脉夹层与首发主动脉夹层患者的症状、体征基本相似，均以胸背部疼痛为主要症状，不同的是本病例血压

不高，是否为其特征不好说，因病例少，无统计。

2. 不论首发还是复发性主动脉夹层，急诊处理基本相似，选择药物保守治疗还是手术治疗，应依据病情和条件决定。

3. 不论是药物保守治疗还是手术治疗，规范的内科治疗，调控好血压是关键，也是预防动脉夹层复发的主要措施。

（姚　硕　熊光仲）

五十一、突发胸痛 26 小时，心搏骤停复苏后意识丧失、抽搐
——急性广泛前壁心肌梗死，心搏骤停复苏后缺氧性脑病

病历简介

患者男，60 岁，因"突发胸痛 26 小时，心肺复苏术后 10 小时"入院。患者 26 小时前进食晚餐时突发胸部疼痛，疼痛部位以胸骨中、下段为主，呈压榨性，放射至背部，每次持续时间数分钟至 1 小时不等。呈反复发作，伴有出冷汗，呕吐一次，为胃内容物。到当地医院就诊后，于上午 10 时左右出现心搏骤停，即行心肺复苏、除颤、气管插管接呼吸机辅助呼吸等抢救，2 小时后恢复窦律。但仍意识丧失、抽搐，大小便失禁等。并于 12 时左右予以尿激酶 150 万 U 静脉溶栓未成功，即转送至我院。

既往史：有吸烟史 30 年，每天 1 包左右；饮酒史 20 年，平均每天 100～250 g，余无特殊。

入院体查：T 37.3℃，P 72 次/min，R 23 次/min（气管内插管接呼吸机辅助呼吸），BP 84/68 mmHg（去甲肾上腺素维持）。急性面容，神志浅昏迷，精神差，被动体位，双侧瞳孔等大等圆，对光反射灵敏。心音减弱，心率 72 次/min，心律不齐，早搏 2～3 次/min，余肺、腹查体未见明显异常。实验室检查示血常规：WBC 11.23×10⁹/L，N 86.71%；心肌酶：高敏肌钙蛋白 5998pg/mL，BNP 1819pg/mL，CK 3901 U/L，CK-MB 355.9 U/L；肝炎全套：小三阳；肝功能：ALT 82 U/L，AST 419.8 U/L；胸片：斑片状高密度影，提示肺部感染；心脏彩超：左房扩大，左室正常高值，室壁运动不协调，心尖部室壁瘤形成，三尖瓣反流，心包积液（少量），心功能减退。动态心电图：极偶发室性早搏，呈急性广泛前壁心肌梗死图形（图 2-51-1）。

处理：立即予以多巴胺加去甲肾上腺素静脉滴注，继续呼吸机辅助呼吸，同时加行主动脉球囊反搏维持循环，应用阿司匹林、氯吡格雷抗血小板，低分子肝素抗凝。并先后予以莫西沙星、亚胺培南、头孢他啶抗感染治疗，观察病情稳定后，予以冠脉造影术＋左室造影＋支架植入术。

术后患者恢复可，停用呼吸机，能自主呼吸，神志清楚，但反应迟钝，未

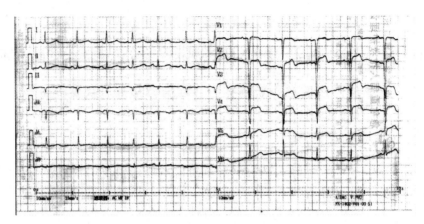

图 2 - 51 - 1　心电图示 $V_2 \sim V_5$ ST 抬高，急性前壁心肌梗死

发生胸痛，无心悸、胸闷、气促，无夜间阵发性呼吸困难，无发热、咳嗽、咳痰，能进流质饮食，偶有间断性记忆缺失及遗忘，余生命体征平稳。

结果：生命体征恢复，复查心肌酶，高敏肌钙蛋白 248.9pg/ mL，CK 94.1 U/L，CK-MB 12 U/L。除反应迟钝、语言少、痴呆状、遗忘症外，余无异常，予以带药出院。

讨论

急性心肌梗死是由于冠状动脉发生突然堵塞，从而导致心肌严重缺血，局部坏死症状。临床表现主要为突发胸骨后或心前区压榨性剧痛、烦躁、出汗、濒死感，严重时可出现心力衰竭、心律失常、心电图改变等症状，如不及时进行治疗，可严重危及患者的生命安全。急性心肌梗死后出现心搏、呼吸骤停临床上并不少见，这是由于急性血栓形成导致冠状动脉严重狭窄或闭塞，也是导致心搏骤停的重要原因。

本病例为急性心肌梗死导致心搏、呼吸骤停和心源性休克，是致死性心肌梗死性疾病，虽经抢救患者获救了，但遗留下缺氧性脑病后遗症，幸运的是无明显运动障碍。现总结其治疗措施和方法，值得深入探讨。

1. 心肌梗死心肺复苏术后是否行急诊介入治疗　心肌梗死后心搏、呼吸骤停经心肺复苏术后顺利到达医院的患者是否适宜行急诊介入治疗，目前尚未达成共识。但多数学者主张急诊 PCI 治疗，近年来国内外大量临床研究表明，急诊 PCI 优于溶栓治疗是 AMI 治疗史上的重大突破，血管再通率高，TIMI 3 级血流达 90％以上。有资料表明，PCI 治疗梗死相关血管的再通率为 100％，支架置入后无残余狭窄，前向血流 TIMI 3 级，无手术相关并发症，心脏功能逐渐恢复。CPR 患者的冠状动脉造影特点表明，发生心搏骤停患者多为近段血管闭塞或并发多支病变，由于动脉粥样硬化病变中不稳定斑块破溃所致，或者轻度斑块的冠状动脉持续痉挛使冠状动脉完全闭塞。这类患者由于受累心肌广泛，因此，需要及时、有效、迅速开通梗死相关冠状动脉，挽救濒死心肌，减小梗死面积。故急诊介入，是实现梗死相关冠状动脉的有效开通，降低死亡率，减少缺氧性脑病，改善远期预后的有效治疗方法。

值得注意的是要积极防治其并发症，如胃黏膜糜烂出血、应激性溃疡、休克等。急诊介入后建议应用法莫替丁 20 mg 静脉滴注，且效果显著。

急诊 PCI 的适应证：①为冠状动脉近段闭塞或多支病变。②不稳定斑块破裂。③冠状动脉痉挛。④侧支循环未形成。⑤CPR 后的 AMI 亦可以首选急诊介入治疗。

急诊介入术后建议应用阿司匹林及氯吡格雷，以便减少支架内血栓形成及更多的不良并发症。对于有选择的高危患者，低分子肝素可预防支架内血栓形成，值得临床推广。

2. 心肌梗死心肺复苏术后是否溶栓治疗　关于溶栓治疗，目前仍认为是心肺复苏术后急性心肌梗死患者的禁忌证。而相对于普通急性心肌梗死患者而言，心肺复苏术后患者更是高危的人群，故对此不少医师选择保守治疗。临床对心肌梗死溶栓治疗禁忌证较多，主要包括创伤性心肺复苏、合并心源性休克、严重肝肾功能障碍等。如及时对患者采取早期有效的溶栓治疗，可避免恶性心律失常再次发生，从而改善预后效果，防止并发症的发生与进一步发展。

此外，行心肺复苏术后，患者均有不同程度的血液动力学改变、低血压、休克等情况。在治疗时应积极纠正低血压，必要时可给予血管正性肌力药物，待血压稳定后给予溶栓治疗，效果较好。溶栓并发症的发生主要是由于出血所致。

因此，在行心肺复苏后溶栓时，应特别注意出凝血机制及有无脑动脉硬化、高血压及糖尿病等因素引起的出血情况，特别是脑出血。如存在上述症状，建议积极给予相应的对症处理，如条件许可，则尽早行溶栓治疗。

体会

1. 急性心肌梗死导致心搏、呼吸骤停施行心肺复苏术是临床常用的急救技术，随着心肺复苏术的普及和进步，心搏、呼吸骤停的抢救成功率不断提高，国外成功率达 15%～20%（美国），国内目前已达 10%左右（均指不含植物生存或存在严重脑功能障碍）。本病例存在轻度脑功能障碍，实属不易。

2. 本病例抢救获得较大成功，除及时有效的心肺复苏外，与及时行急诊介入（PCI）和急诊溶栓治疗分不开。因此，既要严格掌握急诊介入和溶栓治疗的指征，又要大胆开展上述治疗，尤其是 PCI，只要有手术指征和条件许可，就要不失时机地尽快尽早进行。

3. 值得注意的是要积极防治其并发症发生，如出血、应激性溃疡、休克等。因此，在行 PCI 和急诊溶栓治疗前后要积极预防并发症，要充分了解患者的病史和出凝血机制等情况，必要时予以相应处理。

（姚　硕　熊光仲）

五十二、反复心悸、气促 7 年，近加重伴呼吸困难 2 天

——扩张型心肌病，心功能 3 级

病历简介

患者男，53 岁。因反复心悸、气促 7 年，加重伴呼吸困难 2 天急诊入院。患者 7 年前无明显诱因开始发作心悸、气促，间有夜间阵发性呼吸困难。2010 年 11 月曾在某医院诊治，行心电图初诊为：①窦性心动过缓伴不齐，Ⅱ度房室阻滞，CLBBB（图 2 - 52 - 1）。②扩张型心肌病待排除，心悸查因，劳力性心脏病，冠心病待删。而冠脉造影正常。患病后间常口服硝苯地平、丹参片等，开始服药能缓解，近年来服药无效，并常在劳累后发作。2 天前因到市场卖菜后又发心悸、气促，并伴呼吸困难，即在当地医院行输液、输氧等处理（具体不详）治疗，无好转即来我院急诊。病后无发热、咳嗽，大小便可。

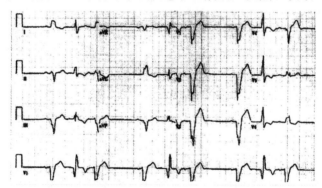

图 2 - 52 - 1 心电图示窦性心动过缓伴不齐，Ⅱ度房室阻滞，CLBBB

既往史：否认高血压病、风湿性心脏病、关节炎及肺病史。

入院体查：T 37.2℃，R 26 次/min，P 96 次/min，BP 100/70 mmHg。端坐位，呼吸气促、出汗，颈静脉充盈。双肺呼吸音清晰。心率 96 次/min，心律不齐，心界左下扩大，心尖部 4～5 级收缩期杂音。腹部检查未见异常，下肢水肿不明显。实验室检查：WBC 10.3×10⁹/L，N 76%，HGB 98.7 g/L，Na⁺ 132.5 mmol/L，K⁺ 4.27 mmol/L，BNP 3472pg/ mL，肝肾功能、心肌

酶（包括 cTnI）正常。胸部 X 线：两肺纹理增多、模糊，心影大，右心缘见双房影，左心缘延长。血气分析：PaO_2 65.8 mmHg，$PaCO_2$ 31.7 mmHg，SO_2 83.2％。

入院诊断：①心律失常，Ⅱ度房室阻滞，多发性室性早搏，CLBBB。②扩张型心肌病待排除，心功能 3 级。

处理：即予以半卧位，心电监护，输氧，予抗感染、控制心衰、激素及 5％葡萄糖液 250 mL＋参附注射液 40 mL 和 10％100 mL 葡萄糖液＋重组人脑利钠肽 0.5 mg 静脉滴注等对症处理。患者收缩压维持在 100～110 mmHg；呼吸困难稍好转，但患者仍心悸、气促。复查 BNP 2368 pg/mL，患者上卫生间后又出现严重心悸、气促。急查心电图示：尖端扭转型室性心动过速（图 2-52-2）。

停用参附注射液，并立即予以氯化钾、异丙肾上腺素等治疗，稍好转后再加 10％葡萄糖 250 mL＋胺碘酮 150 mg 静脉滴注。同时加服普萘洛尔 20 mg 以及螺内酯、呋塞米等治疗。因患者无明显肢体水肿，再加服地高辛（0.125 mg/d）以改善症状。经上述药物治疗后好转，患者日间无明显气促，并可下床活动，但仍间常夜间阵发性呼吸困难。再查心电图示多导联 T 波改变，V_1～V_4 R 波上升不良，左房异常（图 2-52-3）。治疗后心

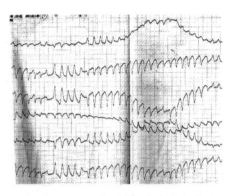

图 2-52-2　经新活素、美托洛尔等治疗后心电图示尖端扭转型室性心动过速

电图示窦性心律，avl T 波低平，左房扩大，室内或房内传导阻滞待排除。再行心脏彩超示全心大，心功能减退，考虑心肌病变，扩张型心脏病？二、三尖瓣反流。

拟行冠状动脉造影检查，患者不同意（称以前做过），而改行超声心动图检查，结果示：左房内径 45 mm，右房内径 38 mm，左室舒张末期内径 71 mm，室间隔厚度 8.2 mm，LVEF40％。会诊讨论：患者左室扩大，LVEF 降低，心电图示窦性心律、CLBBB、QRS 间期明显延长及左右室间/左室内存在明显不同步及出现房颤。说明患者 CHF、心律失常。建议行 24 小时动态心电

图检查。检查结果示：右室流出道室性早搏 410 次/d。超声心动图：左房内径 44 mm，右房内径 37 mm，左室舒张末期内径 70 mm，室间隔厚度 8 mm；主动脉、肺动脉内径正常；各瓣膜形态未见异常，中重度二尖瓣反流；二尖瓣口 E 峰 148 cm/s，A 峰 38 cm/s，左室室壁运动幅度普遍减低，左室射血分数（LVEF）40%。结合病史及检查再会诊决定：在药物治疗基础上行心脏再同步化治疗（CRT）。经过患者家属同意后于 5 月 17 日上午行 CRT 置入手术，术中患者出现急性左心功能不全，即予以利尿、扩血管等处理后症状迅速缓解。这也反映患者心脏储备功能显著降低，处于急性失代偿的边缘。术后患

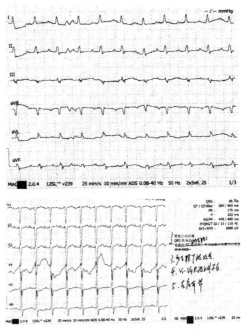

图 2 - 52 - 3　心电图示多导联 T 波改变，$V_1 \sim V_4$ R 波上升不良，左房异常

者恢复良好，活动耐量增加，夜间阵发性呼吸困难消失。1 周后复查超声心动图示轻中度二尖瓣反流，右房、左房内径较术前明显缩小，证实 CRT 疗效明显。

结果： 经药物及 CRT 治疗后，患者症状体征明显好转，心率 76 次/min，偶有 1~2 次早搏，复查 BNP 574pg/ mL，心电图 CLBBB 纠正，余基本正常，病情稳定，带药出院，定期复查。

讨论

扩张型心肌病（dilated cardio myopathy，DCM），常见于中青年，是以左心室（多数）或右心室有明显扩大，均伴有不同程度的心肌肥厚，心室收缩功能减退为基本特征的一种特发性疾病。病因不明，可能与病毒感染、自身免疫反应、饮酒、中毒、家族遗传因素等有关。由于以心脏扩大、心力衰竭、心律

失常、栓塞为其临床特点，故以往又称充血性心肌病。起病缓慢，病死率达40%。

　　本病例患者心悸、气促反复发作7年，近来药物治疗无缓解，并加重伴呼吸困难，呈慢性心力衰竭表现（CHF）。胸片示心脏扩大，心电图示窦性心动过缓伴不齐，Ⅱ度房室阻滞，多发性室性早搏，CLBBB，扩张型心肌病待排除。而以前冠脉造影正常，此次BNP明显增高，多次心电图（T波、ST段改变）、超声心动图检查（UCG）等，再结合病史和其他检查，扩张型心肌病诊断成立。由于病因不明，治疗常常难以奏效，故容易反复发作。严重心律失常、心力衰竭或栓塞为常见死因。因此防治心律失常、急性心力衰竭是急诊抢救治疗的重点和难点，而诊断和鉴别诊断则是首要任务。

　　1. 关于扩张型心肌病的诊断与鉴别　　一般说来，扩张型心肌病的诊断不困难，但由于本病临床不多见，常易误诊误治。其原因是心悸、气促、呼吸困难可常见多种疾病，尤其是风湿性心脏病、先天性心脏病、冠心病、心肌梗死、肺栓塞等。故临床时要仔细询问病史，针对性地行实验室检查。除胸片、心电图外，BNP是近年来开展的最有效的鉴别检查。BNP显著增高，即为心源性呼吸困难，反之则为呼吸性疾病所致呼吸困难；特别是对判断左心功能不全（LVD）优于超声心动图射血分数（LVEF）。因此，我国自2010年（国外2007年）以来，已将BNP作为诊断心力衰竭的指标。但由于扩张型心肌病发病缓慢，是一种慢性心力衰竭，故诊断时还需要结合胸片、心电图，特别是冠状动脉造影检查，以排除缺血型心肌病等。同时要与风湿活动、感染性心内膜炎、贫血、甲状腺功能亢进、电解质紊乱、洋地黄过量、反复发生的小面积的肺栓塞等疾病鉴别后，最后才能确定诊断为"扩张型心肌病"。

　　值得注意的是，对于扩张型心肌病引起的心力衰竭患者，即使过去未出现过心绞痛及心肌梗死病史，也应积极行冠状动脉形态学检查，以排除冠心病因素参与心力衰竭的发生发展，以便及早明确诊断，及早治疗，改善患者预后，延长生存期。

　　本病例患者也经历此过程，在长达7年的病程中，患者曾经被误诊为劳力性心脏病、冠心病，并不难理解。因本例患者此次来我院急诊科时的心电图示窦性心动过缓伴不齐，Ⅱ度房室阻滞，多发性室性早搏，CLBBB，扩张型心肌病待排除。开始心律失常主要表现为窦性心动过缓伴不齐，扩张型心肌病不排除也只是一种怀疑。由此看来，扩张型心肌病诊断并非易事。本病例患者经查 BNP 明显增高，几次心电图、超声心动图检查等最后诊断为扩张型心肌病，后经药物及 CRT 等治疗才获治愈。此前反复发作心悸、气促，并且在治疗中还出现尖端扭转型室性心动过速，加之前的Ⅱ度房室阻滞，多发性室性早搏，CLBBB，都说明患者心肌缺血严重且长期存在，但又没有发生心肌梗死，这可能与血管内并无血栓形成有关。因此，这是扩张型心肌病与冠心病的重要区别之一，故临床诊断时必须加以鉴别。

2. 关于 CRT 的选择　CRT 又称双心室起搏治疗，是近年在心力衰竭的治疗中的一个很重要的进展。该项新技术的开展，为心力衰竭患者带来了福音。其显著优点是 CRT 可恢复正常的左右心室及心室内的同步激动，减轻二尖瓣反流，从而增加心输出量。目前一般认为具有以下临床特点的患者可能受益最大，即Ⅰ类适应证要求同时满足以下条件：①缺血性或非缺血性心肌病。②充分抗心力衰竭药物治疗后，NYHA 心功能分级仍在Ⅲ级或不必卧床的Ⅳ级。③窦性心律。④LVEF≤35％；⑤LVEDD≥55 mm。⑥QRS 波时限≥120毫秒伴有心脏运动不同步。

本病例患者于 2004 年发病，历经 7 年，发展成 CHF，后经各种检查最后确诊为"扩张型心肌病、心功能Ⅳ级"，心电图：PR 间期 210 毫秒，QRS 间期 148 毫秒，房室阻滞，CLBBB。在治疗中又出现过房颤，证明药物已达不到治疗效果。故在患者家属同意下行了 CRT。术后心悸、气促症状明显好转，患者活动耐量增加，夜间阵发性呼吸困难消失。值得注意的是 CRT 不能一劳永逸，行了 CRT 还要配合药物治疗，以防复发，并要定期复查，一方面看病症等有无复发或其他变化，另一方面看仪器有无故障等，以便及时调整。总之，选择 CRT 治疗既要严格掌握手术指征，又要手术后密切观察和配合药物治疗。

如上述治疗仍然效果不好，甚至恶化，心脏移植则是另一选择。

体会

1. 本例患者长期反复心悸、气促至呼吸困难，心电图多次表现不同，但心律失常，房室阻滞，左房扩大、异常等多有存在，故在排除其他疾病后，经相关检查最后确诊为扩张型心肌病，并在严重心律失常的情况下，尤其是在治疗中出现尖端扭转型室性心动过速，经抢救治疗后方才好转，又经急诊处理病情稳定后选择 CRT 治疗获得成功不容易。

2. 扩张型心肌病临床不多见，CHF、胸片、心电图、BNP、UCG、冠状动脉造影是诊断扩张型心肌病的重要指标，尤其是 BNP、冠状动脉造影是排他性关键指标。心脏彩超结合超声心动图亦有重要参考价值。

3. 控制心力衰竭、纠正心律失常是治疗扩张型心肌病的重要原则，在药物治疗效果不好的情况下，结合心电图（或 24 小时心动图）表现符合 CRT 治疗时应及时大胆选择此疗法。其他非药物治疗如射频消融、临时起搏、LVAD、心脏移植等可酌情选择。

4. 行 CRT 治疗后仍应配合药物治疗，因 CRT 不能完全取代抗心力衰竭药物治疗，并应定期复查，及时调整药物等。

5. 本病例遗憾的是术前未行冠状动脉造影检查，术后患者家属也不同意行 24 小时心动图检查，以后选择检查时应详细与患者家属沟通，也许成功概率大些。另外，患者的配合也非常重要。

〔附〕扩张型心脏病诊断要点

1. 中老年患者，慢性充血性心力衰竭，以收缩性心力衰竭为主。

2. 心律失常，常常表现为心动过缓、各种传导阻滞、房颤。ECG 可有广泛的 ST-T 段改变。

3. X 线为普大型心脏，心胸比＞50％，肺淤血。

4. 心脏彩超提示双心室扩大，左室射血分数（LVEF）＜45％，左室短轴缩短分数（FS）＜25％，左室舒张末期内＞50 mm（女）和 55 mm（男）。UCG：心腔扩大，二尖瓣口小，室壁、室间隔变薄，运动减弱等特点。

5. 可除外冠心病、高血压、病毒性心肌炎、瓣膜性心脏病、肺心病等其他心脏病。

（范志英　熊光仲）

五十三、呕血、胸闷 1 天

——上消化道大出血，华法林过量出血

病历简介

患者女，54 岁，1 天前无明显诱因突起呕血 4 次，量约 1000 mL，伴有头晕、乏力、胸闷。有口服华法林、降压胶囊等药物，具体不详。在当地医院考虑诊断为：消化道大出血，给予止血、补液等治疗，效果不佳，于 2012 年 12 月 20 日上午 11 时入我院急诊科。起病后无畏寒发热，大小便可。

既往史：3 年前因风湿性心脏病行"心脏瓣膜置换术"，7 年前因溃疡病行"胃部分切除术"，有"陈旧性肺结核"及高血压病史，无药敏史，一直服用华法林及降压胶囊等药物（具体不详）。

入院体查：P 107 次/min，R 21 次/min，BP 102/72 mmHg，SaO_2 97%。神清，贫血貌，浅表淋巴结未扪及肿大，双肺呼吸音粗，心脏听诊心律齐，可闻及机械瓣膜音，腹平软，剑突下轻压痛，无反跳痛，肝缘下扪及不满意，肠鸣音 6 次/min，双下肢不肿。实验室检查示血常规：WBC 12.1×10^9/L，RBC 2.69×10^{12}/L，HGB 79 g/L，PLT 162×10^9/L，N 85.30%，HCT 25.40；尿常规正常；肝功能：ALB 27.7 g/L，余正常；肾功能：BUN 14.10 mmol/L，CRE 149 μmol/L，UA 515.8 μmol/L；电解质：Cl^- 113.0 mmol/L，Ca^{2+} 1.97 mmol/L，Mg^{2+} 0.75 mmol/L，余正常；心肌酶正常；凝血功能：PT 28.20 秒，INR 2.79，Pt Ratio 2.26 秒，APTT 69.30 秒；糖化血红蛋白 0.68；降钙素原 0.21 ng/mL；乳酸 2.14 mmol/L。

入院诊断：①上消化道大出血。②出血性休克？③瓣膜置换术后。④胃部分切除术后。⑤原发性高血压。⑥肺结核咯血？

入院处理：即予以常规抢救处理。并立即应用维生素 K_1 10 mL、氨甲环酸氯化钠注射液 100 mL 止血，注射用生长抑素 3.0 mg 抑制腺体分泌，埃索美拉唑 40 mg q8h 抑酸，复方氨基酸 500 mL 营养支持，输入同型红细胞 4 U，同型血浆 600 mL，入院 5 小时后患者再次呕血 300 mL，入院 7 小时患者又呕血 200 mL，有血块，伴头晕，心率 79～108 次/min，血压（88～93）/

（57～65）mmHg，予以凝血酶、异丙嗪对症处理，再次予以维生素 K_1 10 mg，氨甲环酸氯化钠注射液 100 mL 对症治疗。请胸外科会诊建议维持凝血 PT 在较低水平状态，INR 建议维持在 1.5 左右，停用华法林，华法林中断过长则改其他方式抗凝。请消化内科会诊考虑：上消化道大出血可能性大，不支持肺结核咯血，目前行胃镜风险大，有心搏骤停风险，且急性大出血胃镜检查阳性病变发现率低，建议予以 NS 100 mL＋去甲肾上腺素 8 mg 冷藏后分 2 次口服。入院当天 21 时，请多科会诊意见：因患者病情危重，胃镜、介入风险大，且阳性率低，建议减量抗凝后内科止血治疗，条件允许下再行胃镜检查，必要时 CTA 检查。21 时患者再次呕鲜红色血共计约 600 mL。

　　检查心率 107～112 次/min，血压（100～113）/（68～80）mmHg，予以积极抗休克及输血治疗后再请消化内科会诊，因患者病情危重，胃镜检查风险太大，家属暂不同意行胃镜及 CTA 检查。即行输血、止血等治疗，第二天中午患者解柏油样大便约 150 mL，未呕血，心率 85～113 次/min，血压（156～165）/（101～115）mmHg，CVP 10cmH$_2$O，继续予以注射用生长抑素 3.0 mg、呋塞米 20 mg 处理，继续抑酸、止血、补液治疗。再继续治疗 5 天后，患者病情平稳，未再呕血，但解柏油样大便 2 次，量大约 100 mL。复查血常规：WBC 13.2×10^9/L，RBC 3.18×10^{12}/L，HGB 98 g/L，PLT 142×10^9/L，N 83.30％，HCT 28.60；尿常规正常；肝功能：ALB 37.4 g/L，ALT 28.7 U/L，余正常；肾功能：BUN 12.50μmol/L，CRE 156μmol/L；凝血功能：PT 15.20 秒，INR 2.84，Pt Ratio 1.28 秒，APTT 26.10 秒；电解质：Na$^+$147.1 mmol/L，K$^+$4.02 mmol/L，Cl$^-$106.0 mmol/L，Ca^{2+}1.73 mmol/L，余正常。降钙素原 0.32 ng/mL。

　　结果： 经过 8 天抢救治疗，患者病情逐渐好转，复查结果各项指标基本正常。后转入普通病房治疗半个月康复出院。

讨论

　　消化道出血是临床上的常见疾病，呕血、便血是上消化道出血的主要症状。引起上消化道出血的常见原因：食管、胃及十二指肠的溃疡和黏膜糜烂导致的出血，占 55％～74％；食管胃底静脉曲张破裂出血，占 5％～14％；贲门黏膜撕裂（Mallory-Weiss）综合征，占 2％～7％；肿瘤，占 2％～5％，血管病变，占 2％～3％；血液病及其他（药物），占 1％～2％。

临床上对消化道出血量的估计：①隐性出血——每天出血量在 5～10 mL 以内，粪便隐血试验（阳性）。②小量出血——出现黑便，一般认为每天出血量在 50～100 mL 以内。③中等量出血——呕血、便血，一次出血量不超过 400 mL，可由机体的组织液和脾血补充，并不出现全身症状。④大出血——指在数小时内出血量超过 800～1000 mL 以上或循环血量的 20％以上，常有头晕、乏力、黑矇、心悸和血压下降甚至休克等表现。本例患者短时间内呕血约 1000 mL，显然为消化道大出血。

一般来说，消化道出血临床诊治困难不大，尤其是出血原因比较明确，病情不复杂者，救治成功率较高。但是，本病例病情不但比较复杂，而且出血原因一时难以弄清楚。因患者病情危重，一直处于休克状态，有些诊断检查患者不能承受。如胃镜、介入及 CTA 检查均存在高风险而未进行，加之患者长期服用抗凝药物"华法林"，这些因素加大了治疗难度。

由于本例患者有多次手术史及高血压、肺结核病史，尤其是有心脏瓣膜置换手术史及口服"华法林"史，患者目前大量出血是否与此相关一时难以确定。

众所周知，华法林是香豆素类抗凝剂的一种，在体内有对抗维生素 K 的作用。可以抑制维生素 K 参与的凝血因子Ⅱ、Ⅶ、Ⅸ、Ⅹ在肝脏的合成。对血液中已有的凝血因子Ⅱ、Ⅶ、Ⅸ、Ⅹ并无抵抗作用。因此，不能作为体外抗凝药使用，体内抗凝也须有活性的凝血因子消耗后才能有效，起效后作用和维持时间亦较长。主要用于防治血栓栓塞性疾病。因此心脏瓣膜置换手术后口服华法林已成常规。

但华法林引起出血临床可见，最常见为鼻出血、牙龈出血、皮肤瘀斑、血尿、子宫出血、便血、伤口及溃疡处出血等。常与患者有出血倾向、血友病、血小板减少性紫癜、严重肝肾疾患、活动性消化性溃疡、恶病质、衰弱、发热、慢性酒精中毒、活动性肺结核、充血性心力衰竭、重度高血压、亚急性细菌性心内膜炎、月经过多、先兆流产等有关。故有上述疾病或出血倾向的患者应用华法林要特别小心或慎用。

本病例导致如此大量出血临床少见。这可能与剂量大、用药不规范、有上述出血倾向性疾病有关。追问病史，患者近几个月来服药不规范，同时也没有行凝血酶原时间检测。加之患者有原发性高血压，尽管肺结核、溃疡病是否有复发或活动期不清楚，但从目前情况分析和急会诊讨论认为：患者 30 年前患过肺结核，自诉治愈。7 年前行胃切除术，3 年前因风湿性心脏病而行心脏瓣膜置换术，手术后服用抗凝药物华法林至今。近年因高血压间常口服降压胶囊或尼群地平等降压护心药物。结合实验室检查，患者凝血功能明显异常：PT 28.2 秒，INR 2.79，Pt Ratio 2.26 秒，APTT 69.3 秒。并根据相关报道，INR 2.8 以上极容易出血，INR 2.4 以下安全（一般认为心脏瓣膜置换术后口服华法林，其 INR 控制值在 2.5）。而该患者 INR 2.84，故认为，本例患者此次出血与华法林及高血压密切相关。因此建议减量抗凝药物，并积极输血止血抗休克，抑酸护胃，由胃管局部应用止血药，保持胃管通畅，静脉抑制胃肠道分泌及静脉促凝药物。在严密监控 INR 值下，果断减量（其中一天未应用华法林）抗凝药等综合治疗后病情稳定。经过 6 天抢救治疗，患者病情逐渐好转，复查结果各项指标基本正常。后转入普通病房治疗，华法林亦逐步恢复至常规量，半个月后康复出院。

　　另外，上消化道出血应与下消化道出血鉴别。下消化道出血临床表现以便血为主，轻者仅呈粪便潜血或黑粪，出血量大则排出鲜血便，重者出现休克。出血原因常见为：肠道癌肿、溃疡、感染性炎症、血管病变（血管瘤或血管畸形等）、息肉、结核、出血性坏死性肠炎、肠克罗恩病、空肠憩室炎、肠套叠、小肠肿瘤、药物原因、创伤等。一般来说，出血颜色越深，部位越高，鲜血常表示距肛门越近。

　　下消化道出血诊断困难主要是明确出血部位，临床上明确出血部位非常困难，特别是小肠，有文献报道临床确诊率不到 40%。尽管目前采用 CT、MRI、DSA、内镜、空气双对比造影、同位素示踪等检查，但仍无突破进展，甚至手术探查亦难明确。因此，给临床诊治带来了极大困难，故下消化道出血，尤其是小肠出血的诊断治疗要特别小心，既不要盲目贸然手术，也不要太保守而失去治疗机会。

体会

　　1. 患者为多种疾病及手术和手术后多年口服华法林抗凝药导致凝血功能障碍而大出血，病情如此凶险、危重，临床少见。在极其危重的情况下，冷静分析，果断停用抗凝药物等综合抢救措施治疗后病情稳定。做到了治疗整体兼顾，轻重缓急分明。

　　2. 消化道出血，在原因不明时，除考虑常见原因外，少见原因也不应该忽视。尤其要仔细询问病史，详细检查，冷静分析，对可疑处要认真追查，反复研究，在此基础上把握病情，果断决策减量（停用）抗凝药物。

3. 华法林与 INR 值的关系起初认识不足，心脏瓣膜置换术不同的瓣膜置换其华法林与 INR 值有差别，如主动脉瓣（1.8）、二尖瓣（2.5）、三尖瓣（2.0），其 INR 值相差可在 0.5～0.7。因此，了解置换瓣膜对分析病情非常重要。

4. 消化道出血，局部应用止血药不应忽视，其疗效各家报道各异，但总体来说是有疗效的，并要早期应用。但要注意去甲肾上腺素量不要过大或过小，尤其是有高血压者不应过大，防止血压急剧升高，过小无止血作用。

〔附〕口服华法林的临床监测

华法林使用期间应定时测定凝血酶原时间，应保持在 25～30 秒，凝血酶原活性至少应为正常值的 25%～40%。不能用凝血时间或出血时间代替上述两个指标。无测定凝血酶原时间或凝血酶原活性的条件时，切勿随便使用本品，以防过量引起低凝血酶原血症，导致出血。凝血酶原时间超过正常的 2.5 倍（正常值为 12 秒）、凝血酶原活性降至正常值的 15% 以下或出现出血时，应立即停药。严重时可予维生素 K_1 口服（4～20 mg）或缓慢静脉注射（10～20 mg），用药后 6 小时凝血酶原时间可恢复至安全水平。如无好转，则要输入新鲜全血、血浆或凝血酶原等处理。

（汤周琦　熊光仲）

五十四、反复呕血、黑便 4 天

——食管静脉曲张破裂出血，失血性贫血，慢性乙型病毒性肝炎、肝硬化

病历简介

患者男，50 岁，入院 4 天前无明显诱因突起呕血 3 次，有血块，量不详，伴有血便。在当地医院诊断为：食管静脉曲张破裂出血，给予输血、止血，效果不佳，于 2012 年 12 月 18 日 18 时 36 分入我院急诊科。在诊室接诊时，患者又呕大量鲜血（图 2-54-1）。

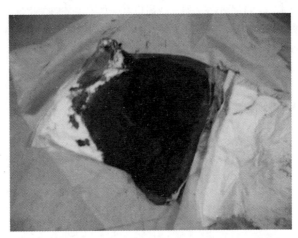

图 2-54-1　患者在诊室接诊时呕吐大量鲜血，内有凝血块

既往史：2004 年在外院诊断为"肝炎后肝硬化"，2012 年 12 月 16 日外院胃镜示"食管胃底静脉曲张破裂出血"（未见报告单）。

个人史：饮酒 10 余年。外院腹部超声：肝硬化声像改变，脾大，少量腹腔积液，左肾结石，左肾囊肿。

入院体查：P 60 次/min，BP 89/49 mmHg。重度贫血面容，双肺呼吸音清，无干湿啰音，心律齐，心瓣膜区未闻及杂音，腹平软，无明显压痛及反跳痛，无

包块，肝肋下未触及，肠鸣音 5 次/min，双下肢无水肿。实验室检查示血常规：WBC 3.5×10^9/L，RBC 2.53×10^{12}/L，HCT 20.80%，PLT 27×10^9/L，HGB 61 g/L，N 68.40%；大便常规：黑色稀便，镜检白细胞 0～1/HP，镜检红细胞 0～2/HP，隐血阳性；肝功能：AST 112.0 U/L，TP 54.5 g/L，ALB 28.2 g/L，TBIL 34.1μmol/L，DBIL 9.7μmol/L；肾功能：BUN 7.30 mmol/L，余正常；电解质：Na^+ 132.0 mmol/L，K^+ 6.7 mmol/L，CO_2CP 17.3 mmol/L，Ca^{2+} 1.75 mmol/L；ECG：①窦性心律。②QT 间期延长。

入院诊断：①肝硬化伴食管静脉曲张破裂出血。②失血性贫血。③慢性乙型病毒性肝炎。

处理：予 0.9% 生理盐水及 5% 葡萄糖液作溶剂（共 2200 mL）补液，予以拉氧头孢 1g 抗感染，兰索拉唑 30 mg 抑酸护胃，注射用生长抑素 3.0 mg，抑制腺体分泌，维生素 K_1 30 mg、酚磺乙胺注射液 3.0g、氨甲环酸氯化钠注射液 100 mL 止血，多巴胺 100 mg 升压，复方氨基酸 500 mL、琥珀酰明胶注射液 500 mL 补液，输入同型红细胞 4U。治疗后患者未呕血，BP 133/64 mmHg。19 日 3 时患者解黑稀便约 100 mL，至 6 时解暗红色稀便约 150 mL，未诉头晕心慌不适，P 68～72 次/min，BP 122/67～78 mmHg，SaO₂ 92%～98%。予以氨甲环酸氯化钠注射液 100 mL、复方氨基酸 500 mL、琥珀酰明胶注射液 500 mL 对症处理，请消化内科会诊。消化内科会诊意见：患者停用多巴胺后血压维持在 100/70 mmHg 以上，血红蛋白大于 70 g/L，心率维持在 70～80 次/min 时可考虑行内镜下治疗。19 日 7 时 45 分患者解暗红色稀便 1 次，约 150 mL，患者未诉头晕、口干不适，P 68 次/min，R 20 次/min，BP 129/71 mmHg，SaO₂ 97%，予以输液、止血等处理。至 9 时 20 分，患者解柏油样大便约 100 mL，无头晕出汗，P 69 次/min，BP 119/69 mmHg，复查肠鸣音活跃，予拉氧头孢 1 g 抗感染，埃索美拉唑 40 mg 护胃，酚磺乙胺 3.0 g、氨甲环酸 100 mL 止血，特利加压素 1 mg 收缩内脏血管及对症处理。直至 19 日 17 时，患者分别解柏油样血便及暗红色血便各 1 次，总量约 200 mL，P 61～67 次/min，BP（110～153）/（65～100）mmHg，SaO₂ 98%～99%，无发热，无头晕口干心慌，无腹痛，予以同型悬浮红细胞 4 U，及补液、促凝止血等对症治疗。患者输入同型红细胞后，复查结果示 HGB 70 g/L，P 70～80 次/min，BP 155/92 mmHg，SaO₂ 98%。由于患者在药物及对症支持治疗下仍反复便血，于 19 日 19 时行胃镜下经食管胃底静脉曲张（重度）EIS 术及组织黏合剂注射术。患者 EIS 术后诉有头晕、腹胀，无呕吐，解黑便 5～10 mL，体查：P 82 次/min，R 21 次/min，BP 164/108 mmHg，SaO_2 92%。神清，嗜睡，双肺呼吸音清，肠鸣音活跃。患者消化道大出血，EIS 术后出现嗜睡，考虑肝性脑病。术后血压升高，予以尼群地平片 1 片舌下含服后血压控制在（110～120）/（60～70）mmHg，予以生长抑素 3 mg 静脉泵入止血，埃索美拉唑 40 mg 护胃，门冬氨酸鸟氨酸 10.0g 护肝及复方氨基酸（肝安）250 mL 营养支持。由于患者仍有少量呕血（鲜红色约 5 mL）及解黑便，请放射介入科会诊，放射介入科会诊提示患者末端静脉曲张破裂出血，介入治疗疗效欠佳，故患者仍积极内科止血对症治疗。至 2012 年 12 月 20 日，患者诉有上腹部不适，解一次黑便约 40 mL，无呕血，复查血常规示 WBC 3.3 $\times 10^9$/L，HGB 82 g/L，RBC 3.07×10^{12}/L，PLT 25×10^9/L，HCT 25.5%。继续予以拉氧头孢 1.0g 抗感染，埃索美拉唑 40 mg 抑酸，酚磺乙胺 3.0g、氨甲环酸 100 mL 止血，特利加压素 1 mg 收缩内脏血管，还原性谷胱甘肽 3.0g 护肝，维生素 K_1 30 mg 静脉用药治疗。5 天后患者出血逐渐减少至停止。

结果： 经过积极抢救治疗，患者出血停止，观察未见再出血，病情逐步稳定、好转后转消化科继续治疗。

讨论

上消化道出血为常见疾病。原因常见为：①食管、胃及十二指肠的溃疡和黏膜糜烂导致的出血，占 55%～74%。②食管-胃底静脉曲张破裂出血，占 5%～14%。③贲门黏膜撕裂（Mallory-Weiss）综合征，占 2%～7%。④肿瘤，占 2%～5%。⑤血管病变，占 2%～3%。⑥血液病及其他，占 1%～2%。其中溃疡病和黏膜糜烂导致的出血最常见，其次为门脉高压食管胃底静脉曲张破裂出血。

临床表现主要为呕血、黑便，严重者可导致失血性周围循环衰竭的表现。呕吐物或黑便潜血试验强阳性，红细胞计数、血红蛋白浓度及血细胞比容下降的实验室证据可作出诊断。此时，在没有禁忌证的情况下，胃镜检查是首选。胃镜检查看到十二指肠壶腹部至降段，可判断出血的部位、病因和出血情况，多主张在 24～48 小时内进行。

内镜检查的禁忌证：心率>120 次/min，收缩压<90 mmHg 或较基础收缩压降低>30 mmHg、血红蛋白<50 g/L 等。内镜检查有禁忌证时则考虑 X

线钡餐检查。X线钡餐检查对经胃镜检查出血原因不明，病变部位在十二指肠降段以下的小肠段，则有特殊的诊断价值。

检查一般在出血停止数天后进行。此外，还可以行选择性肠系膜动脉造影并可同时进行介入治疗。治疗上予以严密监测生命体征，补充血容量。可以选择药物止血、气囊压迫止血、内镜止血、外科手术或经颈静脉肝内门体静脉分流术、抑制胃酸分泌等治疗。

下消化道出血，病因多并且复杂，多为肠道原发疾病和全身疾病累及肠道所致。临床表现以无痛性便血为主，其他表现与上消化道出血相似。严重者可导致周围循环衰竭、血液学改变及发热、氮质血症等，但一般不伴呕血。

下消化道出血时，结肠镜检查是大肠及回肠病变的首选检查方法。X线小肠钡剂造影是诊断小肠病变的重要方法。此外，放射性核素扫描、胶囊内镜、小肠镜检查、手术探查等也是常用检查方法。治疗上亦是密切监测生命体征，补充血容量等基本治疗，选择性使用凝血酶保留灌肠、内镜下止血、血管活性药物、动脉栓塞、外科手术等。临床鉴别诊断时注意：

1. 患者反复呕血、黑便，在诊断是否为消化道出血时，需要排除消化道以外的出血。①呼吸道的咯血：支气管扩张出血，肺结核咯血等，表现为口、鼻、咽喉的出血。②黑便：如进食动物血、铁剂、炭粉等，这需要详细询问病史及既往检查结果等相鉴别。③诊断为消化道出血后，还需确诊是上消化道或下消化道出血。

2. 患者确诊为肝硬化食管静脉曲张破裂出血，失血性贫血，病情凶险。面对凶险病情时，应积极查询病因，监测生命体征，及时完善相关检查，加强维护生命体征的平稳及对症处理，治疗过程中还应有意识地注意到并发症的防治。

体会

1. 上消化道出血急诊抢救治疗目前仍然以内科为主，方法包括：药物、输血、胃镜止血、EIS术、三腔二囊管压迫止血等。本例为肝硬化后门脉高压食管-胃底静脉曲张破裂出血的患者，护肝治疗，如"还原型谷胱甘肽"有助于止血。

2. 积极治疗休克是关键。本病例入院时 P 60 次/min，BP 89/49 mmHg。已处于休克血压，病情凶险。在血容量严重不足时，应积极补充血容量，如有必要选择成分输血或全血输血。同时，积极药物升血压刻不容缓。在处理病情危重患者时，密切监测生命体征亦尤显得重要。在处理危重病情时，应始终把严重威胁生命的因素放在第一位考虑。病危病重患者应强调多科室协作诊疗，以期取得更优效果。治疗的同时应考虑到并发症的发生及处理。

3. 介入、外科手术在有条件、适应证的情况下应积极考虑，并要把握好时机。

（龙林相　熊光仲）

五十五、误食洗发水 3 小时

——洗发液中毒，吸入性肺炎

病史简介

患者女，95 岁，因 3 小时前误食洗发液，量不知，出现神志不清 30 分钟，无发热，无腹痛，无恶心呕吐，为求治疗遂入我院急诊科。

既往史：有支气管炎、肺气肿、动脉硬化、冠心病等病史。

入院体查：T 36.2℃，P 112 次/min，R 32 次/min，BP 153/86 mmHg，双肺可闻及大量湿啰音，心率 112 次/min，律齐，腹软，双下肢无水肿。病理征未引出。实验室检查示血常规：WBC 16.2×10^9/L，HGB 98 g/L，RBC 3.20×10^{12}/L，N 83.31%，L 13.22%；血气分析：pH 7.27，AB 20.00 mmol/L，SB 19.00 mmol/L，ABE－7.00 mmol/L，SBE－6.00 mmol/L；肝功能：ALT 67.5 U/L，AST 43.1 U/L，ALB 34.5 g/L，GLO 30.3 g/L，TBA 48.2μmol/L；肾功能：BUN 14.2 mmol/L，CRE 122.7μmol/L，CO_2CP 19.6 mmol/L，AG 21.2 mmol/L，IP 1.62 mmol/L，心肌酶：CK 258.7 U/L，CK-MB 33.7 U/L；Ca^{2+} 1.97 mmol/L。心电图：①窦性心动过速。②右房大？③肢导联 QRS 波电压低。④多导联 T 波改变。床旁胸片：①双肺广泛渗出，结合临床病史不排除吸入性肺炎。②肺气肿、右侧胸膜增厚待删（图 2-55－1）。

入院诊断：①吸入性肺炎。②洗发液中毒。

处理：予以鼻导管吸氧，兰索拉唑护胃，磷酸肌酸、丹参多酚酸护心，氯化钾补钾，拉氧头孢抗感染等对症支持治疗。洗胃因患者不配合未成功。下午患者症状加重，双肺湿啰音。加用生理盐水 100 mL＋甲泼尼龙 80 mg 静脉滴注改善生命体征，5%葡萄糖 250 mL＋克林霉素 320 mg 抗感染治疗。下午复查动脉血气分析示：pH 7.25，PaO_2 40 mmHg，SaO_2 67.00%，加用碳酸氢钠 125 mL 维持酸碱平衡，生理盐水 100 mL＋亚胺培南西司他丁 1.0 g q8h 抗感染治疗，呼吸机待上。夜间查体 P 112 次/min，SpO_2 76%，R 36 次/min，BP 118/65 mmHg，处理同上。第二天 10 时 30 分患者突发呼吸、心搏骤停，立即进行抢救，但家属签字放弃抢救。停止抢救后患者死亡。最后诊断：①吸入性肺炎。②洗发水中毒。

　　结果： 家属放弃抢救后患者死亡。

讨论

　　洗发水一般采用硫酸脂肪醇的三乙醇胺与氢氧化胺的混合盐、十二酸异丙醇酰胺、甲醛、聚氧乙烯、羊毛脂、香料、色料和水作为原料。用在洗发水方面的表面活性剂主要有：脂肪醇聚氧乙烯醚硫酸钠 AES（铵）、椰子油二乙醇酰胺（6501）、甜菜碱（CAB‑35）、季铵盐柔软剂，以及一些功能性添加剂：硅酮滑爽光亮剂、甘宝素去屑止痒剂、珠光剂、防腐剂、香精、色素等。误服后容易中毒，尤其是大量服用后即可发

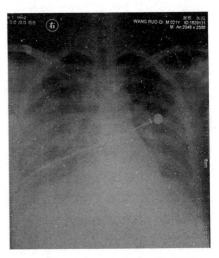

图 2‑55‑1　X 线胸片示双肺广泛渗出性病变

生急性中毒。劣质洗发水更容易中毒，其 pH 值呈碱性，易导致皮肤过敏，引起湿疹、变应性皮炎、感染性疾病等皮肤病；劣质洗发水重金属超标，长期使用，会导致体内重金属排出困难，引起中毒反应。

　　值得注意的是大家慎用身份不明且标着英文、韩文、日文等"洋文"的洗发水。挑选洗发水最好先闻闻气味，看清标签。另外，洗发水不要放在小孩、老人容易拿到的地方，不要与食品混放在一起，防止误服。本病例患者就是老人拿错了当饮料误服所致。

　　中毒主要表现为：面色潮红，呼吸急促，恶心呕吐，腹痛或腹泻，严重者出现休克，如不积极处理可导致死亡。中毒与剂量相关，少量可无症状体征，大量则可有中毒症状体征。死亡率无准确统计，可能与发病率低有关。本医院近几年收治 9 例，死亡 1 例，病死率 11.1%。

　　本例患者误服后中毒，肝肾功能伤害并不严重，主要是吸入性肺炎严重，最终导致呼吸衰竭而死亡。

　　中毒后处理：误服中毒后，应首先进行积极抢救，保持呼吸道通畅，洗胃，导泻，排出体内毒物，减少胃肠道吸收，必要时行气管内插管。抗感染、护胃等，维持电解质及酸碱平衡紊乱等支持治疗。同时积极找到误食的洗发

水，了解其有毒成分，以便进行对症药物处理。对中毒引起的各器官功能障碍和代谢、内分泌紊乱等进行对症检查及对症治疗，预防各器官的进一步损伤。

体会

1. 洗发水主要成分为表面活性剂，口服中毒后首先是胃肠道黏膜吸收损害，故洗胃、导泻非常重要，尤其是早期要彻底洗胃。本病例患者 3 个多小时后来就医，且洗胃未成功，与后期病情变化加重或死亡不无关系。

2. 由于表面活性剂吸收很快，加之患者洗胃未成功，毒物未排出，又因为洗发水中毒无特效药治疗，又是老年人，抵抗力差，故该患者很快发生了肺部病变，X 线检查示双肺广泛渗出，给治疗带来了困难，并由此而导致呼吸衰竭而死亡。可见吸入性肺炎的严重性比中毒后肝肾功能损害不会轻，故应重视吸入性肺炎的治疗。

3. 导泻在中毒治疗中也是一种好方法，亦能起到排出毒物的作用。考虑到高龄患者，不能耐受及可能引起水电解质紊乱而未予使用。

总之，中毒治疗的关键是一要早，二要彻底排毒、解毒。排毒最好的方法是洗胃、导泻，其次是用药物解毒。而器官功能保护、维持水电解质及酸碱平衡和对症处理也很重要，务必重视。

（范志英　熊光仲）

五十六、长头发被收割机绞入后疼痛、出血、晕厥7小时

——全头皮撕脱伤，失血性休克

病历简介

患者女，35岁，因其长头发不慎被收割机绞入牵拉致全头皮撕脱，伤后疼痛、出血、晕厥7小时，于2008年9月23日7时转来我院救治。患者7小时前因收稻谷时其长头发不慎被收割机滚筒绞入牵拉致全头皮撕脱，当即流血不止，昏倒在地。即被送到当地医院行创面止血包扎等初步处理，并携带撕脱的头皮一同转来我院急诊科就诊。

入院体查： T 36.3℃，P 104次/min，R 18次/min，BP 88/60 mmHg。神志清，精神差，嗜睡状，头部敷料大部分被血染湿，揭开敷料后见头部头皮整体缺失。创面从眼睑边缘上、鼻根部、额面部皮肤及头部发际区域至枕颈部皮肤呈帽状广泛剥脱，颅骨外露。右耳郭大部分撕裂，左耳郭小部分撕裂，创缘尚整齐，创面大量活动性渗血。撕脱面积大约32cm×38cm，撕脱头皮似一瓜皮（图2-56-1，图2-56-2），并污染较重。余肢体躯干未见异常。实验室检查：WBC 9.5×10⁹/L，N 76.3%，HGB 79 g/L，PLT 241×10⁹/L。心电图基本正常。

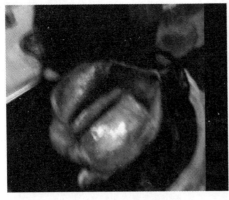
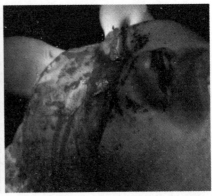

图2-56-1 全头皮严重撕脱　　图2-56-2 全头皮严重撕脱后颅骨裸露

入院诊断：①全头皮严重撕脱伤。②失血性休克。

处理：用无菌纱布垫压迫止血、包扎伤口，并予以输血、林格液等抗休克治疗。待血压平稳后，在气管内插管全麻下行清创、头皮再植手术。手术分两组进行，一组处理撕脱的头皮，即清除污染、消毒、修剪、整理及寻找、标记好血管。另外一组处理头颅创面，即清创、处理创面时标记好残留血管处。然后在显微镜下行头皮再植手术，先找到两侧颞浅动脉、静脉及耳后静脉，按 A：V＝2：4 要求至少保证一对动脉、静脉吻合成功。术中见血管挛缩，即应用（0.9％NS500 mL＋肝素 12500U）肝素水冲洗血管后进行血管吻合。血管吻合完毕后缝合伤口，见创伤口渗血明显，移植头皮除头顶部显苍白外，其余头皮均较红润，考虑与血压低有关。并于头皮下放置 2 条胶管引流，头皮上用棉球加压包扎，术毕送回监护病房。手术后应用抗生素、低分子肝素、低分子右旋糖酐等对症支持治疗。手术后 7 天第二次换药时见部分头皮变黑，伤口轻度感染，拟再次手术。与家属沟通后患者家属拒绝再次手术治疗。经加强抗感染、培补等治疗后，患者头皮坏死及感染加重、范围扩大，再次建议家属手术治疗，家属仍然不同意，并要求出院。

结果：追访获悉，患者出院后不久死亡。

讨论

全头皮撕脱伤极少见。结合文献复习，类似患者均为长发女性，原因均为工作时不慎、未戴（安全）帽，长发被卷入机器或传送带受伤所致，伤残、死亡率高。因头皮撕脱伤是头发被强行拉扯，一般都可使大块头皮自帽状腱膜下层，甚至连同骨膜层一并撕脱。由于头皮血运丰富，皮层较致密，而帽状腱膜下为疏松结缔组织，此层撕脱出血往往较多，是一种严重的头皮损伤。所以要及时用无菌敷料或清洁被单、布片覆盖头部创口，加压包扎，急送医院手术治疗。

另外，由于创伤后出血较多，加之剧烈疼痛，患者常易发生休克，故手术前应积极抗休克等处理，充足的血容量能防止血管痉挛，有利于提高手术成功率。

全头皮撕脱伤的有效治疗方法是及时手术，其方法有以下几种：①颅骨钻孔＋植皮。②锉除颅骨外板，待肉芽组织生长后再于肉芽组织上植皮。③大网膜游离移植＋植皮术，即开腹后将大网膜移植到头部，然后将其血管与头部血

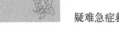

管吻合，再在大网膜上行植皮术。这些传统方法由于成活率低，疗效差，现在已经很少应用了。随着科技进步，医学亦有较大进步，特别是显微外科技术的引入，手术效果大为改观。④显微外科手术是目前最好的治疗方法。一般经血管吻合后，基本能保证整个头皮血运，手术成功率高，手术后秃头发生率低。

　　此外，撕脱后的头皮正确处理与污染程度也与手术能否成功密切相关。原则上应小心取回被撕脱的头皮，轻轻折叠撕脱内面，外面用清洁布包裹，要保持绝对干燥，禁止置放于任何药液中，并随同患者一起送医院处理。护送途中，要安慰患者，并给予少量止痛药；也可以给患者喝开水或盐开水，或由厂医务人员予静脉补液以防休克，并应力争在创伤后8小时之内送入医院作清创手术等处理。

　　本病例患者创伤后在当地行初步处理后转院治疗。入院检查发现患者休克、头部创面渗血较多，撕脱的头皮苍白、冰冷并污染，虽经积极抗休克、清创等处理，但待休克纠正、病情稳定后手术距离受伤时间已超过8小时，尽管当时行清创及全头皮撕脱再植手术，但最终因再植头皮部分坏死、感染及家属放弃治疗等原因致使疗效差，患者死亡。

体会

　　1. 全头皮撕脱伤极其少见，显微手术是目前最好的治疗方法。但手术在伤后8小时内进行则成功治愈概率大，否则治愈概率小。

　　2. 全头皮撕脱再植手术，血管吻合和术后血流通畅是关键。血管吻合至少要保证一对主干动、静脉吻合成功，术后要观察血流是否通畅，如不畅通，要及时处理。

　　3. 血管吻合时，A∶V比例要大，不可强行血管吻合。吻合后如有出血要及时止血。头皮上缝合"压力订"（骨膜与头皮悬吊缝合）可防止头皮下积血、感染。

　　4. 彻底清创，预防感染也很重要。另外，头部伤口包扎要适宜，不可过紧或过松，术前术后抗休克、抗感染、防治血管痉挛等治疗不可忽视。如发现感染或坏死迹象，应及时处理。

（范志英　熊光仲）

五十七、反复口干、乏力、呕吐5年，加重5月

——垂体瘤部分囊变，并发低钠血症，继发肾上腺皮质、甲状腺功能减退

病历简介

患者男，66岁，因反复口干、乏力伴发作性呕吐5年，加重5月，于2012年9月5日来我院急诊。

患者2007年9月感冒后出现口干，饮水量增多，1000～2000 mL/d，尿量增多，约2000 mL/d，夜尿6～8次。伴间歇性干咳、纳差、腹胀及双下肢乏力。无咳痰、咯血，无发热、盗汗，无腹痛、腹泻，无心悸、气促、双下肢水肿，无脱发及光照后皮肤瘙痒。到当地社区医院予静脉输液（具体药物不详）2天后无明显缓解，第3天18时出现非喷射性呕吐伴腹胀，呕吐物为胃内容物、胃酸及胆汁，呕吐量不超过0.5 kg。无腹痛、腹泻、黑便，无头晕、头痛、昏迷，呕吐持续10分钟无明显缓解被送往某医院消化内科住院治疗。行胃镜示：慢性胃炎，血钠、血钾不详，予护胃、止呕等对症支持治疗后症状缓解出院，出院诊断为"慢性胃炎"。

出院后患者服用"吗丁啉"1个月后停用。出院后一般情况可，饮食同病前，饮水量约1000 mL/d，平均每餐50～100 g米饭。小便2000 mL/d左右，夜尿3～4次/d，大便正常，平均2次/d，偶有稀便。起病以来，无发热，但自觉怕冷，性欲减退，体重下降5 kg。

以后患者每年可因相同诱因、类似症状发作1～2次，2012年后频发。当地医院按"低钾血症、低钠血症"治疗效果不佳。于2012年9月5日就诊于我院急诊科就医。

既往史：颈椎病，患血吸虫病20余年。2012年多次住院期间发现心率慢，最低每分钟40余次。常服用多潘立酮、银杏叶片、辛伐他汀片、感冒药，未服用其他药物。平素血压120/70 mmHg左右，否认肝炎、结核、疟疾、慢性肾炎、高血压、糖尿病、脑血管疾病、精神病病史，否认手术、颅脑外伤及放疗史，否认输血史，否认食物、药物过敏史，预防接种史不详。

入院体查： T 36.5℃，P 84 次/min，R 18 次/min，BP 118/75 mmHg。抬送入院，精神差，体瘦，皮肤未见色素沉着，浅表淋巴结不大。头颅五官无畸形，颈软，气管居中，甲状腺不大。胸廓无畸形，双肺听诊无异常，心率 56 次/min，律齐，心音低钝。腹部无特殊体征，双膝反射减弱，腋毛稀疏，阴毛可，余无异常。实验室检查示血常规：HGB 112 g/L，HCT 33.4%，余正常；电解质：Na^+ 113 mmol/L，K^+ 4.10 mmol/L，Cl^- 94 mmol/L，血糖 4.36 mmol/L。心电图：①窦性心动过缓。②肢导联 QRS 低电压。胸片未见异常。

入院诊断： ①水电解质紊乱。②低钠血症查因。

处理： 再次行实验室检查示血常规：HGB 109 g/L，HCT 32.6%；尿常规：尿比重 1.020，余正常；大便常规正常；肝功能：TBIL 28.4μmol/L，DBIL 9.9μmol/L；肾功能：BUN，CRE（－），UA 78μmol/L；心肌酶学：CK 417.1 U/L；随机血糖：9.3 mmol/L；甲状腺功能：FT_3 1.9pg/ mL，FT_4 0.89ng/dL，TSH 4.16I U/ mL；COT 节律：8 时——148.76nmol/L，16 时——103.93nmol/L，24 时——61.72nmol/L；电解质：Na^+ 111 mmol/L，K^+ 3.42 mmol/L，Cl^- 86 mmol/L。药物治疗：①静脉补液等改善循环处理。②补钠：10%NaCl 80～140 mL/d，连续 5 天，但血钠仍然徘徊在 116～129 mmol/L。经以上处理，患者无明显好转，低钠血症仍然未纠正，即请内分泌科会诊，并转内分泌科住院治疗。

患者住院后，继续予以补钠等对症处理，同时行血钠等电解质监测及其他相关检查。多次检查：血钠 116～129 mmol/L，血钾正常，空腹血糖：4.22 mmol/L。24 小时尿检查：尿钠 261 mmol/L，尿钾 17.30 mmol/L，尿比重 1.015～1.020，pH 5.00，尿肌酐 8.27 mmoL；FT_3 3.16～2.92 pmol/L，FT_4 10.88～10.53 pmol/L，孕酮 0.07 μg/L；GnRH（曲普瑞林）兴奋试验：90 分钟 12.48 高峰后移，提示下丘脑垂体性腺轴功能受累。腹部彩超：右肾囊肿，前列腺肥大。胸片：未见特殊。胃镜（2010.9.15）：非萎缩性胃炎（充血或渗出）。心电图：①窦性心动过缓。②偶发房性早搏。③肢导联 QRS 低电压。④不完全性右束支阻滞。⑤V_1～V_3 ST 段稍抬高。心脏彩超：主动脉硬化，二、三尖瓣轻度反流左室顺应性减退，收缩功能正常范围。骨密度：髋部低骨量。复查 COT 节律、甲状腺功能、垂体前叶功能评估、ACTH 兴奋试验及 ACTH 节律等检查评估；患者血皮质醇基础值正常低值，节律存在，

ACTH 兴奋试验提示肾上腺皮质储备功能可，该患者每次发病都有上呼吸道感染作为诱发因素，提示应激状态时肾上腺皮质反应欠佳，GnRH 兴奋试验提示下丘脑垂体性腺轴受累。综合分析可能为垂体前叶受累，高度提示病变部位在垂体，导致继发性肾上腺皮质功能减退，甲状腺功能改变提示继发性甲状腺功能减退。垂体 MRI 检查：鞍区占位性病变，考虑垂体瘤，大约 1.1 cm，不排除囊变可能性（图 2-57-1）。建议手术治疗。

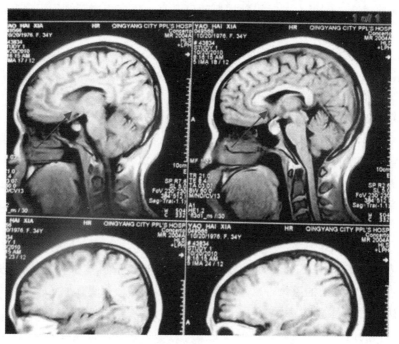

图 2-57-1　MRI 示垂体瘤，不排除部分囊变

讨论

低钠血症是临床常见的水、电解质紊乱，病因多且复杂。一般低钠患者经急诊处理常可纠正，但严重顽固性低钠患者，补充钠盐常不能奏效。

本病例系老年男性，反复口干、双下肢乏力伴发作性呕吐 5 年，加重 5 个月。慢性反复发作性，易被忽视，病程长，近期有加重趋势。发作前有明确诱因——上呼吸道感染，症状非特异性，容易被忽视，如口干、乏力、食欲欠佳、呕吐、怕冷、性欲下降体征特点。体查发现，患者体型偏瘦（BMI 19.6kg/m²）、血压不低（128/79 mmHg），心率偏慢（56 次/min），表情淡漠，皮肤弹性可，腋毛稀疏，阴毛可，余无特殊异常。MRI 检查示垂体瘤，不排除囊变，虽然肿瘤不很大（1.1cm）。但累及下丘脑，导致水、电解质紊乱，低钠是其突出表现，这是与女性的泌乳素瘤的重要临床区别。

实验室资料特点：①持续低钠血症经积极补充浓氯化钠难以纠正。②低血钠时尿比重高。③低血钠时尿钠排泄明显升高。④病程中无血压下降和心率加快，提示无明显循环血容量不足的表现，即患者细胞外容量正常或增加。⑤低血钠时尿钠浓度明显升高提示经肾失钠。

由于上述特点，故本例患者低钠并非一般性低钠血症，可能为其他原因所致的低钠血症，需要与有关疾病鉴别。

关于低钠血症的常见原因与鉴别：

1. 假性低钠血症　低钠血症的诊断首先要排除假性低钠血症、高脂血症和高蛋白血症的可能。当血清脂质和蛋白质浓度很高时，例如血清总脂达 6g 或血清总蛋白 140 g/L 时，才使血钠浓度下降约 5%。假性低钠血症往往是血液中存在其他渗透性物质，如糖、尿素氮或其他小分子物质及球蛋白等大分子物质，行肝肾功能全项和电解质检查就可初步除外。

2. 失钠性低钠血症　钠丢失后血浆容量减缩，机体对钠丢失的反应是刺激渴感和 AVP（ADH）分泌，使水潴留和血浆容量再扩张，发生低钠血症。机体往往牺牲体液的渗量，以保持血容量而防止循环衰竭，属于低渗性低钠血症。钠丢失原因如下。

（1）肠道消化液丧失：腹泻、呕吐，胃肠、胆道、胰腺造瘘以及胃肠减压可丢失大量消化液而发生缺钠。

（2）皮肤水盐的丢失：①大量出汗。②大面积三度烧伤。③胰腺纤维性囊肿，伴有汗液中氯化钠浓度增加。

（3）体腔转移钠丢失见于：①小肠梗阻，大量小肠液蓄积在小肠腔内。②腹膜炎、弥漫性蜂窝织炎、急性静脉阻塞（如门静脉血栓形成）等。③严重烧伤，烧伤后 48～72 小时，从烧伤皮肤丢失水和钠盐，烧伤皮肤下层亦蓄积多量水和钠盐。

（4）肾性失钠：

1）慢性肾脏疾病：尿毒症患者尿丢失钠并不多。

2）失盐性肾病：先天性或获得性，获得性多见于慢性肾盂肾炎，肾小球-肾小管对钠的滤过与重吸收的失平衡。

3）肾小管疾病：Fanconi 综合征，RTA（远端型）。

4）肾上腺皮质功能减退症：尿钠排出增多，故低钠血症时尿比重不低甚至升高。

5）SIADH（抗利尿激素分泌异常综合征，syndrome of inappropriate secretion of antidiuretic hormone，SIADH）：指在非高渗状态或无血容量减少情况下的 AVP 分泌增加，体内水潴留而钠并不缺乏，血钠低而尿钠排泄增加（或者指 ADH 未按血浆渗透压调节而分泌异常增多，体内水分潴留、尿钠排泄增加，以及稀释性低钠血症等一系列临床表现的临床综合征）。引起 SIADH 的原因较复杂，主要包括中枢神经系统疾病、肺部疾病、恶性肿瘤、强体力劳动或者药物作用。而 CSWS（脑性盐耗综合征）常在神经外科手术后、心肺复苏后出现。SIADH 和 CSWS 均可由中枢神经系统病变引起，表现为低钠血症。但 CSWS 患者尿量常较大，体液容量不足，SIADH 患者体液容量常无明显不足。SIADH 和 CSWS 的鉴别详见后述。

6）糖尿病酮症酸中毒：随着大量葡萄糖、酮体高渗性利尿，伴尿钠大量丢失。

7）利尿药：碳酸酐酶抑制药、噻嗪类、依他尼酸、呋塞米都能使大量钠离子从尿中排出。

（5）腹腔积液引流：①腹腔积液穿刺或引流。②腹腔感染引流，尤其是胃肠道瘘（钠、氯等丢失）。

3. 稀释性低钠血症　指由于体内水分潴留，总体水量过多，总体钠不变或有轻度增加，而引起低钠血症。总体水量增多是由于肾脏排水能力障碍，细胞外液容量正常或增加，血液稀释。应激反应、手术后、黏液性水肿等都可使肾脏排水功能减退。肝硬化腹腔积液所致低钠血症亦可为稀释性。

稀释性低钠血症的常见原因：

（1）充血性心力衰竭：水钠潴留及血容量增加，心输出量下降，肾血流量下降，肾脏潴留液体，RAA 系统及 AVP 被激活，肾小管腔和组织间隙之间渗透梯度增加，血容量扩大使静脉血回流增加等。

（2）肝衰竭：失代偿期肝硬化患者因门脉高压、淋巴漏出、低蛋白血症而致腹腔积液及水肿，继发 ALD 和 AVP、血管活性物质和皮质酮增加，肾血流量与 GFR 降低，亦促进水钠潴留。

（3）慢性肾衰竭。

（4）肾病综合征：低蛋白血症仅为一始动因素，涉及多种体液因子及肾内水盐代谢调节机制，其中肾排钠障碍是造成肾病性水肿的关键原因。

（5）SIADH：指 ADH 未按血浆渗透压调节而分泌异常增多，体内水分潴留、尿钠排泄增加，以及稀释性低钠血症等一系列临床表现的临床综合征。

4. 无症状性低钠血症　严重慢性肺部疾病、恶液质、营养不良等血钠均偏低，由于细胞内外渗透压的平衡失调，细胞内水向外移动，引起体液稀释。

5. 脑性盐耗综合征（cerebral salt wasting syndrome，CSWS）　下视丘脑或脑干损伤引起，机制主要是下视丘与肾脏神经联系中断，使远曲小管出现渗透性利尿，患者血钠、氯、钾均降低，而尿中含量增高，伴有循环血容量不足。

SIADH 与 CSWS 的临床主要鉴别是尿量、血尿酸：SIADH 患者尿量＜1800 mL/d，CSWS 患者尿量＞1800 mL/d，SIADH 患者低血钠纠正后血尿酸可恢复正常，而 CSWS 患者低血钠纠正后血尿酸仍可低（表 2 - 57 - 1）。

表 2 - 57 - 1　　　　　　　　SIADH 和 CSWS 的鉴别要点

	SIADH	CSWS
细胞外液	正常或增多	减低
尿钠水平	＞30 mmol/L	＞30 mmol/L
血尿酸	降低，但血钠纠正后可正常	降低，血钠纠正后仍不正常
尿渗透浓度	增高	增高
血渗透浓度	降低	降低
血 BUN/CER	正常或降低	增高
尿量	＜1800 mL/d	＞1800 mL/d
中心静脉压	正常或增高	降低＜6 mmHg（1 mmHg＝0.133 kPa）
肺动脉楔压	正常或增高	降低＜8 mmHg
脑钠肽	正常	增高

关于病因鉴别诊断处理及其主要标准如下。

　　细胞外容量正常伴尿钠增加常见原因有：SIADH，糖皮质激素作用不足（原发性或继发性肾上腺皮质功能减退症），甲状腺功能减退症（原发或继发），大量补充低渗液体（医源性）。

　　(1) SIADH：指 ADH 未按血浆渗透压调节而分泌异常增多，体内水分潴留、尿钠排泄增加，以及稀释性低钠血症等一系列临床表现的临床综合征。常见病因为肺部疾病、恶性肿瘤、中枢神经系统疾病、药物和其他。临床上最需要与脑性盐耗综合征鉴别：后者常见于头颅外伤或手术后，由于尿排钠和排氯首先增加，ADH 是继发性升高，且伴有循环血容量下降，需积极补充血容量及补钠治疗。

　　主要诊断标准：①有效血浆渗透压降低（<275mOsm/H_2O）。②尿渗透压增加（低渗时>100mOsm/H_2O）。③尿钠增加（正常钠水摄入时>40 mmol/L）。④根据临床表现判断血容量正常。⑤正常甲状腺和肾上腺功能。⑥近期无利尿药使用。

　　次要诊断指标：①血尿酸降低（<4 mg/dL），BUN 降低（<10 mg/dL）；钠排泄分数>1%。②尿素排泄分数>55%。③0.9%NS 2L 输注后低钠状态无法纠正。④水负荷试验结果异常或尿液不能完全稀释（<100mOsm/H_2O）。⑤血浆 ADH 升高（低渗、血容量正常临床表现），但是需要注意的是，由于 ADH 在不同类型的 SIADH 中分泌状态不同，并不是该病诊断的主要特点。

　　(2) 糖皮质激素作用不足（原发性或继发性肾上腺皮质功能减退症）：其共同的临床表现为逐渐加重的全身不适、无精打采、乏力、倦怠、食欲减退、恶心、体重减轻、头晕和体位性低血压等。

　　1) 慢性原发性：皮肤黏膜色素沉着，但需与 Nelson 综合征鉴别，Nelson 综合征是为治疗库欣综合征行双侧肾上腺切除术后出现的进行性的皮肤黑色素沉着及垂体瘤。

　　2) 继发性：肤色比较苍白；其他垂体前叶功能减退可有甲状腺和性腺功能低下的临床表现。表现为怕冷、便秘、闭经、腋毛和阴毛稀少、性欲下降、勃起功能障碍。

　　诊断：典型的临床表现以及血尿常规和生化测定可为本病的诊断提供线索，但确诊依赖特殊的实验室和影像检查。其基本条件如下。

　　1) 血尿皮质醇的基础水平：低。

　　2) 血 ACTH 水平：原发性明显升高；继发性低于正常。

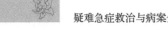

3）ACTH 兴奋试验：原发性者无反应；继发性者可有延迟反应。

治疗：①肾上腺皮质功能减退症的治疗包括肾上腺危象时的紧急治疗和平时的激素替代治疗，以及病因治疗。②肾上腺危象的治疗包括静脉给予大剂量糖皮质激素，纠正低血容量和电解质紊乱，全身支持疗法和去除诱因。③平时替代治疗通常采用氢化可的松或可的松口服。

（3）甲状腺功能减退（原发或继发）性低钠：临床表现如下。①乏力、怕冷、腹胀、便秘、嗜睡、月经过多。②重者出现黏液性水肿，表现为眼睑水肿、鼻宽大、唇舌肥厚、皮肤干燥角化、毛发稀疏干黄、眉毛外侧 1/3 脱落、声音低粗、心率缓慢、不可凹性水肿。

实验室检查：FT_3、FT_4 均下降，TSH 升高（原发性），TSH 不升高（继发性），可伴血钠下降。

治疗：甲状腺素替代；适当限水，利尿。

综上所述各种低钠血症表现分析，本病例患者低钠血症有如下特点：

（1）血皮质醇基础值正常低值，节律存在，ACTH 兴奋试验提示肾上腺皮质储备功能尚可；性激素检测基础值大致正常。

（2）该患者每次发病都有上呼吸道感染作为诱发因素，提示应激状态时肾上腺皮质反应欠佳。

（3）GnRH 兴奋试验提示下丘脑垂体性腺轴受累，综合分析可能为垂体前叶受累导致继发性肾上腺皮质功能减退症。

（4）甲状腺功能改变提示继发性甲状腺功能减退。

（5）垂体 MRI 结果：鞍区占位性病变，考虑垂体瘤，不排除囊变可能性。

结果：经纠正低钠血症后针对病因进行处理及垂体瘤手术治疗，患者术后恢复良好出院。术后追踪：目前效果好。最后诊断：①垂体瘤，不排除部分囊变。②继发性肾上腺皮质功能减退症，低钠血症。③继发性垂体前叶功能减退症。④继发性甲状腺功能减退症。⑤非萎缩性胃炎（出血/渗出型）。⑥营养性贫血（轻度）。⑦右肾囊肿。⑧前列腺增生症。⑨低骨量。

体会

1. 低钠血症是临床常见的一种水、电解质紊乱病症，尤其是在急诊科常见。有资料报道，临床疾病合并低钠血症的患者（包括轻度低钠血症）死亡率是正常人群的 3～60 倍。故低钠血症是一个既常见又重要的临床难题，因此，提高临床医师对其的认识非常重要。

由于低钠血症病因复杂，患者常就诊于不同科室，各科室医师都应提高警惕，尤其避免慢性低钠血症的误诊或漏诊。诊断时要分清是易位性低钠血症、假性低钠血症，还是低渗透压性低钠血症等对临床诊断治疗都非常有帮助，特别是要明确其病因诊断。

2. 本病例血皮质醇基础值正常低值，节律存在，性激素检测基础值大致正常，ACTH 兴奋试验提示肾上腺皮质储备功能可，该患者每次发病都有上呼吸道感染作为诱发因素，提示应激状态时肾上腺皮质反应欠佳，综合分析可能为垂体前叶受累导致继发性肾上腺皮质功能减退症，且甲状腺功能改变提示继发性甲状腺功能减退，GnRH 兴奋试验提示下丘脑垂体性腺轴受累。视野检查：视野缺损。即据上述受累情况而行垂体 MRI 检查，MRI 结果提示：鞍区占位性病变，考虑垂体瘤并囊变可能性大，为最终确诊提供了科学依据。因此，当临床见水、电解质紊乱病症诊断不明时，应考虑行内分泌等多方面检查，如发现异常，再根据可疑情况进行相关检查，一般多能确诊。

3. 另外，权衡低钠血症相关神经系统并发症和快速纠正低钠血症并发急性脱髓鞘疾病之间的利弊，应制定个体化的治疗方案，严密监测、定期评估。注意防止低钠血症治疗及进展过快（或过度），导致纠正低血钠渗透性脱髓鞘改变（图 2-57-2）。

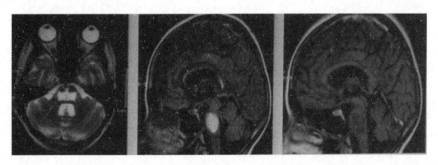

图 2-57-2　T2 高信号、髓磷脂，常见于脑桥中央，同时也可影响其他白质区，致基底节区、胼胝区或大脑白质脱髓鞘（摘自陈适、顾锋《低钠血症诊疗中问题和处理经验》）

因此，2007 年《低钠血症诊疗指南》要求：24 小时内增加小于 10～12 mmol/L，48 小时内增加小于 18 mmol/L 。

4. 抗利尿激素受体拮抗药（新药：利希普坦，托伐普坦）可用于等容量和高容量性低钠血症患者的治疗。

5. 明确病因，进行病因治疗是根本，如本病例垂体瘤行手术后，低钠血症方才获得了彻底纠正。因此，当低钠血症急诊处理不能获得有效纠正时，应当积极查找原因，与专科合作进行系统检查。本病例经内分泌科会诊并行系统检查后方才确诊——垂体瘤，手术后不仅纠正了低钠血症，也为患者切除了肿瘤。

6. 本病例遗憾的是没有行垂体瘤的其他方面检查，如 PLR、GH 等及视野检测。

（彭依群）

五十八、口服百草枯后呕吐、腹痛 3 小时

——急性重度百草枯中毒，并发消化道出血、呼吸衰竭

病历简介

患者男，31 岁，未婚，今天中午因与家人争吵后口服百草枯，呕吐、腹痛 3 小时转来我院急诊就医。患者 3 小时前因与家人争吵后口服百草枯大约 20 mL，即恶心呕吐绿黑色胃内容物，量约 100 mL，并感腹部隐痛，在当地医院行洗胃处理后转来我院急诊科就医。

既往史： 体健。

入院体查： T 36.8℃，P 78 次/min，R 26 次/min，BP 130/68 mmHg，神清，口腔内、牙龈、舌体可见少许淡绿色农药痕迹，心肺无明显异常体征，腹平软，上腹部轻度压痛，无反跳痛，肠鸣音可，余未见异常。实验室检查示血常规、电解质、肝肾功能等均正常。

入院诊断： 急性百草枯中毒。

处理： 入院后再行清水洗胃，应用压舌板刺激咽喉部催吐，口服硫酸镁及甘露醇导泻。即予以补液、抗感染，加用甲泼尼龙冲击，大剂量维生素 C 及维生素 E 抗氧化，保护消化道黏膜及对症治疗，并行血液灌流 2 次（3h/次）。患者于入院 6 小时后逐渐出现胸闷、气促、血尿，转氨酶及肌酐持续上升，床边胸片检查两肺纹理增粗。入院 16 小时后出现消化道出血，大约 200 mL，呼吸困难，血氧饱和度下降至 70% 左右，予以鼻导管吸氧，血氧饱和度无上升；血气分析示 PaO_2 42 mmHg，考虑 ARDS。故行气管内插管，机械通气，A/C 模式，PC 15～20cmH$_2$O，PEEP 10～12cmH$_2$O，维持血氧饱和度在 80%～90%。机械通气后 1 小时出现颈部及锁骨上窝皮下气肿。再次行血、尿及床边胸片检查，示血常规：WBC $13.4×10^9$/L，N 87.9%，RBC $3.25×10^{12}$/L，HBG 81.7 g/L，PLT $29×10^9$/L；电解质：K$^+$ 2.95 mmol/L，Na$^+$ 126.32 mmol/L，Cl$^-$ 95.10 mmol/L，肝肾功能：ALT 970 U/L，AST 924 U/L，TBIL 71.30 μmol/L，DBIL 46.12μmol/L，TBA 42.63 μmol/L，LDH 1121.58 U/L，HBDH 1241.72 U/L；心肌酶：CK 1731.62 U/L，CK-MB

1190.74 U/L，CRE 235.37μmol/L，UA 371.83μmol/L。尿常规：尿蛋白（＋＋），尿白细胞（＋＋），尿隐血（＋＋＋）。X线胸片：示两肺弥漫性高密度影，两下肺为主，考虑渗出或实变，纵隔气肿，颈部及上胸壁皮下积气（图2-58-1）。继续以上抢救治疗，但患者仍呼吸困难，并出现神志障碍，消化道出血，ARDS等并发症。即予以输血、止血、纠正水电解质紊乱等治疗，但仍然未见好转。

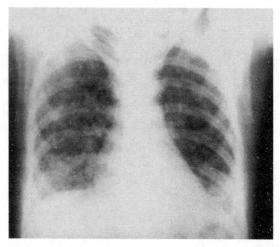

图2-58-1　入院后12小时胸片示双肺渗出性病变，右肺明显

结果： 入院56小时后患者出现持续血压及血氧饱和度进行性下降，最终因急性重度百草枯中毒，导致呼吸、循环衰竭，抢救无效死亡。

讨论

百草枯中毒目前无特效治疗，病死率极高，特别是对于口服＞40 mg/kg体重剂量的患者，死亡率极高，有报道称百草枯中毒患者如出现纵隔气肿，预后极差，死亡率几乎100％。本例患者口服剂量超过40 mg/kg（20 mL），且出现不同程度的肺部渗出性病变、纵隔气肿、消化道出血、多器官功能损害及MODS等。早期虽然积极洗胃、导泻、血液灌流、大剂量维生素C及维生素E抗氧化及甲泼尼龙冲击等综合抢救，最终在短时间内出现MOF，经积极抢救无效（服药56小时后）死亡。通过本病案的分析，提示救治百草枯中毒时，要注意对消化道的保护，避免使用灌流式无压力报警装置的洗胃机反复洗胃，给予磷酸铝凝胶等保护剂保护消化道，适当止吐。对机械通气的患者，采用最低氧浓度的情况下，选择合适的 PEEP，保证患者的氧合。注意动态复查胸部 X 线片，以早期发现并发症。对已发生者，应及时行纵隔、皮下穿刺抽气，以期提高大剂量百草枯中毒患者救治成功率。

1978 年英国学者首次报道百草枯中毒后纵隔、皮下气肿，认为百草枯本身对口、消化道黏膜有很强的腐蚀性，患者频繁呕吐和反复洗胃会对食管黏膜造成溃疡甚至穿孔，导致纵隔及皮下气肿。其文中报道 2 例均发生了不同程度的纵隔、皮下气肿。我们认为其可能的机制与以下几个方面有关：

1. 百草枯对消化道黏膜有极强的腐蚀性，经口摄入可以引起食管的损伤，导致黏膜充血、水肿、糜烂、溃疡甚至穿孔。当食管穿孔时使空气从食管的组织进入，形成纵隔气肿，向上延伸形成颈部及锁骨上窝皮下气肿。

2. 百草枯对肺组织有较强的亲和力，进入肺组织后，肺组织的浓度是其他组织的 10～20 倍，存留时间较久，因此肺损伤是百草枯中毒最突出和最严重的病变，呼吸衰竭是其主要致死因素。在中毒早期由于肺组织的损害，大量肺泡破裂逸出的气体进入肺间质，形成间质性肺气肿。肺间质内气体沿血管鞘进入纵隔，形成纵隔气肿，进而出现颈部皮下气肿。

3. PEEP 的使用　PEEP 可增加功能潮气量，改善氧合的作用。但过高 PEEP 的使用，可增加气压伤的发生，并可能加速间质性肺气肿的形成，不利于百草枯中毒的治疗。故呼吸机辅助要慎重，PaO_2 40%，氧饱和度 85% 以上，不要行呼吸机治疗。

体会

1. 百草枯是目前农村比较常用的除草剂，尽管毒性比较低，但对人体危害大，口服后首先是消化道的损伤，表现为糜烂、溃疡、出血，甚至可导致消化道穿孔；其次为呼吸道、肾、肝的损害。如抢救治疗无效，早期即可导致 MODS 甚至 MOF 而死亡。短时间内死亡与中毒量有关，本病例患者在中毒后 56 小时死亡，估计口服量比较大，可能超过了 20 mL。

2. 尽管注意到并严格控制氧疗（特别是呼吸机要慎重）、利尿药（因可加重肺损伤、肺水肿）应用，但早期导泻用甘露醇是否可加重肺水肿目前无报道，为防止肺水肿早期发生，尽量避免应用甘露醇可能有益。

3. 文献报道应用综合的非特异性抗感染药物组合抗感染治疗，辅助应用抗氧化剂，如乙酰半胱氨酸、维生素 E、维生素 C 和自由基清除剂，还原型谷胱甘肽等，以及所谓的拮抗药如维生素 B_1、普萘洛尔等治疗获得成功。我们认为早期应用大量糖皮质激素更有帮助，但应注意不宜久用，防止激素依赖。

（袁　锋　熊光仲）

五十九、注射维生素 K₁ 后突发面部潮红、大汗、血压下降

——维生素 K₁ 过敏

病历简介

患者女，68 岁，因"中上腹疼痛伴发热 5 天"入院。患者于 5 天前无明显诱因出现中上腹疼痛，呈持续性隐痛，无放射痛，伴畏寒发热，呈阵发性绞痛。体温最高达 39.8℃，呕吐数次，为非喷射性呕吐，呕出胃内容物，无胆汁及血液，有尿频尿急，无尿痛及肉眼血尿。稍有咳嗽，无明显咳痰，感头晕乏力，无头痛，无胸闷气促，无腹泻，无关节疼痛及皮疹。外院行 B 超示：胆囊多发结石，胆囊炎。先后予头孢曲松、头孢哌酮/舒巴坦、左氧氟沙星抗感染，奥美拉唑护胃等对症支持治疗，患者腹痛较前稍缓解，但仍畏寒发热，体温在 38.2℃~39.8℃。患者精神、食欲、睡眠欠佳，大便正常。

既往史： 有胆囊结石病史，高血压病史 5 年，一直服用"罗布麻"控制血压在 (130~150)/(70~90) mmHg。

入院体查： T 38.6℃，P 68 次/min，R 20 次/min，BP 162/98 mmHg。神清，急性面容，全身皮肤巩膜未见黄染，全身浅表淋巴结未触及肿大。咽部充血，扁桃体 Ⅰ 度肿大，无脓性分泌物。颈软，右侧甲状腺可扪及一大小约 1.5cm×2.0cm 的结节，活动可。双肺呼吸音清晰，未闻及明显干湿啰音及胸膜摩擦音。心率 68 次/min，律齐，无杂音。腹平软，中上腹压痛，无反跳痛，未触及腹部包块，肝脾肋下未触及，墨菲征阴性，肝区无叩痛，双肾区轻叩痛，移动性浊音阴性，肠鸣音正常。实验室检查示血常规：WBC 5.73× 10⁹/L，N 78.4%，L 15.66%；肝功能：TB 19.2μmol/L，余正常；肾功能正常；电解质：Na⁺ 134.0 mmol/L，K⁺ 3.3 mmol/L，Ca²⁺ 1.99 mmol/L，P 0.79 mmol/L；胰淀粉酶 140.6 U/L；尿淀粉酶 503.9 U/L；心肌酶：LDH 326.9 U/L，CK-MB 30.9 U/L；甲状腺功能：2.71pmol/L，余正常；D-二聚体 2.53μg/mL。B 超：胆囊多发结石，胆囊炎。

入院诊断： ①结石性胆囊炎。②原发性高血压。③甲状腺结节待查。

处理： 完善相关检查，大小便常规、凝血功能、降钙素原、痰培养、

PPD、ANA、ENA、类风湿因子三滴度、抗心磷脂抗体、乙肝、梅毒、艾滋病、C12、心电图均正常。B超：餐后胆囊，胆囊多发结石并胆囊炎声像；心内结构未见明显异常，左室松弛性减退，收缩功能正常；结节甲状腺肿可能性大（右侧叶较大者不排除出血）。胸腹CT：胰腺改变，考虑胰腺炎可能；肝脏囊肿；左肾小囊肿；胆囊壁稍增厚，考虑胆囊炎；右肺陈旧性结核，大部分硬结、纤维化，右甲状腺结节。头部CT：颅骨骨瘤可能；右侧上颌窦炎；左侧椎动脉变异可能。腹部MRI：胰腺炎可能；胆囊多发结石并胆囊炎；胆总管结石不排除；肝脏及双肾多发小囊肿。入院后先后予美洛西林舒巴坦、美罗培南抗感染，间苯三酚解痉，兰索拉唑抑酸，生长抑素抑酶，维持水、电解质平衡及对症支持治疗。患者发热、腹痛缓解，血尿淀粉酶逐渐降至正常。7月28日11时加用维生素 K_1 静脉滴注后出现全身不适伴颜面潮红、大汗，血压66/47 mmHg，予琥珀酰明胶扩容，多巴胺升压，地塞米松5 mg静脉注射抗过敏后好转，但血压一直予多巴胺维持在100/60 mmHg左右。7月29日11时撤掉多巴胺，血压波动在（90～110）/（60～70）mmHg，患者无特殊不适。下午3时开始血压持续升高，最高达230/110 mmHg，且心率在48～53次/min，患者无特殊不适，予尼群地平20 mg降压，血压逐渐降至130/80 mmHg左右。18时血压持续下降至72/43 mmHg，心率波动在85～95次/min，伴有头痛，予糖盐水500 mL扩容后症状好转，血压维持在（78～87）/（48～56）mmHg。次日清晨血压92/60 mmHg。

　　结果：患者经地塞米松抗过敏、补液等治疗后，生命体征平稳，好转出院。

讨论

　　该患者为老年女性，主因腹痛发热入院，经影像学检查诊断为结石性胆囊炎，并发胆源性胰腺炎，经抗感染、抑酸抑酶、补液等对症支持治疗后病情逐渐好转，但是在加用维生素 K_1 后出现了颜面潮红、全身不适、血压下降等过敏性表现，因此诊断为维生素 K_1 过敏。维生素 K_1 作为临床上较为常用的药物，出现严重的过敏反应较为少见，以下讨论维生素 K_1 的过敏反应。

　　维生素 K_1 为脂溶性维生素，参与肝内凝血因子 II、VII、IX、X 等的合成，并且是凝血过程中纤维蛋白原转变成纤维蛋白的促进因子。主要用于维生素 K_1 缺乏引起的出血的治疗，如梗阻性黄疸、胆瘘、慢性腹泻等所致出血，香豆素类、水杨酸钠等所致的低凝血酶原血症，新生儿出血以及长期应用广谱抗菌药物所致的体内维生素 K_1 缺乏、出血性灭鼠药的解救等。因 20 世纪 70 年代后期被发现有扩张平滑肌、解除痉挛作用，临床广泛应用于治疗胃肠道、胆道痉挛性腹痛，肾、输尿管绞痛，喘息性支气管炎和支气管哮喘等疾病。

维生素 K_1 的过敏反应有如下几种。①轻度过敏反应：肌内注射部位红肿、质硬、水肿、静脉炎、皮温高。②中度过敏反应：荨麻疹、面部或四肢皮疹，全身红斑疹伴水肿、瘙痒等。③变态反应：心慌、胸闷、恶心、头晕、全身出汗、面部胸部潮红。④过敏性哮喘：双肺哮鸣音，干、湿啰音等。⑤过敏性休克：呼吸困难、烦躁不安、面色苍白、血压下降、意识丧失。⑥药物热：寒战、发热。⑦其他表现：咯血、鼻塞、失眠、低血糖、尿潴留、张口不能闭合、唾液增加、丙氨酸氨基转移酶增高、胃肠胀气、胆红素血症加重、蜂窝织炎、眼睑炎、骨髓抑制等。

据相关文献报道：在皮下、肌内、静脉内使用维生素 K_1 后均可发生过敏反应。静脉给予维生素 K_1 注射液出现过敏反应发生率高于肌内注射。静脉使用后曾报道甚至在低剂量、缓慢给予以及稀释后输注出现死亡病例。皮下给药被认为相比静脉途径发生过敏反应的风险更低。注射剂引发的过敏反应主要由两方面因素造成：一是由药物有效成分本身可能刺激机体产生相应的抗体引起过敏反应；二是由其中的赋型剂（或助溶剂）引起的类过敏反应。较多文献指出可能性最大的是所含的聚乙氧基化蓖麻油引起的。

过敏性休克急救措施：

1. 去除过敏原　首先应立即去除过敏原，如患者为静脉用药时出现，换掉输液器和管道，不要拔针，继续置换上 0.9％氯化钠注射液快速滴入。置患者于平卧位、给氧。

2. 注射肾上腺素　对于一般患者，如收缩压 40～70 mmHg，肾上腺素首剂宜用 0.3～0.5 mg，肌内注射或皮下注射，肌内注射吸收较快，皮下注射吸收较慢。如无效可在 5～15 分钟重复给药。或按如下抢救措施处理。极危重患者，如收缩压 0～40 mmHg，或有严重喉头水肿征象，可将肾上腺素 0.1 mg 稀释在 0.9％氯化钠溶液 10 mL 中，5～10 分钟缓慢静脉推注，同时观察心律和心率，必要时可按上述方法重复给药，亦可用肾上腺素 1 mg 加入 0.9％氯化钠溶液 250 mL 中静脉滴注，1～4 μg/min，可逐渐加量。对心率极快者，如心率 150～160 次/min，可用上述静脉注射方法，缓慢推注，观察心率，如心率减慢，可继续推注，否则可改用血管加压素升血压。

3. 积极液体复苏　快速输入等渗晶体液，如 0.9％氯化钠溶液等。快速输液 1～2L，甚至 4L。

4. 抗组胺药类　可给予异丙嗪 25 mg，肌内注射，或加入 10％葡萄糖酸钙溶液 10 mL 中静脉注射。

5. 糖皮质激素　应早期静脉输入大剂量糖皮质激素。琥珀酸氢化可的松 200～400 mg 和甲泼尼龙 120～240 mg，静脉滴注。亦可静脉注射地塞米松 10～20 mg。糖皮质激素的作用至少延迟到 4～6 小时才奏效，主要是防止复发。

体会

1. 提高对维生素 K_1 引起过敏的警惕。

2. 使用维生素 K_1 时尽量避免静脉用药，严格按说明书指导用药。

3. 如出现过敏反应首先切断过敏原，若有血液动力学改变及时扩容，使用血管活性药物，激素治疗过敏性休克及防止复发起到了重要作用。

（颜世超　熊光仲）

六十、高温下剧烈活动后神志不清

——热射病，静脉毒品依赖、传染性乙型病毒性肝炎

病历简介

患者男，36 岁，神志不清 6 天。6 天前 14 时左右因在高温下被长时间追赶后出现神志不清，昏倒在地，具体情况、时间等不清。被路人发现后送往当地医院治疗，即给予大量补液、预防应激溃疡、脱水护脑、促醒及对症治疗后，患者仍处于昏迷状态。检查示肝功能障碍、凝血功能障碍进行性加重，以"昏迷查因：热射病？多器官功能障碍综合征"转诊我科。

既往史：患者于 8 年前开始静脉注射毒品（海洛因或冰毒），其间间断戒毒，均未成功戒除毒瘾（上述由朋友介绍）。

入院体查：T 36.4℃，P 137 次/min，R 32 次/min，BP 108/86 mmHg，神志不清，昏迷状，全身皮肤、巩膜轻度黄染，全身多处瘀斑。双肺呼吸音稍粗，双肺可闻及少量干啰音。心率 137 次/min，律齐，无杂音。实验室检查示血常规：WBC $13.5×10^9$/L，N 84.20%，L 8.00%；肝功能：ALT 1554.1 U/L，AST 115.8 U/L，AST/ALT 0.07，TP 54.6 g/L，ALB 32.6 g/L，GLB 22.0 g/L，LDH 391.3 U/L，TBIL 451.8 μmol/L，DBIL 343.9 μmol/L；肾功能、电解质正常；心肌酶：CK 1742.4 U/L，CK-MB 13.8 U/L；血胰淀粉酶 45.2 U/L；乳酸 2.78 mmol/L。急诊胆碱酯酶：6588.0 U/L；凝血功能：FDP 12.2 μg/mL，PT 24.00 秒，INR 2.16 秒，PT-Ratio 1.83 秒，APTT 66.50 秒，APTT-Ratio 1.99，TT 17.10 秒，TT-Ratio 0.98，纤维蛋白原浓度 3.69 g/L，纤维蛋白原凝固时间 13.70 秒，D-二聚体定量 3.86μg/mL，抗凝血酶Ⅲ活性测定 14.00%；乙肝全套：乙肝表面抗体（＋）；梅毒：梅毒抗体增高。腹部 B 超：脂肪肝声像，腹腔未见明显积液声像，餐后胆囊声像。胸片：肺部感染。

入院诊断：①意识障碍查因——热射病？②急性肝衰竭。③静脉毒品依赖。④肺部感染。

处理：予降温、护肝、护脑、脱水、维持水电解质平衡及对症治疗，传染

科会诊考虑患者肝衰竭进展迅速，PT 明显延长，可以考虑血浆置换，1 天后患者出现发热，体温最高 38.2℃，痰液黏稠，肺部干湿啰音，考虑合并感染，患者肝功能、凝血功能差，宜选用不影响肝功能、凝血功能药物，予以美罗培南抗感染，氨溴索化痰，静脉补充血浆，6 天后患者神志已清，停纳美芬，改奥美拉唑静脉滴注为口服，停甘露醇脱水，可正常进食，停肠内营养，抗生素降阶梯治疗，停美罗培南，予哌拉西林三唑巴坦抗感染。患者背部红斑请皮肤科会诊后考虑过敏性皮疹，予以炉甘石洗剂以及丁酸氢化可的松软膏外搽。又经治疗 19 天患者病情好转稳定。

结果：经治疗 19 天患者病情好转稳定，神清，全身皮肤、巩膜黄染较前减轻，全身多处瘀斑，双下肢、背部大片红斑亦明显减轻或部分消退，心肺腹（一）。复查肝功能：ALT 174.3 U/L，AST 45.6 U/L，TP 54.6 g/L，ALB 32.6 g/L，GLB 22.0 g/L，LDH 38.7 U/L，TBIL 45.7μmol/L，DBIL 74.6μmol/L。心肌酶：CK 167.1 U/L。胸片、血常规正常。家属要求出院回当地医院治疗。

讨论

热射病是一种致命性急症，主要表现为高热和神志障碍。患者在高温下长时间追赶后出现神志不清，但此时体温不高，考虑高温下剧烈运动机体严重热应激，体液和钠丢失过多引起循环容量不足导致昏迷有关。但早期体温可不高，病情发展所受影响的器官依次为脑、肝、肾和心脏，故随即患者出现肝衰竭，肌酶升高为其特点。此外还要注意警惕是否为横纹肌溶解症或其他原因导致昏迷，尚不清楚，故尽快明确诊断对抢救治疗尤为重要。

但另一方面，在询问病史中了解到本病例患者为吸毒者。近些年来国际上吸毒者非常流行静脉注射，在我国云南、广西也有蔓延趋势。这种方式就是吸毒者称为的"扎"。由于海洛因、可卡因、冰毒等毒品均要采用静脉注射。由于静脉注射毒品的危害最大，不仅毒瘾越来越重，而且极易感染其他疾病，如有的吸毒者注射毒品时，一时找不到蒸馏水稀释，就用自来水或抽自己的血液稀释，注射器也不消毒，极易感染。吸毒者还常共用一个注射器，交叉感染。所以吸毒者中高发肝炎（乙型病毒性肝炎）、结核、艾滋病等传染病，严重者可致死亡。

会诊讨论认为，本病例患者由于长期吸毒，又感染了乙型病毒性肝炎导致肝损害，临床可见黄疸，查血示肝功能及酶系统等指标明显异常，乙肝表面抗体（＋），梅毒抗体增高。加之在高温下长时间追赶运动，机体严重热效应激，体液和钠丢失过多引起血液循环容量不足等多因素而导致神志不清。同时与其他原因所致的昏迷相鉴别后诊断考虑：热射病，吸毒传染性乙型病毒性肝炎，肝衰竭，并发肺部感染，梅毒待查？

由于患者因上述多种原因而导致病情复杂且严重，给治疗处理带来了一定困难。加之肺部感染又可加重病情，故治疗除积极予以降温、护肝、护脑、脱水、维持水电解质平衡以及补充血浆之外，同时还应用美罗培南等加强抗感染治疗。病情有所控制，逐渐好转。

体会

1. 吸毒者患热射病且如此严重者少见，患者神志不清、昏迷，除热射病可导致昏迷外，患者肝衰竭也有叠加作用，且又与热射病诱发有关。因此，治疗时应两者予以兼顾。

2. 随着全球气候变暖，人口密度剧增，中暑的危害越来越受到大家的重视，重度中暑易引起热射病，继而所致脑、肝、肾一系列多器官功能损害以及横纹肌溶解综合征。早期体温不高，诊断困难时应严密观察病情，仔细询问病史非常重要。

3. 早期诊断、治疗及干预可延缓、预防多器官功能的衰竭，以及预防横纹肌溶解等严重并发症，挽救不可逆性的肌肉丧失，支持改善预后，可降低死亡率，提高生存率。

（汤周琦　熊光仲）

六十一、左上肢被不明生物咬伤后肿胀 4 天

——毒蛇咬伤

病历简介

患者女，46 岁，因左上肢被不明生物咬伤后肿胀 4 天，当地医院检查发现白细胞、血小板减少，治疗 2 天疗效不佳而转入我院。患者 4 天前上午在家中菜地除草时被不明生物咬伤后出现左手掌疼痛不适，无发热、出汗等。患者未重视，下午还可正常活动。次日上午病情开始加重，疼痛、肿胀向手臂上方进展，手掌皮肤发黑、血疱，最大约 2cm×1cm，伴发热、畏寒、寒战。体温最高 39.5℃，无胸痛、胸闷及恶心、呕吐不适。在当地医院诊疗（具体不详），2 天前查血常规示白细胞、血小板减少，因疗效不佳转我院诊疗。起病以来，精神、饮食、睡眠稍差，大小便正常，体重无明显减轻。

既往史：有"低钾血症" 4 年，具体不详，余无特殊。

入院体查：T 37.0℃，P 150 次/min，R 22 次/min，BP 98/65 mmHg。正常面容，神清精神可，无黄疸，浅表淋巴结无肿大，气管居中。双肺呼吸音清，未闻及明显干湿性啰音，心率 150 次/min，律齐，无杂音。腹平软，无压痛及反跳痛。未触及包块，腹部移动性浊音阴性。肠鸣音正常。左上肢肿胀，局部皮肤发黑，可见多个血疱（图 2 - 61 - 1），皮温低，末端循环差，左上肢未触及桡动脉搏动，活动有沉重感。双下肢无水肿，肌力、肌张力正常。病理征未引出。实验室检查示血常规：WBC $0.4×10^9$/L，HBG 112 g/L，PLT $1.0×10^9$/L；肝肾功能：ALT 127.9 U/L，AST 56.9 U/L，ALB 30.3 g/L，TBIL 36.1μmol/L，DBIL 16.2μmol/L；电解质：K^+ 2.7 mmol/L；凝血功能 PT 17.1 秒。

入院诊断：左上肢肿胀、血疱查因：蛇咬伤？

处理：完善相关检查，心肌酶：CK 1779.1 U/L，CK-MB 39.3 U/L，MB 1848.0μg/L，LDH 164.6 U/L，TnT 11.77pg/ mL；BNP 14966pg/ mL；PCT 50.55ng/ mL；尿常规：尿糖（＋），尿酮体（＋），尿蛋白定性（＋＋）。

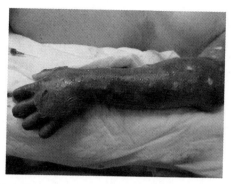

图 2-61-1　蛇咬伤后第 4 天，左上肢肿胀、血疱、溃烂、部分变黑坏死

肾功能、胸片正常。多次全院大会诊，结合各科专家意见，考虑"蛇咬伤"可能性大。即予以美罗培南＋替考拉宁＋利奈唑胺＋米诺环素抗感染，丙种球蛋白冲击调节免疫，抗蛇毒血清中和毒素，甲泼尼龙抑制炎症反应，床旁血滤清除炎症因子，血浆置换，输注血小板、浓缩红细胞，还原型谷胱甘肽护肝，维持水电解质平衡等对症支持治疗，左上肢局部应用大量过氧化氢＋生理盐水冲洗、硫酸镁湿敷、烧伤膏外用减轻局部炎症及水肿、改善血运。经以上治疗 2天后患者自觉疼痛缓解，但左上肢肿胀无消退。第 3 天患者左上肢肿胀加重，并延伸至左侧胸、颈部，左前臂变黑、坏死，DSA 造影示左上肢血运受阻，尤为前臂血管完全栓塞无血运（图 2-61-2）。立即请外科会诊决定行"左上肢截肢术"，经患者及家属同意后于当晚 7 点在全麻下行"左上肢截肢术"。术后继续行抗感染、抗蛇毒、血滤、培补支持等对症治疗。病情仍然无好转，左侧胸、颈部肿胀继续加重，并向对侧蔓延，呼吸气促，即行呼吸机辅助呼吸。左上肢截肢术后第 3 天，患者病情进一步恶化，胸背部皮肤呈深褐色，左胸、颈部仍然肿胀并蔓延至对侧胸背部，皮下多处出血及瘀斑（图 2-61-3）。复查血常规：WBC $0.27×10^9$/L，N 14.8%，L 81.5%，HBG 65 g/L，PLT $17×10^9$/L；尿常规：尿糖（＋＋），尿酮体（＋），尿蛋白定性（＋＋）。积极抢救无效，于术后第 4 天晚上死亡。术后左上肢病理切片回报：镜下见脂肪组织和横纹肌组织间大量广泛性出血、充血，符合蛇咬伤后 DIC 改变。

　　结果： 患者术后病情仍进行性加重，经积极抢救无效死亡。

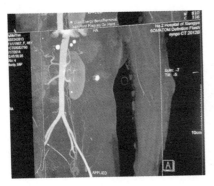

图 2-61-2　DSA 造影示左上肢血运受阻，尤为前臂血管完全栓塞无血运

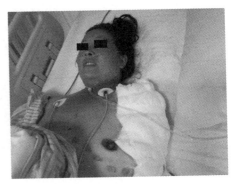

图 2-61-3　左上肢截肢术后，左胸、颈部仍然肿胀并蔓延至对侧，皮下多处出血瘀斑

讨论

全世界共有蛇类 2500 种，其中毒蛇 650 余种，威胁着人们的身体与健康。我国蛇类有 160 余种，其中毒蛇有 50 余种，具有剧毒、危害巨大的有 10 余种。咬伤后能置人于死亡的常见蛇有：大眼镜蛇、金环蛇、眼镜蛇、五步蛇、银环蛇、蝰蛇、蝮蛇、竹叶青、烙铁头、海蛇等。每年蛇咬伤的发病率约为万分之二十五，估计每年被毒蛇咬伤的人数在 20 万～30 万以上，死亡率约为 10%。夏秋季节发病率高，此时蛇活动于森林、山区、草地等隐蔽地方，当人在割草、砍柴、采野果、拔菜、行走、散步、军训等时易被咬伤。咬伤部位以足、小腿、手、手指常见。咬伤后似针刺感，微出血或不出血，一般 10～20 分钟后开始肿胀、疼痛。有的甚至初始并无症状，几个小时后才开始肿胀、疼痛，故容易被忽视。

本病例即是典型的初始无症状型。直到被咬伤后 4 天患肢开始出现明显坏死才追溯到病史继而转院，此时显然已错过最佳治疗时机，导致患者最终死亡。这是一个惨痛的教训，应予以吸取。

一般说来，蛇毒主要含有毒性蛋白质、多肽和酶类等物质，按其对人体的毒性作用可分为 3 类：

（1）神经毒：常见于金环蛇、银环蛇等。咬伤后，局部症状不明显，流血少，红肿热痛轻微。但是伤后数小时内出现急剧的全身症状，头晕、视物模糊、眼睑下垂、语言不清，或兴奋不安、痛苦呻吟、全身肌肉颤抖、口吐白沫、吞咽困难、呼吸困难、肢体软瘫，最后卧地不起，全身抽搐，呼吸肌麻痹而死亡。

（2）血液毒：常见为蝰蛇、蝮蛇、竹叶青、五步蛇等。它造成被咬伤处迅速肿胀、发硬、流血不止，剧痛，皮肤呈紫黑色，常发生皮肤坏死、淋巴结肿大。经 6～8 小时肿胀可扩散到头部、颈部、四肢和腰背部。伴有体温升高、心动加快、呼吸困难、不能站立、鼻出血、尿血、抽搐等。如果咬伤后 4 小时内未得到有效治疗则最后因心力衰竭或休克而死亡。

（3）混合毒：指神经毒、血液毒均含有。眼镜蛇和眼镜王蛇的蛇毒属于混合毒素。局部伤口红肿，发热，有痛感，可能出现坏死。毒素被吸收后，全身症状严重而复杂，既有神经症状，又有血液毒素造成的损害，最后，死于窒息或心力衰竭。

临床上常根据上述蛇毒特性分析为何种蛇咬伤，多数情况下是一条蛇咬伤，只含一种主要毒素。含有 2 种毒素的多为混合毒蛇咬伤。

根据上述特点分析，本例患者为血液毒，加之湖南地区蝮蛇多见，故该患者为蝮蛇咬伤的可能性大。白细胞、血小板显著减少且病理切片检查显示为肌组织间广泛大量出血、充血为主，符合蛇咬伤后 DIC。

蛇咬伤的治疗关键是要早，药物剂量要足，同时积极防治感染和及时处理各种并发症。方法如下：

南通（季德胜）蛇药、上海蛇药、广州（何晓生）蛇药等，是治疗毒蛇咬伤有效的中成药，可以口服或敷贴局部，有的还有注射剂，用法详见说明书。此外还有一部分新鲜草药也对毒蛇咬伤有疗效，如七叶一枝花、八角莲、半边莲、白花蛇舌草等。

抗蛇毒血清有单价的和多价的两种，单价抗毒血清对已知的蛇类咬伤有较好的效果。用前须做过敏试验，结果阳性者应用脱敏注射法。抗蝮蛇毒血清6000U，抗五步蛇毒血清 8000U，抗银环蛇毒血清 10000U，按不同毒蛇选择不同蛇毒血清，肌内或静脉注射。另外，如被眼镜王蛇咬伤，可用抗银环蛇毒血清与抗眼镜蛇毒血清联合应用。被竹叶青咬伤，可用抗五步蛇毒血清与抗蝮蛇毒血清联合治疗。被烙铁头咬伤，可用抗五步蛇毒血清或抗蝮蛇毒血清治疗。咬伤后 4～5 小时应用抗蛇毒血清效果最好，超过 8 小时后应用效果差。

防治感染可用抗菌药。同时应注射 TAT 1500 IU。

治疗各种器官功能不全或休克等，也应该采取相应的治疗措施及时处理。

值得注意的是，治疗过程中禁用中枢神经抑制药、肌松弛药、肾上腺素和抗凝药。因为这些药物一方面可以加重蛇毒作用，另一方面与抗蛇毒药物有拮抗作用，故应禁用。

体会

1. 该患者未抢救成功，主要原因是早期无症状，流行病学史不明确而导致诊断延误，错过了最佳治疗时机。因此，蛇咬伤治疗的关键是早发现、早治疗。

2. 本病例病理切片检查为确诊蛇咬伤提供了科学依据。

3. 患者截肢术后情绪低落，沉默不语，治疗欠配合，精神心理因素变化对治疗亦有一定影响，应予以重视。

4. 虽然本病例通过病理切片检查确诊为蛇咬伤，结合症状体征考虑为血液毒，但血液毒种类的蛇有很多种，如果是竹叶青咬伤，那单独使用抗蝮蛇毒血清治疗是不够的，需要联合用药。故毒蛇种类不明确，将给治疗带来困难。因此，明确毒蛇种类非常重要，如若被蛇咬伤，要尽量查明蛇的种类。

（汤周琦　熊光仲）

六十二、颜面部、右肩部自发性瘀斑、出血及皮下血肿 5 天

——Fib 降低性凝血功能障碍，继发性出血，马方综合征

病历简介

患者男，31 岁，反复皮肤瘀斑 15 年，颜面部、右肩部出血及皮下血肿 5 天急诊入院。患者于 1993 年起无明显诱因出现轻微磕碰后皮肤瘀斑长时间不消退，不伴发热、皮疹、畏光、呕吐、脱发、心悸、气促等，5 天前颜面部自发性出血少许后自停止，右肩稍微活动牵拉后出现右肩部皮下血肿、胀痛，延及右前胸及右肩胛区，不伴发热、头痛、呕血、咯血、黑便等。

既往史：患者年幼时曾因平足等发育畸形于广州某医院疑诊为"马方综合征"，1996 年曾自发气胸一次，并再次诊断为"马方综合征"。

入院体查：T 37.1℃，P 92 次/min，R 20 次/min，BP 140/70 mmHg，发育异常，营养中等，正力体型，神清语利，强迫制动位，查体合作，全身皮肤可见散在的瘀斑后色素沉着改变，右眼内侧鼻根部皮肤见裂伤血迹（图 2-62-1），右肩部见大片血肿，延及右前胸及右肩胛（图 2-62-2），触痛明显，眼距略增宽，眼球突出，眼睑无水肿，右侧鼻唇沟变浅，口角右㖞不明显，悬

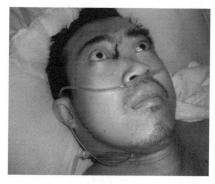

图 2-62-1 马方综合征：面部右眼角内自发性出血

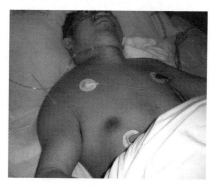

图 2-62-2 马方综合征：右肩部血肿

雍垂左偏，颈软，双肺呼吸音正常，心界向左下外方扩大 2 指，心率 92 次/

min，律齐，胸骨左缘第 3～4 肋间闻及全舒张期杂音，未闻射枪音，腹（一），脊柱侧弯并生理弯曲畸形消失，四肢指趾细长，指间韧带松弛，双手握拳不紧，呈"蜘蛛手"（图 2-62-3），躯体花斑纹皮肤（图 2-62-4），双下肢无水肿，四肢肌力Ⅲ级。

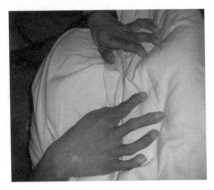

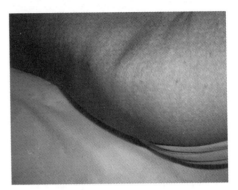

图 2-62-3　马方综合征：蜘蛛手　　　　　图 2-62-4　躯体花斑纹皮肤

实验室检查：血常规、大小便常规、Ⅷ因子、溶血全套、纤维蛋白原、T 细胞亚群均正常；DIC 全套示：FDP 阳性，D-二聚体定量 510～1192 ng/mL（<300ng/mL）；血浆Ⅷ因子定性试验：IgG 5.6 g/L；凝血全套：PT、INR、APTT 均正常，Fib 1.66 g/L（1.8～4.0），TT 21.4（14～20）秒，免疫全套：IgG、IgA、IgM 均正常；补体 C_3 0.84（0.9～1.8），补体 C_4 正常；β_2-微球蛋白 0.4 mg/L（1～3），NAG 酶正常；视黄醇结合蛋白正常。胸片：主动脉缘外突，心脏扩大，双肺纹理增粗（图 2-62-5）。

入院诊断：①颜面部、右肩及肩胛部皮下自发血肿查因：Ⅷ因子缺乏？②马方综合征。

入院处理：予以酚磺乙胺、氨甲环酸片、维生素 K_1 止血，头孢他啶抗感染，输血及大量血浆等处理。5 天后患者伤面部，口内未见明显出血，但牙龈仍有少许渗血，刷牙时明显，瘀斑未消退，复查 APTT 仍正常，Fib 1.58 g/L，TT 22.6 秒。

结果：经以上治疗 8 天后，病情好转，复查血常规基本正常，Fib 1.78 g/L，TT 20.06 秒，基本正常，血浆Ⅷ因子定性试验：IgG 9.29 g/L，患处瘀斑未消退，要求带药出院。出院诊断：①Fib 降低性凝血功能障碍，继发面部、右肩部自发性出血及皮下血肿。②马方综合征。

讨论

马方综合征是一种常染色体显性遗传性疾病，系 FBN1 的基因（编码微纤维蛋白）发生突变后所致。这种遗传疾病导致人体发育时缺乏一种酶，从而出现先天性缺陷，并累及多个系统，最多见的是骨骼系统、心血管系统等。表现为身材修长，体格细高，臂展大于身高。患者的四肢及手指脚趾尤其长，有时被称为"蜘蛛指（趾）"。其面部特征也很明显，长头、高颧骨、小下巴、大耳朵，由于下颌发育不好，语言表达往往受影

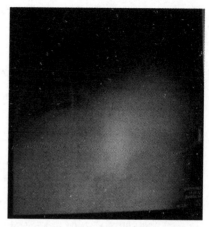

图 2 - 62 - 5　胸片示心脏扩大明显，肺纹理增粗

响。累及心血管系统时常见为主动脉夹层、主动脉瘤、瓣膜病变等，并可发生主动脉瘤破裂、心包压塞或主动脉瓣关闭不全和二尖瓣脱垂而致的心力衰竭或心肌缺血，自发性气胸，肺尖肺大疱等并发症。有文献报道，马方综合征可发生口、鼻、眼出血、咯血或消化道出血等，其机制不十分明了，可能与某些凝血因子缺陷或其他凝血障碍有关。

本例患者反复发作皮肤瘀斑 15 年，常无明显诱因出现，或轻微磕破后皮肤瘀斑长时间不消退；甚至皮肤自行裂开，一般无发热、皮疹、畏光、呕吐、脱发、心悸、气促等症状。若皮肤瘀斑或皮肤自行裂开出血，其裂口常常不易愈合。本病例患者此次 5 天前面部自发性皮肤裂开出血少许后自停止，右肩稍微活动牵拉后出现右肩部皮下血肿，胀痛，延及右前胸及右肩胛区（图 2 - 62 - 2）。经抗感染、止血、输血浆等治疗后好转，但仍有口腔牙龈少许出血，刷牙时明显。多次检查肝肾功能无异常，血小板、APTT 等亦均正常。但入院时 Fib 低，而 TT 延长，FDP 阳性，后经多次输血浆、补充维生素 C 等治疗后方止住血。虽皮肤瘀斑仍未见全消退，复查 Fib、TT 等基本正常，FDP 阴性，予带药回家继续治疗。患者出血原因在排除肝脏、药物、中毒、肿瘤、弥散性血管内凝血等疾病后，先天性纤维蛋白原异常则不能排除。因多次检查 Fib 降低，而 TT 稍有延长，入院时 FDP 阳性可能是假阳性，而后来复查为阴性。Fib 降低，而 TT 稍有延长，说明有纤维蛋白原异常存在，这种异常与先天性

纤维蛋白原缺乏症及异常纤维蛋白原血症有关。而该患者系马方综合征（确诊），由此，该患者长期皮肤出血瘀斑与纤维蛋白原低下相关，而此又与马方综合征密切相关。因此我们认为，该患者皮肤出血瘀斑（皮肤自发性裂开）是"马凡氏相关性纤维蛋白原低下综合征"。治疗主要以输血浆止血及补充大剂量维生素 C 为主，有裂口时辅以抗感染，因与血小板关系不大，故无需补充血小板。

体会

1. 根据病史及体查，及时做了凝血机制缺陷障碍方面的相关检查，结果发现 Fib 降低，从而及时做出了诊断。

2. 诊断明确后及时进行了对症处理，特别是多次输注新鲜血浆、辅以抗感染及大剂量维生素 C 补充等治疗获得了满意疗效。

3. 由于诊断明确为 Fib 低下，考虑患者出血与血小板关系不大，大胆排除 FDP 假阳性，故未行血小板补充即获得了临床疗效，说明诊疗方案合理正确。

4. 因各种原因（经济）相关检测未做，如与相关疾病［血管性假血友病（VWD）、先天性血小板病、血小板聚集功能不良、血小板无力症等］鉴别的"凝血酶原消耗减低，凝血活酶生成不佳、Ⅲ因子，单克隆抗体"及药物因素所致的相关疾病等检测未做，是一个遗憾。

5. 预防治疗中未注意铁剂补充。

6. 是否可诊断为"马凡氏相关性纤维蛋白原（Fib）低下综合征"，有待研究。

（熊　舸　熊光仲）

六十三、腹胀、乏力、黄疸

——慢性丙型病毒性肝炎急性发作（重型），并发血小板减少，肝衰竭

病历简介

患者女，41 岁，因"腹胀、恶心、纳差、乏力 10 余天，伴全身黄染 8 天"入院。患者于 10 天前无明显诱因出现腹胀、恶心、纳差、乏力等不适，腹胀以中上腹为主，进食后加重，无明显腹痛，伴有全身乏力。2 天后患者出现腹泻，水样便，每天 4～5 次，无便血，到当地医院就诊，考虑"胃肠炎"，治疗后腹泻缓解，仍有腹胀、恶心、纳差、乏力等不适。出院后患者自觉症状加重，且出现全身皮肤对称性黄染，再到当地县医院就诊，查 ALT 1254 U/L，AST 1995 U/L，腹部彩超示：肝大、脾大，抗 HCV 阳性，诊断：病毒性肝炎（丙型）。予"促肝细胞生成素、茵栀黄"等对症治疗 7 天，患者病情无好转而来我院急诊。

既往史：体健，否认肝炎史，月经、生育正常。

入院体查：T 37.3℃，P 82 次/min，R 21 次/min，BP 102/66 mmHg，重病容，神清，精神差，皮肤及巩膜重度黄染，浅淋巴结不大。双肺正常，心率 82 次/min，律齐，心音正常。腹部平软，肝肋下 4cm，质中等，脾肋下 2cm，质中，腹水征（±），肠鸣音弱，下肢无水肿。实验室检查：7 月 27 日 WBC $2.9×10^9$/L，HGB 101 g/L，PLT $22×10^9$/L，N 71.6%。ALT 402.6 U/L，AST 375.3 U/L，TBIL 453.9μmol/L，DBIL 312.7μmol/L。ST-TP 56.2 g/L，ST-ALB 25.6 g/L，ST-GLO 37.5 g/L，A/G 1∶1.75，HBsAg 阳性，余为阴性。PT 18.80 秒，INR 1.88，PTR 1.88，APTT 62.10 秒，APTT 比值 1.85。肝脏B超：肝实质慢性炎症，胆囊炎性声像，胆囊继发改变，脾大，胸片、心电图正常。

入院诊断：黄疸查因，重型黄疸肝炎，丙肝？

入院处理：心电监护，隔离，观察精神、神志。静脉滴注"利巴韦林" 500 mg 及"茵栀黄"、维生素 C 等治疗。监测、复查肝肾功能及血清抗 HCV 等。结果回示：7 月 31 日 WBC $2.0×10^9$/L，HGB 101 g/L，PLT $13×10^9$/

L，N 71.6％，ALT 216.4 U/L，AST 193.6 U/L，TBIL 374.8μmol/L，DBIL 250.4μmol/L，PT 17.60 秒，INR 1.76，PTR 1.76，APTT 68.50 秒，APTT 比值 2.04，丙肝抗体 IgG 阳性，尿胆红素 70μmol/L；8 月 3 日 WBC 2.1×10⁹/L，HGB 94 g/L，PLT 5×10⁹/L，N 69.50％。谷氨酸脱氢酶 571.0 U/L，BUN 3.63 mmol/L，CRE 46.5μmol/L，K⁺ 4.1 mmol/L，ALT 101.0 U/L，AST 90.6 U/L，TBIL 230.9μmol/L，DBIL 158.2μmol/L；8 月 5 日 WBC 1.9×10⁹/L，HGB 87 g/L，PLT 2.7×10⁹/L，N 67.32％，ALT 61.4 U/L，AST 37.7 U/L，TBIL 128.1μmol/L，DBIL 89.7μmol/L。

患者在治疗观察中，病情不断加重，意识淡漠、嗜睡，皮下多处出血瘀斑（图 2-63-1），月经量增多，针眼处出血难止。

监测白细胞、血红蛋白、血小板进行性下降，特别是血小板下降明显，最低时血小板仅 2.7×10⁹/L。会诊讨论考虑：因 HBsAg 阳性，余为阴性；ALB 25.6 g/L，ST-GLO 37.5 g/L，A/G 倒置；肝脏 B 超：肝实质慢性炎症；抗 HCV 阳性，提示"慢性丙型肝炎急性发作"而非"急性乙型病毒性肝炎"。目前肝功能破坏严重，血小板严重减少，向肝衰竭、肝昏迷发展。决定行"人工肝"治疗，并予以大剂

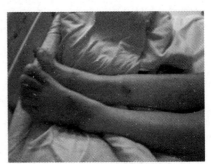

图 2-63-1　穿刺处及未穿刺处出血、瘀斑

量丙种球蛋白、血浆、血小板、激素等抢救治疗 20 余天，病情逐渐好转稳定。一个月后复查：WBC 3.9×10⁹/L，HGB 102 g/L，PLT 23.1×10⁹/L，N 67.83％，ALT 51.6 U/L，AST 38.7 U/L，TBIL 68.4μmol/L，DBIL 42.3μmol/L，BUN 3.70 mmol/L，CRE 48.6μmol/L，K⁺ 4.3 mmol/L，Na⁺ 142 mmol/L。

结果：最后诊断为重型病毒性肝炎（丙型），慢性丙型病毒性肝炎急性发作。患者经过治疗后好转，生活自理，检测各指标基本正常或近正常，予带药出院，嘱其定期复查治疗。经过一年多的治疗（干扰素等），最后获得治愈。

讨论

丙型病毒性肝炎，简称丙型肝炎、丙肝，是一种由丙型肝炎病毒感染引起的病毒性肝炎。主要由输血、针刺损伤、吸毒、性传播或母婴等传播，15%～30%的散发性丙肝其传播途径不明。据世界卫生组织统计，全球 HCV 的感染率约为 3%，估计约 1.8 亿人感染了 HCV，每年新发丙型肝炎病例约 3.5 万例。丙型肝炎呈全球性流行，可导致肝脏慢性炎症坏死和纤维化，部分患者可发展为肝硬化甚至肝细胞癌（HCC）。有数据显示，未来 20 年内与 HCV 感染相关的死亡率（肝衰竭及肝细胞癌导致的死亡）将继续增加，对患者的健康和生命危害极大，已成为严重的社会和公共卫生问题。

丙肝发病的根本原因是由丙型肝炎病毒感染所致。外界因素的影响，如饮食、饮酒、劳累、长期服用有肝毒性的药物等，都可促进其病情的发展。

急性感染丙型肝炎病毒后 1～3 周，在外周血可检测到 HCV RNA。通常潜伏期 2～26 周，平均 50 天；输血感染者潜伏期较短，为 7～33 天，平均 19 天。开始出现临床症状时，50%～70%患者检测抗-HCV 阳性，3 个月后约 90%患者抗-HCV 阳性。

1. 临床分型　包括：①急性丙型肝炎。②慢性丙型肝炎。③丙肝肝硬化。

2. 临床表现　鉴于丙型肝炎临床表现各有不同，下面按上述临床分型予以分别简述：

（1）急性丙型肝炎：成人急性丙型肝炎病情相对较轻，多数为急性无黄疸型肝炎，ALT 升高为主，少数为急性黄疸型肝炎，黄疸为轻度或中度升高。可出现恶心，食欲下降，全身无力，尿黄眼黄等表现。单纯丙肝病毒感染极少引起肝衰竭。在自然状态下，其中仅有 15%的患者能够自发清除 HCV 达到痊愈，85%的患者则发展为慢性丙型肝炎；儿童急性感染丙型肝炎病毒后，50%可自发性清除 HCV。

（2）慢性丙型肝炎：症状较轻，表现为肝炎常见症状，如容易疲劳，食欲欠佳，腹胀等。也可以无任何自觉症状。化验 ALT 反复波动，HCV RNA 持续阳性。有 1/3 的慢性 HCV 感染者肝功能一直正常，抗 HCV 和 HCV RNA 持续阳性，肝活检可见慢性肝炎表现，甚至可发现肝硬化。

（3）丙肝肝硬化：感染 HCV20～30 年有 10%～20%患者可发展为肝硬化，1%～5%患者会发生肝细胞癌（HCC）导致死亡。肝硬化一旦出现失代偿情况，如出现黄疸、腹腔积液、静脉曲张破裂出血、肝性脑病等，其生存率则急剧下降。

3. 常见并发症　腹腔积液、腹腔感染、上消化道出血、肝性脑病、肝肾综合征、肝衰竭等。一旦发生常常是灾难性的打击，也是导致死亡的重要原因。因此，要积极预防和治疗。

其他肝外疾病如：类风湿关节炎、干燥性结膜角膜炎、扁平苔癣、肾小球肾炎、混合型冷球蛋白血症、B 细胞淋巴瘤和迟发性皮肤卟啉症等，这些可能是机体异常免疫反应所致，临床亦应该引起注意。

4. 治疗　治疗前应明确患者 HCV 的诊断，只有确诊为血清 HCV RNA 阳性的丙型肝炎患者才需要抗病毒治疗。抗病毒治疗目前得到公认的最有效的方案是：长效干扰素 PEG-IFNα 联合应用利巴韦林，也是现在 EASL 已批准的慢性丙型肝炎治疗的标准方案（standard of care，SOC）；其次是普通 IFNα 或复合 IFN 与利巴韦林联合疗法；这些均优于单用 IFNα。聚乙二醇（PEG）干扰素 α（PEG-IFNα）是在 IFNα 分子上交联无活性、无毒性的 PEG 分子，延缓 IFNα 注射后的吸收和体内清除过程，其半衰期较长，每周 1 次给药即可维持有效血药浓度。

目前直接作用抗病毒药物（direct-acting antiviral agents，DAA）蛋白酶抑制药博赛匹韦（BOC）或特拉匹韦（TVR）与干扰素联合利巴韦林的三联治疗，于 2011 年 5 月在美国开始批准用于临床，推荐用于基因型为 1 型的 HCV 感染者的方案，临床证明能提高治愈率。博赛匹韦 800 mg 饭后服用，每天 3 次（每 7～9 小时），或特拉匹韦 750 mg 饭后服用（非低脂饮食），每天 2 次（每 7～9 小时）。服药期间应密切监测 HCV RNA，若发生病毒学突破（血清 HCV RNA 在最低值后上升＞1 log），应停用蛋白酶抑制药。

另外，丙肝的治疗可以根据患者自身的情况进行适当的休息、保肝、降酶、抗病毒以及其他的对症治疗，其中最主要的治疗应该属于抗病毒治疗。丙肝虽然在早期可以自愈，但是大多数的患者如果在早期不采取及时的治疗措施，很容易转为肝硬化，甚至肝癌，对人体的生命健康带来巨大的伤害。因此，对于丙肝患者来说，要及时养肝护肝治疗，以增强免疫功能，减少肝病的反复、提高抗氧化能力，预防肝纤维化、阻断病毒突变，加速病体康复、解毒除害，保护肝脏，专业辅助治疗肝病。

"茵栀黄"主要用于湿热毒邪内蕴所致急性、迁延性、慢性肝炎和重症肝炎（Ⅰ型）。也可用于其他型重症肝炎的综合治疗，对丙型肝炎有一定辅助治疗作用。

本病例急起发病，并在较短时间内出现黄疸，曾被认为"黄疸型肝炎"，后经询问病史及相关检查，确定为"慢性丙型病毒性肝炎急性发作"。尽管确诊为"丙肝"，但其感染途径、何时感染不清楚。如患者是否有输血病史或其他途径传播所致也不得而知。推测是否在原来感染乙型肝炎（HBsAg 阳性）的基础上感染了"丙肝病毒"也无法确定。但这些目前对此病例来说已不十分重要了，重要的是 2 次抗 HCV 阳性，确诊"丙型肝炎"依据成立可靠。后来出现血小板减少性紫癜、出血瘀斑及肝衰竭等并发症是非常危险的，经过积极抢救及对症处理后才转危为安，以至出院后经抗丙肝病毒治疗获得治愈这一过程说明本病例救治是有效的、成功的。

体会

1. 本病例经过询问病史及检查，尤其是抗 HCV 检测等确诊为"慢性丙型病毒性肝炎急性发作"，后又出现严重血小板减少及肝衰竭等并发症，经积极抢救，特别是及时果断采用"人工肝"、大剂量丙种球蛋白、激素等治疗获得成功实属不易。

2. 出院后继续行抗"丙肝"如干扰素等治疗并获得治愈难能可贵。

（颜世超　熊光仲）

附录　常用中英文对照

arrhythmogenic right ventricular cardiomyopathy，ARVC	致心律失常性优势心肌病
aortic dissection，AD	主动脉夹层
absence staus epilepticus，ASE	失神发作持续状态
acetylcholine receptor antibody，AChRAb	乙酰胆碱受体抗体
acquired hemophilia，AH	获得性血友病
acute coronary syndrome，ACS	急性冠状动脉综合征
acute leukemia，AL	急性白血病
acute lupous pneumonia，ALP	急性狼疮性肺炎
acute myocardial infarction，AMI	急性心肌梗死
acute respiratory distress syndrome，ARDS	急性呼吸窘迫综合征
acute pulmonary embolism，APE	急性肺栓塞
allergic granulomatous angiitis，AGA	变应性肉芽肿性血管炎
autoimmune hemolytic anemia，AIHA	自身免疫性溶血性贫血
AV nodal reentrant tachycardia，AVNRT	房室结内折返性心动过速
AV reentrant tachycardia，AVRT	房室折返性心动过速
bimodal passive airway pressure，BiPAP	双水平正压通气
cardiac arrest CA	心搏骤停
cholinergic urticaria，CU	胆碱能性荨麻疹
chronic obstructive pulmonary disease，COPD	慢性阻塞性肺疾病
Churg-Strauss syndrome，CSS	Churg-Strauss综合征
complex partial status epilepticus，CPSE	复杂部分性发作性持续状态
connective tissue disease，CTD	结缔组织病
continuous renal replacement therapy，CRRT	持续肾脏替代治疗
Coomb's test	抗人球蛋白试验
continuous veno-venous hemofiltration，CVVH	连续性静脉-静脉血液滤过

deep vein thrombosis，DVT	下肢深静脉血栓
dermatomyositis，DM	皮肌炎
dieulafoy ulcer，DU	Dieulafoy 溃疡
dieulafoy disease	杜氏病
direct antiglobulin test，DAT	直接抗人球蛋白试验
disseminated intravascular coagulation，DIC	弥散性血管内凝血
electrical storm，ES	电风暴
exercise-induced anaphylaxis，EIA	运动诱发性过敏
exercise-induced asthma，EIA	运动性哮喘
exertional heat stroke，EHS	劳力型中暑
fat embolism syndrome，FES	脂肪栓塞综合征
fat embolism，FE	脂肪栓塞
fever of unkonown origin，FUO	不明原因发热
fieberoptic bronchoscope，FOB	纤维支气管镜
FiO_2	吸氧浓度
food dependent exercise-induced anaphylaxis，FDEIA	食物依赖运动诱发性过敏
gastoresophageal reflux disease，GERD	胃食管反流病
glomerular basement membrane，GBM	肾小球基底膜
Heliotrope sign	向阳疹
hemplytic-uremic syndrome，HUS	溶血性尿毒症综合征
hemophagocytic syndrome，HPS	嗜血细胞综合征
hemophilia A，HA	血友病 A
herpes simplex virus encephalitis，HSE	单纯疱疹病毒性脑炎
herpes simplex virus，HSV	单纯疱疹病毒
hodgkin lymphoma，HL	霍奇金淋巴瘤
idiopathic hypereosinophilic syndrome，IHES	特发性嗜酸性粒细胞增多症
idiopathic ventricular tachycardia，IVT	特发性室上性心动过速
infective endocarditis，IE	感染性心内膜炎

inferior vena cava tumor thrombus，IVCTT	下腔静脉癌栓
intermediate syndrome，IMS	中间肌无力综合征
invasive fungal infection，IFI	侵袭性真菌感染
ischemic hepatitis，IH	缺血性肝病
legionnaires pneumophile，LP	嗜肺军团菌
Magnetic Resonance Cholangiopancreatography，MRCP	磁共振胰胆管成像
microscopic polyangitis，MPA	显微镜下型多血管炎
multiple organ dysfunction syndrome，MODS	多器官功能障碍综合征
multiple organ failure，MOF	多器官功能衰竭
muscle-specific kinase antibody，MuSKAb	酪氨酸激酶抗体
myasthenia gravis，MG	重症肌无力
mycoplasmal pneumounia，MP	肺炎支原体
myelodyspalstic syndrome，MDS	骨髓增生异常综合征
nonhodgkin lymphoma，NHL	非霍奇金淋巴瘤
noncompaction of the Ventricular Myocardium，NVM	心肌致密化不全
nonconvulsive status epi-lepticus，NCSE	非抽搐性癫痫持续状态
orthodromic AV reentirant tachycardia，OAVRT	顺向型房室折返性心动过速
orthostasic hypotension，OH	直立性低血压
paroxysmal nocturnal hemoglobinuria，PNH	阵发性血红蛋白尿
paroxysmal supraventricular tachycardia，PSVT	阵发性室上性心动过速
percutaneous coronary intervention，PCI	经皮冠状动脉介入术
periungual erythema	甲周红
polymyositis，PM	多发性肌炎
positive end expiratory pressure，PEEP	呼吸末正压
pulmonary arterial systolic pressure，PASP	肺动脉收缩压
pulmonary arterial wedge pressure，PAWP	肺动脉楔压
pulmonary thromboembolism，PTE	肺血栓栓塞症
pulseless electrical cctivity	无脉性电活动

rhabdomyolysis，RM	横纹肌溶解症
severe acute pancreatitis，SAP	急性重症胰腺炎
severe Acute Respiratory Syndrome，SARS	严重急性呼吸道综合征
sheehan's syndrome	席汉综合征
simple partial status epilepticus，SPSE	单纯部分性发作性持续状态
sudden cardiac death，SCD	心脏性猝死
supraventricular tachycardia，SVT	室上性心动过速
systemic inflammatory response syndrome，SIRS	全身炎症反应综合征
systemic lupus erythematosus，SLE	系统性红斑狼疮
thromic thrombocytopenia purpura，TTP	血栓性血小板减少性紫癜
top of the basilar syndrome，TOBS	基底动脉尖综合征
tricyclic antidepressant，TCA	三环类抗抑郁药
varicella-zoster virus，VZV	水痘-带状疱疹病毒
venous thromboembolism，VTE	静脉血栓栓塞症
volume tidal，VT	潮气量
Wegener's granulonmatosis，WG	韦格纳肉芽肿
Wolff-Parkinson-White syndrome，WPW	心脏预激综合征

（彭　淑）

参考文献

[1] 卫生部卫生应急办公室. 卫生应急工作手册. 北京：人民卫生出版社，2005. 197-356.

[2] 江明. 医疗救援过程中的消毒与防护. 中国消毒学杂志，2008，25（3）：315-316.

[3] 张松峰. 急救医学. 郑州：河南科学技术出版社，2005.

[4] 刘元宝. 新编急诊医学. 北京：人民卫生出版社，2007.

[5] 石应康. 创伤严重程度评估. 见：杨春明主编. 现代急诊外科学. 北京：人民军医出版社，1998，10-14.

[6] 熊光仲，尹畅，罗征，等. 重型颅脑损伤患者的临床评估. 湖南医科大学学报，1998（05）：495-497.

[7] 何忠杰. 创伤急救的新概念——白金10分钟. 解放军医学杂志，2004，29（11）：1009-1010.

[8] 任丽，彭丽鲜，张春燕. 急性心梗介入治疗绿色通道的程序化护理. 西南国防医药，2011，21（9）：1009-1010.

[9] 中国卫生部. 抗菌药物临床应用管理办法. 药物不良反应杂志，2012，14（3）：193-198.

[10] 中华医学会. 抗菌药物临床应用指导原则. 中华医学杂志，2004，84（22）：1857-1862.

[11] 中华医学会. 抗菌药物临床应用指导原则. 中华医学杂志，2004，84（23）：2026-2056.

[12] 汪复. 抗菌药物临床应用指南. 第2版. 北京：人民卫生出版社，2012.

[13] 何礼贤. 抗感染经验性治疗与靶向治疗的统一及其实践. 中华内科杂志，2006，45（3）：179-181.

[14] 叶欣. 常见细菌感染的经验性治疗方案及原则. 中国社区医师，2006，22（20）：21-22.

[15] 卢洪州. 急症患者抗菌药的合理应用. 中国医师进修杂志，2006，29（1）：11-13.

[16] 郭晓东，刘鹰，孙鲲，等. 急诊应用抗菌药物原则的探讨. 中国医院感染学杂志，2012，22（9）：1945-1947.

[17] 潘春华，雷招宝. 浅谈2010年美国心肺复苏指南的药物治疗. 北方医学，2011，8（1）：33-35.

[18] 尹文娟，李海鹰. 呼吸骤停与心肺复苏药物治疗分析. 中国伤残医学，2013，

21 (12): 148 – 149.

[19] 惠文静，尹文，余厚友. 高血压急症的治疗进展. 当代医学，2014，20 (15)：12 – 13.

[20] 张伟东，刘会林，冯春雷. 外科急症患者抗菌药的经验治疗. 中国现代医生，2008，46 (6)：100 – 102.

[21] 崔巍. 危重病患者经验性抗感染治疗的合理性. 现代实用医学，2010，22 (9)：963 – 965.

[22] 沈华，张铮. 心肺复苏药物研究进展. 临床急诊杂志，2008，9 (1)：63 – 66.

[23] 顾言，陈建荣，蔡映云. 心肺复苏药物应用进展. 内科急危重症杂志，2010，16 (2)：100 – 103.

[24] 吴海英. 心血管急症救治——高血压急症的处理. 中国循环杂志，2014，29 (7)：484 – 486.

[25] 屠苏. 醒脑静在心肺脑复苏中的应用. 海南医学院学报，2012，18 (10)：1452 -1454.

[26] 李建辉，陈韶景，梁雁芳. 硝酸甘油静脉滴注与硝苯地平舌下含服院前急救高血压急症的比较观察. 广东医学院学报，2014，32 (4)：538 – 539.

[27] 郭凯，周荣斌，商娜. 液体复苏的常用药物及治疗原则. 中国临床医生，2013，41 (1)：52 – 54.

[28] 郭凯，张杰. 卒中相关性肺炎经验性治疗及靶向治疗. 中国卒中杂志，2011，6 (9)：761 – 764.

[29] 彭莹莹，葛海燕. 光动力抗菌化学疗法治疗难治性细菌感染性疾病的研究进展. 中国激光医学杂志，2010，19 (1)：50 – 53.

[30] 钱方毅，李宗浩. 心肺复苏进展. 中国急救复苏与灾害医学杂志，2014，9 (7)：577 – 581.

[31] 余涛，唐万春. 心肺复苏 50 年：我们学到了什么？中华急诊医学杂志，2013，22 (1)：6 – 8.

[32] 刘玉群. 成人心肺脑复苏的护理现状. 中国实用护理杂志，2005，21 (7)：73 -75.

[33] 姚咏明. 多器官功能障碍综合征发病机制研究新进展. 中华急诊医学杂志，2001，10 (1)：63 – 64.

[34] 余月明，段建. 多器官功能障碍综合征的病理生理与新治疗策略. 西南军医，2005，7 (3)：50 – 51.

[35] 邵孝鉷. SIRS、ARDS、MODS 和 MOF 这几个名词说明什么？急诊医学，1998 (1)：3 – 5.

[36] 徐尤年，魏宏建. SIRS、MODS 与 DIC. 昆明医学院学报，2007，28 (28)：104 -107.

[37] 吴江. 神经病学. 第 2 版. 北京：人民卫生出版社，2010.

[38] 李舜伟，张国瑾. 国外脑死亡研究近况. 中华医学杂志，2003，83（20）：1837-1840.

[39] 陈忠华. 以呼吸机为中心，重新定义脑死亡——关于脑死亡的问与答. 医学与哲学（人文社会医学版），2008，29（1）：16-19.

[40] 陈名校，杜伯伦. 刍论中国脑死亡立法. 行政与法，2010（4）：126-128.

[41] 中华医学会呼吸病学会感染学组，中华结核和呼吸杂志编辑委员会. 肺真菌病诊断和治疗专家共识. 中华结核和呼吸杂志，2007，30（11）：821-834.

[42] 王小燕，徐作军. 侵袭性肺曲霉菌病. 实用全科医学，2008，6（1）：81-83.

[43] Ader F，Bienvenu AL，Rammaert B，et al. Management of invasive aspergillosis in patients with COPD：rational use of voriconazole. International Journal of COPD，2009，4（2）：279-287.

[44] 张静，何礼贤. 侵袭性肺真菌病诊治指南解读. 中国药物应用与监测，2011，8（5）：261-265.

[45] 李群，蓝雨，徐翠玲，等. 一例孕妇感染禽流感病毒（H5N1）死亡的调查. 中华流行病学杂志，2006，27（4）：288-292.

[46] 陈田木，刘秋萍，刘如春，等. 人禽流感临床诊断病例一例. 中华临床医师杂志，2011，5（24）：7467-7468.

[47] 余宏杰，陈裕旭，舒跃龙，等. 中国大陆首例人感染禽流感病毒（H5N1）的调查与确认. 中华流行病学杂志，2006，27（4）：281-287.

[48] 陶仲为. 成人 Still 病诊治探讨. 中国实用内科杂志，2009（12）：29-31.

[49] B Fautrel，E Zing，JL Golmard，et al. Proposal for a new set of classification criteria for adult-onset still disease. Medicine（Baltimore），2002，81（3）：194-200.

[50] 邵旦兵，孙海晨. 病毒性脑炎的临床进展. 中国全科医学，2008（20）：6-8.

[51] 王燕，李月菊，王继华. 55 例病毒性脑炎的临床特征及实验室检查. 实用心脑肺血管病杂志，2007，15（06）：419-421.

[52] 尉瑞平，宋利桃，米景川，等. 酶联免疫吸附试验检测 IgG 在布鲁氏菌病病例诊断中的应用. 疾病监测，2011，26（12）：997-998.

[53] 张桂珍，张宏，酶联免疫吸附试验诊断慢性布鲁氏菌病标准的探讨. 中国地方病防治杂志，1995，10（3）：176-177.

[54] 李德保，任冬梅，段爱军，等. 人感染布氏杆菌病的诊断及治疗. 检验医学与临床，2011，8（19）：2393-2394.

[55] 叶成荣. 常见内分泌疾病的早期信号与防治. 北京：金盾出版社，2008.

[56] 钟南山，陆再英. 内科学. 第8版. 北京：人民卫生出版社，2013.

[57] Rizoli SB，Rhind SG，Shek PN，et al. The immunomodulatory effects of hypertonic saline resuscitation in patients sustaining traumatichemorrhagic shock：a randomized，controlled，double-blinded trial. Ann Surg，2006，243（1）：47-57.

[58] 徐刚，倪笑媚，徐红祥，等. 创伤后甲亢危象诊治体会. 中国全科医学，2010，

13 (3)：881 - 882.

[59] 中华医学会呼吸病学会. 社区获得性肺炎诊断和治疗指南. 中华结核和呼吸杂志，2006，29 (10)：651 - 655.

[60] 罗百灵，李秀英，王丽静. 影响重症肺炎预后的多个因素分析. 现代生物医学进展，2009，09 (3)：502 - 504.

[61] Cilloniz C, Ewig S, Polverino E, et al. Pulmonary complications of pneumococcal community-acquired pneumonia：incidence, predictors, and outcomes. Clin Microbiol Infect，2012，18 (11)：1134 - 1142.

[62] 曹仕鹏，尹柯，傅满姣. 成人支原体肺炎 55 例临床特点及误漏诊原因分析. 临床误诊误治，2015，28 (10)：39 - 42.

[63] 刘勇. 抗生素降阶梯治疗在重症肺炎患者中的应用. 中国现代医药杂志，2008，10 (12)：90 - 91.

[64] 陈永旺，陈顺乐，顾越英，等. 抗 Jo - 1 抗体综合征的临床研究. 中华风湿病学杂志，1997，2 (2)：7 - 10.

[65] 裘锦，严承超. 以肺部表现为首发症状的抗 Jo - 1 抗体综合征临床表现分析. 四川医学，2005，26 (10)：1136 - 1137.

[66] 魏蔚，郑文杰，吕星，等. 以肺部表现为首发症状的抗 Jo - 1 抗体综合征. 中华风湿病学杂志，2004，8 (7)：408 - 411.

[67] 张之南，沈悌. 血液病诊断及疗效标准. 第 3 版. 北京：科学出版社，2007：106 - 202.

[68] 马军. 白血病. 北京：北京大学出版社，2007：24 - 103.

[69] 范芸. 老年急性淋巴细胞白血病诊断治疗进展. 山东医药，2011，51 (12)：135 - 137.

[70] Larson RA. Management of acute lymphoblastic leukemia in older patients. Seminars inhematology，2006，43 (2)：126 - 133.

[71] 梁红峰，张少芬. 非霍奇金淋巴瘤患者血清乳酸脱氢酶和 β_2 -微球蛋白测定及临床意义. 南方医科大学学报，2008，28 (7)：1242 - 1243.

[72] 曾剑，喻庆薇，金学军，等. 原发性结外非霍奇金淋巴瘤 127 例临床特征及误诊分析. 现代肿瘤医学，2005，13 (3)：373 - 375.

[73] 应韶旭，林果为，管一晖，等. F-Dg PET 显像在恶性淋巴瘤诊断和分期中的价值. 上海医学，2002，25 (3)：146 - 149.

[74] De Cicoo L, Cella L, Liuzzi R, et al. Radiation herapy in primary orbital lymphoma a single institution retospective analysis. Radiat Oncol，2009，4 (1)：60 - 65.

[75] Ansell SM, Armitage J. Non-Hodgkin lymphoma：diagnosis and treatment. Mayo Clin Proc，2005，80 (8)：1087 - 1097.

[76] Hunt KE, Reichard KK. Diffuse large B-cell lymphoma. Arch Pathol Lab Med，2008，132 (1)：118 - 124.

[77] Brenner B, Avivi I, Lishner M. Haematological cancers in pregnancy. The Lancet, 2012, 379 (9815): 580 - 587.

[78] 廖家智, 王家. 美国急性胰腺炎临床指南 (治疗部分). 临床内科杂志, 2007 (03): 66 - 69.

[79] 肖红丽, 王宇, 王艳, 等. 急诊腹痛症状早期预警方法研究进展. 临床急诊杂志, 2014 (01): 56 - 60.

[80] Shifltt SJ, Kaplan Y, Ward DM. Chediak-Higashi syndrome: a rare disorder of lysosome and lysosome organelles. Pigment Cell Reg, 2005 (4): 251 - 257.

[81] 卫青, 王昭. EB 病毒相关嗜血细胞综合征研究进展. 中国实验血液学杂志, 2011, 19 (6): 1541 - 1544.

[82] 孙蕾, 汪海源. 嗜血细胞综合征研究新进展. 国外医学儿科学分册, 2002, 11 (6): 304.

[83] 邓家栋, 杨崇礼, 杨天楹, 等. 临床血液学. 北京: 科学技术出版社, 2001, 1130.

[84] Henter JI, Elinder G, Ost A. The FHl study group of histiocyte Society: Diagnostic guideline for hemophagocytic lymphohistocytosis. Semin Oncol, 1991, 18 (1): 29 -33.

[85] 宋仕玲. 安乃近导致休克、多器官功能损害综合征死亡一例. 中国食品药品监管, 2008 (04): 60 - 63.

[86] 安呈华. 口服安乃近致过敏性休克 2 例临床分析. 首都医药, 2007 (16): 38.

[87] Abu-Kishk I, Goldman M, Mordish Y, et al. Transient renal insufficiency following dipyrone overdose. Arch Dis Child, 2010, 95 (3): 233 - 234.

[88] 刘翔, 赵炽彬. 国产安乃近片的溶出度研究. 实用预防医学, 2011, 18 (7): 1339 - 1341.

[89] 谢先飞, 曾繁典. 安乃近不良反应及急性中毒事件的文献分析. 药物流行病学杂志, 2002, 4: 182 - 184.

[90] 雷光远, 雷招宝. 安乃近致死亡 26 例分析. 医药导报, 2012, 31 (11): 1517 -1521.

[91] 陆勇. 腹膜后位阑尾炎的诊治体会. 中国医药指南, 2013, 11 (8): 536 - 537.

[92] 万紫旭, 徐东晨. 腹膜后阑尾炎误诊 2 例分析. 中国误诊学杂志, 2011, 11 (21): 5078.

[93] Hsieh. CH, Wang. YC, Yang. HR, et al. Retroperitoneal abscess resulting from perforated acute appendicitis: analysis of its management and outcome. Surg Today, 2007, 37 (9): 762 - 767.

[94] 张锐利, 徐云峰, 赵文军, 等. 外科急腹症中的腹腔镜诊治. 中国中西医结合外科杂志, 2010, 16 (04): 455 - 457.

[95] 孙宝成, 卢伟. 腹膜外位阑尾炎的诊断和治疗. 中国急救医学, 1999, 19

(11): 691.

[96] 闫磊, 赵红斌. 腹膜后阑尾炎的诊断与手术治疗. 河南外科学杂志, 2011, 17 (04): 55-56.

[97] Pihl-Lesnovska K, Hjortswang H, Ek AC, et al. Patients' perspective of factors influencing quality of life while living with Crohn disease. Gastroenterol Nurs, 2010, 33 (1): 37-44.

[98] 任品芬. 社会支持对提高克罗恩病患者生活质量的探讨. 实用临床医药杂志, 2008, 4 (3): 67-68.

[99] Kikuchi M. Lymphadenitis showing focal reticulum cellhyperplasia with nuclear debris and phagocytosis. Nippon Ketsueki Gakkai Zasshi, 1972, 35: 378-380.

[100] Fujimoto Y, Kozima Y, Hamaguchi K. Cervical necrotizing lymphadenitis: a new clinicopathological agent. Naika, 1972, 30 (6): 920-927.

[101] Seo JH, Shim HS, Park J J, et al. A clinical study of histiocytic necrotizing lymphadenitis (Kikuchi's disease) in children. Int J Pediatr Otorhinolaryngol, 2008, 72 (11): 1637-1642.

[102] Dorfman R F. Histiocytic necrotizing lymphadenitis of Kikuchi and Fujimoto. Arch Pathol Lab Med, 1987, 111 (11): 1026-1029.

[103] Bosch X, Guilabert A, Miquel R, et al. Enigmatic Kikuchi-Fujimoto disease: a comprehensive review. Am J Clin Pathol, 2004, 122 (1): 141-152.

[104] Mrowka-Kata K, Kata D, Kyrcz-Krzemien S, et al. Kikuchi-Fujimoto disease as a rare cause of lymphadenopathy—two cases report and review of current literature. Otolaryngol Pol, 2013, 67 (1): 1-5.

[105] Cooper RA, Dawson PJ, Rambo ON. Dermatopathic lymphadenopathy a clinicopathologic analysis of lymph node biopsy over a fifteen-year period. Calif Med, 1967, 106 (3): 170-175.

[106] Steffen C. Frederic Woringer: Pautrier-Woringer disease (lipomelanotic reticulosis/dermatopathic lymphadenitis). Am J Dermatopathol, 2004, 26 (6): 499-503.

[107] Gould E, Porto R, Albores-Saavedra J, et al. Dermatopathic lymphadenitis. The spectrum and significance of its morphologic features. Arch Pathol Lab Med, 1988, 112 (11): 1145-1150.

[108] Shaposhnikov OK, Genter EI, Rodionov AN. Histological and immunological characteristics of dermatopathic lymphadenitis. Vestn Dermatol Venerol, 1981 (1): 4-7.

[109] Acipayam C, Kupeli S, Sezgin G, et al. Dermatopathic lymphadenitis associated with human papilloma virus infection and verruca vulgaris. J Pediatrhematol Oncol, 2014, 36 (4): 231-233.

[110] Winter LK, Spiegel JH, King T. Dermatopathic lymphadenitis of the head and neck. J Cutan Pathol, 2007, 34 (2): 195-197.

[111] Moller O. Dermatopathic lymphadenitis. Acta Pathol Microbiol Scand，1951，28（4）：352-365.

[112] 樊慧珍，于化鹏，杨振峰，等. 成人 Still 病 45 例临床分析和诊治体会. 广东医学，2005，26（12）：1687-1689.

[113] 王宝合. 成人 Still 病误诊 7 例分析. 中国误诊学杂志，2009，9（16）：3894.

[114] 朱新林，左菊英，杨德辉，等. 成人 Still 病 20 例临床分析. 实用医学杂志，2006，22（11）：1285-1286.

[115] 李玲，曾小峰，唐福林. 148 例成人 Still 病临床分析及 Bruno 诊断标准的验证. 医学临床研究，2004，21（2）：104-107.

[116] 孙乐栋，曾抗，周再高，等. 成人 Still 病 31 例临床分析. 中国皮肤性病学杂志，2006，20（2）：93-94.

[117] 白雪帆，王平忠. 肾综合征出血热和汉坦病毒肺综合征研究进展. 中国病毒病杂志，2011，4（1）：241-245.

[118] Bolton，WK. Pulmonary renal syndrome and emergency therapy. Contrib Nephrol，2010，165：166-173.

[119] 秦贺，黄金中，龚剑. 咽后、咽旁并纵隔脓肿 1 例及文献复习. 实用医学杂志，2007，23（12）：1883-1884.

[120] 张萍，赵育新. 扁桃体周围脓肿合并内脏前隙脓肿及颈部皮下气肿一例. 广西医学，1991（01）：87-88.

[121] 刘巧花，谯承德，郭光强. 胃镜检查并发咽旁隙脓气肿一例. 临床误诊误治，2011，24（5）：111.

[122] Sichel J Y，Attal P，Hocwald E，et al. Redefining parapharyngeal space infections. Ann Otol Rhinol Laryngeal，2006，115（2）：117-123.

[123] Amar Y G，Manoukian JJ. Intraoral drainage：recommended as the initial approach for the treatment of parapharyngeal abscess. Otolaryngol Head Neck Surg，2004，130（6）：676-680.

[124] 蔡柏蔷，李龙芸. 协和呼吸病学. 北京：中国协和医科大学出版社，2011.

[125] 蔡柏蔷，俞森洋. 呼吸内科主治医生 660 问. 北京：中国协和医科大学出版社，2009.

[126] Patel SM，Sekiquchi H，Reynolds JP，et al. Pulmonary alveolar proteinosis. Can Respir J，2012，19（4）：243-245.

[127] 田夏秋，钱小松，冀锐锋，等. 肺泡蛋白沉积症研究进展. 国际呼吸杂志，2012，32（14）：1113-1116.

[128] 陈淑靖，卢韶华，白春学，等. 肺泡蛋白沉积症 18 例临床分析并文献复习. 中华临床医师杂志（电子版），2013，7（8）：3612-3614.

[129] 赵明辉，崔昭. 肺肾综合征的诊断和治疗. 中国医刊，2005，40（2）：13-14.

[130] 谌贻璞. Goodpasture 综合征的诊断与治疗. 中国实用内科杂志，2004，

24 (2)：66 - 67.

[131] 黄萍，傅海东，毛建华，等. 儿童血管炎相关性肺肾综合征的临床及预后分析. 浙江预防医学，2011，23 (12)：61 - 63.

[132] 庄少侠，刘洁，吴波. 肺肾综合征 2 例. 临床荟萃，2007，22 (23)：211 - 212.

[133] Jara LJ, Vera-Lastra O, Calleja MC. Pulmonary-renal vasculitic disorders：differential diagnosis and management. Curr Rheumatol Rep，2003，5 (2)：1007 - 1015.

[134] Shah MK, Hugghins SY. Characteristics and outcomes of patients with Goodpasture's syndrome. South Med J，2002，95 (1)：1411 - 1418.

[135] 王正国. 创伤研究的回顾与展望. 中华创伤杂志，2000，16 (1)：7 - 9.

[136] 董家鸿. 肝外伤治疗的现状. 中华创伤杂志，2000，16 (2)：71 - 72.

[137] 邵孝鉷. 现代急诊医学. 北京：北京医科大学中国协和医科大学联合出版社，1997.

[138] 黎介寿. 严重创伤患者营养支持的研究进展. 中华创伤杂志，1999，15 (6)：405 -406.

[139] 沈伟锋，江观玉，干建新. 创伤急救一体化的实践与探索. 中华医院管理杂志，2006，22 (02)：24 - 25.

[140] 朱冬冬，龚德华，徐斌，等. 组合式连续性静脉-静脉血液滤过-胆红素吸附系统在高胆红素血症治疗中的应用. 肾脏病与透析肾移植杂志，2011，20 (3)：204 - 211.

[141] 张旭，张春和，高金伟，等. 腰椎间盘术后椎间隙感染的早期诊断治疗. 中国矫形外科杂志，2005，13 (3)：232 - 233.

[142] 陶仲为. 感染性休克的临床诊治. 中国实用内科杂志，2006，26 (3)：180 -182.

[143] 马晓春. 外科医生应提高对感染性休克的认识. 中国实用外科杂志，2009，29 (12)：969 - 970.

[144] 李绍环，杨艳丽. 70 例肺部感染患者临床治疗探讨. 中国现代药物应用，2010，4 (7)：87 - 88.

[145] 李洪. 老年人肺炎 71 例临床分析. 广东医学院学报，2007，25 (3)：300 -302.

[146] 杨伟民. 肠梗阻术后肾上腺皮质功能减退误诊肺炎 1 例. 中国煤炭工业医学杂志，2005，8 (8)：802.

[147] 邵娜. 以肠梗阻为首发表现的军团菌病 1 例. 广东医学，2012，33 (8)：1064.

[148] 邝贺龄. 内科疾病鉴别诊断学. 第 3 版. 北京：人民卫生出版社，1999.

[149] 李浩. 内科急诊临床诊断与治疗. 北京：科学技术文献出版社，1999.

[150] 陆再英. 内科学. 第 7 版. 北京：人民卫生出版社，2010.

[151] 牛奔，苏恒，李蕾，等. 暴发性 1 型糖尿病并发酮症酸中毒 1 例报告. 中国实用内科杂志，2011，31 (11)：877 - 878.

[152] Umpierrez GE, Murphy MB, Kitabchi AE. Diabetic ketoacidosis and hyperglycemic hyperosmolar syndrome. Diabetes Spectrum，2002，15 (1)：28 - 36.

[153] Tulsyan N，Kashyap VS，Greenberg RK，et al. The endovascular management of visceral artery aneurysms and pseudoaneurysms. Vasc Surg，2007，45（2）：276-283.

[154] Kopatsis A，D'Anna JA，Sithian N，et al. Superior mesenteric artery，aneurysm：45 years later. Am Surg，1998，64（3）：263-266.

[155] Mousavi SR，Zirakzadehh，Samsami M，et al. Superior mesenteric artery aneurysm in a patient with chronic abdominal pain. Acta Med Iran，2011，49（11）：766-768.

[156] Johnson PT，Fishman EK. Computed tomography angiography of the renal and mesenteric vasculature：concepts and applications. Semin Roentgenol，2011，46（2）：115-124.

[157] Schweigert M，Adamus R，Stadlhuber RJ，et al. Endovascular stent-graft repair of a symptomatic superior Mesenteric artery aneurysm. Ann Vasc Surg，2011，25（6）：841.

[158] 王献华，孙昌军，黄奔. 自发性膈肌破裂致绞窄性膈疝6例. 中国煤炭工业医学杂志，2004，7（10）：984.

[159] 张东伟，杨维良，秦华东. 膈疝的研究进展. 医师进修杂志，2005，28（12）：49-50.

[160] 张盛. 先天性胸骨后膈疝并肠梗阻一例. 广西医学，1986，8（4）：217-218.

[161] Chohan U，Afshan G，Mone A. Anaesthesia for caesarean section in patients with cardiac disease. J Pak Med Assoc，2006，56（1）：32-38.

[162] 邓文，丁依玲，范雪梅. 妊娠期心脏病心力衰竭的处理和分娩时机的探讨. 中南大学学报（医学版），2005，30（5）：583-586.

[163] 宫云霞，李增彦. 妊娠合并肺动脉高压53例分析. 医学研究杂志，2009，38（9）：97-99.

[164] 孙立芳，费冲. 妊娠合并心脏病122例临床分析. 中国实用妇科与产科杂志，1993，9（5）：275-276.

[165] 陈灏珠. 实用内科学. 第12版. 北京：人民卫生出版社，2013：2083-2092.

[166] 张子奎，王敬民. 以腹痛为首发症状的尿毒症16例之诊治. 河南医药信息，2002，10（24）：27-28.

[167] 时新杰，丛华. 尿毒症性腹痛12例临床观察. 中华腹部疾病杂志，2004，4（3）：205-206.

[168] 李家福，于世忠，周家军，等. 腹腔镜胆囊切除术后早期炎性肠梗阻. 腹腔镜外科杂志，2008，13（6）：515-516.

[169] 保红平，方登华. 腹腔镜胆囊切除术后早期肠梗阻2例. 肝胆胰外科杂志，2005，17（2）：119.

[170] 王敏. 手术创伤致心肌梗死12例临床分析. 中国医师杂志，2002，4（7）：742-743.

[171] 王新生. 中西医结合治疗老年急性梗阻性化脓性胆管炎并发急性心肌梗死6例.

中国中医急症，2009，18（1）：105.

[172] 王涤新，李素彦. 铊中毒的诊断和治疗. 药物不良反应杂志，2007，9（5）：341-345.

[173] 汪颖，何跃忠. 铊中毒与急救的研究进展. 国际药学研究杂志，2010，37（2）：118-121.

[174] 谢平辉，卢伟，雷强，等. 误诊为格林-巴利综合征的铊中毒二例临床探析. 临床误诊误治，2014，27（5）：42-45.

[175] Wang QW, Huang XJ, Liu L. Analysis of nine cases of acute thallium poisoning. J Huazhong Univ Sci Technol Med Sci, 2007, 27（2）：213-216.

[176] Rusyniak DE, Kao LW, Nanagas KA, et al. Dimercaptosuccinic acid and prussian blue in the treatment of acute thallium poisoning in rats. Toxicol Clin Toxicol, 2003, 41（2）：137-142.

[177] Dhaliwal R, Madden SM, Cahill N, et al. Guidelines, guidelines, guidelines: what are we to do with all of these North American guidelines. JPEN J Parenter Enteral Nutr, 2010, 34（6）：625-643.

[178] 张源明，周立英，何秉贤，等. 主动脉夹层 106 例的临床分析. 中华心血管病杂志，2005，33（6）：536-538.

[179] 李建伟，徐和平，董建增，等. 54 例主动脉夹层临床分析. 实用诊断与治疗杂志，2006，20（3）：189-190.

[180] 熊光仲，赵金龙，柴湘平，等. 主动脉夹层急诊救治与临床路径探讨. 中华急诊医学杂志，2011，20（6）：646-649.

[181] 熊光仲，赵金龙，彭再梅，等. 784 例主动脉夹层急诊救治体会，2010 北京协和急诊医学国际高峰论坛，2010，3：421-424.

[182] Bennett MR. Appopdsis in the cardiovascular system. Heart, 2002, 87（5）：480-487.

[183] Llonnl, Dellem, Palkenbergm, et al. Endovascular treatment of type B thomcic aortic disection. J Cant Surg, 2003, 18（6）：519-544.

[184] 陈灏珠. 实用内科学. 第12版. 北京：人民卫生出版社，2005：1593-1596.

[185] 李文毅，金毕，贾俊亚，等. 自发性孤立性肠系膜上动脉夹层治疗策略的选择. 中华临床医师杂志（电子版），2011，5（9）：2770-2772.

[186] 杜波，王健. 急性肠系膜上动脉栓塞外科治疗的临床分析. 中国社区医师（医学专业），2011，4（16）：72-73.

[187] Sakamoto I, Ogawa Y, Sueyoshi E, et al. Imaging appearances and management of isolated spontaneous dissection of the superior mesenteric artery. European Radiology, 2007, 64（1）：103-110.

[188] 张耀泽. 甲亢患者的临床分析. 中国实用医药，2010（10）：49-50.

[189] 中华医学会内分泌学分会，《中国甲状腺疾病诊治指南》编写组. 中国甲状腺疾

病诊治指南——甲状腺功能亢进症. 中华内科杂志，2007，46（12）：876－882.

［190］吕小燕，苏娟萍，冯五金，等. 伪膜性肠炎发病机制及诊疗的探讨. 中国中西医结合消化杂志，2012，20（1）：7－9.

［191］田晓云. 伪膜性肠炎的治疗与预防. 中华医院感染学杂志，2010（2）：298－300.

［192］朱军，刘建化，王凌云，等. 抗生素相关性伪膜性肠炎的诊断和治疗. 南方医科大学学报，2007，27（4）：556－557.

［193］秦臻，张泰昌. 伪膜性肠炎的药物治疗方案与评价. 中国医院用药评价与分析，2006，6（3）：153－155.

［194］杨浏，刘俊峰，徐康东. 伪膜性结肠炎的中医药治疗. 时珍国医国药，2004，15（1）：22－23.

［195］Song HJ，Shim KN，Jung SA. Antibiotic-associated diarrhea：candidate organisms other than Clostridium difficile. Korean J Intern Med，2008，23（1）：9－15.

［196］苟雪琴. 伪膜性肠炎误诊为细菌性痢疾 1 例分析. 中国误诊学杂志，2009（31）：7676.

［197］宗晔，牛应林，俞力，等. 伪膜性肠炎的内镜表现和临床诊治. 胃肠病学，2009，14（7）：397－399.

［198］刘云涛. 三联活菌片联合去甲万古霉素治疗伪膜性肠炎 28 例效果观察. 山东医药，2011，51（23）：51－52.

［199］史玮. 伪膜性肠炎的护理. 护士进修杂志，2002，17（5）：387－388.

［200］廖泽飞，陈一杰，吴淼，等. 腹部手术后切口感染的原因分析. 临床军医杂志，2007，35（2）：219－221.

［201］陈艳军，李晓勇. 肝胆外科手术后切口感染的多因素分析及对策. 白求恩军医学院学报，2011，9（3）：194－196.

［202］张得选. 阑尾炎手术切口感染危险因素临床分析. 中国医学创新，2012，9（23）：155-156.

［203］王振友. 急性阑尾炎手术伤口感染治疗措施. 中外健康文摘，2012，9（16）.

［204］赵秀玲，孙帅，迟彩霞，等. 老年性肺炎 200 例临床分析. 齐鲁医学杂志，2012（6）：540－542.

［205］郭桂珍，韩荣胜. 心力衰竭患者血浆 BNP 水平的临床意义. 中国社区医师（医学专业），2010，24（13）：170.

［206］McCullough PA，Nowak RM，McCord J. B-type matriuretic peptide and clinical judgement in emergency diagnosis of heart failure：analysis from Breathing Not Properly（BNP）. Multinational study. Circulation，2002，106（4）：416－422.

［207］McCullough PA，Sandberg KR. Sorting out the evidence on natriuretic peptides. Reviews in Cardiovascular Medicine，2003（Suppl 4）：S13－19.

［208］Mathur SK，Busse WW. The Biology of Asthma/Fishman AP. Fisherman's

Pulmonary Diseases and Disorders. 4th ed. New York：McGraw - Hill，2008，773 - 786.

[209] 中华医学会呼吸病学分会哮喘学组. 支气管哮喘防治指南. 中华结核和呼吸杂志，2008，31（3）：177 - 185.

[210] 朱跃华. 支气管哮喘急性发作时电解质变化. 中国社区医师，1991，11：31.

[211] 中华医学会呼吸病学分会. 支气管哮喘防治指南. 中华结核和呼吸杂志，2000，20：261.

[212] 林耀广. 茶碱临床应用的研究进展. 中华结核和呼吸杂志，1998，21（4）：196 - 199.

[213] 刘玉清，郭艳伟，吴眷晓. 重症支气管哮喘持续状态的急救. 现代医药卫生，2006，22（10）：1499 - 1501.

[214] 蒋米尔，张培华. 临床血管外科学. 北京：科学出版社，2011：10 - 120.

[215] 刘中民. 实用心脏外科学. 北京：人民卫生出版社，2010：10 - 96.

[216] 中华医学会呼吸分会. 肺血栓栓塞症的诊断与治疗指南（草案）. 中华结核和呼吸杂志，2001，5（24）：259 - 264.

[217] 郭丹杰，胡大一. 解读 2008ESC 急性肺动脉栓塞诊断治疗指南. 心血管病学，2008，9.

[218] 马征，庞久玲. 13 例肺动脉栓塞患者的急救与护理. 中国实用医药，2009，4（26）：176 - 177.

[219] Torbicki A，Perrier A，Konstantinides S，et al. Guidelines on the diagnosis and management of acute pulmonary embolism：The Task Force for the Diagnosis and Management of Acute Pulmonary Embolism of the European Society of Cardiology (ESC). European Heart Journal，2008，29（18）：2276 - 2315.

[220] Layish DT，Tapson VF. Pharmacologic hemodynamic support in massive pulmonary embolism. Chest，1997，111（1）：218 - 224.

[221] 孙蓬，章希炜，杨宏宇，等. 可回收腔静脉滤器的使用探讨. 南京医科大学学报（自然科学版），2006，26（2）：129 - 131，150.

[222] 周兴立，陈翠菊，郭曙光. OptEase 滤器在下肢深静脉血栓形成治疗中的应用. 中国现代普通外科进展，2007，10（2）：164 - 166.

[223] 谷岩，侯澎. 31 例可回收腔静脉滤器预防肺栓塞的临床应用. 天津医药，2011，39（7）：657 - 658.

[224] 陈灏珠. 实用心脏病学. 第 4 版. 上海：上海科学技术出版社，2007.

[225] Vahanian A，Baumgartner H，Bax J，et al. Guidelines on the management of valvular heart disease：The Task Force on the Management of Valvular Heart Disease of the European Society of Cardiology. Eur Heart J，2007，28（2）：230 - 268.

[226] Halabchi F，Seif - Barghi T，Mazaheri R. Sudden cardiac death in young athletes：a literature review and special consideration in Asia. Asian J Sports Med，2011，2（1）：1 - 15.

[227] 权昌益，牛远杰. 成人肾上腺皮质癌的研究进展. 医学综述，2012，18（21）：3586-3587.

[228] Strosberg J R, Hammer G D, Doherty G M. Management of adrenocortical carcinoma. J Netre Comper Canc Netw, 2009, 7 (7)：752-758.

[229] Ohwada S, Izumi M, Kawate S, et al. Surgical outcome of stage 3 and 4 adrenocortical. Jpn J Clin Oncol. 2007, 32 (2)：108-113.

[230] 陈灏珠. 实用内科学. 第12版. 北京：人民卫生出版社，2013：1701-1711.

[231] Dahlen SE, Dahlen B, Drazen JM. Asthma treatment guidelines meet. The real world N Engl J Med, 2011, 364 (18)：1769-1770.

[232] Liman ST, Kuzucu A. Chest injuru to blunt trauma. Eur J Cardiothorac. Surg, 2003, 23 (3)：374-378.

[233] Collins J. Chest wall trauma. J Thorac Imaging, 2000, 15 (2)：112-119.

[234] 王质刚. 血液净化学. 第2版. 北京：科学技术出版社，2003：541-554.

[235] 王海燕. 肾脏病学. 第3版. 北京：人民卫生出版社，2009：1929-1930.

[236] 刘航逞，卢晓月. 尿毒症并发急性心肌梗塞28例临床分析. 当代医学，2008，14（22）：61.

[237] 纪文英，郑爱英，郑雪瑛. 5例糖尿病肾病行血液透析诱发无痛性心肌梗死的早期监护. 现代医院，2009，9（8）：83-84.

[238] 何三光，沈魁，滕仁智，等. 胰腺癌误诊病例分析. 实用外科杂志，1984，4（3）：135-136.

[239] 刘佑江，于世远. 慢性胰腺炎42例临床分析. 人民军医，1982（3）：57-59.

[240] 赵晓晏，于世远，达四平. 胰腺癌血清学诊断的临床评价. 第三军医大学学报，1996，18（1）：26-29.

[241] 熊碧芳. 胰腺癌22例误诊分析. 实用内科杂志，1988（4）：142-145.

[242] 姚伟明，王波. 无黄疸性胰腺癌22例误诊分析. 现代中西医结合杂志，1997，6（1）：156-157.

[243] 郑爱民，王石林，魏学明，等. 急腹症的腹主动脉夹层动脉瘤破裂早期2例分析. 中国误诊学杂志，2009，9（28）：7019.

[244] 李璐璐，李江，宁建文，等. 临床表现不典型的升主动脉夹层动脉瘤破裂1例. 临床荟萃，2011，26（16）：1455.

[245] 孙锡超，李连武，徐卫东. 主动脉夹层动脉瘤破裂2例. 临床心血管病杂志，2002，18（2）：91.

[246] 肖潇，陈东风. 腹主动脉夹层动脉瘤误诊为消化道急症3例报道. 重庆医学，2011，40（13）：1351-1352.

[247] 顾晓苏，徐得恩，周永. 颅内静脉窦血栓形成的临床与影像学特点. 临床神经病学杂志，2012，25（2）：111-114.

[248] 彭涛，周智，于淼，等. 颅内静脉窦血栓形成的早期诊断与治疗. 神经损伤与

功能重建，2011，6（6）：413-416.

［249］马斌武，黄礼雅，杜彦辉，等．颅内静脉及静脉窦血栓形成的临床特点与误诊分析．宁夏医学院学报，2008，30（6）：717-719.

［250］刘君，陈亚亮，王新高．29例脑静脉窦血栓形成的早期诊断与临床分析．首都医科大学学报，2006，27（4）：521-523.

［251］贾凌云，华扬，吉训明，等．颈内静脉病变与颅内静脉窦血栓形成关系的研究．中国脑血管病杂志，2012，9（12）：652-655.

［252］Stam J. Thrombosis of the Cerebral Veins and Sinuses. N Engl J Med，2005，352（17）：1791-1798.

［253］Einhäupl K，Stam J，Bousser MG，et al. EFNS guideline on the treatment of cerebral venous and sinus thrombosis in adult patients. Eur J Neurol，2010，17（10）：1229-1235.

［254］王成碧，姜丽静，沈国锋，等．急性心肌梗死经创伤性心肺复苏后溶栓治疗的可行性探究．中国抢救医学，2011，31（3）：250-253.

［255］郎琢琳，苗新秀．急性心肌梗死心肺复苏术后的静脉溶栓治疗研究．现代中西医结合杂志，2009，18（27）：3316-3317.

［256］王日兴，符爱玉，李诗阳，等．急性心肌梗死患者心肺复苏后静脉溶栓临床疗效分析．海南医学，2011，22（18）：27-29.

［257］王建军，李志民，方洁，等．急诊应用瑞替普酶、尿激酶对急性心肌梗死溶栓的随机对照研究．中国急救医学，2012，32（5）：455-457.

［258］中华医学会心血管病学分会，中华心血管病杂志编辑委员会．急性ST段抬高型心肌梗死诊断和治疗指南．中华心血管病杂志，2010，38（8）：675-690.

［259］游波．阿替普酶与尿激酶治疗急性心肌梗死患者的临床疗效分析．医学综述，2012，18（17）：2883-2884.

［260］刘岩，曾伟生，蒋仁超，等．Bentall术治疗升主动脉瘤21例分析．实用医学杂志，2002，18（2）：177-178.

［261］Sioris T，David T. E，Ivanov J，et al. 主动脉瓣、升主动脉分别置换和联合置换术的临床效果．世界核心医学期刊文摘（心脏病学分册），2005（2）：58-59.

［262］董智慧，符伟国，王玉琦，等．胸主动脉腔内修复术后支架源性新破口——从支架力学损伤角度的思考．中国普外基础与临床杂志，2011，18（10）：1031-1038.

［263］Yamaguchi S，Asakura T，Miura S，et al. Nonanastomotic rupture of thoracic aortic Dacron graft treated by endovascular stent graft placement. Gen Thorac Cardiovasc Surg，2013，61（7）：414-416.

［264］Huang CY，Weng SH，Weng CF，et al. Factors predictive of distal stent graft-induced new entry after hybrid arch elephant trunk repair with stainless steel-based device in aortic dissection. J Thorac Cardiovasc Surg，2013，146（3）：623-630.

［265］Joseph J，Ricotta. Invited commentary. J Vasc Surg，2010，51（2）：

315 - 316.

[266] Cross J，Gurusamy K，Gadhvi V，et al．Fenestrated endovascular aneurysm repair．Br J Surg，2012，99（2）：152 - 159.

[267] 吴荣辉．氯吡格雷联合阿司匹林与单用阿司匹林治疗急性心肌梗死的临床疗效比较．中国实用医药，2010，5（26）：10 - 12.

[268] 李海燕，郭静萱，毛节明，等．影响急性心肌梗死静脉溶栓开通临床指标的多因素分析．中华医学杂志，2009，81（4）：238 - 239.

[269] 苏大宇，李大鹏，魏淑环．急性心肌梗死介入治疗与静脉溶栓治疗的疗效观察．心血管康复医学杂志，2008，17（3）：276 - 278.

[270] Resnic FS，Wainstein M，Lee MK，et al．No-reflow in an independent predictor of death and myocardial infarction after percutaneous coronary intervention．Am Heart J，2003，145（1）：42 - 46.

[271] Tanaka A，Kawarabayashi T，Nishibori Y，et al．No-reflow phenomenon and lesion morphology in patients with acute myocardial infarction．Circulation，2002，105（18）：2148 - 2152.

[272] 中华医学会心血管病学分会，中华心血管杂志编辑委员会．慢性心力衰竭诊断治疗指南．中华心血管杂志，2007，35（12）：1076 - 1098.

[273] Tsagalou EP，Anastasiou-nana M，Ag-apitos E，et al．Depressed coronary flow reserve is associated with decreased myocardial capillary density in patients with heart failure due to idiopathic dilated cardiomyopathy．J Am Coll Cardiol，2008，52（17）：1391 - 1398.

[274] Skalidis EI，Parthenakis FI，Patrianakos AP，et al．Regional coronary flow and contrac-tile reserve in patients with idiopathic dilated cardio-myopathy．J Am Coll Cardiol，2004，44（10）：2027 - 2032.

[275] 徐茂椿，邱建平，张瑜，等．扩张型心肌病患者心脏再同步化治疗的疗效观察．临床心血管病杂志，2010，26（2）：100 - 103.

[276] Burkett EL，Hershberger RE．Clinical and genetic issues in familial dilated cardiomyopathy．J Am Coll Cardiol，2005，45（7）：969 - 981.

[277] 吴祥，金宏义，夏舜英，等．94 例原发性扩张型心肌病临床分析．浙江医学，1983（5）：4 - 6.

[278] 程宽，王齐兵，李高平，等．扩张型心肌病 280 例临床分析．临床心血管杂志，2006，22（7）：393 - 396.

[279] Momiyama Y，Mitamura H，Kimura M．ECG characteristics of dilated cardiomyopathy．Electrocardiology，1994，27（4）：323 - 328.

[280] Pelliccia F，Critelli G，Cianfrocca C，et al．Electrocardiographic correlates with left rentricular morphology in idiopathic dilated cardiomyopathy．Am J Cardiol，1991，68（6）：642 - 647.

[281] Spodick DH，Koito H．Differential sensitirity of the RV6：RV5 voltage ratio by

pathogenesis of left rentricular hypertrophy and diagnostic cutpoint. Am J Cardiol, 1989, 64 (12): 817 - 819.

[282] Kang S, Fan HM, Li J, et al. Relationship of arterial stiffness and early mild diastolicheart failure in general middle and aged population. European Heart Journal, 2010, 31 (22): 2799 - 2807.

[283] Yu Liu, Jie Yang, Qiang Xu, et al. Comparative performance of warfarin pharmacogenetic algorithms in Chinese patients. Thromb Res, 2012, 130 (3): 435 - 440.

[284] Cavallari LH, Perera M, Wadelius M, et al. Association of the GGCX (CAA) 16/17repeat polymorphism with higher warfarin dose requirements in African Americans. Pharmacogenet Genomics, 2012, 22 (2): 152 - 158.

[285] 李兆申. 重视食管胃静脉曲张出血的规范化诊治. 中华内科杂志, 2006, 45 (6): 447.

[286] 朱雅琪, 张沛怡. 肝硬化并门静脉高压及食管-胃静脉曲张的治疗进展. 中华肝脏病杂志, 2004, 12 (8): 507 - 509.

[287] 韦善学. 肝硬化食管胃底静脉曲张内科治疗进展. 内科, 2011, 6 (1): 58 -61.

[288] 任建霞. 106 例老年吸入性肺炎的临床特点分析. 中国当代医药, 2011, 18 (5): 158 - 161.

[289] 王洪冰, 李佩珍. 老年人吸入性肺炎的诊治难点和对策. 中华老年医学杂志, 2006, 25 (5): 325 - 327.

[290] 王馥. 洗发精中毒 1 例报告. 陕西医学杂志, 1991 (2): 120 - 121.

[291] 郑洪, 陈佳宁, 禹玺, 等. 老年患者吸入性肺炎临床特点及病原学分析. 中华医院感染学杂志, 2008, 18 (3): 372 - 375.

[292] 刘业. 头皮撕脱伤伴大面积颅骨裸露的处理. 中华创伤杂志, 1994, 10 (6): 283 - 284.

[293] 程才荣, 王献峰, 张国斌, 等. 急诊应用大网膜移植并反削原位植皮修复全头皮撕脱伤 2 例. 中国伤残医学, 2010, 18 (1): 159.

[294] 缪玉龙, 朱文华, 曹群华, 等. 全头皮撕脱伤再植术后坏死原因分析与处理. 中国修复重建外科杂志, 2009, 23 (10): 1273 - 1274.

[295] 丁力, 刘加宁, 郑清健, 等. 28 例头皮撕脱伤的修复. 中国修复重建外科杂志, 2007, 21 (1): 102 - 103.

[296] Topalan M, Ermis I. Replantation and triple expansion of a three-piece total scalp avulsion: six-year follow-up. Ann Plast Surg, 2001, 46 (2): 167 - 172.

[297] Hallock GG. Scondary expansion of a replanted scalp salvaged by an intrinsic arteriovenous shunt. Plast Reconstr Surg, 1999, 103 (7): 1959 - 1960.

[298] Ozkan O, Coskunfirat OK. Ozgentas HE, et al. Rationale for reconstruction of large scalp defects using the anterolateral thigh flap: structural and aesthetic outcomes. Journal of Reconstructive Microsurgery, 2005, 21 (8): 539 - 545.

［299］李筱芬，丁朝兵，袁红. 颅脑损伤并发低钠血症的原因分析与护理对策探讨. 实用心脑肺血管病杂志，2011（12）：2167－2168.

［300］李建衡，胡彤宇. 重型颅脑损伤并发低钠血症的诊断和治疗. 中华保健医学杂志，2011，13（1）：10.

［301］戎霞. 重症颅脑损伤并发低钠血症的原因分析及护理. 现代中西医结合杂志，2007，16（21）：3083－3084.

［302］青荣. 老年颅脑损伤并发低钠血症患者的临床观察与护理. 中国微侵袭神经外科杂志，2009，14（11）：517－519.

［303］方红珍. 重型颅脑外伤并发低钠血症的原因分析和护理. 现代实用医学，2009，21（10）：1141－1142.

［304］司全金，李小鹰，叶平. 高龄低钠血症患者的临床特点及防治. 中华老年心脑血管病杂志，2004，6（4）：226－228.

［305］陆大祥. 水钠代谢障碍. 见：金惠铭. 病理生理学. 第5版. 北京：人民卫生出版社，2002：16－31.

［306］牟善初. 电解质代谢紊乱. 见：牟善初，郑秋甫. 新编内科学. 北京：人民军医出版社，2002：1219－1234.

［307］宋健民，王惠阁，李炳华，等. 机械通气治疗急性百草枯中毒致呼吸衰竭12例临床分析. 国外医学呼吸系统分册，2005，25（1）：76.

［308］Hwang KY，Lee EY，Hong SY. Paraquat intoxication in Korea. Arch Envir Health，2012，57（2）：162－167.

［309］陈慧，石汉文，田英平. 百草枯中毒致肺损伤的研究进展. 临床荟萃，2006，21（2）：146－148.

［310］赵燕燕，刘会芳，许鸣华，等. 百草枯中毒的急救与影响预后的因素分析. 中国急救医学，2007，27（8）：733－735.

［311］王海石，张兴国，毕津洲，等. 百草枯中毒92例救治体会. 山东医药，2007，47（4）：40.

［312］田英平，邱泽武. 百草枯中毒的救治. 中国实用内科杂志，2007，27（15）：1166－1169.

［313］李铁刚，张静萍，赵敏，等. 血必净注射液治疗百草枯中毒的临床观察. 中国中西医结合急救杂志，2007，14（2）：122－123.

［314］杨梅，王全辉，杨丽萍，等. 百草枯急性中毒救治15例分析. 中国误诊学杂志，2007，7（3）：610－611.

［315］付兵，周翔平，王亚莉，等. 百草枯中毒肺的X线、CT表现（附17例报告）. 放射学实践，2003，19（2）：104－106.

［316］Lubetsky A，Yonath H，Olchovsky D，et al. Comparison of oral vs intravenous phytonadione（vitamin K_1）in patients with excessive anticoagulation：a prospective randomized controlled study. Arch Intern Med，2003，163（20）：2469－2473.

[317] 黄琳，李泮海，田月杰. 156 例维生素 K_1 注射液致严重不良反应分析. 中国药房，2011，22（32）：3047-3050.

[318] 程晓珍，季文英. 我院 28 例和文献 414 例维生素 K_1 注射液致过敏反应分析. 中国药房，2012，23（8）：719-721.

[319] 楼滨城. 过敏性休克的急救. 医药导报，2011，30（1）：1-4.

[320] 李建军，杨细平，孙世中，等. 热射病 15 例分析. 中国临床神经科学，2011，19（1）：46-48.

[321] 李其斌，甘廷庆，余奇松，等. 竹叶青蛇咬伤中毒至 DIC 样综合征的临床研究. 中国急救医学，2004，24（7）：478-480.

[322] 舒普荣，舒晓虹，崔健. 蛇伤的治疗混合毒类毒蛇咬伤的诊断与治疗（上）. 中国临床医生，2000，28（11）：6-8.

[323] Geoffrey K. Isbister Snake bite doesn't cause disseminated in-travscular coagulation: coagulopathy and thrombotic microangi-opathy in snake envenoming. Seminars in Thrombosis and Hemostasis. Semin Thromb Hemost，2010，36（4）：444-451.

[324] Bath P，Algert C，Chapman N，et al. Association of mean platelet volume with risk of stroke among 3134 individuals with history of cerebrovascular disease. Stroke，2004，35（3）：622-626.

[325] 吴莉春，李勇，傅健，等. 恶性肿瘤患者血浆纤维蛋白原水平的检测与分析. 临床输血与检验，2008，10（3）：265.

[326] 华关民，唐荣德，陈敏. 等. CRP、WBC 和 Fib 在 6 种疾病中的血液水平分析. 中外医学研究，2013，11（36）：5-7.

[327] 孙长福，冯荣光，张镜珂，等. 马凡氏综合征的声像图. 中国医学影像技术. 1986（1）：68-70.

[328] 苏代泉. 马凡氏综合征的预期寿命. 心血管病学进展，1995（6）：382.

[329] 戴一华. 马凡氏综合征眼手术中脉络膜暴发性出血. 实用眼科杂志，1985（1）：46-47.

[330] 崔聪，徐敬，张建卿，等. 马凡氏综合征 13 例报道. 中国现代药物应用杂志，2009，3（10）：154-155.

[331] 王春妍，胡友胜，李菲，等. 急性丙型肝炎 1 例. 肝脏，2009，14（1）：29.

[332] 陈景寿，贾继东. 2007 年 APASL 关于丙型肝炎诊断与治疗的共识意见介绍. 肝脏，2007，12（4）：329-331.

[333] 王慧，贾继东. 美国肝病学会 2009 年版丙型肝炎指南要点介绍. 肝脏，2009，14（3）：231-233.

[334] 李修岭，王修齐，杨玉秀，等. 干扰素能治疗对急性丙型肝炎慢性化的影响. 中华传染病杂志，2002，20（4）：242-243.

图书在版编目（ＣＩＰ）数据

疑难急症救治与病案分析 / 熊光仲主编. -- 长沙:湖南科学技术
出版社，2016.9
ISBN 978-7-5357-8879-5

Ⅰ．①疑… Ⅱ．①熊… Ⅲ．①急性病－急救 Ⅳ.①R459.7

中国版本图书馆CIP数据核字(2015)第311401号

疑难急症救治与病案分析

主　　编：熊光仲
责任编辑：梅志洁　王　李
出版发行：湖南科学技术出版社
社　　址：长沙市湘雅路276号
　　　　　http://www.hnstp.com
邮购联系：本社直销科　0731-85780039
印　　刷：长沙鸿发印务实业有限公司
　　　　　（印装质量问题请直接与本厂联系）
厂　　址：长沙县黄花镇印刷工业园3号
邮　　编：410137
版　　次：2016年9月第1版第1次
开　　本：710mm×1000mm　1/16
印　　张：30.5
插　　页：2
字　　数：495000
书　　号：ISBN 978-7-5357-8879-5
定　　价：68.00元